Einschwemmkatheter

Technik, Auswertung und praktische Konsequenzen

R. Buchwalsky, Bad Rothenfelde

Geleitwort von H. Reindell †, Freiburg

3., vollständig überarbeitete Auflage

PERIMED-spitta
Medizinische Verlagsgesellschaft mbH
D-8520 Erlangen

Beiträge zur Kardiologie, Band 29

Anschrift des Autors:

Dr. med. Rainer Buchwalsky
Ärztlicher Direktor der Schüchtermann-Klinik
Ulmenallee 11
4502 Bad Rothenfelde

Die Deutsche Bibliothek – CIP-Einheitsaufnahme

Buchwalsky, Rainer:
Einschwemmkatheter : Technik, Auswertung und praktische
Konsequenzen / R. Buchwalsky. Geleitw. von H. Reindell. – 3., vollst. überarb. Aufl.
– Erlangen : PERIMED-spitta, Med. Verl.-Ges., 1992
(Beiträge zur Kardiologie ; Bd. 29)
ISBN 3-929165-06-6
NE: GT

ISBN 3-929165-06-6

Copyright 1992 by PERIMED-spitta
Medizinische Verlagsgesellschaft mbH,
Weinstraße 70, D-8520 Erlangen
Printed in Germany

Satz: P&D, Productions- und Democenter, Erlangen

Druck: Bosch-Druck, Landshut/Ergolding

Inhalt

Geleitwort

Die Einschwemmkatheteruntersuchung wurde vor etwa 20 Jahren zunächst in die kardiologische Intensivmedizin eingeführt. Man gewann wichtige pathophysiologische Erkenntnisse über die Hämodynamik des akuten Infarktgeschehens, die für die Überwachung des Patienten, für die einzuschlagende Therapie und die Prognose der Erkrankung bedeutungsvoll sind. Einige Jahre später nahm sich auch die Sportmedizin dieser Methode an, um Einblick in die Arbeitsweise des trainierten Herzens und in die hämodynamischen Anpassungsvorgänge bei Ausdauerbelastungen zu gewinnen.

Nach einer Standardisierung der Methode führte in den 70er Jahren unser Freiburger Arbeitskreis, dem damals auch Dr. *Buchwalsky* angehörte, zunächst an gesunden Untrainierten und an Sportlern hämodynamische Untersuchungen während einer Ergometerbelastung durch. Es wurden Normwerte für hämodynamische Parameter (Minutenvolumen, arteriovenöse Sauerstoffdifferenz, intrakardiale und pulmonale Drücke) auf submaximalen und maximalen Belastungsstufen festgestellt und mit dem röntgenologischen Herzvolumen in Beziehung gesetzt. Schon frühere nichtinvasive Untersuchungen zeigten die engen Korrelationen zwischen ergometrisch getesteter Leistungsfähigkeit (maximale Sauerstoffaufnahme, maximaler Sauerstoffpuls) und Größe des Herzvolumens bei Untrainierten und Trainierten. Sie wurden jetzt durch vergleichende Untersuchungen mit dem Einschwemmkatheter bestätigt. Gemeinsam mit ähnlichen Untersuchungen der skandinavischen Arbeitskreise (*Holmgren* et al. 1957, *Bevegard* et al. 1962, *Ekelund* et al. 1967) war dadurch die Grundlage für eine Funktionsdiagnostik des gesunden und kranken Herzens geschaffen.

Die Funktionsdiagnostik mittels Einschwemmkatheteruntersuchung unter Berücksichtigung der Herzgröße gründet auf den physiologischen Gesetzmäßigkeiten für die Größe und Arbeitsweise des gesunden Herzens untrainierter und trainierter männlicher und weiblicher Normalpersonen aller Altersklassen. Hämodynamische Befunde, die von den an Gesunden gewonnenen Normwerten abweichen, lassen auf eine Koronarinsuffizienz, auf eine myokardiale Pumpfunktionsstörung oder pulmonale Erkrankung schließen. Durch die Einschwemmkatheteruntersuchung haben wir die Möglichkeit, die große Variationsbreite einer Herzfunktionsstörung in Ruhe und bei körperlicher Belastung zu erfassen. Stadien einer Funktionsbeeinträchtigung des Herzens, die mit nur geringen oder gar keinen Beschwerden einhergehen können, sind für die diagnostische, therapeutische und prognostische Beurteilung vieler Herzerkrankungen von entscheidender Bedeutung. Durch systematische Untersuchungen an Patienten mit koronarer Herzerkrankung, Herzfehlern und Myokardiopathien konnten aus dem Verhalten von Füllungsdruck und Herzminutenvolumen auf submaximalen und maximalen Belastungsstufen 4 Stadien einer Funktionsbeeinträchtigung des linken Ventrikels bis hin zur Ruheinsuffizienz erarbeitet werden.

Von besonderer Bedeutung ist die Einschwemmkatheteruntersuchung für die koronare Herzkrankheit, denn der Füllungsdruckanstieg unter körperlicher Belastung ist ein wichtiger, zusätzlicher Ischämieindikator, der mit dem Schweregrad der Erkrankung korreliert. Oftmals ergänzt der Einschwemmkatheterbefund entscheidend die Aussage eines Belastungs-Elektrokardiogramms. Die funktionelle Auswirkung von ventrikulographisch und koronarangiographisch dargestellten morphologischen Veränderungen ist durch die Einschwemmkatheteruntersuchung besser abschätzbar. Als „semiinvasives" Untersuchungsverfahren ist die Einschwemmkatheteruntersuchung unter Belastung für die Funktionsdiagnostik und die prä- und postoperative Verlaufsbeobachtung der koronaren Herzkrankheit von sehr großer Bedeutung. Dennoch erfährt dieser Funktionstest nicht durch alle kardiologischen Zentren die gleiche Wertschätzung.

Mein Mitarbeiter Dr. *Buchwalsky* hat die Bedeutung der Einschwemmkatheteruntersuchung für die Funktionsdiagnostik des Herzens schon früh erkannt. Er konnte dabei auf Erfahrungen zurückgreifen, die er bereits 1966 in der kardiologischen Intensivmedizin an der II. Medizinischen Klinik Karlsruhe unter Prof. *E. Zeh* gewann und die in wissenschaftlichen Publikationen über das Verhalten der zentralvenösen Drücke beim akuten Infarkt ihren Niederschlag fanden. In meiner Abteilung an der Medizinischen Universitätsklinik Freiburg trug er zur Standardisierung der Einschwemmkathetermethode wesentlich bei und führte eine große Anzahl von Untersuchungen mit körperlicher Belastung bei Hochleistungssportlern und Herzkranken

sowie Verlaufsbeobachtungen bei operierten Patienten mit Vitien und Koronarerkrankungen durch. Als Ärztlicher Direktor der Schüchtermann-Klinik, Bad Rothenfelde, ergänzte er seine Erfahrungen durch Untersuchungen an vielen Tausenden herzkranker Patienten. Er wies immer wieder auf die Bedeutung der hämodynamischen Funktionsdiagnostik für die Beurteilung der Trainier- und Belastbarkeit von Herzinfarktpatienten hin. In seinen wissenschaftlichen Publikationen vermittelte er viel pathophysiologisches Verständnis für die Frage, inwieweit Einschwemmkatheterbefunde Auswirkungen eines körperlichen Trainings aufzeigen und die Prognose von Herzkranken einschätzen lassen. Daß die Funktionsdiagnostik mit dem Einschwemmkatheter zur hämodynamischen Beurteilung vieler Herz- und Lungenerkrankungen unentbehrlich geworden ist, wird dem Leser dieses Buches schnell klar.

Ich bin sicher, daß die umfassende und praxisnahe Darstellung der Einschwemmkatheteruntersuchungsmethode durch Dr. *Buchwalsky* zu einer weiteren Verbreitung und Standardisierung der Methode beitragen wird, damit dieses semiinvasive Untersuchungsverfahren in jeder kardiologischen Abteilung seinen gebührenden Stellenwert erhält.

Freiburg, im März 1984

Prof. Dr. med. H. Reindell †
Ehem. Direktor des Lehrstuhls
für klinische Kardiologie an der
Medizinischen Universitätsklinik Freiburg

Vorwort zur 3. Auflage

Die 3. Auflage dieser Monographie über die Einschwemmkatheteruntersuchung wurde aus folgenden Gründen notwendig:

1. Es besteht eine ständig wachsende Nachfrage nach Informationen zur Untersuchungstechnik und Interpretation dieses „semiinvasiven" Herzkatheterverfahrens, weil sich für viele Allgemeinkrankenhäuser und internistische Abteilungen, die nicht über die technisch aufwendigen Verfahren des Linksherzkatheters und der Myokardszintigraphie verfügen, mit dieser Methode eine neue diagnostische Dimension in der kardiologischen Stufendiagnostik erschließt.

2. Trotz dieses wachsenden Informationsbedürfnisses stehen nach wie vor nur wenige entsprechende Publikationen zur Verfügung. In kardiologischen Lehrbüchern und Zeitschriften wird die Einschwemmkatheteruntersuchung entweder gar nicht erwähnt oder nur nebenbei kurz abgehandelt. In den letzten Jahren haben sich zwar einige Autoren in der kardiologischen Fachliteratur kritisch zum Stellenwert der Einschwemmkatheteruntersuchung in der Diagnostik der koronaren Herzkrankheit geäußert, ohne aber die Bedeutung der Untersuchungstechnik für die Funktionsdiagnostik anderer kardialer und pulmonaler Erkrankungen gebührend zu würdigen.

3. Noch deutlicher als bisher wurde in der vorliegenden Auflage herausgearbeitet, daß das Einschwemmkatheterverfahren keine krankheitsspezifischen Diagnosen liefern kann. Einschwemmkatheterdaten lassen sich nur richtig interpretieren, wenn man Klinik, Elektro- und Echokardiogramm sowie den Röntgenbefund kennt. Auf der anderen Seite kann man mit dem Einschwemmkatheterverfahren die große Variationsbreite funktioneller Einschränkungen der verschiedenen Herz- und Lungenerkrankungen erfassen und Aussagen machen zur Prognose, zur körperlichen Belastbarkeit, zum hämodynamischen Verlauf und zum Ergebnis einer akuten und chronischen Therapie.

4. Ausführlich wurden neu dargestellt die verschiedenen hämodynamischen Störungen des rechten Herzens, die Auswirkungen der arteriellen Hypertonie auf die zentrale Hämodynamik und der Stellenwert der Einschwemmkatheteruntersuchung bei der Koronararteriendilatation (PTCA).

5. In den vergangenen 7 Jahren gab es zahlreiche technische Entwicklungen an Herzkathetern und Registriereinrichtungen, die in der Neuauflage eine komplette Überarbeitung der entsprechenden Kapitel notwendig machten.

Ich bin besonders dankbar, daß Frau Dr. *I. Kappstein*, eine Mitarbeiterin von Prof. Dr. *F. Daschner*, Freiburg, die Überarbeitung des kontrovers diskutierten Kapitels „Wiederaufbereitung des Kathetermaterials" übernommen hat.

Für Anregungen und Hilfen bei der Überarbeitung danke ich meinen Mitarbeitern, Herrn Bio-Ing. *H. J. Flohre*, den medizinisch-technischen Assistentinnen Frau *Eleo-*

nore Feldkamp und Frau *Gisela Stickfort*, der Funktionsschwester *Margarete Löcken*, der Oberschwester *Christel Terhorst*, der Intensivschwester *Annette Finkemeyer* und nicht zuletzt meiner ehemaligen Sekretärin

Frau *Hannelore Hackbarth*, die auch bei der 3. Auflage wieder redaktionell tätig war.

Bad Rothenfelde, im Frühjahr 1992
R. Buchwalsky

Vorwort zur 1. Auflage

Die Einschwemmkatheteruntersuchung ist ein technisch wenig aufwendiger und den Patienten gering belastender, risikoarmer Eingriff, der sowohl bettseitig ohne Röntgenkontrolle als auch ambulant unter ergometrischen Belastungsbedingungen durchgeführt werden kann. Trotz zunehmender Verbreitung dieser Herzkathetermethode steht bisher nur ein geringes, nicht umfassendes Angebot an Informationen zur Verfügung, sieht man von den Publikationen in Zeitschriften ab. Kardiologische Lehrbücher und Monographien beschreiben vorwiegend konventionelle Herzkathetertechniken.

Das vorliegende Buch gibt nicht nur eine detaillierte Beschreibung der Einschwemmkathetertechnik, sondern geht insbesondere auf ihre Komplikationen und deren Vermeidung ein. Dadurch soll dieser „semiinvasive" Eingriff auch in Zukunft risikoarm bleiben.

Für die richtige Interpretation von Einschwemmkatheterbefunden sind pathophysiologische Grundkenntnisse notwendig, die ebenfalls in diesem Buch vermittelt werden sollen. Der Einschwemmkatheter ermöglicht Einblicke in die Hämodynamik des rechten Herzens und Lungenkreislaufs. Aufgrund der engen funktionellen Beziehungen zwischen der Pulmonalarterie und dem linken Herzen kann man durch die Messung des Pulmonalkapillardruckes auch den linksventrikulären Füllungsdruck ermitteln. Bei gleichzeitiger Bestimmung des Herzminutenvolumens ist es durch diese Druck-Volumen-Messungen möglich, mit der Einschwemmkatheteruntersuchung die linke Ventrikelfunktion in Ruhe und unter ergometrischen Belastungsbedingungen global zu erfassen.

Das letzte Kapitel dieses Buches, „Klinischer Stellenwert der Einschwemmkatheteruntersuchung" zeigt, daß auf der Basis von Einschwemmkatheterbefunden allein keine Aussage zur Ätiologie einer Herzerkrankung gemacht werden kann. Es lassen sich aber die funktionellen Auswirkungen einer koronaren Herzkrankheit, einer Kardiomyopathie oder eines Herzklappenfehlers sowohl für Ruhe- als auch für Belastungsbedingungen exakt erfassen und quantifizieren, während andere kardiologische Methoden wie röntgenologische Herzgrößenbestimmung, Echokardiographie, Myokardszintigraphie, Koronaro- und Ventrikulographie nur den morphologischen Befund darstellen. Erst die korrelative Betrachtung von morphologischen Befunden und unter Belastung gewonnenen hämodynamischen Daten ermöglicht die richtige Einschätzung einer Herzkrankheit. So haben Einschwemmkatheterbefunde nicht nur entscheidende Konsequenzen für die diagnostische und prognostische Einschätzung einer Herzkrankheit, sondern auch für die Indikation und Kontrolle von therapeutischen Eingriffen. Dadurch ist die Einschwemmkatheteruntersuchung für die Herzfunktionsdiagnostik unentbehrlich und gibt wichtige Aufschlüsse über die Arbeitsweise des gesunden und kranken Herzens.

Auf der internistischen und chirurgischen Intensivstation kann durch die Einschwemmkatheteruntersuchung die Ursache eines aku-

ten Kreislaufversagens und Schocks aufgedeckt und die Therapie gesteuert werden.

Beim akuten Herzinfarkt führte die Einschwemmkatheteruntersuchung zu einem
neuen pathophysiologischen Verständnis
über das Vorwärts- und Rückwärtsversagen
des Herzens, dem ein differenzierter Einsatz
von modernen vasodilatatorischen und positiv inotropen Substanzen beim akuten Herz-
Kreislauf-Versagen folgte. Erst die Kenntnis
und die kontinuierliche Messung der Pulmonalarteriendrücke ermöglichen die exakte
Steuerung der Volumensubstitution, der Vasodilatation und des Einsatzes von positiv
inotropen Substanzen und Diuretika.

Für die kardiologische Diagnostik ist bedeutsam, daß ein normaler Einschwemmkatheterbefund in Ruhe und bei Belastung eine
organische Herzerkrankung nicht ausschließt, aber ihre hämodynamische Bedeutung einschränkt. Ein pathologischer Einschwemmkatheterbefund dagegen spricht
immer für eine fortgeschrittene organische
Herzerkrankung. Auf der anderen Seite kann
bei normalem Echokardiogramm und Koro-
narangiogramm ein pathologischer Einschwemmkatheterbefund der einzige Hinweis auf eine latente Kardiomyopathie sein.
Bei unerklärlichen Atemnotzuständen ist es
oft erst durch die Einschwemmkatheteruntersuchung möglich, bei fehlenden elektrokardiographischen, röntgenologischen und
lungenfunktionsanalytischen Befunden eine
pulmonale Hypertonie aufzudecken.

Bei Herzklappenfehlern kann durch Verlaufsbeobachtungen mit wiederholten Einschwemmkatheteruntersuchungen der optimale Operationszeitpunkt festgelegt und das
Ergebnis eines operativen Eingriffs überprüft werden. Abgesehen von bestimmten
angeborenen Vitien läßt sich durch die Einschwemmkatheteruntersuchung entscheiden,
ob die Notwendigkeit einer operativen Korrektur vorliegt und konventionelle Rechts-
und Linksherzkatheteruntersuchungen und

Angiographien zur weiteren Abklärung notwendig sind.

Bei der koronaren Herzkrankheit kann man
durch den Einschwemmkatheterbefund allein nicht differenzieren, ob der Füllungsdruckanstieg unter Belastung primär durch
die Ischämie oder durch die myokardiale
Schädigung (Narbe) entsteht. Er ergänzt
oder ersetzt aber die Ergometrie und das Be-
lastungs-Elektrokardiogramm in den Fällen,
in denen wegen eines pathologischen Ruhe-
Elektrokardiogramms oder wegen eines fehlenden Ischämieindikators (Angina pectoris
oder ST-Streckensenkung) die Diagnose
einer Myokardischämie durch einen 3. Ischämieindikator, den Pulmonalkapillardruckanstieg unter Belastung, abgesichert werden
soll.

Der Pulmonalkapillardruckanstieg korreliert
eng mit dem Ausmaß einer koronaren Herzkrankheit. Außerdem lassen sich die Ergebnisse einer operativen Revaskularisation
durch die Normalisierung der Füllungsdruckverhältnisse eindrucksvoll dokumentieren.

Für die kardiologische Rehabilitation ist es
wichtig, daß man durch die Einschwemmkatheteruntersuchung die hämodynamischen
Auswirkungen einer Infarktnarbe bzw. eines
Aneurysmas unter körperlichen Belastungsbedingungen prüfen kann, um Aussagen
über die körperliche Belastbarkeit von Herzinfarktkranken zu gewinnen. Nach einem
Herzinfarkt kann durchaus noch eine sehr
hohe ergometrische Leistungsfähigkeit vorliegen, die Pumpfunktion des Herzens aber
schwer gestört und damit die Belastbarkeit
des Patienten erheblich eingeschränkt sein.

Neben einem guten pathophysiologischen
Verständnis und einer einwandfreien Untersuchungstechnik von seiten des Arztes sind
auch eine gute apparative Ausrüstung und die
korrekte Registrierung durch das Hilfspersonal Voraussetzung für eine Einschwemmka-

theteruntersuchung. Es werden deshalb auch Probleme der Nullpunkteinstellung, der Druckregistrierung, der Kurvenauswertung, der Desinfektion und der Sterilisation ausführlich abgehandelt. Damit dürfte dieses Buch auch für das medizinisch-technische Hilfspersonal, das Einschwemmkatheteruntersuchungen vorbereiten und zum Teil auswerten muß, hilfreich sein.

Die pathophysiologischen Grundlagen und die ausführliche Darstellung des Stellenwertes der Einschwemmkatheteruntersuchung in der Intensiv- und Rehabilitationsmedizin und in der kardiopulmonalen Diagnostik geben auch den Ärzten wertvolle Anhaltspunkte, die diese Untersuchung nicht selbst durchführen, aber hämodynamische Befunde richtig zuordnen und bewerten wollen. Dieses Buch wendet sich weniger an den Kardiologen großer Zentren, der über den gesamten diagnostischen Apparat moderner kardiologischer Technologie verfügt, sondern eher an den in Klinik und Praxis kardiologisch tätigen Arzt. Dabei soll die vorliegende Abhandlung zu einer Standardisierung der Einschwemmkathetertechnik und einer Vereinheitlichung der Befundinterpretation beitragen, damit die Ergebnisse verschiedener Zentren übertragbar werden. Den Wert dieser Untersuchungsmethode kann derjenige richtig schätzen, der sie regelmäßig praktiziert und die Möglichkeit hat, Einschwemmkatheterbefunde anderer Untersuchungsmethoden wie Echokardiographie, Koronarangiographie, Ventrikulographie und Myokardszintigraphie zuzuordnen. Über diese technisch aufwendigen Untersuchungen hinaus sollte man den Stellenwert der Einschwemmkatheteruntersuchung nicht vergessen. Erstere dokumentieren einen morphologischen Befund, die Einschwemmkatheteruntersuchung unter Belastung aber zeigt die funktionellen Auswirkungen.

Meinen Mitarbeitern möchte ich für viele wertvolle Anregungen und für die Materialsammlung von über 10 000 Einschwemmkatheteruntersuchungen in der Schüchtermann-Klinik danken. Insbesondere gilt aber mein Dank dem unermüdlichen Einsatz meiner verehrten Sekretärin Frau *Hackbarth*.

Bad Rothenfelde, im Sommer 1986
R. Buchwalsky

Historischer Rückblick

Die historische Entwicklung von Herzkatheteruntersuchungen (Tab. 1) begann 1929 im Augusta-Viktoria-Krankenhaus in Eberswalde bei Berlin. In einem heroischen Selbstversuch führte sich der chirurgische Assistenzarzt Dr. *Werner Forssmann* über eine Armvene einen Katheter bis ins Herz vor. Die Katheterlage überprüfte er über einen Röntgenschirm. Er verfolgte mit diesem Selbstversuch die Absicht, bei einer Reanimation, z. B. im Rahmen eines Narkosezwischenfalls, über einen solchen Katheter Medikamente auf schnellem Wege direkt in das Herz zu injizieren, anstelle der bis dahin vorwiegend geübten direkten Herzpunktion mit den häufigen Komplikationen eines Hämoperikards oder eines Pneumothorax.

Nach insgesamt 9 Katheteruntersuchungen an sich selbst glaubte *Forssmann*, diese Methode auf einem Chirurgie-Kongreß vorstellen zu dürfen. Er wurde jedoch von dem bedeutenden deutschen Chirurgen *Sauerbruch* mit den Worten verlacht: „Ich führe eine Klinik und keinen Zirkus." *Forssmann* zog sich in eine chirurgische Praxis zurück und übernahm später ein Kreiskrankenhaus im Rheinland, sein historisches Verdienst wurde aber 1956 mit der Verleihung des Nobelpreises gewürdigt.

Nachdem im 19. Jahrhundert der Physiologe *Claude Bernard* erstmals eine Herzkatheteruntersuchung mit venöser und arterieller Druckmessung beim Pferd durchführte und *Adolf Fick*, ebenfalls ein Physiologe, das nach ihm benannte Prinzip der Herzzeitvolumenermittlung vorschlug, hatte *O. Klein* bereits 1930 bei 11 Patienten mittels Herzkatheter Herzminutenvolumenbestimmungen durchgeführt.

Die Entwicklung der Herzchirurgie in der Nachkriegszeit, vor allem in den Vereinigten Staaten, wäre ohne Herzkatheteruntersuchungen undenkbar gewesen. Den Nobelpreisträgern *Cournand* und *Richards* vom Bellevue-Hospital in New York gebührt das Verdienst, die Herzkatheteruntersuchungen 1941 technisch weiterentwickelt zu haben. Sie setzten sie bei schwer Unfallverletzten im hämorrhagischen Schock ein und benutzten sie schließlich zur Abklärung von kongenitalen Herzfehlern. Systematische Anwendung fand die Herzkatheteruntersuchungsmethode 1947 in den Laboratorien des Peter-Bent-Brigham-Hospitals in Baltimore durch *Dexter, Bing* und andere.

Die Möglichkeit, mit dem Herzkatheter Physiologie und Pathophysiologie des menschlichen Herzens zu studieren, führte die amerikanische Kardiologie nach dem 2. Weltkrieg zu ihrer Vormachtstellung. Es soll aber nicht in Vergessenheit geraten, daß im Jahre 1939 in Europa – auf den Erfahrungen von *Forssmann* und *Klein* aufbauend – bereits 110 Katheteruntersuchungen ohne Komplikationen am Menschen durchgeführt worden waren, so von *Lenègre* zur Druckmessung im rechten Ventrikel, von *Jemenez-Diaz*, um das Herzminutenvolumen des rechten Herzens zu bestimmen, von *de Carvalho*, um Pulmonalarterienangiogramme und von *Ambuelle*, um Kardioangiogramme vorzunehmen. 1942 untersuchten *McMichael* und *Sharpey-Schafer* am Hammersmith-Hospital in London erstmals einen Jungen mit einem angeborenen Herzfehler (Vorhofseptumde-

1929	Erste Rechtsherzkathetersondierung durch *Forssmann*
Bis 1939	Über 100 Herzkatheteruntersuchungen in Europa *(Klein* u. a.*)*
Nach 1945	Weiterentwicklung der Herzkathetertechnik durch *Cournand* und *Richards* in den USA zur Abklärung angeborener und erworbener Herzfehler
1948	Entdeckung der funktionellen Einheit zwischen Pulmonalarterienkreislauf und linkem Herzen durch *Hellems*
1949	Erste Einschwemmkatheteruntersuchungen durch *Fitzpatrick*
1953	Perkutane Kathetereinführungstechnik durch *Seldinger*
1967	Einführung des „Pulmocath"-Mikrokatheters in die chirurgische Intensivmedizin durch *Grandjean*
1967	Einführung des Balloneinschwemmkatheters in die kardiologische Intensivmedizin durch *Swan* und *Ganz*
1967	Einschwemmkatheteruntersuchungen mit ergometrischer Belastung durch *Ekelund* und *Holmgren*
1970	Einschwemmkatheteruntersuchungen mit ergometrischer Belastung bei Herzgesunden und Herzkranken durch *Roskamm* und *Reindell*
1975	Änderung des therapeutischen Konzepts beim akuten Herzinfarkt aufgrund von Einschwemmkatheterbefunden durch *Bleifeld* und andere

Tab. 1   Historischer Rückblick auf die Entwicklung der Herzkatheter-Einschwemmkathetertechnik.

fekt) durch eine Herzkatheteruntersuchung. Diese erste Publikation wurde in England ebenso kopfschüttelnd abgelehnt wie zuvor die von *Forssmann*.

Die konventionelle Herzkatheteruntersuchung wird seit den 50er Jahren an allen bedeutenden deutschen Universitätskliniken praktiziert. Sie erfordert nicht nur einen großen technischen Aufwand (Röntgentechnik), sondern ist auch durch eine relativ hohe Komplikationsrate belastet (Sammelstatistik von *Braunwald* und *Swan*). Wenn durch Katheteruntersuchungen verschiedene Herz- und Gefäßabschnitte sondiert und selektiv dargestellt werden müssen, ist sie aber auch heute noch unentbehrlich.

Im Hinblick auf die Entwicklung der Einschwemmkatheteruntersuchung scheint die Erkenntnis von *Hellems* 1948 wichtig, daß der Lungenarterienkreislauf und der linke Ventrikel eine funktionelle Einheit darstellen und der mittlere Pulmonalarterieneckdruck (pulmonary wedge-pressure), auch Pulmonalkapillardruck (PCP) genannt, dem diastolischen Füllungsdruck der linken Herzkam

mer entspricht. Dadurch ist es möglich, durch eine Rechtsherzkatheteruntersuchung mittels Einschwemmkatheter die linke Ventrikelfunktion, z. B. beim akuten Herzinfarkt und im Schock, zu erfassen, ohne daß eine direkte Sondierung der linken Herzkammer notwendig ist.

Die *perkutane Kathetereinführungstechnik* nach *Seldinger* erübrigte die operative Venenfreilegung (cutdown) und war Voraussetzung für eine schonende, den Patienten wenig belastende Einschwemmkathetereinführung.

Die *Mikro- oder Einschwemmkathetertechnik* war nicht neu, sondern bereits 1949 von *Fitzpatrick*, *Dotter* (1962) und *Bradley* (1964) bei Versuchen an Tier und Mensch eingesetzt worden. *Grandjean* aber führte 1967 mit dem sog. „Pulmocath" eine Modifikation ein, die die Durchführung einer Einschwemmkatheteruntersuchung am Bett des Patienten besonders praktikabel machte. Dieser Pulmocath bestand aus einem feinen Polyäthylenschlauch mit einem Außendurchmesser von nur 0,85 mm und einem Innen durchmesser von 0,60 mm. Der Vorteil dieses Katheters lag darin, daß er sich ohne Schwierigkeiten durch eine Punktionskanüle auch in kleine Venen einführen und mit dem Blutstrom bis zum rechten Herzen und in die Lungenstrombahn einschwemmen ließ. Dieser Katheter konnte über mehrere Tage in zentralen Venen und auch in der Pulmonalarterie ohne wesentliche venöse Reizerscheinungen verweilen. Neben diesen Vorteilen besaß er aber auch Nachteile. So gelang es in nur maximal einem Drittel der Fälle, den Pulmonalkapillardruck zu messen; oftmals vergingen 20–30 Minuten, bis sich der Katheter vom rechten Ventrikel in die Pulmonalarterie vorführen ließ, und beim Durchgang durch den rechten Ventrikel löste er in einem relativ hohen Prozentsatz durch peitschenschnurartige Bewegungen am Endokard ventrikuläre Arrhythmien bis hin zum Ventrikelflimmern aus. Wegen des geringen Lumens ließen sich Blutproben durch den Katheter, der leicht thrombosierte, nur mit Schwierigkeiten entnehmen.

Alle diese Nachteile hat der von *Swan* und *Ganz* 1970 eingeführte doppellumige *Balloneinschwemmkatheter* nicht mehr, nachdem bereits *Dotter* (1951) und *Lategola* (1953) tierexperimentell festgestellt hatten, daß ein aufblasbarer Ballon an der Katheterspitze den Zugang in die Pulmonalarterie erleichtert. *Ganz* hatte diesen Ballonkatheter zunächst für die Kontrastmitteldarstellung des Pulmonalarterienbaumes entwickelt. Der Ballon an der Katheterspitze sollte das Wegfließen des Kontrastmittels verhindern. Durch ein kleineres Lumen von 0,4 mm wird Luft zum Aufblasen des Ballons injiziert, durch das größere Lumen von 1 mm Blut entnommen und der Druck gemessen. Der Katheter besitzt einen äußeren Durchmesser von 1,6 mm (5 French), bei einem Innendurchmesser von 1 mm. Mit dem endständigen, weichen, mit Luft aufgeblasenen Ballon aus Latex wird die harte Katheterspitze so umhüllt, daß beim Durchgang durch den rechten Ventrikel am Endokard kaum noch wesentliche Kräfte auftreten, die zu Extrasystolen führen. Außerdem treibt der Blutstrom den Katheter wegen der größeren Angriffsfläche schneller durch den rechten Ventrikel in die Pulmonalarterie, und es gelingt fast regelmäßig, eine technisch einwandfreie Pulmonalkapillardruckkurve aufzuzeichnen. Blutentnahmen sind aufgrund des größeren Katheterlumens ohne Schwierigkeiten möglich.

Über die Lage der Einschwemmkathetersonde und über den Fortgang der Untersuchung orientiert sich der Untersucher anhand der Druckkurven. Eine Röntgenkontrolle ist im allgemeinen nicht notwendig. Dies vermindert den technischen Aufwand der Methode erheblich. Sie eignet sich deshalb zur bettseitigen Untersuchung auf der kardiologischen Intensivstation. Durch die technisch vereinfachte Herzminutenvolumenbestimmung mit dem Thermodilutionsverfahren, die von *Forrester* et al. 1972 eingeführt wurde, und weitere technische Entwicklungen, z. B. mit Manometer und Blutgaselektrode direkt an der Katheterspitze („intelligente Katheter"), werden sich die Einschwemmkathetermessungen in Zukunft technisch noch leichter und exakter durchführen lassen.

Einschwemmkatheteruntersuchungen im akuten Herzinfarktstadium, u. a. durch *Bleifeld* und Mitarbeiter im Jahre 1973, führten zu einem neuen pathophysiologischen Verständnis über das Vorwärts- und Rückwärtsversagen des Herzens und zu einer Änderung der therapeutischen Konzeption.

1970 wurde der Einschwemmkatheter von *Ekelund* benutzt, um die Hämodynamik unter körperlichen Belastungsbedingungen zu erforschen. *Reindell* und *Roskamm* entdeckten, daß insbesondere bei der chronischen koronaren Herzkrankheit Funktionsstörungen oft erst unter einer ergometrischen Belastung aufgedeckt werden. Sie teilten die Herzinsuffizienz aufgrund der Hämodynamik in Ruhe und bei Belastung in 4 Stadien ein und differenzierten auf der Basis von *Braunwalds* pathophysiologischen Vorstellungen zwischen einer pathologischen Ventrikelfunktion und einer Pumpinsuffizienz (vgl. Tab. 1).

Die Einschwemmkatheteruntersuchungen in Verbindung mit einer ergometrischen Belastung erlangten einen hohen Stellenwert in der Herzinfarktrehabilitation, da neben diagnostischen und prognostischen Aussagen auch Fragen der körperlichen Belastbarkeit beantwortet werden können. Die Weiterentwicklung der Einschwemmkatheter mit Einarbeitung von Thermistoren und Stimulationssonden machten diese Methode geeignet, das Herzminutenvolumen über das Temperaturverdünnungsverfahren zu bestimmen, das intrakardiale Elektrokardiogramm abzuleiten und den rechten Vorhof bzw. den rechten Ventrikel elektrisch zu stimulieren.

Literatur

1. *Arst, D. B., M. Silver, W. J. Lahey:* The use of vinyl plastic tubing in recording pressure phenomena. Am. Heart J. 42 (1951), 746
2. *Bing, R. J., L. D. Vandam, F. D. Gray:* Physiological studies in congenital heart diseaase. I. Procedures Bull. Johns Hopkins Hospital 80 (1947), 107
3. *Bradley, R. D.:* Diagnostic right heart catheterization with miniature catheters in severely ill patients. Lancet 2 (1964), 941
4. *Cournand, A.:* Cardiac catheterization. Development of the technique, its contributions to experimental medicine and its initial application in man. Acta Med. Scand. Suppl. 579 (1975), 1–32
5. *Dexter, L., F. W. Haynes, C. S. Burwell, E. C. Eppinger, R. P. Sagerson, J. M. Evans:* Studies of congenital heart disease. J. Clin. Invest. 26 (1947), 554
6. *Dotter, C. T., D. S. Lucas:* Acute cor pulmonale: an experimental study utilizing a special cardiac catheter. Am. J. Physiol. 164 (1951), 254
7. *Dotter, C. T., K. R. Straube:* Flow guided cardiac catheterization. Am. J. Roentgen 88 (1962), 27
8. *Ekelund, L. G., A. Holmgren:* Central hemodynamics during exercise, Circ. Res. Suppl. I, 20 (1967), 21
9. *Filston, H. C., D. G. Johnson:* Percutaneous venous cannulation in juvenils and infants: a method for catheter insertion without „cut-down". Pediatrics 48 (1971), 896
10. *Fitzpatrick, H. F., G. Schnabel jr., L. H. Peterson:* A small plastic tubing technique for right and left heart catheterization. Fed. Proc. 8 (1949), 46
11. *Forrester, J., W. Ganz, G. Diamond, T. McHugh, D. Chonette, H. J. C. Swan:* Thermodilution cardiac output determination with a single flow-directed catheter. Am. Heart J. 83 (1972), 306
12. *Forssmann, W.:* Die Sondierung des rechten Herzens. Klin. Wschr. 8 (1929), 2085
13. *Ganz, V., J. S. Forrester, D. Chonette:* A new flow-directed catheter technique for measurement of pulmonary artery and capillary wedge pressure without fluoroscopy. Am. J. Cardiol. 25 (1970), 96
14. *Grandjean, T.:* Une microtechnique du cathéterisme cardiaque droit practicable au lit du malade sans controle radioscopique. Cardiologia 51 (1967), 184
15. *Günther, K. H., P. K. H. Schmidt, D. Strangfeld, D. S. Lucas:* Rechtsherzkatheterisierung ohne Röntgenkontrolle. – Ein neues Screening- und Bedside-Verfahren zur direkten Messung des pulmonalen Druckes. Das Deutsche Gesundheitswesen 26 (1971), 1070
16. *Hamilton, W. F., J. W. Moore, J. M. Kinsman, R. G. Spurling:* Studies on the circulation. IV. Further analysis of the injection method and of changes in hemodynamics under physiological and pathological conditions. Am. J. Physiol. 99 (1932), 534
17. *Hellems, H. K., F. W. Haynes, L. Dexter:* Pulmonary capillary pressure in man. J. Appl. Physiol. 2 (1949), 24
18. *Klein, O.:* Zur Bestimmung des zirkulatorischen Minutenvolumens beim Menschen nach dem Fickschen Prinzip. Münch. med. Wschr. 77 (1930), 1311
19. *Lagerhof, H., L. Werkö:* Studies on circulation of blood in man. Scand. J. Clin. Lab. Invest. 7 (1949), 147
20. *Lategola, M., H. Rahn:* A self-guided catheter for cardiac and pulmonary arterial catheterization and occlusion. Proc. Soc. Exp. Biol. Med. 84 (1953), 667
21. *Lenègre, J., P. Maurice:* Premières recherches sur la pression ventriculaire droite. Bull. Mem. Soc. Med. Hop. Paris 80 (1944), 239
22. *Rackley, C. E., L. F. Satler:* The cardiac catheter: past, presence, future. Am. J. Cardiol. 64 (1989), 1034
23. *Richards, D. W.:* Cardiac output by the catheterization technique in various clinical conditions. Fed. Proc. 4 (1945), 215
24. *Roskamm, H.:* Funktionsprüfung von Herz und Kreislauf. Kurzmonographie Sandoz 2 (1971)
25. *Roskamm, H.:* Einschwemmkatheterisierung. In: Vom Belastungs-EKG zur Koronarangiographie. *Kaltenbach, M., H. Roskamm* (Hrsg.). Springer, Berlin–Heidelberg–New York 1980
26. *Roskamm, H., H. Weidemann, B. Meinecke, J. Petersen, H. Reindell:* Diagnostik einer beginnenden Herzinsuffizienz mit Hilfe des Einschwemmkatheterverfahrens. Z. Kreislaufforsch. 59 (1970), 119

27. *Schnabel, T. G. jr., H. F. Fitzpatrick, L. H. Peterson:* A technic of vascular catheterization with small plastic catheters: its utilization to measure the atrial pulse wave velocity in man. Circulation 5 (1952), 257

28. *Seldinger, S. I.:* Catheter replacement of the needle in percutaneous arteriography. Acta Radiol. [Diagn.] 39 (1953), 368

29. *Selzer, A., R. B. Sudrann:* Reliability of the determination of cardiac output in man by means of the Fick principle. Circ.Res. 6 (1958), 485

30. *van Slyke, D. D., J. M. Neill:* The determination of gases in blood and other solution by vacuum extraction and manometric measurements. J. Biol. Chem. 61 (1924), 523

31. *Starling, E. H.:* The Linacre lecture of the law of the heart. Langmans, Green and Co., London 1918

32. *Swan, H. J. C., W. Ganz, J. Forrester, H. Marcus, G. Diamond, D. Chonette:* Catheterization of the heart in man with use of a flow-directed balloon-tipped catheter. New Engl. J. Med. 183 (1970), 447

33. *Thomassen, B.:* Cardiac output in normal subjects under standard conditions. The repeatability of measurements by the Fick method. Scand. J. Clin. Lab. Invest. 9 (1957), 365

34. *Wood, E. H., J. R. Leusen, H. R. Warner, J. L. Wright:* Measurement of pressures in man by cardiac catheters. Circ. Res. 2 (1954), 294

35. *Zohman, L. R., M. H. Williams jr.:* Percutaneous right heart catheterization using polyethylene tubing. Am. J. Cardiol. 4 (1959), 373

Pathophysiologische Vorbemerkungen zur Einschwemmkatheteruntersuchung

Arbeitsweise des gesunden menschlichen Herzens in Ruhe und bei körperlicher Belastung

Neben der Versorgung der Organe mit Nährstoffen und dem Abtransport von Schlackenstoffen ermöglicht der Kreislauf den äußeren Gasaustausch über die Lunge und den inneren Gasaustausch über die Körperzelle (Abb. 1). Dies ist gewährleistet durch ein weit verzweigtes Netz von Gefäßen in den peripheren Organen und der Lunge, das angeschlossen ist an das als Pumpe wirkende Herz. Die für den Sauerstofftransport verantwortliche Blutzelle durchläuft dabei den Kreislauf einmal in der Minute. Aus den Lungenalveolen diffundiert der Sauerstoff in die Lungenkapillaren, die Kohlensäure wird aus dem Kapillarblut in die Alveolen abgegeben. Das mit 97–98 % fast vollständig mit Sauerstoff aufgesättigte Lungenvenenblut fließt zum linken Vorhof und wird vom linken Ventrikel in den großen Kreislauf gepumpt. Im Arteriensystem ändert sich der Sauerstoffgehalt nicht wesentlich und liegt noch in den arteriellen Kapillaren bei 96–97 %. Für die Bestimmung der *arteriellen Sauerstoffsättigung* ist deshalb die Blutentnahme aus dem arteriellen Kapillarbett, z. B. aus einem hyperämisierten Ohrläppchen, ausreichend. Im Schock allerdings, bei zentralisiertem Kreislauf, liegen die Sättigungswerte wegen der erhöhten Sauerstoffausschöpfung peripher deutlich niedriger als zentral. Je nach Stoffwechselaktivität und körperlicher Arbeit wird in den einzelnen Organen, insbesondere in der Muskulatur, unterschiedlich viel Sauerstoff aus dem Blut extrahiert und Kohlendioxid als Endprodukt der Verbrennung energiereicher Substanzen (Kohlenhydrate und Fette) abgegeben. Die gleichzeitig auftretende pH-Verschiebung durch saure Stoffwechselprodukte, vor allem durch das Laktat, fördert die Sauerstoffabgabe aus dem Hämoglobin.

Das über das Venensystem dem rechten Herzen zufließende Blut hat unter Ruhebedingungen eine entsprechend geringere Sauerstoffsättigung von 76–77 %. Sie kann bei starker körperlicher Arbeit bis auf 30 % abfallen, wobei sie bei normaler Lungenfunktion in den Arterien konstant bleibt. Es entsteht dadurch eine Sauerstoffsättigungsdifferenz zwischen Arterien und zentralen Venen (*arteriovenöse Sauerstoffdifferenz* = $AVDO_2$), die von 5 Vol. % in Ruhe bis auf 17 Vol. % bei körperlicher Belastung ansteigt. Diese Zunahme der Sauerstoffsättigungsdifferenz wird durch eine Steigerung der *Sauerstoffaufnahme (VO$_2$)* über die Lungen auf das Zwei- bis Dreifache durch eine Erhöhung der Atemfrequenz und der Atemtiefe kompensiert.

Der über die Lungen vermehrt aufgenommene Sauerstoff muß durch das Herz in die Peripherie des Körpers gepumpt werden. Die hierzu notwendige Steigerung des Lungendurchflusses bzw. des Herzminutenvolumens auf das Drei- bis Vierfache (von 6–8 l/min in Ruhe auf über 20 l/min unter körperlicher Belastung) geschieht über eine Anhebung der Herzfrequenz, durch Steigerung des venösen Blutangebotes und einen An-

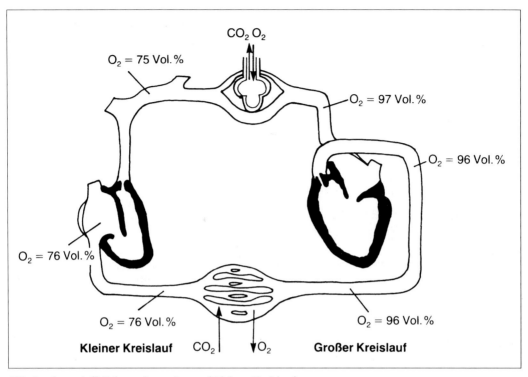

CO_2 O_2

$O_2 = 75$ Vol.%

$O_2 = 97$ Vol.%

$O_2 = 96$ Vol.%

$O_2 = 76$ Vol.%

$O_2 = 76$ Vol.%

$O_2 = 96$ Vol.%

Kleiner Kreislauf CO_2 O_2 **Großer Kreislauf**

Abb. 1   Sauerstoffsättigung im großen und kleinen Kreislauf.

– Anstieg der Kontraktilität
– Anstieg der Herzfrequenz
– Steigerung der Vorlast mit Erhöhung
  des venösen Angebotes

Tab. 2   Auswirkungen körperlicher Belastung, die das Fördervolumen des Herzens steigern.

stieg der Kontraktionskraft des Herzens (Tab. 2).

Etwa 9 % des *Herzminutenvolumens* fließen durch die Haut, wobei die Hautdurchblutung von 0,5 l/min bis auf 20 ml/min bei Kälteeinwirkung oder Schock reduziert und auf 8 l/min bei körperlicher Belastung und Fieber erhöht sein kann. Die erhöhte Muskelleistung bei körperlicher Arbeit wird ermöglicht durch die verstärkte Sauerstoffextraktion des Blutes und durch eine bis um das

60fache gesteigerte Muskeldurchblutung. Die Gehirndurchblutung ändert sich durch die Autoregulation in einem arteriellen Druckbereich von 75–180 mm Hg kaum, während die Nieren- und Darmdurchblutung bei körperlicher Belastung reduziert ist.

Die linke *Koronararteriendurchblutung* ist limitiert durch die Diastolendauer, die mit zunehmender Herzfrequenz abnimmt und die Herzpumpfunktion bei maximaler körperlicher Belastung begrenzt. Die kritische Pulsfrequenz liegt bei Gesunden bei 180 Schlägen pro Minute; bei Patienten mit koronarer Herzkrankheit ist diese Frequenz deutlich niedriger. Während der Systole, die ein Drittel des Herzzyklus ausmacht und sich beim Herzfrequenzanstieg zeitlich kaum ändert, ist die Perfusion der linken Koronararterie unterbrochen im Gegensatz zu der der rechten, die bei normalen rechtsventrikulären

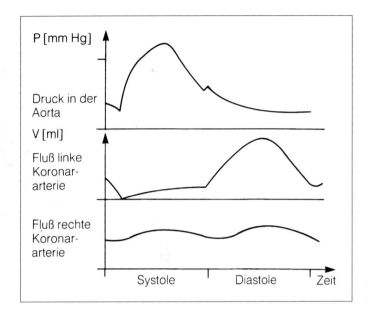

Abb. 2 Koronarblutfluß in Systole und Diastole in der linken und rechten Koronararterie.

Druckverhältnissen sowohl in Diastole als auch in Systole perfundiert wird (Abb. 2).

Es besteht eine lineare Beziehung zwischen der Sauerstoffaufnahme, dem Herzminutenvolumen und der körperlichen Belastung (Abb. 3). Die Sauerstoffaufnahme ist bei Lungengesunden für bestimmte Belastungsstufen immer gleich, unabhängig vom Trainingszustand, es besteht lediglich eine geringe Altersabhängigkeit. Für die routinemäßige Herzminutenvolumenbestimmung nach dem Fickschen Prinzip darf deshalb bei Lungengesunden die Sauerstoffaufnahme aus empirisch gewonnenen Normtabellen entnommen werden. Zur Berechnung der arteriovenösen Sauerstoffdifferenz erfolgt die arterielle Blutentnahme aus dem hyperämisierten Ohrläppchen, die venöse über den Einschwemmkatheter aus der Pulmonalarterie.

Bei der *Herzminutenvolumenbestimmung* nach dem Fickschen Prinzip bedient man sich der Clearance-Methode, wonach die Aufnahme eines Indikators (Sauerstoff) abhängig ist von der Sauerstoffkonzentration vor und nach einem Organ (Lunge). Die

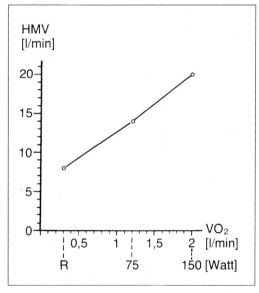

Abb. 3 Beziehung zwischen Sauerstoffaufnahme (VO_2) und Herzminutenvolumen (HMV) in Ruhe (R) und bei körperlicher Belastung (Watt).

Durchblutung (Herzminutenvolumen) errechnet sich danach aus der Indikatormenge (O_2-Aufnahme durch die Lungen) und dem Konzentrationsunterschied zwischen Arterie

Konzentration	=	$\dfrac{\text{Menge}}{\text{Volumen}}$
Volumen	=	$\dfrac{\text{Menge}}{\text{Konzentration}}$
Herzminutenvolumen	=	$\dfrac{\text{O}_2\text{-Aufnahme}}{\text{arteriovenöse Sauerstoff-}\text{differenz}}$

Tab. 3   Prinzip der Herzminutenvolumenbestimmung.

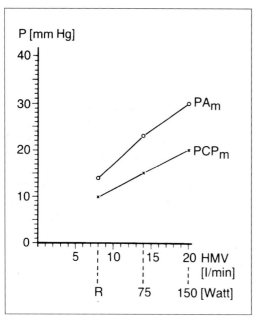

Abb. 4   Beziehung zwischen Herzminutenvolumen (HMV) in Ruhe (R) und bei Belastung (Watt) und den Drücken in der Pulmonalarterie (PA) und Pulmonalkapillare (PCP).

vor und Vene nach der Lunge (arteriovenöse Sauerstoffdifferenz) (Tab. 3). Auf andere Indikatorverfahren zur Bestimmung des Herzminutenvolumens, insbesondere das Temperaturverdünnungsverfahren, soll in einem späteren Zusammenhang eingegangen werden.

Trotz der Vervielfachung des Herzminutenvolumens unter körperlicher Belastung steigt der Druck im kleinen und auch im großen Kreislauf nur geringfügig an. In der Pulmonalarterie erhöht sich der mittlere Druck von 14 mm Hg in Ruhe auf maximal 30 mm Hg unter körperlicher Belastung (Abb. 4). Der *Druckanstieg* ist deshalb so gering, weil der periphere Lungengefäßwiderstand durch Eröffnung von Reservekapillaren um 25–40 % abnimmt. Auch im großen Kreislauf sinkt der Arteriolenwiderstand, denn die anfallenden sauren Stoffwechselprodukte in der arbeitenden Muskulatur führen zu einer Dilatation der Arteriolen, so daß der arterielle Systemdruck systolisch nicht über 200 mm Hg, diastolisch nicht über 120 mm Hg ansteigt bzw. der mittlere Aortendruck nur von 100 auf maximal 160 mm Hg bei Belastung zunimmt. Das geringe Blutvolumen der Lungen von 400–500 ml läßt bei Gesunden nur geringe Phasenverschiebungen zu, so daß unter Belastung das dem rechten Herzen zufließende Blut fast vollständig an den linken Ventrikel weitergegeben wird und sich das Blutvolumen im Lungenkreislauf kaum ändert.

Bei Jugendlichen können die links- und rechtsventrikulären *Füllungsdrücke* (Vorhofdrücke) bei maximaler körperlicher Belastung sogar abfallen, da bei extrem hohen Herzfrequenzen die Diastolendauer offensichtlich nicht mehr genügt, um eine ausreichende diastolische Füllung der Ventrikel zu gewährleisten. Bei älteren und adipösen, sonst herzgesunden Patienten dagegen können diese Drücke auch bis auf 25 mm Hg im linken Vorhof (bzw. Pulmonalkapillarbereich) und 10 mm Hg im rechten Vorhof ansteigen, vermutlich infolge einer verminderten Ventrikelwanddehnbarkeit durch Myokardfibrosierungen und Fettinfiltrationen. Während sich die Füllungsdrücke im rechten Ventrikel durch Druckmessungen in den zentralen Venen bzw. im rechten Vorhof mit dem Einschwemmkatheter direkt messen lassen, können die des linken Ventrikels durch die Einschwemmkatheteruntersuchung nur indirekt über den diastolischen Pulmonalarteriendruck bzw. über den mittleren Pulmonalkapillardruck erfaßt werden. Diese beiden Drücke entsprechen nämlich, von einigen Ausnahmen abgesehen, ziemlich exakt dem diastolischen Druck im linken Ventrikel kurz vor der Kontraktion, denn während der Diastole des linken Ventrikels ist die Mitralklappe offen und erlaubt einen ungehinderten Blutfluß von der Pulmonalarterie über die Lungenkapillaren und Lungenvenen in den linken Vorhof und Ventrikel, so daß sich kein Druckgradient entwickelt. Diese diastolische Druckgleichheit besteht aber nur, wenn in der Diastole der Blutfluß von der Pulmonalarterie in den linken Ventrikel nicht durch eine Einengung der Lungenarteriolen (z. B. bei pulmonaler Hypertonie) oder der Mitralklappen (z. B. bei Mitralklappenstenose) behindert wird.

Frank und Starling entdeckten, daß die Kontraktionskraft und damit das Schlagvolumen von der diastolischen Ventrikelfüllung abhängt (Abb. 5). Danach führt eine vermehrte Vordehnung der Herzmuskelfasern in der Diastole zur verstärkten Freisetzung chemischer Energie mit entsprechender Steigerung der Kontraktionskraft und Anstieg des Schlagvolumens. Wie man der *Ventrikelfunktionskurve* entnehmen kann, gibt es einen optimalen Bereich zwischen Ventrikelfüllung und Schlagvolumen. Bei zu starker diastolischer Ventrikelfüllung wird das Schlagvolumen nicht mehr entsprechend gesteigert, die Ventrikelfunktionskurve nähert sich einem Plateau und sinkt schließlich wieder ab. Aber auch bei zu starker Abnahme des diastolischen Ventrikelvolumens kommt es zu einem Abfall des Schlagvolumens.

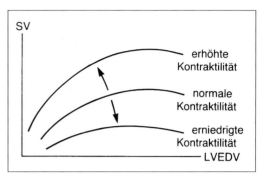

Abb. 5 Beziehung zwischen enddiastolischem Ventrikelvolumen (LVEDV) und Schlagvolumen (SV) in Abhängigkeit von der Kontraktilität (Ventrikelfunktionskurve).

Wenn das Herz diesen Vorgang nicht durch einen Frequenzanstieg ausgleichen kann, sinkt das Herzminutenvolumen und es wird damit den Bedürfnissen der Peripherie nicht mehr gerecht. Eine zu hohe diastolische Füllung liegt bei Herzinsuffizienz, eine zu niedrige bei Volumenmangel vor. Die Ventrikelfunktionskurve verläuft bei erhöhter Kontraktionskraft (adrenerger Antrieb) angehoben und durch Abnahme der Kontraktilität (Myokardschaden) abgeflacht.

Das *enddiastolische Volumen* des linken Ventrikels ist technisch nur durch eine Ventrikulographie exakt zu ermitteln. In der Praxis mißt man deshalb anstelle des diastolischen Ventrikelvolumens den diastolischen Ventrikeldruck, der die linksventrikulären Füllungsverhältnisse gut widerspiegelt und eng mit dem enddiastolischen Volumen korreliert (Abb. 6). Diese enge Beziehung zu dem enddiastolischen Druck besteht allerdings nur, wenn die Dehnbarkeit (*Compliance*) des linken Ventrikels normal ist. Bei ausgeprägter Hypertrophie, bei Narben und Fibrosierung des Myokards kann die diastolische Dehnbarkeit (Compliance) des Ventrikels durch die erhöhte Wandsteifigkeit so erniedrigt sein, daß die Druck-Volumen-Kurve steiler verläuft. Durch Verlust von Myokardgewebe (dilatative Kardiomyopathie) ist

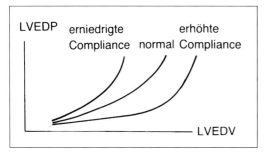

Abb. 6 Beziehung zwischen enddiastolischem Ventrikelvolumen (LVEDV) und enddiastolischem Ventrikeldruck (LVEDP) in Abhängigkeit von der Compliance.

- Zirkulierende Blutmenge
- Verteilung des Blutvolumens
- Vorhofkontraktion

Tab. 4 Faktoren, die die enddiastolische Ventrikelfüllung (Vorlast = Preload) bestimmen.

die Wandsteifigkeit vermindert, und durch die erhöhte Compliance verläuft die Kurve flacher. Bei der akuten Ischämie (Angina pectoris) ist die *diastolische Erschlaffung* (Relaxation) der Ventrikelwand gestört, was ebenfalls zum steileren Verlauf der Druck-Volumen-Kurve führt.

Die enddiastolische Füllung des linken Ventrikels, auch Vorlast oder Preload genannt, ist abhängig von folgenden Faktoren (Tab. 4):

a) Zirkulierende Blutmenge
Bei Blutverlust, z. B. durch eine gastrointestinale Blutung, sinkt der venöse Blutstrom, die diastolische Ventrikelfüllung nimmt ab, und das Herzminutenvolumen sinkt.

b) Blutverteilung
Durch das Versacken des Blutes in abhängige Körperpartien, bei Körperpositionsänderung vom Liegen zum Stehen oder bei Preßatmung durch Valsalvamanöver kann

eine Verminderung der diastolischen Ventrikelfüllung mit Abnahme des Herzminutenvolumens eintreten. Periphere Muskelkontraktionen bei körperlicher Belastung pumpen Blut aus den peripheren Venen und steigern damit den venösen Blutrückfluß und die enddiastolische Ventrikelfüllung, wodurch das Herzminutenvolumen vergrößert wird. Auch eine Änderung des Venentonus durch neurale und humorale Einflüsse im Rahmen eines akuten Infarktgeschehens verändert die Blutverteilung und den venösen Rückfluß (Abb. 7).

c) Vorhofkontraktion
Eine verstärkte Vorhofkontraktion führt zu vermehrter Ventrikelfüllung, insbesondere wenn durch Kammerhypertrophie, Myokardvernarbung oder Myokardischämie die diastolische Dehnbarkeit des Herzmuskels vermindert, die Steifigkeit erhöht und die Ventrikelfüllung erschwert ist.

Für die Frage der *Vorlast* des linken und rechten Ventrikels ist von Bedeutung, daß im gesamten Niederdrucksystem bei Volumenänderungen eine enge funktionelle Einheit mit parallelen Druckänderungen in den zentralen Venen, im rechten Vorhof, in der Pulmonalarterie, in den Pulmonalkapillaren und dem linken Vorhof besteht. So führt ein Blutverlust sowohl zur Erniedrigung der links- als auch der rechtsventrikulären Füllungsdrücke, eine Blutvolumenzunahme dagegen zur gleichen Druckanhebung in all diesen Gefäß- und Herzabschnitten.

Die Herzförderleistung hängt aber nicht nur von der diastolischen Ventrikelfüllung, also von der Vorlast (Preload), sondern auch von dem *Gefäßwiderstand* (Nachlast = Afterload) ab, gegen den die Herzkammern ihr Blut pumpen. Gegen den Aorten- bzw. Pulmonalarteriendruck muß der linke bzw. rechte Ventrikel durch die systolische Kontraktion einen ausreichenden Druck erzeugen, damit sich die Aorten- bzw. Pulmonalklappe öffnen und die Ventrikel entleeren können.

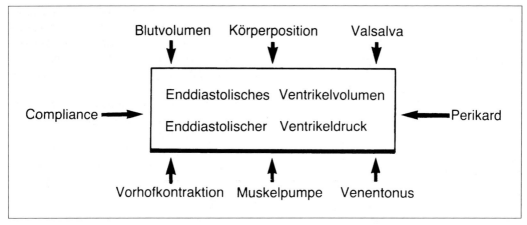

Abb. 7   Beeinflussung der enddiastolischen Ventrikelvolumina und Ventrikeldrücke.

Für die Drücke in den Arterien ist der Arteriolenquerschnitt verantwortlich. Er errechnet sich als peripherer arterieller oder pulmonaler *Kreislaufwiderstand* aus Blutfluß (Herzminutenvolumen) und Druckdifferenz vor und nach den Arteriolen. Den *Kleinkreislaufwiderstand* ermittelt man aus Herzminutenvolumen und Druckdifferenz zwischen dem mittleren Pulmonalarteriendruck und dem mittleren linken Vorhofdruck, der im allgemeinen dem mittleren Pulmonalkapillardruck entspricht. Der *Großkreislaufwiderstand* errechnet sich aus Herzminutenvolumen und der Differenz zwischen mittlerem Systemarteriendruck und mittlerem rechtem Vorhofdruck. Während der Widerstand im kleinen Kreislauf nur 50–120 dyn $\times$ s $\times$ cm^{-5} beträgt, liegt er im großen Kreislauf mit 900–1 500 dyn $\times$ s $\times$ cm^{-5} um das 10fache höher, bei entsprechend höherem Druck im Arteriensystem. Deshalb hat der linke Ventrikel eine 10fach stärkere Druckarbeit zu leisten als der rechte und muß entsprechend muskelkräftiger sein. Der rechte Ventrikel hat dagegen vorwiegend Volumenarbeit zu bewältigen (Abb. 8a und b).

Wie Abbildung 9 zu entnehmen ist, kann der linke Ventrikel trotz eines Anstiegs des peripheren arteriellen Widerstandes sein Schlag-volumen durch Steigerung der *Kontraktionskraft* lange konstant halten. Bei einer Verminderung der Kontraktionskraft durch eine Herzinfarktnarbe oder eine entzündliche Herzmuskelerkrankung fällt das Schlagvolumen mit Erhöhung des peripheren Gefäßwiderstandes deutlich stärker und früher ab, da der Ventrikel gegen diese Nachlast nicht mehr anarbeiten kann. Eine Senkung des peripheren Kreislaufwiderstandes durch eine medikamentöse Vasodilatation führt bei einer Herzinsuffizienz dagegen zu einer Anhebung des Schlagvolumens bzw. des Herzminutenvolumens, denn der linke Ventrikel braucht nur eine geringere Kontraktionskraft aufzuwenden, um die Aortenklappe gegen den Aortendruck zu öffnen und sein Schlagvolumen in die Peripherie zu entleeren.

Das Herzminutenvolumen, der arterielle Blutdruck und der zentrale Venendruck (rechter Vorhofdruck) unterliegen nervalen (Vagus, Sympathikus) und humoralen (Renin-Angiotensin, atriales natriuretisches Peptid, Aldosterone) Regulationsmechanismen, die Herzfrequenz, Kontraktilität, Arteriolenwiderstand, Venentonus und Blutvolumen kontrollieren. Druckanpassungen erfolgen dabei in Sekunden und Minuten, Volumenanpassungen können sich über Tage erstrecken.

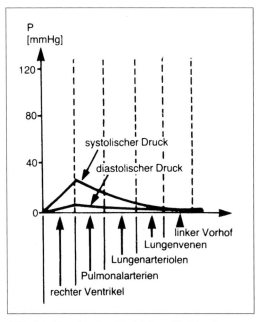

Abb. 8a Druckverlauf im kleinen Kreislauf.

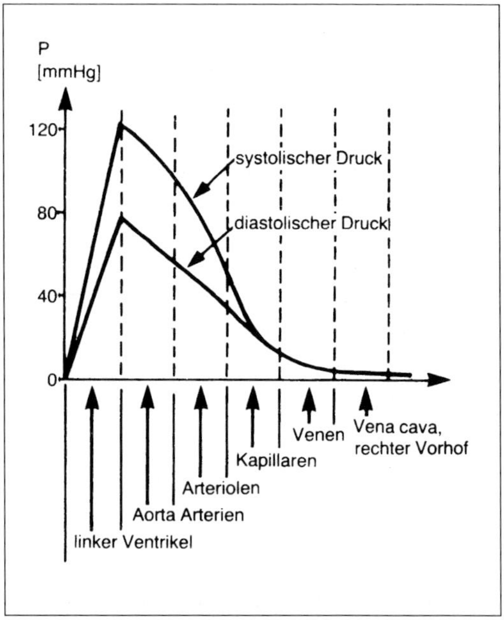

Abb. 8b Druckverlauf im großen Kreislauf.

Arbeitsweise des insuffizienten Herzens

Die 3 wichtigen Determinanten für die Pumpfunktion des Herzens sind die diastolische Ventrikelfüllung (Preload), die peripheren Kreislaufwiderstände (Afterload) und die Kontraktionskraft (Kontraktilität).

Die Kontraktilität kann bei allen Erkrankungen des Myokards beeinträchtigt sein. Dies ist für die Entwicklung einer Myokard- bzw. Herzinsuffizienz von entscheidender Bedeutung, denn die Beeinträchtigung der Kontraktilität ist die hauptsächliche Ursache des *Pumpversagens* eines Herzens. Die Abnahme der Kontraktilität zeigt sich in der verminderten Auswurffraktion (Ejektionsfraktion) und in der Zunahme des enddiastolischen Ventrikelvolumens. Diese Veränderungen können nur durch bildgebende Verfahren (Nuklidangiographie, Ventrikulographie) exakt erfaßt werden; sie dokumentieren sich aber auch in der pathologischen Anhe-

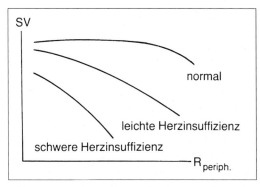

Abb. 9 Beziehung zwischen Schlagvolumen (SV) und peripherem arteriellem Widerstand ($R_{periph.}$) in Abhängigkeit von der Kontraktionskraft des Herzens.

bung der Füllungsdrücke bzw. enddiastolischen Ventrikeldrücke. Die Zunahme des enddiastolischen Ventrikelvolumens und -druckes entsteht dadurch, daß das Blut in der Systole nicht mehr vollständig ausgeworfen werden kann und das verbleibende Restblut sich mit dem in der Diastole erneut zufließenden Blut summiert.

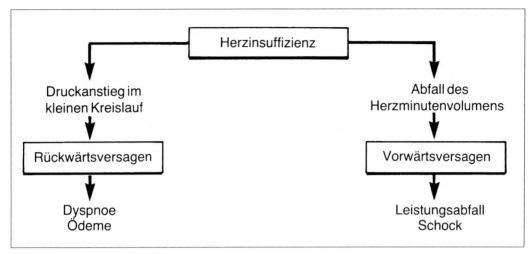

Abb. 10

Die vermehrte diastolische Ventrikelfüllung bewirkt eine stärkere Dehnung der myokardialen Muskelfibrillen, was nach dem Frank-Starlingschen Gesetz zunächst zu einer Kompensation und Konstanthaltung des Schlagvolumens führt. Erst wenn eine bestimmte Grenze des diastolischen Ventrikelvolumens überschritten wird, kommt es durch Überdehnung zu einem Abfall des Schlagvolumens. Das Blut staut sich vor dem linken Herzen, also im Vorhof und in den Lungenvenen, die zunehmend dilatieren. Bei Überschreitung des kolloidosmotischen Druckes des Blutes tritt schließlich Flüssigkeit in die Lungenalveolen und in das Lungeninterstitium aus (Lungenödem). Durch die Ödemeinlagerungen wird die Diffusionsstrecke zwischen Alveolen und Lungenkapillaren verlängert, so daß Sauerstoff nicht mehr ausreichend aufgenommen werden kann und die arterielle Sauerstoffsättigung abfällt.

Das *Rückwärtsversagen* des Herzens (backward failure) ist durch die Einschwemmkatheteruntersuchung anhand des Anstieges des linksventrikulären Füllungsdruckes (Pulmonalkapillar- oder diastolischer Pulmonalarteriendruck) frühzeitig aufzudecken. Die ersten Anzeichen des Rückwärtsversagens, wie Dyspnoe, erwartet man bei einem Überschreiten des Pulmonalkapillardruckes von 20 mm Hg. Eine Ruhedyspnoe liegt im allgemeinen vor, wenn die Pulmonalkapillardrücke auf 25–30 mm Hg erhöht sind. Mit einem Lungenödem ist zu rechnen, wenn Pulmonalkapillardrücke von 30–40 mm Hg überschritten werden (Abb. 10).

In der ersten Phase einer Kontraktionsinsuffizienz ist also die Herzförderleistung noch nicht beeinträchtigt, da durch den Anstieg des enddiastolischen Ventrikelvolumens bzw. Ventrikeldruckes ein Abfall des Schlagvolumens nach dem Frank-Starlingschen Prinzip zunächst verhindert wird. Erst wenn dieser Kompensationsmechanismus nicht mehr ausreicht, entwickelt sich ein *Vorwärtsversagen* des Herzens (forward failure), und es setzen weitere Regulationsvorgänge ein. Hierzu gehört eine Blutvolumenzunahme durch Salz- und Wasserretention über die Nieren, die zu einer stärkeren enddiastolischen Füllung des insuffizienten Ventrikels beiträgt (Abb. 11). Weiterhin reagiert das Herz aufgrund einer vermehrten adrenergen Stimulation mit einer Frequenzsteigerung. Dadurch kann trotz des verminderten Schlagvolumens das Herzminutenvolumen zunächst konstant gehalten werden. Außer-

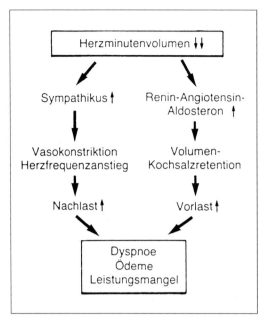

Abb. 11

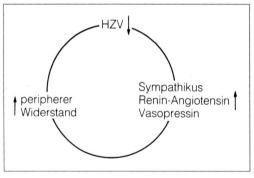

Abb. 12

dem führt die adrenerge Stimulation zur Engstellung der Arteriolen und Anhebung des peripheren arteriellen Gefäßwiderstandes. Dieser Regulationsvorgang soll den Abfall des arteriellen Blutdruckes verhindern, der bei einer Verminderung des Herzminutenvolumens einsetzen würde.

Es kann sich aber bei der Herzinsuffizienz ein Circulus vitiosus entwickeln, wenn die periphere Vasokonstriktion zu einer weiteren Verminderung des Herzzeitvolumens führt

(Abb. 12). Dieser Mechanismus kann bis zur *Zentralisation* des Kreislaufs führen, bei der nur noch lebenswichtige Organe wie Gehirn und Nieren durchblutet werden, periphere Organe aber zunehmend minderperfundiert sind. In dieser Situation des kardiogenen Schocks ist die Haut kaltschweißig und zyanotisch, es folgen Müdigkeit, zunehmende Bewußtseinseintrübung und schließlich Bewußtlosigkeit.

Im *kardiogenen Schock* kann das Herzminutenvolumen auf 3–4 l/min abfallen, auf die Körperoberfläche bezogen ergibt sich dann ein Herzindex von nur 1,5–2,0 l/min/m^2 Körperoberfläche. Im allgemeinen kann man davon ausgehen, daß ein Vorwärtsversagen mit einem Herzindex von 2,0–2,2 zu den Symptomen Müdigkeit und Leistungsschwäche führt. Bei einem Herzindex von 1,5–2,0 besteht ein kardiogener Schock mit zunehmender Bewußtseinseintrübung. Ein Herzindex von unter 1,5 ist mit dem Leben nicht mehr vereinbar.

Bei einer Kontraktionsinsuffizienz entwickelt sich also zunächst ein Rückwärtsversagen (backward failure), das zu einem Anstieg der links- und auch rechtsventrikulären Füllungsdrücke führt. Erst wenn dieser Kompensationsmechanismus nicht mehr ausreicht, kommt es durch den Abfall des Herzminutenvolumens zunehmend auch zu einem Vorwärtsversagen (forward failure). In der ersten Phase sprechen wir von einer Ventrikelfunktionsstörung, erst in der zweiten von einer Herz- oder Pumpinsuffizienz.

Während sich das Rückwärtsversagen des Herzens durch die Pulmonalarteriendruckmessung und das Vorwärtsversagen durch die Herzminutenvolumenbestimmung mit der Einschwemmkatheteruntersuchung erfassen lassen, bedarf es für die Messung der Kontraktilität technisch aufwendiger Untersuchungsmethoden. Die *Kontraktilität* stellt eine variable Größe dar, die sich in kurzen Zeitabschnitten ändert (dp:dt), für deren Ermittlung eine verzögerungsfreie, direkte Druckmessung in der linken bzw. rech-

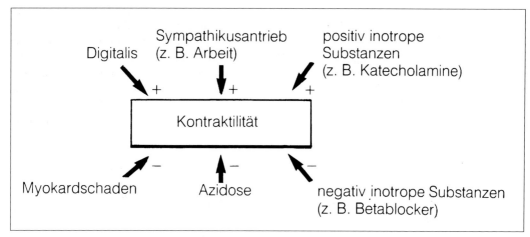

Abb. 13   Beeinflussung der Kontraktilität.

ten Herzkammer während der kurzen isovolumetrischen systolischen Anspannungsphase notwendig ist. Eine solche Druckmessung ist nur möglich, wenn sich der Druckwandler direkt an der Katheterspitze befindet (Tipmanometer-Katheter). Neuerdings wird ein derartiger Katheter auch als Einschwemmkatheter angeboten.

Die Kontraktilität ist keine fixe Größe, sondern unterliegt neurohumoralen Regulationsmechanismen und wird durch positiv oder negativ inotrope Substanzen beeinflußt (Abb. 13).

Bei gleichbleibender enddiastolischer Füllung fördert das Herz durch eine Kontraktilitätssteigerung infolge der adrenergen Stimulation bei körperlicher Belastung ein vergrößertes Schlagvolumen unter vermehrter Ausschöpfung des enddiastolischen Restvolumens. Das Herz verkleinert sich deshalb bei körperlicher Arbeit. Im Gegensatz zu dieser Volumenarbeit wird bei Druckarbeit infolge einer Hypertonie ein gleichbleibendes Schlagvolumen durch Kontraktilitätssteigerung gegen den erhöhten Widerstand gepumpt, wobei das enddiastolische Ventrikelvolumen konstant bleibt.

Es besteht nur eine lockere Beziehung zwischen diesen verschiedenen Funktionsparametern, denn auch bei stark vergrößertem

Herzen und reduziertem Herzminutenvolumen können die enddiastolischen Füllungsdrücke normal sein. Umgekehrt liegen u. U. stark erhöhte Füllungsdrücke bei noch normaler Herzgröße vor. Dies ist durch eine unterschiedliche Steifigkeit oder Dehnbarkeit des Herzmuskels bedingt, wodurch die Ventrikelwand der diastolischen Auffüllung einen unterschiedlich starken Widerstand entgegensetzen kann.

Für die Arbeitsweise des kranken menschlichen Herzens sind die *frühdiastolische Erschlaffung* und *spätdiastolische Dehnbarkeit des Herzens*, die auch mit dem Begriff Compliance umschrieben werden, von großer Bedeutung. Bei der Myokardischämie kommt es zu einer reversiblen Abnahme der frühdiastolischen Erschlaffung und zu einer Zunahme der spätdiastolischen Steifigkeit der Ventrikelwand. Dadurch wird die diastolische Füllung der Herzkammern erschwert, und die diastolischen Ventrikeldrücke steigen an. Bei der Einschwemmkatheteruntersuchung findet man oft massive Druckanhebungen in der Pulmonalarterie und -kapillare während einer körperlichen Belastung. Auch primäre und sekundäre Herzmuskelerkrankungen mit Vernarbung und Hypertrophie des Myokards bei koronarer Herzkrankheit, Hypertonie,

Stadien nach NYHA	Hämodynamischer Befund
I. Beschwerdefreiheit auch bei höherer körperlicher Belastung	Gestörte linke Ventrikelfunktion nur bei maximaler Belastung bei normalem Herzminutenvolumen unter Belastung
II. Beschwerdefreiheit in Ruhe und bei leichter Belastung, Dyspnoe bei höherer Belastung	Deutlicher Druckanstieg in der Pulmonalarterie unter Belastung, Herzminutenvolumen normal
III. Beschwerden bei leichten körperlichen Alltagsbelastungen und Leistungsabfall	Bei zentraler Druckerhöhung in Ruhe und bei Belastung inadäquater Anstieg des Herzminutenvolumens
IV. Beschwerden bereits in Ruhe, stark eingeschränkte Leistung für Alltagsbelastungen	Pulmonalarteriendrücke in Ruhe erhöht, Herzminutenvolumen in Ruhe vermindert und unter Belastung nicht mehr ansteigend

Tab. 5   Beziehungen zwischen den NYHA-Stadien der Herzinsuffizienz und den hämodynamischen Störungen.

Aortenklappenfehler oder Kardiomyopathie führen zu manifesten Compliance-Änderungen, die sich ebenfalls in starken Füllungsdruckanstiegen unter körperlicher Belastung dokumentieren.

Beim *Linksherzversagen* führt die Druckerhöhung im Lungenkreislauf zur Dyspnoe und Tachypnoe und die Abnahme des Schlagvolumens zur Tachykardie und zum Leistungsabfall. Die Dyspnoe entsteht durch eine vermehrte Atemarbeit, die wegen der herabgesetzten Dehnbarkeit der gestauten Lungen geleistet werden muß. Der Leistungsabfall ist Folge der verminderten Blutperfusion der Muskulatur, die bei körperlicher Belastung schneller ermüdet. Es findet sich eine lockere Beziehung zwischen der *Stadieneinteilung der Herzinsuffizienz* nach der New York Heart Association (NYHA) und der hämodynamischen Störung (Tab. 5).

Die Ermittlung der Füllungsdruckverhältnisse und des Herzminutenverhaltens durch Einschwemmkatheteruntersuchungen hat die Therapie der akuten und chronischen Herzinsuffizienz verändert. Die Therapie der Herzinsuffizienz kann an 4 wesentlichen Determinanten der Pumpfunktion einsetzen:

- Steigerung der Kontraktionskraft (Kontraktilität)
- Senkung der Vorlast (Preload)
- Senkung der Nachlast (Afterload)
- Verbesserung der Ventrikelwandsteifigkeit und Dehnbarkeit (Compliance)

Die Kontraktilität wird durch positiv inotrope Substanzen gesteigert, wobei das am längsten bekannte Medikament „Digitalis" ist. Digitalis führt zur Verkleinerung des enddiastolischen Ventrikelvolumens, zu einem Anstieg des Herzminutenvolumens und zur Abnahme der reflektorisch bedingten Frequenzbeschleunigung. Während die positiven Digitaliseffekte bei der chronischen Herzinsuffizienz gesichert sind, gelten sie bei der akuten Herzinsuffizienz und beim kardiogenen Schock als unsicher. Deshalb hat man stärkere inotrope Substanzen wie Adrenalin, Noradrenalin oder Isoprenalin in die Behandlung der akuten Herzinsuffizienz eingeführt. Diese Stoffe steigern zwar die Kontraktilität, führen aber gleichzeitig zu einer unerwünschten Erhöhung des peripheren Gefäßwiderstandes und des Venentonus und damit zu einer Zunahme der Vor- und Nachlast, was die positiven, kontraktilitätssteigernden Wirkungen oft wieder aufhebt. Außerdem bewirken sie eine unökonomische Herzfrequenzsteigerung und Herzrhythmusstörungen und erhöhen damit den Sauerstoffbedarf des Herzens. Aus diesem Grunde ist die Weiterentwicklung zum Dopamin und Dobutamin von Bedeutung, denn diese Substanzen sind weitgehend frei von den genannten unerwünschten Nebenwirkungen, allerdings sind sie nur bei parenteraler Verabreichung wirksam. Das gleiche gilt für die neuere Substanzgruppe der Phosphodiesterasehemmer.

Um die Rekompensation einer akuten oder chronischen Herzinsuffizienz zu erzielen, entlastet man das Herz durch *Senkung der Vorlast*. Die diastolische Ventrikelfüllung wird durch Reduktion des Blutvolumens vermindert. Dies gelingt durch einen unblutigen oder blutigen Aderlaß, durch eine renale Flüssigkeitsausscheidung (Diuretika) oder durch eine Blutumverteilung (Nitrate). Die Therapie mit Diuretika und Nitraten ist dann indiziert, wenn die Symptome des Rückwärtsversagens, die Dyspnoe und das Lungenödem, im Vordergrund stehen. Sie führt aber eher zum Abfall des Schlagvolumens und ist auch bei leichteren Formen der Herzinsuffizienz wirksam. Molsidomin hat ebenfalls eine ausgeprägte venodilatorische Wirkung, ähnlich wie die der Nitrate (Abb. 14). Bei effektiver Therapie einer länger bestehenden chronischen Linksherzinsuffizienz können sich die Pulmonalkapillar- und damit die linksventrikulären Füllungsdrücke normalisieren, aber der periphere Lungengefäßwiderstand kann als Hinweis auf die Entwicklung einer reaktiven pulmonalen Hyper

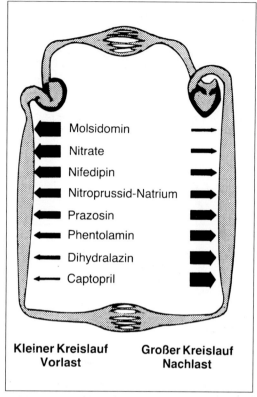

Molsidomin
Nitrate
Nifedipin
Nitroprussid-Natrium
Prazosin
Phentolamin
Dihydralazin
Captopril

Kleiner Kreislauf
Vorlast

Großer Kreislauf
Nachlast

Abb. 14 Spezifität verschiedener Pharmaka für die Senkung der Vor- und Nachlast.

tonie nach chronischer Lungenstauung erhöht bleiben.

Die *Senkung der Nachlast* durch eine medikamentöse Herabsetzung des peripheren arteriellen Widerstandes entlastet das Herz ebenfalls und führt zu einer Anhebung des Schlagvolumens. Eine Vasodilatation bewirken Substanzen wie Hydralazin, Prazosin oder Captopril, aber auch Nitroverbindungen und Kalziumantagonisten, wobei der mittlere arterielle Systemdruck nicht unter 70–80 mm Hg abfallen darf, da sonst die Nieren- und die Koronararterienperfusion gefährdet sind. Die medikamentöse Vasodilatation ist bei einem Vorwärtsversagen (forward failure) indiziert. Sie wirkt um so besser, je schwerer und akuter die Myokardinsuffizienz ist, dann aber oftmals über-

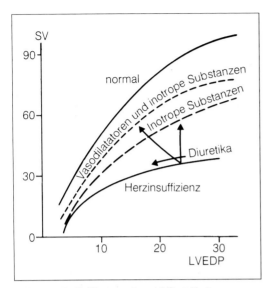

Abb. 15   Beeinflussung des enddiastolischen Druckes (LVEDP) und des Schlagvolumens (SV) durch positiv inotrope Substanzen, Diuretika und Vasodilatantien bei der Herzinsuffizienz.

raschend erfolgreich, vor allem auch in Kombination mit positiv inotropen Medikamenten (Abb. 15). Dabei müssen die Substanzen vorsichtig dosiert und durch kontinuierliche Messungen des arteriellen Systemdruckes und der Füllungsdrücke überwacht werden. Ob sich eine Vasodilatation auch als Langzeittherapie leichterer Herzinsuffizienzen bewährt, ist noch nicht gesichert.

Arbeitsweise des ischämischen Herzens

Bei der *Koronarinsuffizienz* besteht ein Mißverhältnis zwischen dem Sauerstoffbedarf des Myokards und dem Sauerstoffangebot über die Koronararterien. Der Bedarf kann bei vermehrter Druck- und Volumenbelastung, bei einem Aortenklappenfehler oder einer Hypertonie gesteigert sein. Hier reicht die Durchblutung der normalen Koronararterien nicht aus, um den Sauerstoffbedarf des hypertrophen Myokards vollständig zu decken. Man spricht von einer relativen Koro-

narinsuffizienz. Auch wenn bei einer Anämie die Transportfähigkeit des Blutes vermindert ist, kann der Sauerstoffbedarf trotz normaler Koronararterien nicht gedeckt werden. In den meisten Fällen aber ist eine stenosierende oder obliterierende koronare Herzkranzgefäßerkrankung für das verminderte Sauerstoffangebot verantwortlich, wobei nicht nur organisch manifeste, sondern auch funktionell-spastische Veränderungen der Koronararterien vorliegen können (absolute Koronarinsuffizienz). Dabei kommt es in Ruhe erst bei Koronararterienstenosen von mehr als 90 % und unter Belastung bei Stenosen von mehr als 70 % zur kritischen Minderversorgung des Myokards, wobei sich durch den Tonus der glatten Gefäßmuskulatur spastische Veränderungen bis hin zum vorübergehenden Koronararterienverschluß überlagern können (Abb. 16).

Der *koronare Blutfluß* erfolgt vorwiegend in der Ventrikeldiastole, wobei die Myokardperfusion vom Gradienten zwischen dem diastolischen Aortendruck und dem diastolischen Ventrikeldruck abhängig ist. Die Erniedrigung des diastolischen Aortendruckes, z. B. bei einer Aortenklappeninsuffizienz oder im Schock, führt ebenso wie eine Erhöhung des diastolischen Ventrikeldruckes zu einer Verminderung der Myokardperfusion. Der Sauerstoffbedarf des Myokards hängt in erster Linie von der Herzfrequenz ab, aber auch der systolische Blutdruck, also die Nachlast, und der diastolische Ventrikeldruck, also die Vorlast, haben einen wesentlichen Einfluß (Tab. 6). Die höhere Herzfrequenz führt durch Abnahme der Diastolendauer zur Minderdurchblutung der Koronararterien, die diastolische Ventrikeldruckerhöhung zu einer vermehrten Wandspannung und damit zu einer geringeren Blutperfusion des Myokards. Insbesondere bei einem stark erhöhten enddiastolischen Ventrikeldruck reicht der diastolische Druck in den Koronararterien nicht aus, um die subendokardialen Wandabschnitte noch ausreichend mit Blut zu versorgen. Diese subendokardiale Ischämie, die insbesondere bei Bela-

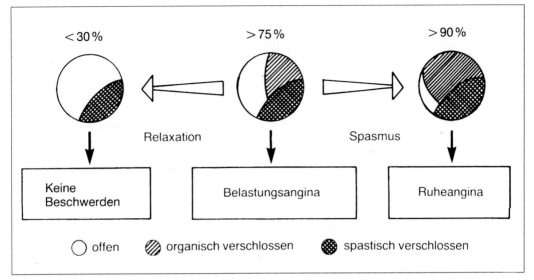

Abb. 16 Koronararterienstenosen auf dem Boden organisch fixierter und funktionell spastischer Veränderungen.

– Herzfrequenz	→ Verkürzung der Diastolendauer
– Systolischer Druck (Nachlast) ⎫	
– Ventrikelfüllung (Vorlast) ⎬	→ Wandspannungserhöhung
– Kontraktilität ⎭	

Tab. 6 Determinanten des myokardialen Sauerstoffverbrauchs.

stung auftritt, dokumentiert sich in den ST-Streckensenkungen des Belastungs-Elektro-kardiogramms. Auch die Steigerung der Kontraktilität erhöht den Sauerstoffbedarf des Myokards, wobei zur Bewältigung einer Druckbelastung eine höhere Kontraktilität aufgewandt werden muß als bei einer Volumenbelastung. Deshalb wirken sich Druckbelastungen auf den Sauerstoffbedarf des Myokards stärker aus. Dieser läßt sich auch als äußere Herzarbeit als Produkt von Herzfrequenz und systolischem Arteriendruck überschlagsmäßig abschätzen (Abb. 17).

Wegen der stärkeren Myokarddicke wirkt sich eine Koronarinsuffizienz primär am linken Ventrikel aus. Je nach Lokalisation des Arterienverschlusses dokumentieren sich die *Infarktnarben* im Elektrokardiogramm anterior und apikoseptal bei Verschluß des Ramus interventricularis anterior, inferior und dorsal bei Verschluß des Ramus circumflexus beim sog. *Normalversorgungstyp* und bei Verschluß der rechten Herzkranzarterie beim *Rechtsversorgungstyp*. Die Auswirkungen auf die Pumpfunktion des Herzens sind ausgeprägter bei Infarzierung der Vorderwand des linken Ventrikels, Erregungsleitungsstörungen dagegen häufiger beim Hinterwandinfarkt, weil der Ramus circumflexus bzw. die rechte Herzkranzarterie den AV-Knoten versorgen. Bisher glaubte man, daß nur die linke Herzkammer wegen der größeren Muskelmasse infarziert. Durch

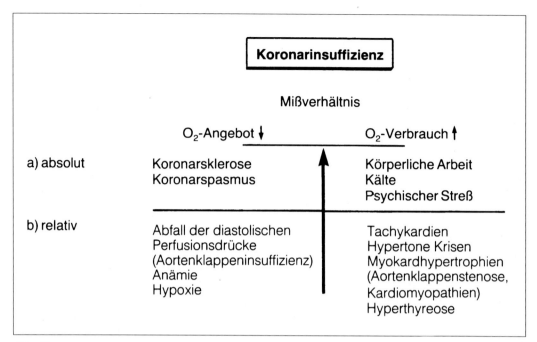

Koronarinsuffizienz

Mißverhältnis

	O₂-Angebot ↓		O₂-Verbrauch ↑
a) absolut	Koronarsklerose Koronarspasmus		Körperliche Arbeit Kälte Psychischer Streß
b) relativ	Abfall der diastolischen Perfusionsdrücke (Aortenklappeninsuffizienz) Anämie Hypoxie		Tachykardien Hypertone Krisen Myokardhypertrophien (Aortenklappenstenose, Kardiomyopathien) Hyperthyreose

Abb. 17

Einschwemmkatheteruntersuchungen weiß man heute, daß bei Verschluß einer dominanten rechten Arterie in 20–40 % auch die rechte Ventrikelwand infarziert ist und der Verschluß der rudimentären rechten Herzkranzarterie auch isoliert zum *rechtsventrikulären Infarkt* führen kann – unter den Zeichen einer arteriellen Hypotonie und eines Rechtsherzversagens. Die Infarzierung des rechten Ventrikels bleibt elektrokardiographisch oft stumm. Die rechtzeitige Erkennung des rechtsventrikulären Herzinfarktes kann von erheblicher therapeutischer Bedeutung sein, da der Rechtsherzinfarkt eine schlechte Prognose hat.

Bei der Behandlung einer Myokardischämie versucht man, die einzelnen *Determinanten des Sauerstoffverbrauchs* zu senken. So wirken Betablocker durch eine Senkung der Herzfrequenz, der Kontraktilität und des arteriellen Blutdrucks (Nachlast), die diastolische Ventrikelfüllung (Vorlast) wird dabei

erhöht. Nitroverbindungen und Molsidomin dagegen beeinflussen vorwiegend die Vorlast und führen zur Senkung der linksventrikulären Füllungsdrücke und der Pulmonalarteriendrücke. Nifedipin wirkt stärker auf die Nachlast und die Wandspannung. Die Herzfrequenz und die Kontraktilität steigen unter diesen Medikamenten eher an. Ein Ausdauertraining beeinflußt, wenn auch nicht so ausgeprägt, alle Determinanten des myokardialen Sauerstoffverbrauchs (Abb. 18).
Wie bereits erwähnt, ist bei der koronaren Herzkrankheit der unter Belastung einsetzende Füllungsdruck- bzw. Pulmonalkapillardruckanstieg durch 2 Mechanismen bedingt (Tab. 7):
1. durch die ischämisch bedingte, reversible Minderung der frühdiastolischen Erschlaffung und Vermehrung der Ventrikelwandsteifigkeit,
2. durch die myokardial bedingte, manifeste spätdiastolische Dehnbarkeitsabnahme infolge von Myokardvernarbungen.

– Relaxations- und Compliance-Änderung des Myokards
  = ischämiebedingt = Störung der diastolischen
  Ventrikelfunktion (reversibel)
– Kontraktilitätsänderung des Myokards
  = narbenbedingt = Störung der systolischen
  Ventrikelfunktion (irreversibel)

**Tab. 7 Ventrikelfunktionsstörung
bei koronarer Herzkrankheit.**

Eine Differenzierung zwischen diesen beiden Komponenten ist durch Einschwemmkatheteruntersuchungen nicht sicher möglich. Da sich die Compliance-Änderung während der Ischämie bei körperlicher Belastung über die ganze Diastole erstreckt, kommt es zur Druckanhebung in der gesamten Diastole mit entsprechendem Druckanstieg in der Pulmonalarterie. Deshalb findet man bei Myokardischämien wesentlich steilere Druckanstiege in der Pulmonalarterie als bei umschriebenen Infarktnarben, wo nur die spätdiastolische Dehnbarkeit der Ventrikelwand beeinträchtigt ist. Diese spätdiastolische Einflußbehinderung wird durch eine intensivere Vorhofkontraktion kompensiert. Die verstärkte linke Vorhofkontraktion führt zu einer funktionellen Trennung zwischen dem linken Ventrikel und der Pulmonalarterie, so daß bei umschriebenen Myokardnarben deutlich erhöhte enddiastolische Drücke in der linken Herzkammer bei normalen Drücken in der Pulmonalkapillare bzw. Pulmonalarterie vorliegen können (Abb. 19).

Die *passagere Ischämie* bei einer ergometrischen Belastung führt vorwiegend zu einer Beeinträchtigung der diastolischen Funktion des Herzens infolge der Compliance-Änderungen. Diese Störungen halten nach der Belastung meistens nur wenige Minuten an. Den Anstieg der enddiastolischen Drücke kann man auch als einen Kompensationsvorgang im Sinne des Frank-Starling-Mechanismus betrachten. Dabei soll durch die Erhöhung der Füllungsdrücke der Verlust von kontraktiler Substanz ausgeglichen werden, denn die vermehrte und verstärkte Vordehnung des Restmyokards führt zur Aufrecht-

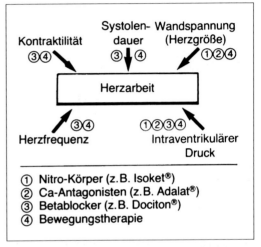

**Abb. 18 Determinanten des myokardialen
Sauerstoffverbrauchs.**

erhaltung eines ausreichenden Schlagvolumens. Erst wenn dieser Kompensationsmechanismus bei einer anhaltenden und besonders schweren Ischämie nicht mehr ausreicht, kommt es zum Abfall des Schlagvolumens und es entwickelt sich eine Pumpinsuffizienz, bei der das Herz den Bedürfnissen der Peripherie nicht mehr gerecht wird. Bei einer Myokardischämie ist also zunächst die diastolische Funktion des Herzens gestört, erst sekundär bei anhaltender Ischämie auch die systolische Funktion (Abb. 20).

Der permanente *Verlust kontraktiler Substanz* hat, je nach Ausmaß der Infarzierung, unterschiedliche hämodynamische Auswirkungen (Tab. 8): Bei umschriebenen Herzinfarkten kann selbst bei maximaler körperlicher Belastung die zentrale Hämodynamik

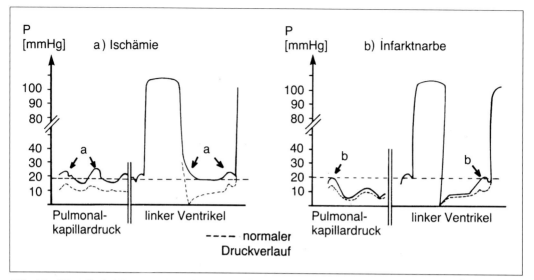

Abb. 19 Diastolisches Druckverhalten (P) im linken Ventrikel bei Ischämie und umschriebener Infarktnarbe und Rückwirkungen auf den Pulmonalkapillardruck.
a) = Störung der frühdiastolischen Relaxation, b) = Störung der spätdiastolischen Dehnbarkeit.

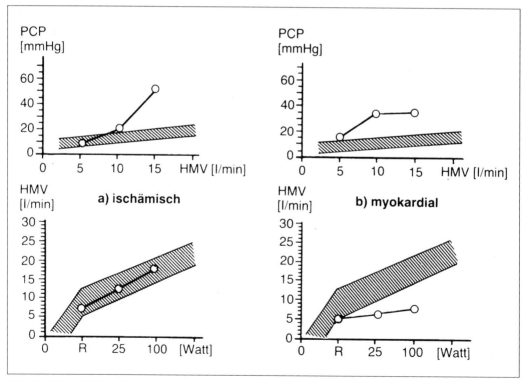

Abb. 20 Ventrikelfunktionsstörungen bei koronarer Herzkrankheit (Befund bei der Einschwemmkatheteruntersuchung; gerastert = Normbereich).

Muskelmassenverlust in %	Hämodynamische Auswirkungen
	Akuter Herzinfarkt
< 10 %	Keine
10 – 25 %	Pathologischer zentraler Druckanstieg (Compliance-Störung)
> 25 %	Pumpinsuffizienz (Kontraktilitätsverlust)
> 40 %	Kardiogener Schock
	Chronisches Herzinfarktstadium
< 25 %	Oft normale zentrale Belastungshämodynamik
> 25 %	Gestörte Belastungshämodynamik
> 40 %	Oft bereits gestörte Ruhehämodynamik

Tab. 8   Herzmuskelverlust und hämodynamische Auswirkungen bei akutem und chronischem Herzinfarkt.

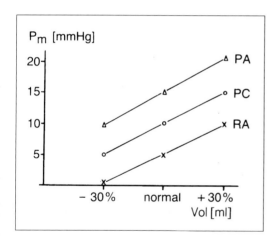

Abb. 21   Beziehung zwischen Blutvolumen-änderungen (V) und Druckänderungen (P_m) im rechten Vorhof (RA) bzw. in der Pulmonalkapillare (PC) und in der Pulmonalarterie (PA).

male hämodynamische Verhältnisse bei maximaler Belastung, selbst dann noch, wenn 40 % der Ventrikelzirkumferenz infarziert sind, weil das gesunde Restmyokard den Myokardausfall hämodynamisch voll kompensieren kann.

Insbesondere die Kalziumantagonisten Nifedipin und Verapamil haben einen günstigen Einfluß auf die Ventrikel-Compliance. Hierauf beruht die therapeutische Wirkung dieser Medikamente, denn die diastolischen Ventrikeldrücke werden gesenkt und dadurch die Perfusionsbedingungen subendokardialer Myokardschichten verbessert.

Hämodynamik bei Volumenmangel und kardiogenem Schock

normal sein, ausgedehnte Herzinfarkte können dagegen zum Herzversagen und zum kardiogenen Schock führen. Es können aber bereits kleine Infarktnarben zur pathologischen Belastungshämodynamik führen, vor allem wenn bei einer Mehrgefäßerkrankung weitere Myokardareale ischämisch werden. Auf der anderen Seite finden sich auch nor-

Ein *Volumenmangel*, z. B. durch akute Blutungen in gastrointestinale Organe oder nach außen, wirkt sich vorwiegend auf die Druckverhältnisse im Niederdrucksystem aus. Dabei bilden Venen, rechter Vorhof, rechter Ventrikel, Pulmonalarterie, linker Vorhof

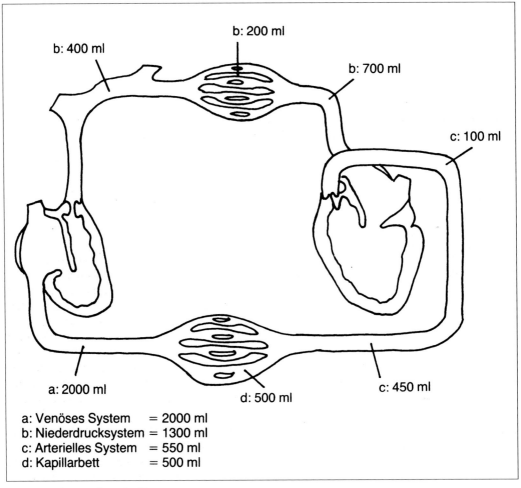

Abb. 22   Blutverteilung im Körper.

und diastolischer Druck im linken Ventrikel eine funktionelle Einheit. Blutvolumenveränderungen von ± 30 % (Abb. 21) führen zu parallelen Druckveränderungen in diesen Herz- und Gefäßabschnitten. Dieser Vorgang ist durch die Blutverteilung bedingt (Abb. 22). Im venösen System findet sich ein Blutvolumen von 2 000 ml, in der Lunge zusätzlich von 1 300 ml, im arteriellen System dagegen nur 550 ml und im Kapillarbett nur 500 ml. 3 Viertel der gesamten Blutmenge fließen also im Niederdrucksystem. Akute Blutvolumenschwankungen wirken sich deshalb zunächst auf das Niederdrucksystem aus, insbesondere ändern sich die rechts- und linksventrikulären Füllungsdrücke. Erst bei sehr massiven Blutverlusten kommt es zu einem Abfall des Druckes in den Arterien mit Entwicklung des Volumenmangelschocks. Blutvolumenänderungen lassen sich daher am zuverlässigsten durch Druckmessungen in den zentralen Venen oder in der Pulmonalarterie mit der Einschwemmkatheteruntersuchung erfassen. Bei erheblichem Volumenmangel können die zentralen Venendrücke auf Werte unter 0 mm Hg und die Pulmonalkapillardrücke unter 5 mm Hg abfallen.

	Pulmonalarterien-druck (PA$_m$)	Pulmonalkapillar-druck (PCP$_m$)	Herzminuten-volumen
Kardiale Ursache	↑↑	↑↑	↓↓
Pulmonale Ursache	↑↑	n	(↓)
Volumenmangel	↓	↓	↓↓

Abb. 23   Veränderungen verschiedener Kreislaufparameter im Schock. ↑↑, ↓↓ = stark verändert; ↑, ↓ = deutlich verändert; n = normal.

Bei Verdacht auf einen *Volumenmangel-schock* sollte so lange Volumen substituiert werden, bis die zentralen Venendrücke auf 10 mm Hg und die Pulmonalkapillardrücke auf 15 mm Hg angestiegen sind. Bei sonst nicht beeinflußter Kreislauflage, z. B. durch adrenerge Medikamente und Vasodilatantien, kann man davon ausgehen, daß bei diesen Druckwerten der Kreislauf voll aufgefüllt ist und für das rechte und linke Herz optimale diastolische Füllungsverhältnisse vorliegen, die zu einer Normalisierung des Schlagvolumens führen müßten.

Nicht nur ein Blutvolumenmangel, sondern auch ein Herzversagen infolge Herzinfarkt oder Lungenembolie führt zur akuten Minderperfusion lebenswichtiger Organe mit nachfolgender Gewebehypoxie und schließlich Zellschädigung, die zum Tode führen kann. Beim *septischen, anaphylaktischen, neurogenen und endokrinen Schock* kommt es wie bei Volumenmangel zu einem verminderten venösen Blutrückstrom zum Herzen, weil z. B. durch Endotoxinfreisetzung und Antigen-Antikörper-Reaktionen Arterien und Venen dilatieren und infolge der Membranschädigung Flüssigkeit austritt. Dadurch wird das intravasale Volumen vermindert, der periphere Widerstand und das Herzzeitvolumen nehmen ab, und es entwickelt sich eine Schocksymptomatik.

Im *Kreislaufschock* ermöglicht die Einschwemmkatheteruntersuchung eine Differenzierung zwischen kardialen und pulmonalen Ursachen und Volumenmangel (Abb. 23). Wir finden im kardiogenen Schock stark pathologisch erhöhte Pulmonalkapillar- und Pulmonalarteriendruckwerte, oftmals überschreiten diese 30 bzw. 40 mm Hg, und auch die zentralen Venendruckwerte sind durch eine regulatorische Vasokonstriktion der Arteriolen und Venen häufig über 20 mm Hg angehoben. Bei der Lungenembolie zeigen sich stark pathologische Pulmonalarteriendruckwerte (im Mittel um 40 mm Hg) bei normalen oder nur wenig erhöhten Pulmonalkapillardruckwerten. Die zentralen Venendruckverhältnisse sind bei Kompensation des rechten Ventrikels nur geringgradig angehoben. Im akuten Volumenmangel finden wir dagegen in der Pulmonalkapillare, ebenso wie in der Pulmonalarterie und in den zentralen Venen, deutlich erniedrigte Druckwerte bei vermindertem Herzminutenvolumen.

Hämodynamik bei angeborenen und erworbenen Herzkrankheiten

Arterielles und venöses System sind anatomisch voneinander getrennt. Bei angeborenen Herzfehlern kommt es aber durch Fehl-

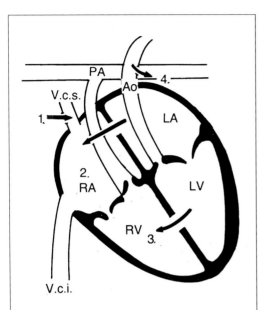

1. Fehleinmündende
   Lungenvene
2. Vorhofseptumdefekt
3. Ventrikelseptumdefekt
4. Ductus Botalli

Vc – Vena cava
RA – Rechter Vorhof
RV – Rechter Ventrikel
LA – Linker Vorhof
LV – Linker Ventrikel
PA – Pulmonalarterie
Ao – Aorta

Abb. 24   Häufigste Links-rechts-Shunt-
Verbindungen (Pfeilrichtung zeigt Shuntrichtung).

links-Shunt), was zur zentralen Zyanose führt.

Eine Shunt-Verbindung mit *Links-rechts-Shunt* (Abb. 24) deckt man bei der Einschwemmkatheteruntersuchung dadurch auf, daß man einen Sauerstoffsättigungssprung zwischen den Hohlvenen und der Pulmonalarterie nachweist. Während normalerweise die zentralvenöse Sauerstoffsättigung auf dem Weg durch den rechten Ventrikel um 1–2 Vol. % abfällt, ist bei einer Shunt-Verbindung ein Anstieg festzustellen, der je nach Shunt-Größe unterschiedlich hoch sein und 2–20 Vol. % betragen kann. Das Shunt-Volumen läßt sich aus der Differenz zwischen Kleinkreislauf- und Großkreislauf-Minutenvolumen berechnen.

Ein *Rechts-links-Shunt* entzieht sich dem Nachweis durch eine Einschwemmkatheteruntersuchung; dazu müssen angiographische und Indikatorverfahren herangezogen werden.

Fehlfunktionen von Herzklappen des rechten Herzens lassen sich durch Einschwemmkatheter direkt erfassen. Die *Trikuspidalklappenstenose* führt zu einer Behinderung der Ventrikelfüllung in der Diastole, und der Druck im rechten Vorhof steigt an. Der diastolische Druckunterschied zwischen rechtem Vorhof und rechtem Ventrikel, d. h. die Höhe der Druckgradienten, entspricht dem Stenosegrad (Abb. 25). Ein Druckgradient von 5 mm Hg an der Trikuspidalklappe bedeutet im Niederdrucksystem, daß die Klappe bereits erheblich eingeengt ist und manifeste Zeichen der Rechtsherzinsuffizienz (Ödeme, Aszites) bestehen können. Beim Vorliegen eines Sinusrhythmus wird eine deutliche Überhöhung der a-Welle in der rechten Vorhofdruckkurve gefunden.

Die *Pulmonalklappenstenose* behindert die Entleerung des Ventrikels in der Systole mit Entstehung eines systolischen Druckgradienten zwischen rechtem Ventrikel und Pulmonalarterie (Abb. 26).

Bei *Trikuspidalklappeninsuffizienz* fließt während der Ventrikelsystole Blut in den

bildungen des Vorhof- oder Kammerseptums oder einen persistierenden Ductus Botalli zur Durchmischung von arteriellem und venösem Blut. Aufgrund des höheren Drucks im arteriellen System fließt das sauerstoffreiche Blut durch diese Verbindungen auf die venöse Seite. Man spricht von einem Links-rechts-Shunt. Entwickelt sich in der Pulmonalarterie und im rechten Ventrikel eine starke Druckerhöhung (Eisenmenger-Reaktion), dann kann auch sauerstoffarmes, venöses Blut auf die arterielle Seite fließen (Rechts-

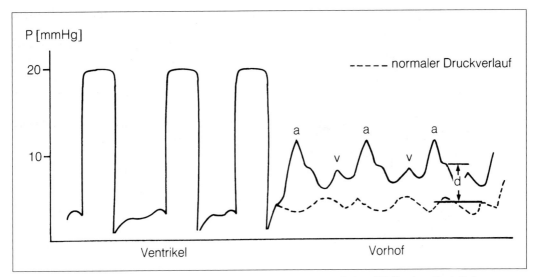

Abb. 25 Katheterrückzugkurve bei Trikuspidalklappenstenose. a = hohe a-Welle, d = diastolischer Gradient, v = Ventrikelwelle.

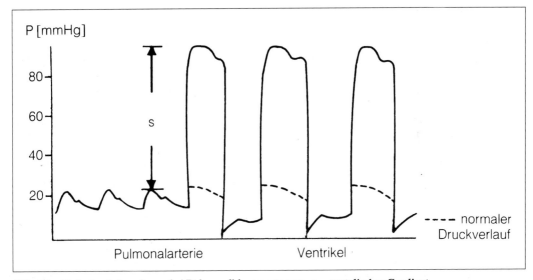

Abb. 26 Katheterrückzugkurve bei Pulmonalklappenstenose. s = systolischer Gradient.

rechten Vorhof zurück, was zu einem Anstieg und zur Deformierung der v-Wellen in der Vorhofdruckkurve führt (Abb. 27). Dabei kann bei schwerer Trikuspidalinsuffizienz die Vorhofdruckkurve kaum von der Ventrikeldruckkurve unterschieden werden. Bei einer *Pulmonalklappeninsuffizienz* ist der

enddiastolische Druck im rechten Ventrikel durch das in der Diastole zurückfließende Blut angehoben (Abb. 28).
Shunt-Vitien mit Links-rechts-Shunt bedingen eine Volumenbelastung des rechten Herzens, da das Shunt-Volumen zusätzlich gefördert werden muß. Die sekundäre pulmo-

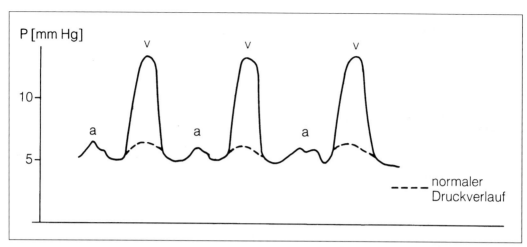

Abb. 27 Vorhofdruckkurve bei Trikuspidalklappeninsuffizienz. a = Vorhofkontraktionswelle, v = hohe v-Welle der Vorhofdruckkurve durch Regurgitationswelle.

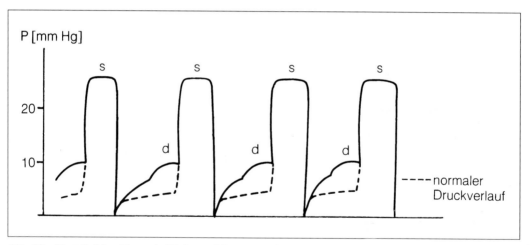

Abb. 28 Ventrikeldruckkurve bei Pulmonalklappeninsuffizienz. s = systolische Welle des rechten Ventrikels, d = enddiastolische Druckerhöhung durch die Regurgitationswelle.

nale Hypertonie und relative Pulmonalklappenstenose sind eine Druckbelastung für das rechte Herz. Während eine Volumenbelastung von der rechten Herzkammer lange und gut toleriert wird, führt eine Druckbelastung oftmals schnell zur Rechtsherzdekompensation.

Die *Klappenfehler des linken Herzens* lassen sich durch die Einschwemmkatheteruntersu-

chung nur indirekt über den Pulmonalkapillardruck erfassen, der die Füllungsdruckverhältnisse des linken Ventrikels widerspiegelt.

Die *Mitralklappenstenose* bewirkt aufgrund der Behinderung des diastolischen Bluteinstroms in den linken Ventrikel eine Druckbelastung der Lungenstrombahn (Tab. 9, Abb. 29). Die Folgen sind morphologische Veränderungen der Lungenarterien mit An-

– Mitralklappenstenose:
  Druckbelastung der Lungenstrombahn

– Chronische Mitralklappeninsuffizienz:
  Volumenbelastung des linken Ventrikels

– Akute Mitralklappeninsuffizienz:
  Volumenbelastung der Lungenstrombahn

**Tab. 9   Hämodynamische Auswirkungen der
Mitralklappenfehler.**

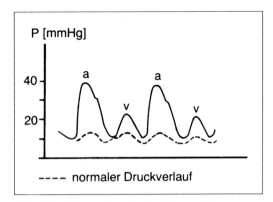

---- normaler Druckverlauf

**Abb. 29   Pulmonalkapillardruckkurve bei
Mitralklappenstenose. a = Vorhofwelle,
v = Ventrikelwelle.**

– Bei akuter Mitralklappeninsuffizienz korrelieren v-Welle und Mitteldruck der
  Pulmonalkapillare zur Regurgitations-
  fraktion.

– Bei chronischer Mitralklappeninsuffizienz
  wird der Mitteldruck in der Pulmonalkapillare beeinflußt durch die Regurgitationswelle und linke Ventrikelfunktion
  (enddiastolischer Druck).

– Bei relativer Mitralklappeninsuffizienz
  entspricht der Mitteldruck in der Pulmonalkapillare ausschließlich dem linken
  enddiastolischen Ventrikeldruck
  (Linksherzinsuffizienz).

Tab. 10   Pulmonalkapillardruckverhalten.

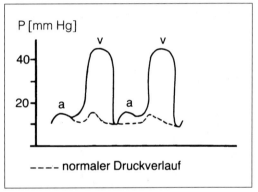

---- normaler Druckverlauf

**Abb. 30   Pulmonalkapillardruckkurve bei
Mitralklappeninsuffizienz. a = Vorhofwelle,
v = Ventrikelwelle.**

stieg des peripheren Lungengefäßwiderstandes, der zum weiteren Pulmonalarteriendruckanstieg mit Druckbelastung des rechten
Ventrikels und schließlich zur Rechtsdekom-
pensation führt.

Die *Mitralklappeninsuffizienz* verursacht
durch das Regurgitationsvolumen, das in der
Systole vom linken Ventrikel in den linken
Vorhof fließt, eine Volumenbelastung des
linken Herzens. Bei sich chronisch entwik-
kelnder Mitralklappeninsuffizienz, z. B.
durch rheumatische Entzündung oder dege-
nerative Veränderungen der Klappe, dilatiert
der linke Vorhof, so daß er durch seine Com-
pliance-Zunahme die Regurgitationswelle
abpuffert und es daher zu keiner oder nur

geringer Rückwirkung auf die Lungenstrombahn kommt. Anders ist die hämodynamische Auswirkung der akuten Mitralklappeninsuffizienz infolge eines Papillarmuskel-
oder Chorda-Abrisses, denn die Regurgitationswelle wird unvermindert über den normal großen linken Vorhof auf die Lungenstrombahn weitergeleitet, mit entsprechender Druckerhöhung in der Lungenarterie und Verformung der Pulmonalkapillardruckkurve (Abb. 30). Bei relativer Mitralklappeninsuffizienz entspricht die Druckerhöhung in der Pulmonalarterie den enddiastolischen Drücken im linken Ventrikel und
ist Ausdruck der Linksherzdilatation und -in-
suffizienz (Tab. 10).

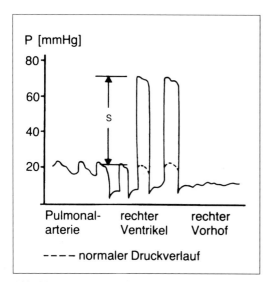

Abb. 31 Katheterrückzugkurve aus der Pulmonal-arterie in den rechten Ventrikel bei Obstruktion der Ausflußbahn (infundibuläre Stenose) des rechten Ventrikels. s = systolischer Gradient im rechten Ventrikel.

Bei Mitralklappenstenosen ist der Pulmonal-kapillardruck bereits in Ruhe deutlich er-höht, steigt bei ergometrischer Belastung stark an und korreliert mit dem Grad der Klappeneinengung, also dem mittleren dia-stolischen Gradienten bzw. der Mitralklap-penöffnungsfläche. Bei einer leichten Mitral-klappenstenose ist der Gradient kleiner als 7 mm Hg; bei Einschränkung der Mitral-klappenöffnungsfläche auf 1 cm^2 (normal 4– 6 cm^2) muß der linke Vorhof einen Druck von 25 mm Hg entwickeln (Gradient 15 mm Hg), um die Stenose zu überwinden. Bei einer Mitralklappenstenose steigt durch die verstärkte Vorhofkontraktion die a-Welle an. Bei der Mitralklappeninsuffizienz wird die v-Welle in der Pulmonalkapillardruck-kurve steiler und ähnelt in ihrer Formcharak-teristik einer Ventrikeldruckkurve (Abb.30), abhängig von der Compliance des linken Vorhofs.

Aussagen über den Schweregrad eines *Aor-tenklappenfehlers* sind anhand von Ein-

schwemmkatheterdaten nicht möglich; man kann durch Einschwemmkatheteruntersu-chungen nur feststellen, ob bereits eine Myo-kardinsuffizienz mit Anhebung der Füllungs-drücke entstanden ist und ob bei einer Aor-tenstenose die Hypertrophie des linken Ven-trikels zur Compliance-Störung geführt hat. Der dadurch bedingte Anstieg des enddiasto-lischen Druckes im linken Ventrikel führt zu einer Anhebung des mittleren Füllungsdruk-kes und der a-Welle im linken Vorhof und in der Pulmonalkapillardruckkurve, vor allem bei zusätzlicher Volumenbelastung im Rah-men einer ergometrischen Belastung. Kör-perliche Belastungen werden von Patienten mit Aortenklappenfehlern unterschiedlich gut toleriert. Bei der *Aortenstenose* besteht bei ergometrischen Belastungen die Gefahr der Synkope, weil der Abfall des peripheren Arteriolenwiderstandes in der arbeitenden Muskulatur nicht durch eine Schlagvolumen-steigerung kompensiert werden kann, so daß der arterielle Blutdruck abfällt. Dagegen kann sich der Patient mit *Aortenklappenin-suffizienz* lange sehr gut körperlich belasten, ohne kardiale Beschwerden zu bekommen. Der Abfall des peripheren Widerstandes und der Anstieg der Herzfrequenz mit Verkür-zung der Diastolendauer vermindern die Re-gurgitation bei der Aortenklappeninsuffi-zienz. Erst wenn bei gesteigertem Sauer-stoffbedarf und verminderter Koronarperfu-sion infolge des erniedrigten diastolischen Aortendrucks eine relative Koronarinsuffi-zienz entsteht, kommt es bei Aorteninsuffi-zienz zur Pumpinsuffizienz der linken Herz-kammer.

Die hämodynamischen Auswirkungen von *Herzmuskelerkrankungen* lassen sich durch die Einschwemmkatheteruntersuchung eben-falls erfassen, wobei aber eine Differenzie-rung in die verschiedenen Formen nicht im-mer möglich ist. Bei der *hypertrophen, ob-struktiven Kardiomyopathie* steigen die Fül-lungsdrücke unter Belastung durch die beein-trächtigte diastolische Dehnbarkeit (Com-pliance) der linken Herzkammer besonders

stark an. Entsteht durch die pathologische Kontraktion auch im rechten Ventrikel eine Obstruktion der Ausflußbahn, dann finden wir intraventrikulär einen systolischen Druckgradienten (Abb. 31).
Bei der *dilatativen Kardiomyopathie* zeigen sich im Anfangsstadium normale und bei Belastung oftmals nur gering oder gar nicht ansteigende Füllungsdrücke, da die Dehnbarkeit des linken Ventrikels durch den Verlust an elastischen Kräften erhöht ist (Abb. 32). Es besteht vorwiegend eine gestörte Beziehung zwischen enddiastolischem Ventrikelvolumen und Ejektionsvolumen. Erst in Spätstadien sind die Füllungsdrücke in Ruhe erhöht und steigen bei Volumenbelastung durch Anheben der Beine bei vermindertem Herzminutenvolumen stark an. Bei sekundärer Mitralklappeninsuffizienz durch die Dilatation des Klappenringes finden wir in der PC-Kurve hohe v-Wellen (Abb. 33). Der rechte Ventrikel kann auch isoliert kardiomyopathisch verändert sein, was zu lebensbedrohlichen Rhythmusstörungen führen kann (arrhythmogene right heart disease).
Bei der *restriktiven Kardiomyopathie* bestehen ähnliche Druckverhältnisse wie bei einer *Perikarditis mit Erguß- oder Schwielenbildung*. Der linke und der rechte Ventrikel werden in ihrer diastolischen Entfaltung durch die Steifigkeit des Myokards bzw. des Perikards behindert. Dadurch sind die enddiastolischen Ventrikeldrücke mit dem gleichen diastolischen Druckplateau zwischen dem linken und rechten Vorhof und der Pulmonalarterie und -kapillare erhöht. Da die Ventrikelfüllung frühdiastolisch nicht behindert ist, sondern eine gewisse Sogwirkung vom Herzen ausgeht, fällt der Druck in dieser Phase auf 0 mm Hg und darunter ab. Die rechten und linken Vorhofdruckkurven werden dadurch charakteristisch deformiert (M- oder W-Form), mit einem Druckplateau zwischen der a- und v-Welle und starkem Druckabfall auf unter 0 mm Hg im y-Tal (diastolischer Dip). Diese Dip-Plateau-Verformung der Vorhofdruckkurve findet man auch bei akuter Rechtsherzdilatation, z. B. bei akuter

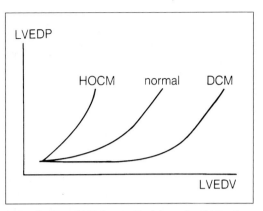

Abb. 32 Druck-Volumen-Beziehung in Abhängigkeit von der Dehnbarkeit (Compliance) des Herzens bei hypertropher (obstruktiver) Kardiomyopathie (HOCM) und dilatativer Kardiomyopathie (DCM).

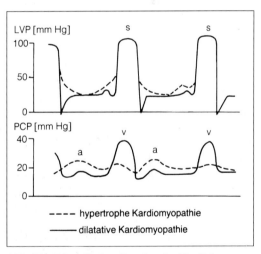

Abb. 33 Diastolischer Druckverlauf im linken Ventrikel (LVP) und in der Pulmonalkapillare (PCP). a = Vorhofwelle, v = Regurgitationswelle, s = systolischer Druck.

Druckbelastung oder rechtsventrikulärem Herzinfarkt, wenn der rechte Ventrikel bis an das Perikard dilatiert (Abb. 34).

Die diastolische Druckerhöhung im rechten und linken Vorhof und Ventrikel korreliert mit dem Ausmaß der Einflußstauung. Wie die Druck-Volumen-Beziehung des Herz-

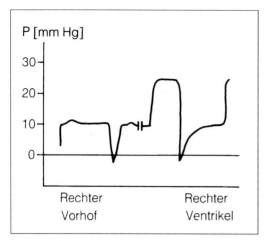

Abb. 34 Druckkurve des rechten Vorhofs und Ventrikels bei Restriktion, z. B. Perikardschwiele, mit Dip-Plateau-Phänomen.

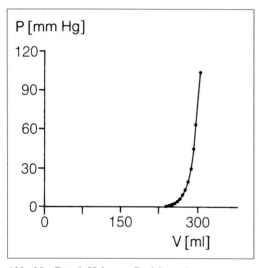

Abb. 35 Druck-Volumen-Beziehung im Herzbeutel.

beutels (Abb. 35) aufzeigt, bedarf es einer Flüssigkeitsansammlung von mehr als 200 ml, bis es zu einer diastolischen Druckerhöhung im Herzen kommt. Ab einem kritischen Schwellenwert steigen die intrakardialen Drücke mit weiterer Zunahme der *Perikardflüssigkeit* steil an. Dies macht verständ-

lich, daß schon eine Entlastung um 50–100 ml durch Perikardpunktion eine hämodynamische Normalisierung bewirken kann.

Hämodynamik bei arterieller Hypertonie

Der arterielle Blutdruck ist das Produkt aus Herzminutenvolumen und Großkreislaufwiderstand. Sowohl ein Anstieg des Herzminutenvolumens als auch eine Erhöhung des Gefäßwiderstandes führt zur arteriellen Hypertonie mit Rückwirkung auf den linken Ventrikel. Die erhöhte myokardiale Wandspannung bewirkt eine erhöhte Proteinsynthese im Myokard mit Hypertrophie der Myokardfasern.

Bei einer *arteriellen Hypertonie* liegt der mittlere arterielle Druck über 105–110 mm Hg. Der systolische Blutdruck hängt ab vom Schlagvolumen des Herzens und der Elastizität der Aorta und der großen Gefäße. Der diastolische Blutdruck wird bestimmt durch den Gefäßwiderstand. Werte über 90 mm Hg weisen auf eine Erhöhung des Großkreislaufwiderstandes hin. Unter körperlicher Belastung steigt der systolische Blutdruck in Abhängigkeit vom Schlagvolumen, der diastolische Druck bleibt unverändert.

Im Frühstadium einer Hypertonie findet sich oft eine hyperkinetische Kreislauflage infolge der vermehrten Sympathikusaktivität mit erhöhtem Herzminutenvolumen in Ruhe und bei Belastung sowie grenzwertigen Drücken in der Pulmonalarterie. Im Stadium I der Hypertonie sind lange keine objektivierbaren Rückwirkungen auf das Herz nachzuweisen, die zentrale Hämodynamik ist in Ruhe und bei Belastung normal, und die Patienten sind kardial beschwerdefrei.

Bei fortschreitender Dauer der Hypertonie steigt der periphere Gefäßwiderstand, und das Herzminutenvolumen normalisiert sich. Es entwickelt sich die *konzentrische Hypertrophie* des linken Ventrikels (Stadium II), bei der in Ruhe die linksventrikulären Fül-

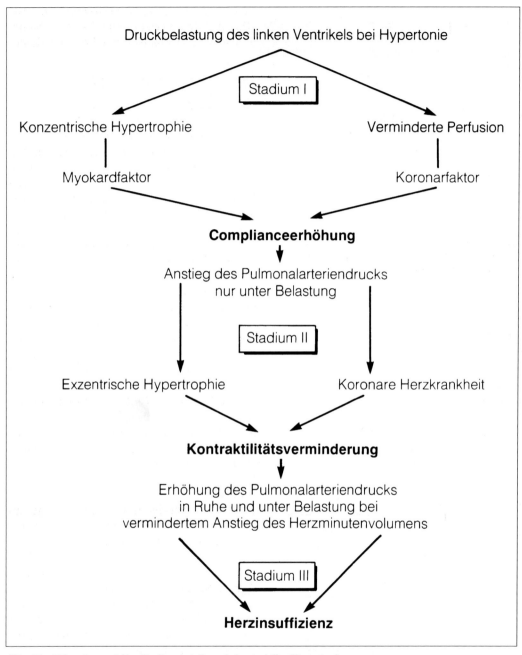

Abb. 36 Hämodynamische Stadieneinteilung bei arterieller Hypertonie.

lungsdrücke noch normal sind. Bei vermehrtem venösem Blutangebot im Rahmen körperlicher Belastungen führt aber die erhöhte Wandsteifigkeit zu einer diastolischen Ein-

flußbehinderung in den linken Ventrikel mit Druckanstieg in der Pulmonalarterie. Nicht nur die Hypertonie, sondern jede Form der Hypertrophie, z. B. auch bei Aortenstenose

– Lungengefäßkonstriktion	– reversibel
– Lungengefäßobstruktion	– irreversibel
– Lungengefäßobliteration	– irreversibel

Tab. 11 Ursachen für eine Erhöhung des peripheren Lungengefäßwiderstands.

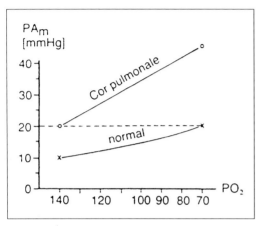

Abb. 37 Beziehung zwischen Pulmonalarterienmitteldruck (PA$_m$) und alveolärem Sauerstoffdruck (PO$_2$) bei lungengesunden Normalpersonen und Patienten mit Cor pulmonale.

und Kardiomyopathie, beeinträchtigt durch Veränderungen der Muskelfaserdicke und der Stärke des interstitiellen Gewebes die elastischen Eigenschaften des Herzmuskels, so daß infolge der größeren Reibungskräfte die diastolische Relaxation bzw. Compliance der Herzkammer vermindert und damit der diastolische Bluteinstrom behindert wird. Hinzu kommt eine Verringerung der *Koronarreserve* mit Minderperfusion des Myokards durch eine *hypertensive Mikroangiopathie*, denn die Kleinstgefäße des Myokards (small vessels) zeigen histologisch oft eine Wandverdickung. Es kann sich auch eine koronare Makroangiopathie entwickeln mit regionalen Kontraktionsstörungen des Myokards. Die Patienten leiden deshalb im Stadium II der Hypertonie bei körperlicher Belastung unter Dyspnoe und Angina pectoris (Abb. 36).

Beim Überschreiten eines kritischen Herzgewichtes kommt es zunehmend zu Stoffwechsel- und Strukturstörungen mit *Gefügedilatation des Myokards*, was zu einer *exzentrischen Hypertrophie* führt. Wenn darüber hinaus noch Akinesien und Dyskinesien durch Myokardnarben mit entsprechender Compliance- und Kontraktilitätsstörung des linken Ventrikels auftreten, sind die Drücke in der Pulmonalarterie auch schon in Ruhe erhöht. Das Herzminutenvolumen wird dann als Ausdruck der sich entwickelnden Pumpinsuffizienz des Hypertonieherzens unter Belastung nicht mehr adäquat gesteigert.

Anhand des Verhaltens von Druck und Herzminutenvolumen in Ruhe und bei Belastung kann man mit der Einschwemmkatheteruntersuchung nicht differenzieren, ob bei Hypertonieherzen vorwiegend der Myokard- oder der Koronarfaktor für eine Störung der zentralen Hämodynamik verantwortlich ist. Hierzu müssen weitere Untersuchungen (Echokardiographie, Koronarangiographie) hinzugezogen werden.

Hämodynamik bei Lungenerkrankungen

Lungenerkrankungen führen durch Obstruktion und Obliteration von Lungenarterien und Konstriktion der Lungenarteriolen zur Beeinträchtigung der Lungenstrombahn. Die Verminderung des Lungengefäßquerschnittes führt zur Erhöhung des peripheren Lungengefäßwiderstandes (Tab. 11). Nach dem Gesetz von *Euler* und *Liljestrand* führt die alveoläre Hypoxie bei einer Lungenerkrankung zur Konstriktion der Lungenarteriolen mit Anhebung des Pulmonalarterienmitteldruckes (Abb. 37). Wenn man die

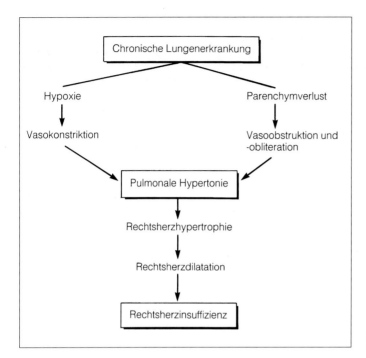

Abb. 38   Pathophysiologische Mechanismen bei Cor pulmonale.

alveoläre Hypoxie durch Atmen von reinem Sauerstoff beseitigt, sinkt der Lungengefäßwiderstand; die Lungenarteriendruckerhöhung ist reversibel. Ist dagegen die Lungenstrombahn durch eine Gefäßkrankheit wie bei Angiitis und Sklerose eingeengt (Obstruktion) oder wie bei einer Lungenembolie verschlossen (Obliteration), dann ist die pulmonale Hypertonie fixiert und durch Sauerstoffatmung nicht mehr rückgängig zu machen. Bei restriktiven und obstruktiven Lungenerkrankungen sind *Vasokonstriktion* und *-obstruktion* gemeinsam für eine Pulmonalarteriendruckerhöhung verantwortlich (Abb. 38).

Die arterielle Hypoxie bei *bronchopulmonalen Erkrankungen* führt auch zur relativen Koronarinsuffizienz des linken Ventrikels mit Beeinträchtigung der linken Ventrikelfunktion (Abb. 39). Infolge dieser Linksherzinsuffizienz kann bei pulmonaler Hypertonie auch der Pulmonalkapillardruck angehoben sein.

Es ist bis heute nicht eindeutig geklärt, wie die Obliteration eines Lungenarterienastes, z. B. durch eine Lungenembolie, zu der oft dramatischen Entwicklung einer pulmonalen Hypertonie führt. Die operative Entfernung eines ganzen Lungenflügels oder die vorübergehende Verlegung eines Lungenarterienastes durch den Ballon des Einschwemmkatheters bewirkt nur eine geringe oder gar keine Lungenarteriendruckanhebung. Vermutlich sind also bei der Lungenembolie humoral- und neurogen-reflektorische Mechanismen für den Druckanstieg verantwortlich, so z. B. die Freisetzung von vasoaktiven Substanzen wie Serotonin aus dem Thrombus. Die chronischen Lungenerkrankungen wie Emphysembronchitis, Lungenfibrose und Pleuraschwarte führen ebenso wie die Kyphoskoliose früh zur Einschränkung der Vitalkapazität, aber erst spät zur Entwicklung einer pulmonalen Hypertonie (Abb. 40).

Häufig ist der Pulmonalarteriendruck bei Lungenerkrankungen bereits in Ruhe erhöht,

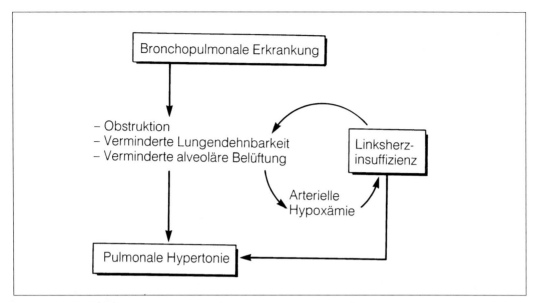

Abb. 39   Beziehungen zwischen bronchopulmonaler Erkrankung, Insuffizienz des linken Herzens und pulmonal-arterieller Hypertonie.

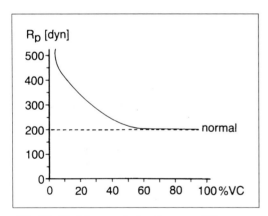

Abb. 40   Beziehung zwischen Lungengefäßwiderstand (R_p) und Vitalkapazität (VC).

Hämodynamik bei pulmonaler Hypertonie

Bei Neugeborenen liegt der Pulmonalarteriendruck im Mittel bei 40 mm Hg, um in den folgenden Wochen auf 14 mm Hg zurückzugehen; er ist abhängig vom Blutdurchfluß der Lungen, vom Lungengefäßquerschnitt und vom Blutabfluß (Tab. 12).
Nach dem Hagen-Poiseuilleschen Gesetz geht insbesondere der Gefäßquerschnitt der Lungenstrombahn in der 4. Potenz als entscheidende Größe ein:

$$PA_m = \frac{HMV \times Viskosität}{r^4}$$

Das Herzminutenvolumen des kleinen Kreislaufs (HMV) ist bei körperlicher Belastung, bei einem Links-rechts-Shunt, bei arteriovenöser Fistel und bei Hyperzirkulation erhöht. Die Viskosität spielt erst bei einem Hämatokrit von 60 % und mehr eine Rolle. Während im großen Kreislauf nur Druckerhöhungen

man spricht dann von einer *manifesten pulmonalen Hypertonie*. Steigt der periphere Lungengefäßwiderstand aber erst unter dem vermehrten Lungendurchfluß bei körperlicher Belastung an, nennt man den Zustand *latente pulmonale Hypertonie*.

– Blutdurchfluß der Lungen (erhöht bei körperlicher Belastung, Links-rechts-Shunt)

– Peripherer Lungengefäßwiderstand (erhöht bei Lungenerkrankungen, Lungenembolie)

– Blutabfluß durch den linken Ventrikel (erniedrigt bei Herzinsuffizienz, bei Compliance-Störungen des linken Herzens bei Ischämie, Mitralfehlern, Vorhoftumor)

Tab. 12 Einflußfaktoren auf den Pulmonalarteriendruck.

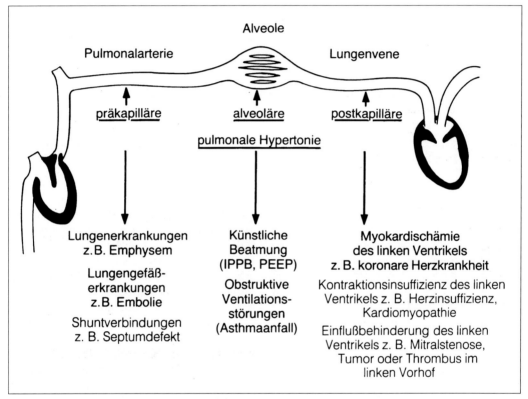

Abb. 41 Ursachen der pulmonalen Hypertonie.

auf das Doppelte möglich sind, können im Lungenkreislauf Druckerhöhungen um das 5fache auftreten, wenn der rechte Ventrikel sich über einen langen Zeitraum an die Druckbelastung anpassen konnte. Ein Maß für den entscheidenden Faktor r^4 ist der *pulmonale Arteriolenwiderstand*, der normalerweise bei 100 dyn $\times$ s $\times$ cm^{-5} liegt, bei pulmonalen Erkrankungen auf 700 (Schwere-grad III) und im Endstadium nach langem Verlauf auch auf 1 000–3 000 (Schweregrad IV) ansteigen kann. Der Pulmonalarterienmitteldruck liegt bei mittlerem Schweregrad der Erkrankung bei 40–80 mm Hg, bei fortgeschrittener Krankheit bei 80–100 mm Hg. Durch die Einschwemmkatheteruntersuchung läßt sich klären, auf welcher Basis die pulmonale Hypertonie entstanden ist (Abb. 41).

Präkapillär	=	Aktive Druckerhöhung	
PA$_m$ = ↑↑		PCP = normal	(z. B. Lungenerkrankung, Embolie)
Alveolär	=	Passive Druckerhöhung	
PA$_m$ = ↑		PCP = ↑	(z. B. Überdruckbeatmung, Valsalva, Husten)
Postkapillär	=	Passive Druckerhöhung	
PA$_m$ = ↑		PCP = ↑	(z. B. Herz- und Koronarinsuffizienz, Mitralfehler)

Tab. 13   Druckverhältnisse bei verschiedenen Formen der pulmonalen Hypertonie (PA$_m$ = Pulmonalarteriendruck, PCP = Pulmonalkapillardruck).

– Koronare Herzkrankheit mit/ohne Infarktnarbe
– Herzmuskelerkrankungen (Myokarditis, Kardiomyopathie)
– Aortenklappenfehler
– Mitralklappenfehler
– Arterielle oder pulmonale Hypertonie
– Perikarderkrankungen
– Erkrankungen des linken Vorhofs (Tumor, Thrombus)

Tab. 14   Mögliche Ursachen einer Druckerhöhung in der Pulmonalarterie/-kapillare in Ruhe und/oder bei Belastung.

Bei der *präkapillären pulmonalen Hypertonie* sind der mittlere und der diastolische Pulmonalarteriendruck angehoben, der Pulmonalkapillardruck aber normal. Verantwortlich für diesen Druckanstieg ist eine Einengung der Lungengefäßstrombahn durch Embolie und Lungenerkrankungen.
Eine *alveoläre pulmonale Hypertonie* ist bei alveolärer Überdruckbeatmung (PEEP, IPPB) möglich, wobei sich der Druck in den Alveolen auf die Lungenstrombahn überträgt. Dies muß man bei Patienten mit künstlicher Beatmung beachten, denn es können auf diese Weise bei der Einschwemmkatheteruntersuchung pathologisch erhöhte Druckwerte vorgetäuscht werden. Auch beim Valsalva-Druckversuch, bei Preßatmung und beim Husten leiten sich die Druckerhöhungen in den Alveolen auf die Lungenstrombahn fort.

Die *postkapilläre pulmonale Hypertonie* entsteht passiv durch Blutrückstau vor dem linken Herzen, also bei Pumpinsuffizienz des linken Ventrikels, bei Einflußbehinderung der linken Herzkammer durch Compliance-Störungen, durch Vorhoftumoren und Mitralklappenfehler. In diesen Fällen ist sowohl der Lungenkapillar- als auch der Pulmonalarteriendruck erhöht (Tab. 13), wobei der mittlere Pulmonalkapillardruck dem diastolischen Pulmonalarteriendruck entspricht (Tab. 14).

Chronische Druck- und Volumenbelastungen der Lungenstrombahn, z. B. bei Vorhofseptumdefekt, führen zu morphologischen Veränderungen der Lungenarteriengefäßwand mit Mediahypertrophie und Intimaproliferation. Dadurch wird die Lungenstrombahn zunehmend eingeengt und die passive pulmonale Hypertonie organisch fixiert. Auch bei Atmung von reinem Sauerstoff mit Beseitigung der alveolären Hypoxie kommt es dann nicht mehr zu Druckerniedrigung in der Pulmonalarterie, was für das volumenbelastende Vitium des Vorhofseptumdefektes oder das druckbelastende Vitium der Mitralstenose von entscheidender prognostischer Aussage ist und die Operabilität einschränkt.

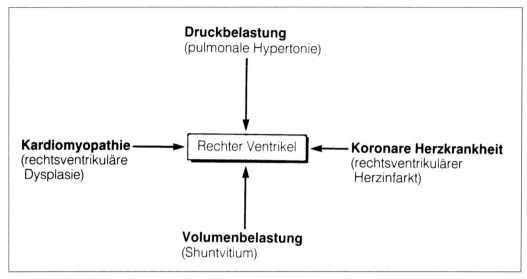

Abb. 42   Erkrankungen des rechten Ventrikels.

Hämodynamische Störungen des rechten Ventrikels

Der Funktion des rechten Ventrikels wurde bis vor einigen Jahren kaum Beachtung geschenkt, da der rechte Ventrikel als Conduit des linken Ventrikels betrachtet wurde, dem lediglich die Aufgabe zufiel, das vom linken Ventrikel angesaugte Blut durchzuleiten. Heute weiß man, daß der rechte Ventrikel nicht nur alle Erkrankungen des linken Ventrikels auch isoliert durchmachen kann (Abb. 42), sondern daß seine Funktion oftmals über das Schicksal eines Herzkranken entscheidet, nicht nur bei Lungenerkrankungen und pulmonaler Hypertonie, sondern auch bei Kardiomyopathien, koronarer Herzkrankheit und bei Abstoßungsreaktionen nach Herztransplantation. So kann die rechte Ventrikelmuskulatur isoliert degenerieren (*right ventricular dysplasia*), was lebensbedrohliche Rhythmusstörungen verursachen kann, und sie kann auch isoliert infarzieren (*rechtsventrikulärer Herzinfarkt*), was sich hämodynamisch besonders ungün-

stig auswirkt mit Einflußstauung und niedriger Auswurfleistung des Herzens.

Aufgrund seiner Geometrie kann sich der rechte Ventrikel schnell einer *Volumenbelastung* anpassen: physiologisch im Rahmen einer körperlichen Belastung, aber auch pathophysiologisch bei Shuntverbindungen. Erst wenn sich z. B. bei einem großen Vorhofseptumdefekt (der Ventrikelseptumdefekt führt zur Volumenbelastung des linken Ventrikels!) eine sekundäre pulmonale Hypertonie entwickelt, kommt es durch die zusätzliche Druckbelastung zum Rechtsherzversagen im Lebensalter von 30–40 Jahren.

Druckbelastungen toleriert der rechte Ventrikel dagegen sehr viel schlechter. Akut kann er lediglich einen Mitteldruck von 40 mm Hg in der Pulmonalarterie erzeugen, z. B. im Rahmen einer Lungenembolie. Höhere Druckwerte in der Pulmonalarterie sprechen gegen ein akutes Ereignis und zeigen an, daß sich der Ventrikel über einen längeren Zeitraum durch eine Hypertrophie an die Druckbelastung anpassen konnte. So kann der rechte Ventrikel bei angeborener Pulmonalklappenstenose oder sich über Jahrzehnte entwickelnder pulmonaler Hypertonie, z. B. infolge rezidivierender Lungenembolien, systemarterielle Blutdruckwerte von 100 mm Hg erzeugen. Auf eine akute Druckbelastung reagiert der rechte Ventrikel zunächst mit einer akuten Dilatation, um bei abnehmender Ejektionsfraktion das Schlagvolumen konstant zu halten. Der rechte enddiastolische Ventrikeldruck und damit auch der rechte Vorhofdruck steigt erst sehr viel später an, wenn alle Kompensationsmechanismen schon ausgeschöpft sind. Dies macht verständlich, daß bei klinischen Zeichen der Rechtsherzinsuffizienz noch normale rechtsventrikuläre Füllungsdrücke gefunden werden können. Besser als mit der Druckmessung im rechten Vorhof kann die drohende Rechtsherzinsuffizienz bei akuten pulmonalen Erkrankungen deshalb mit der Volumenmessung des rechten Ventrikels erkannt werden. Mit einem speziellen Thermodilutionskathetersystem (s. u.) ist es heute möglich, rechtsventrikuläre Volumina und Ejektionsfraktionen, z. B. bei akuter respiratorischer Insuffizienz oder Lungenembolie, zu messen.

Auch eine chronische Druckbelastung führt zur Schädigung des rechten Ventrikels, und zwar durch den erhöhten Sauerstoffbedarf einerseits und die herabgesetzte koronare Durchblutung andererseits. Die Durchblutung der rechten Koronararterie nimmt ab, weil die Koronarperfusion, die im Gegensatz zum linken Ventrikel sowohl in der Systole als auch in der Diastole besteht, bei hohem systolischem Druck im rechten Ventrikel stark reduziert ist, was auch zu Angina-pectoris-artigen Beschwerden führen kann.

Literatur

1. *Armstrong, P. W., R. S. Baigrie:* Hemodynamic monitoring in the critically ill. Harper and Row, New York 1980
2. *Awan, N. A., D. T. Mason:* Evaluation of left ventricular function by dynamic exercise in patients with congestive heart failure. Herz 3 (1982), 133
3. *Bardet, J., P. Roche, M. Rijand, J. P. Bourdarias, A. Mathivat:* Left ventricular compliance in acute myocardial infarction in man. Cardiovasc. Res. 11 (1977), 122
4. *Barry, W. H., W. Grossman:* Cardiac catheterization. In: Heart disease, vol. 1. W. B. Saunders, Philadelphia 1984
5. *Behrenbeck, S. W., M. Tauchert, B. Niehues, H. Hilger:* Ventricular function, coronary blood flow and myocardial consumption at rest, during exercise and influenced by nitrates. In: Ventricular function at rest and during exercise. *Roskamm, H., C. Hahn* (eds.). Springer, Berlin–Heidelberg–New York 1976
6. *Berisha, S., A. Kastrati, A. Goda, J. Popa:* Optimal value of filling pressures in the right side of the heart in the acute right ventricular infarction. Br. Heart J. 63 (1990), 98
7. *Berne, R. M., M. N. Levy:* Cardiovascular physiology. C. V. Mosby, St. Louis 1967
8. *Bevegard, S., A. Holmgren, B. Jonsson:* Effect of body position on the circulation at rest and during exercise with special reference to the influence on the stroke volume. Acta physiol. scand. 49 (1960), 279
9. *Bittar, N., J. A. Sosa, E. A. Steward-Reid:* The effect of exercise on left ventricular function and metabolism in patients with coronary artery disease. Am. J. med. Sci. 261 (1971), 101
10. *Björk, L., J. Cullhed, B. Buchholtz:* Left ventricular function in ischemic heart disease. Acta med. scand. 190 (1971), 223
11. *Bleifeld, W., C. W. Hamm:* Herz und Kreislauf – klinische Pathophysiologie. Springer, Berlin–Heidelberg–New York 1987
12. *Bleifeld, W., P. Hanrath:* Diastolic function of the heart. Int. Symposium, Hamburg 1982
13. *Bleifeld, W., P. Hanrath, W. Merx, K. W. Heinrich, S. Effert:* Akuter Myokardinfarkt. I. Hämodynamik des linken Ventrikels. Dt. med. Wschr. 97 (1972), 1907
14. *Blümchen, G., G. Hoffmann, K. Battke:* Simultaner Vergleich radiokardiographischer Funktionsanalyse mit Farbstoffverdünnungsmethode. Verhalten des Schlagvolumens in Ruhe und während Arbeit bei Normalpersonen. Z. Kardiol. 62 (1973), 638
15. *Bonzel, T., H. Schmidt, U. Sigwart, M. H. Mertens, U. Gleichmann:* Beziehungen zwischen linksventrikulärem enddiastolischem Druck und Pulmonalarteriendruck in Ruhe und unter Belastung bei simultaner Messung. Med. Welt 26 (1975), 1724–1725
16. *Bonzel, T., H. Schmidt, U. Sigwart, H. M. Mertens, U. Gleichmann:* Pulmonalarteriendrucke und linksventrikulärer enddiastolischer Druck in Ruhe und unter dynamischer Belastung. Z. Kardiol. 65 (1976), 1088

17. *Borst, H. G., M. McGregor, I. L. Whittenberger, E. Berglund:* Influence of pulmonary arterial and left atrial pressures on pulmonary vascular resistance. Circul. Res. 4 (1956), 393

18. *Bouchard, R. J., J. H. Gault, J. Ross:* Evaluation of pulmonary arterial enddiastolic pressure as an estimate of left ventricular end-diastolic pressure in patients with normal and abnormal left ventricular performance. Circulation 44 (1971), 1072

19. *Bradley, R. D., B. S. Jenkins, M. A. Brauthwaite:* The influence of atrial pressure on cardiac performance following myocardial infarction complication by shock. Circulation 42 (1970), 827

20. *Braunwald, R., J. Ross:* Ventricular end-diastolic pressure: Appraisal of its value in the recognition of ventricular failure in man. Am. J. Med. 34 (1963), 147

21. *Braunwald, E., J. Ross, E. H. Sonnenblick:* Mechanism of contraction of normal and failing heart. Churchill, London 1968

22. *Braunwald, E., E. H. Sonnenblick, J. Ross jr., G. Glick, S. Epstein:* An analysis of the cardiac response to exercise. Circul. Res. 20 (1967), 44

23. *Broustet, J. P., J. L. Pellegrim, J. L. Groulier, R. Barbiert, A. Pic:* General consideration on the advantages and pitfalls of exercise testing in the evaluation of cardiac failure. Eur. Heart J. 4 (1983), 107

24. *Brutsaert, D. L.:* Is relaxation really impaired in cardiac failure? Eur. Heart J. 4 (1983), 43

25. *Buchwalsky, R.:* Arterielle und venöse Druckmessungen. In: Herzkrankheiten. *Roskamm, H., H. Reindell* (Hrsg.). Springer, Berlin–Heidelberg–New York 1982

26. *Buchwalsky, R., E. Zeh:* Zentraler Venendruck und klinische Symptomatik des Herzinfarktes. Z. Kardiol. 61 (1972), 124

27. *Burton, A. C.:* The importance of the shape and size of the heart. Am. Heart J. 54 (1957), 801

28. *Burton, A. C.:* Physiology and biophysics of the circulation, 2nd ed. Chicago Year Book Medical Publishers, Chicago 1972

29. *Bussmann, W. D.:* Die Bedeutung des atrialen natriuretischen Peptids bei der Herzinsuffizienz. Inn. Med. 16 (1989), 127

30. *Bussmann, W. D., R. Thaler, J. Heeger, G. Kober, R. Hopf, M. Kaltenbach:* Enddiastolisches Volumen und LVED bei koronarer Herzkrankheit. Verh. dt. Ges. Kreislaufforsch. 41 (1975), 168

31. *Carlens, P., A. Holmgren:* Left ventricular function curves at rest and during exercise (in effort angina). In: Ventricular function at rest and during exercise. *Roskamm, H., C. Hahn* (eds.). Springer, Berlin–Heidelberg–New York 1976

32. *Carn, B., M. G. Riva, C. De Ponti, S. Pirelli:* The comparative value of dynamic isometric and pacing stresstests and their effects on central hemodynamics in patients with coronary heart disease. Adv. clin. Cardiol. 2 (1981), 22

33. *Carroll, J. D., O. M. Hess, H. O. Hirzel, H. P. Krayenbuehl:* Dynamics of left ventricular filling at rest and during exercise. Circulation 68 (1983), 59

34. *Cohen, L. S., W. C. Elliott, E. L. Rolett, R. Gorlin:* Hemodynamic studies during angina pectoris. Circulation 31 (1965), 409

35. *Connally, D. C., J. W. Kirklen, E. H. Wood:* The relationship between pulmonary artery wedge pressure and left atrial pressure in man. Circul. Res. 2 (1954), 434

36. *Cotes, J. E., Z. Pisa, A. J. Thomas:* Effect of breathing oxygen upon cardiac output, heart rate, ventilation, systemic and pulmonary blood pressure in patients with chronic lung disease. Clin. Sci. 25 (1963), 305

37. *Crexells, C., K. Chatterjee, J. S. Forrester:* Optimal level of filling pressure in the left side of the heart in acute myocardial infarction. New Engl. J. Med. 289 (1973), 1263

38. *Daum, S.:* Interaction between heart and lung. Thieme, Stuttgart–New York 1989

39. *Denolin, H., H. Schmutzler, H. J. C. Swan:* Hemodynamics and ventricular function during exercise. Adv. clin. Cardiol. 2 (1981), 1

40. *Dexter, L.:* Effect of exercise on circulatory dynamics of normal individuals. J. appl. Physiol. 3 (1951), 439

41. *Diamond, G., J. S. Forrester:* Effect of coronary artery disease and acute myocardial infarction on left ventricular compliance. Circulation 45 (1972), 11

42. *Dodge, H. T., W. A. Baxley:* Hemodynamic aspects of heart failure. Am. J. Cardiol. 22 (1968), 24

43. *Dwyer, E. M.:* Left ventricular pressure volume alterations in regional disorders of contraction during myocardial ischaemia induced by atrial pacing. Circulation 42 (1970), 1111

44. *Eichna, L. W.:* Circulatory congestion and heart failure. Circulation 22 (1960), 864

45. *Ekelund, L. G., A. Holmgren:* Central hemodynamics during exercise in normal subjects. Adv. clin. Cardiol. 2 (1981), 3

46. *Eliot, R. S.:* The dynamics of hypertension – an overview: present practices, new possibilities and new approaches. Am. Heart J. 116 (1988), 583

47. *Emirgil, C., B. J. Sobol, S. Campodonico, W. H. Herbert, R. Mechkati:* Pulmonary circulation in the aged. J. appl. Physiol. 23 (1967), 631

48. *von Euler, N. S., G. Liljestrand:* Observations on pulmonary arteria. Acta physiol. scand. 12 (1946), 301

49. *Falicov, R. E., L. Resnekov:* Relationship of the pulmonary artery end-diastolic pressure to the left ventricular end-diastolic and mean filling pressures in patients with and without left ventricular dysfunction. Circulation 42 (1970), 65

50. *Feddersen, C. O.:* Prinzipien der Regulation des pulmonalen Blutdrucks. Internist 29 (1988), 653
51. *Felix, R., C. Winkler, L. Havers, A. Düx, P. Geisler:* Hämodynamik der pulmonalen Strombahn. In: Lungenzirkulation, S. 213. *Rink, H.* (Hrsg.). Schattauer, Stuttgart–New York 1970
52. *Fishmann, A. P.:* Hypoxia on pulmonary circulation. Circul. Res. 38, 4 (1976), 221–231
53. *Flessas, A. P., T. J. Ryan:* Effects of nitroglycerine on isometric work. Am. Heart J. 105 (1983), 239
54. *Forsberg, S. A.:* Relations between pressure in pulmonary artery, left atrium and left ventricle with special reference to events at end diastole. Br. Heart J. 33 (1971), 494
55. *Fouad, F. M.:* Left ventricular diastolic function in hypertensive patients. Circulation 75 (1987), 48
56. *Fowler, N. O.:* The normal pulmonary arterial pressure-flow relationship by exercise. Am. J. Med. 47 (1969), 1
57. *Gaasch, W. H., H. J. Levine, M. A. Quinones, J. K. Alexander:* Left ventricular compliance: mechanisms and clinical implications. Am. J. Cardiol. 38 (1976), 645
58. *Gauer, O. H.:* Das Herz. In: Herz und Kreislauf. *Trautwein, W., O. H. Gauer, H. P. Koepchen* (Hrsg.). Urban & Schwarzenberg, München–Berlin–Wien 1972
59. *Gelberg, H. J., S. I. Rubin, T. A. Ports, B. H. Brundage, W. W. Parmley, K. Chatterjee:* Detection of left ventricular functional reserve by supine exercise, hemodynamics in patients with severe chronic heart failure. Am. J. Cardiol. 44 (1979), 1062
60. *Gilbert, B. W., E. M. Hew:* Physiologic significance of hemodynamic measurement. In: Hemodynamic monitoring in the critically ill, pp. 12–24. *Armstrong, P. W., R. S. Baigrie* (eds.). Harper and Row, New York 1980
61. *Goerke, J., A. H. Mines:* Cardiovascular physiology. Raven Press, New York 1988
62. *Gordon, A. J., E. Braunwald, H. L. Moscovitz, S. S. Amram:* Delay in transmission of a pressure impulse through a cardiac catheter and vinyl tubing. J. appl. Physiol. 8 (1956), 573
63. *Gorlin, R., S. G. Gorlin:* Hydraulic formula for calculation of area of the stenotic mitral valve, other cardiac valves, central circulatory shunts. Am. Heart J. 41 (1951), 1
64. *Grossman, W., L. P. McLaurin, E. L. Rollett:* Alterations of left ventricular relaxation and diastolic compliance in congestive cardiomyopathy. Cardiovasc. Res. 13 (1979), 514
65. *Günther, K. H., J. Frille, W. Hujer, E. Neumann, F. Tittmann:* Semiinvasive Pulmonalisdruckmessung als Methode zur Beurteilung der Herzfunktion bei Hypertonie und ischämischer Herzkrankheit. Z. Radiologia diagnostica 31 (1990), 605
66. *Günther, K. H., C. Hennig, E. Lohr:* Die Aussagefähigkeit des diastolischen Pulmonalarteriendrucks für den linkskardialen Füllungsdruck. Dt. Gesundh. Wes. 27 (1972), 1253
67. *Guyton, A. C., C. E. Jones, T. G. Coleman:* Circulatory physiology – cardiac output and its regulation. W. B. Saunders, Philadelphia 1973
68. *Hall, V. E.:* The interrelation between blood flow and metabolic rate: a graphic representation. Physiologist 11 (1968), 207
69. *Harris, P., D. Heath:* The human pulmonary circulation. Churchill Livingstone, Edinburgh–London–New York 1977
70. *Harris, P., N. Segel, J. M. Bishop:* The relation between pressure and flow in the pulmonary circulation in normal subjects and in patients with chronic bronchitis and mitral stenosis. Cardiovasc. Res. 2 (1968), 73
71. *Harvey, R. M., W. M. Smith, J. O. Parker:* The response of the abnormal heart to exercise. Circulation 26 (1962), 341
72. *Heiß, H. W.:* Coronary blood flow at rest and during exercise. In: Ventricular function at rest and during exercise. *Roskamm, H., C. Hahn* (eds.). Springer, Berlin–Heidelberg–New York 1976
73. *Hellems, H. K., F. W. Haynes, L. Dexter:* Pulmonary capillary pressure in man. J. appl. Physiol. 2 (1949), 24
74. *Hellems, H. K., F. W. Haynes, L. Dexter, T. D. Kinney:* Pulmonary capillary pressure in animals estimated by venous and arterial catheterization. Am. J. Physiol. 155 (1948), 98
75. *Holmgren, A., B. Jonsson, T. Sjöstrand:* Circulatory data in normal subjects at rest and during exercise in the recumbent position with special reference to the stroke volume at different work intensities. Acta physiol. scand. 49 (1960), 343
76. *Holt, J. P.:* The normal pericardium. Am. J. Cardiol. 26 (1970), 455
77. *Huhmann, W., R. Wolf, H. Nieth:* Diastolische linksventrikuläre Funktion. In: Herzkrankheiten. *Loskot, F.* (Hrsg.). Steinkopff, Darmstadt 1986
78. *Hujer, W.,* et al.: Central hemodynamics in hypertension at rest and during exercise. In: The heart and hypertension. *Strauer, B. E.* (ed.). Springer, Berlin–Heidelberg–New York 1981
79. *Hurford, W. E., W. M. Zapol:* The right ventricle and critical illness: a review of anatomy, physiology and clinical evaluation of its function. Intensive Care Med. 14 (1988), 448
80. *Jehle, J., A. Lauber, F. K. Schmiel, P. Spiller:* Ventrikel- und Myokardfunktion des durch körperliche Belastung hypertrophierten linken Ventrikels. Herz 5 (1981), 300
81. *Jenkins, B. S., R. D. Bradley, M. A. Brauthwaite:* Evaluation of pulmonary arterial end-diastolic pressure as an indirect estimate of left atrial mean pressure. Circulation 34 (1965), 377

82. *Just, H., B. E. Strauer:* Zentrale Hämodynamik und Herzfunktion bei Hypertonie. In: Arterielle Hypertonie. *Rosenthal, J.* (Hrsg.). Springer, Berlin–Heidelberg–New York 1984

83. *Kaltmann, A. J., W. H. Herbert, R. J. Comroy, C. E. Kossmann:* The gradient in pressure across the pulmonary vascular bed during diastole. Circulation 34 (1966), 377

84. *Katz, A. M.:* Physiology of the heart. Raven Press, New York 1977

85. *Klempt, H. W., E. Most, J. Alexewicz, V. Sundrup, F. Bender:* Beziehungen zwischen Pulmonalarterien- und Pulmonalkapillardruck. Med. Klinik 69 (1974), 183

86. *Klepzig, M., X. Bauer, F. Hauser, G. Mernitz, G. Fuhrmann, B. E. Strauer:* Rechtsventrikuläre Hämodynamik und Lungenfunktion nach Amrinon-Injektion. Z. Kardiol. 74 (1984), 623

87. *Konietzko, N., H. Matthys:* Kardiopulmonale Adaptation an akute Hypoxie. Klin. Wschr. 54 (1976), 1161

88. *Konstam, M. A., J. M. Isner:* The right ventricle. Kluver Academic Publishers, Boston 1988

89. *Kress, P.,* et al.: Einschwemmkatheter: Pathophysiologische Grundlagen, methodische Voraussetzungen. Herz/Kreislauf 20 (1988), 458

90. *Kreuzer, H.:* Ventrikelvolumina und ihre Beziehung zur Herzinsuffizienz. In: Herzinsuffizienz. *Reindell, H., J. Keul, E. Doll* (Hrsg.). Thieme, Stuttgart 1968

91. *Kulik, T. J., J. L. Bass, B. P. Fuhrmann, J. H. Moller, J. Lock:* Exercise induced pulmonary vasoconstriction. Br. Heart J. 50 (1983), 59–64

92. *Lagerhof, H., L. Werkö:* Studies on circulation of blood in man. Scand. J. clin. Lab. Invest. 7 (1949), 147

93. *Laugh, M.:* Analysis of the heart dynamics. Medicoport, Gothenburg, Sweden 1974

94. *Lehmann, M., J. Keul:* Die Belastbarkeit des Hypertonikers. Herz/Kreislauf 22 (1990), 55

95. *Levine, H. J.:* Compliance of the left ventricle. Circulation 46 (1972), 423–426

96. *Lichtlen, P., H. Albert, P. C. Baumann:* Hämodynamische Untersuchungen in Ruhe und unter Arbeit bei Patienten mit schwerer Koronarsklerose. Schweiz. med. Wschr. 100 (1970), 170

97. *Lösse, B., H. Kuhn:* Belastungsuntersuchungen bei Patienten mit Kardiomyopathie. Herz 7 (1972), 91

98. *Lüthy, E., H. Rutishauser, P. Krayenbuehl, P. Wirz, G. Noseda:* Druck-Volumen-Beziehung des menschlichen Herzens. In: Herzinsuffizienz. *Reindell, H., J. Keul, E. Doll* (Hrsg.). Thieme, Stuttgart 1968

99. *Mann, T., S. Goldberg, G. H. Mudge, W. Grossmann:* Factors contributing to altered left ventricular diastolic properties during angina pectoris. Circulation 59 (1979), 14

100. *Matsuda, Y.,* et al.: Assessment of left atrial function in patients with hypertensive heart disease. Hypertension 8 (1986), 779

101. *McCallister, B. D., T. Yipintsoi, F. H. Hallermann, R. L. Frye:* Hemodynamic response of the left ventricle to exercise in patients with coronary heart disease. Circulation Suppl. II, 36 (1967), 177

102. *McCans, L., J. Perker:* Left ventricular pressure-volume. Relationship during myocardial ischemia in man. Circulation 48 (1973), 775

103. *Merx, W., W. Bleifeld, P. Hanrath, K. W. Heinrich:* Akuter Myokardinfarkt. IV. Beziehung zwischen linksventrikulärem Füllungsdruck und enddiastolischem Pulmonalarteriendruck. Z. Kardiol. 62 (1973), 835

104. *Mirsky, J., H. P. Krayenbuehl:* Die Bedeutung der Wandspannung zur Beurteilung der Ventrikelfunktion. Herz 5 (1981), 288

105. *Mitrovic, V., H. Neuss, J. Buss, J. Thormann, M. Schlepper:* Hämodynamische Folgen bei akutem Wegfall der Vorhofkontraktion. Z. Kardiol. 71 (1982), 824

106. *Müller, O., K. Rörvik:* Hemodynamic consequences of coronary heart disease with observation during anginal pain and on the effect of nitroglycerine. Br. Heart J. 20 (1958), 302

107. *Niederberger, M.:* Prinzipien der Ergometrie I und II. Herz 7 (1982), 20

108. *Oakley, C.:* Importance of right ventricular function in congestive heart failure. Am. J. Cardiol. 62 (1988), 14 A

109. *Parker, J. O., S. DiGiorgi, R. O. West:* A hemodynamic study of acute coronary insufficiency precipitated by exercise. Am. J. Cardiol., 17 (1966), 470

110. *Parker, J. O., J. R. Ledwich, R. O. West, R. B. Case:* Reversible atrial pacing in coronary heart disease. Circulation 39 (1969), 745

111. *Poliner, L. R., G. J. Delmer, S. E. Lewis, R. W. Parkey, C. G. Blomquist, J. T. Willerson:* Left ventricular performance in normal subjects: A comparison of the response to exercise in the upright and supine position. Circulation 62 (1980), 528

112. *Pull, A.:* Anatomische und physiologische Grundlagen. In: Herzkrankheiten. *Roskamm, H., H. Reindell* (Hrsg.). Springer, Berlin–Heidelberg–New York 1982

113. *Rackley, C. E., R. O. Russell jr.:* Left ventricular function in acute myocardial infarction and its clinical significance. Circulation 45 (1972), 231

114. *Rankin, J. W., C. O. Olson:* The diastolic filling of the left ventricle. Eur. Heart J. 1 (Suppl. A) (1980), 95

115. *Reduto, L. A., W. J. Wickemeyer, J. B. Young:* Left ventricular performance at rest and during exercise in patients with coronary artery disease. Circulation 63 (1981), 1228

116. *Reindell, H., K. König, H. Roskamm:* Funktionsdiagnostik des gesunden und kranken Herzens. Thieme, Stuttgart 1967

117. *Reindell, H., K. Mushoff, H. Klepzig:* Physiologische und pathophysiologische Grundlagen der Größe und Formveränderungen des Herzens. In: Handbuch innere Medizin, Bd. IX. *Schwiegk, H.* (Hrsg.). Springer, Berlin–Göttingen–Heidelberg 1960

118. *Roskamm, H.:* Funktionsprüfung von Herz und Kreislauf: Kurzmonographie. Sandoz, 1971

119. *Roskamm, H.:* Hämodynamische Befunde bei koronarer Herzerkrankung. Verh. dt. Ges. Kreislaufforsch. 41 (1975), 38

120. *Roskamm, H.:* Einschwemmkatheterisierung. In: Vom Belastungs-EKG zur Koronarangiographie. *Kaltenbach, M., H. Roskamm* (Hrsg.). Springer, Berlin–Heidelberg–New York 1980

121. *Roskamm, H., H. Reindell:* Arbeitsweise des gesunden Herzens. In: Herzkrankheiten. *Roskamm, H., H. Reindell* (Hrsg.). Springer, Berlin–Heidelberg–New York 1982

122. *Roskamm, H., P. Rentrop, J. Petersen:* Die Ventrikelfunktion bei koronarer Herzkrankheit. Verh. dt. Ges. Kreislaufforsch. 42 (1976), 50

123. *Rushmer, R. F.:* Cardiovascular dynamics. Saunders, Philadelphia–London–Toronto 1970

124. *Russell, R. O., C. E. Rackley:* Modern approach to the patient with an acute myocardial infarction. Current Probl. Cardiol. 1 (1977), 46

125. *Saksena, F. B.:* Hemodynamics in cardiology: Calculations and interpretations. Praeger Special Studies, 1983

126. *Sapru, R. P., S. H. Taylor, K. W. Donald:* Comparison of the pulmonary wedge pressure with left ventricular end-diastolic pressure in man. Clin. Sci. 34 (1968), 125

127. *Saubermann, A., F. Burkart:* Der diastolische Pulmonalarteriendruck zur Beurteilung des linksventrikulären Füllungsdruckes. Schweiz. med. Wschr. 101 (1977), 599

128. *Scheiman, M., C. T. Evans, A. Weiss, E. Rapaport:* Relationship between pulmonary artery end-diastolic pressure and left ventricular filling pressure in patients in shock. Circulation 47 (1973), 317

129. *Schmidt, P. K. H., K. H. Günther, D. Strangfeld, D. Lucas, G. Rinss, W. D. Dieterich:* Hemodynamic changes of the lesser circulation in hypertension. Prog. Resp. Res. 9 (1975), 243

130. *Schnellbacher, K., H.-G. Mommsen:* Leistungsfähigkeit und Belastbarkeit in Abhängigkeit von der Hämodynamik (Einschwemmkatheterbefunde) bei koronarer Herzkrankheit. Herz/Kreislauf 6 (1974), 292

131. *Schnellbacher, K., H. Roskamm, E. Lösel, B. Niehl, H. Reindell:* Zur Aussagekraft des diastolischen Pulmonalarteriendruckes für die Beurteilung

der Dynamik des linken Ventrikels. Therapiewoche 21 (1971), 3985

132. *Schnellbacher, K., L. Samek, H. Roskamm:* Die Rehabilitation des Koronarkranken. Klinikarzt 6 (1977), 707

133. *Seibold, H., E. Henze, J. Kohler, J. Roth, A. Schmidt, W. Adam:* Right ventricular function in patients with chronic obstructive pulmonary disease. Klin. Wschr. 63 (1985), 1041

134. *Sigwart, U., H. Schmidt, J. Steiner, H. M. Mertens, U. Gleichmann:* Linksventrikuläre Geometrie und Volumina in Ruhe und während Ergometerbelastung bei koronarer Herzkrankheit. Verh. dt. Ges. Kreislaufforsch. 41 (1975), 193

135. *Smith, V. E., A. Katz:* Inotropic and lusitropic abnormalities in the genesis of heart failure. Eur. Heart J. 4 (1983), 7

136. *Starling, E. H.:* The Linacre lecture of the law of the heart. Langmans, Green and Co., London 1918

137. *Strauer, B. E.:* Hypertensive heart disease. Springer, Berlin–Heidelberg–New York 1981

138. *Strobeck, J. E., E. H. Sonnenblick:* Myokard- und Ventrikelfunktion. Teil II: Das intakte Herz. Herz 5 (1981), 275

139. *Stürzenhofecker, P., K. Schnellbacher, H. Roskamm:* Cardiac output and filling pressures at rest and during exercise. In: Ventricular function at rest and during exercise. *Roskamm, H., C. Hahn* (eds.). Springer, Berlin–Heidelberg–New York 1976

140. *Swan, H. J. C., F. S. Forrester, G. Diamond, K. Chatterjee, W. Parmley:* Hemodynamic spectrum of myocardial infarction and cardiogenic shock, a conceptional model. Circulation 45 (1972), 1097

141. *Taquini, C. M.:* Cardiac function in experimental hypertension. Am. Heart J. 116 (1988), 607

142. *Thadani, U., R. O. West, T. M. Mathew, J. O. Parker:* Hemodynamics at rest and during supine and sitting bicycle exercise in normal subjects. Am. J. Cardiol. 39 (1977), 776

143. *Ulmer, W. T.:* Lungenkreislauf. Springer, Berlin 1968

144. *Ulmer, W. T.:* Hypertrophie des rechten Herzens aus der Sicht des Klinikers. Verh. dt. Ges. Kreislaufforsch. 38 (1972), 102

145. *Ulmer, W. T., E. Reif, W. Willer:* Die obstruktiven Atemwegserkrankungen. Pathophysiologie des Kreislaufes, der Ventilation und des Gasaustausches. Thieme, Stuttgart 1966

146. *Upton, M. T., et al.:* Effect of brief and prolonged exercise on left ventricular function. Am. J. Cardiol. 45 (1980), 1154

147. *Wagenvoort, C. A., N. Wagenvoort:* Pathology of pulmonary hypertension. J. Wiley and Sons, New York 1977

148. *Weiner, B. H., J. S. Alpert, J. E. Dalen, J. S. Ockene:* Response of the right ventricle to exercise in patients with chronic heart disease. Am. Heart J. 105 (1983), 386

149. *Weiner, L., E. M. Dwyer, J. W. Cox:* Left ventric-
     ular hemodynamics in exercise-induced angina
     pectoris. Circulation 38 (1968), 240
150. *West, J. B.:* Ventilation, blood flow, and gas ex-
     change. Oxford Blackwell Scientific Publications,
     Oxford 1970

151. *Wiechmann, H. W.:* Ruhe- und Belastungshämody-
     namik bei essentieller Hypertonie. Dt. med.
     Wschr. 115 (1990), 163
152. *Zwick, H., F. Kubicek:* Die Bedeutung der beein-
     flussenden Faktoren auf den Pulmonalarterien-
     druck. Herz/Kreislauf 7 (1975), 443

Indikation zur Einschwemmkatheteruntersuchung

Weil man durch Einschwemmkatheterunter-suchungen zuverlässige Aussagen über den Grad der Myokardschädigung und der Myo-kardischämie beim akuten Herzinfarkt er-hält, ist die Indikation zu dieser Untersu-chung in der Intensivmedizin in der Vergan-genheit oftmals zu großzügig gestellt wor-den. Vor allem in den USA hat die weitver-breitete Popularität hämodynamischer Mes-sungen offensichtlich zur kritiklosen Anwen-dung der Einschwemmkatheteruntersuchung auf den Intensivstationen geführt.

Da schnelle Veränderungen der kardiovas-kulären Funktion oftmals nicht von eindeuti-gen klinischen Symptomen beantwortet wer-den und klinische Befunde der hämodynami-schen Situation oft lange hinterherhängen, lassen sich rapide Verschlechterungen und auch Verbesserungen der zentralen Hämody-namik nur durch die direkte Messung mittels Einschwemmkatheter sicher erfassen – mit oft entscheidenden Konsequenzen für die einzuleitende Therapie. Auch wenn bisher durch keine Studie belegt wurde, daß die Einführung der Einschwemmkatheterunter-suchung in die Intensivmedizin die Mortalität kritisch kranker Patienten verbessert hat, so sollte man sich im Zweifelsfall auch heute noch zu dieser Untersuchung entschließen, wenn technische und personelle Vorausset-zungen auf der Intensivstation gegeben sind. Eine mehrtägige hämodynamische Überwa-chung ist aber durch eine relativ hohe Kom-plikationsrate belastet. Wie bei allen diagno-stischen Eingriffen müssen Risiko und Infor-mationswert der Einschwemmkatheterunter-suchung kritisch gegeneinander abgewogen werden.

Auf der anderen Seite wird die diagnostische Aussagekraft der Einschwemmkatheterun-tersuchung in Verbindung mit einer ergome-trischen Belastung bei chronischen kardio-pulmonalen Erkrankungen oft unterschätzt. Die funktionsdiagnostische Bedeutung dieser Untersuchung scheint in den USA bislang nicht erkannt worden zu sein. Man gewinnt mit dem Druckanstieg in der Pulmonalarterie und der Pulmonalkapillare unter Belastung einen dritten Ischämieindikator – neben der Angina pectoris und der ST-Streckensen-kung im Belastungs-EKG –, der entschei-dend zur Einschätzung der koronaren Herz-krankheit beiträgt. Zur Abklärung unklarer Herzschmerzen oder diskrepanter Befunde kann die Belastungs-Einschwemmkatheter-untersuchung entscheidend weiterhelfen; es sei denn, daß man sich in diesen Fällen sofort zur aufwendigeren Koronarangiographie oder Myokardszintigraphie entschließt. In der Funktionsdiagnostik ist das Risiko der Einschwemmkatheteruntersuchung so ge-ring, daß sie als „semiinvasive" Methode zwischen der Ergometrie und der Koronar-angiographie angesiedelt werden kann und das Risiko eines Belastungselektrokardio-gramms nicht übersteigt.

Intensivmedizin

Bei jedem anhaltenden *lebensbedrohlichen Herz- und Kreislaufversagen* ist die Ein-schwemmkatheteruntersuchung zur Klärung der Ursache und Steuerung der Therapie in-diziert (Tab. 15). So weisen erhöhte links-ventrikuläre Füllungsdrücke (Pulmonalkapillardruckwerte) bei erniedrigtem Herzminutenvolumen auf ein Versagen des linken Ventrikels hin, z. B. im Rahmen eines akuten Herzinfarktes. Liegt nach einem Herzinfarktereignis bei gleichzeitig erniedrigtem Herzminutenvolumen der Druck im rechten Vorhof höher als in der Pulmonalkapillare bzw. im linken Vorhof, ist ein rechtsventrikulärer Herzinfarkt anzunehmen. Bei erhöhtem Pulmonalarteriendruck (PAP) mit normalem linksventrikulärem Füllungsdruck (PCP) und Herzminutenvolumen liegt eine sekundäre pulmonale Hypertonie, z. B. bei Lungenembolie, vor. Sind sowohl die rechts- (ZVD) als auch linksventrikulären (PCP) Füllungsdrücke erniedrigt, so ist ein Volumenmangel, z. B. aufgrund einer Blutung, als Ursache des Kreislaufversagens anzunehmen. Bei unklaren Zuständen von Dyspnoe und Kollaps wird durch die Einschwemmkatheteruntersuchung oftmals aufgedeckt, daß bei sonst negativen Befunden eine Lungenembolie verantwortlich ist.

Eine exakte *Volumensubstitution* und Therapie mit vasodilatatorischen und positiv inotropen Substanzen ist bei akutem Herz-Kreislauf-Versagen nur bei Kenntnis der zentralhämodynamischen Verhältnisse möglich. So sind z. B. beim Schock Vasodilatantien indiziert, wenn die linksventrikulären Füllungsdrücke (PCP) erhöht sind, jedoch kontraindiziert, wenn diese niedrig liegen. Im letzteren Fall steht eine Volumensubstitution im Vordergrund. Auch bei Blutverlust wird so lange Volumen zugeführt, bis sich die rechts- und linksventrikulären Füllungsdrücke normalisiert haben.

Eine hämodynamische Überwachung durch Einschwemmkatheter wird heute in einigen Zentren bei allen *Herzoperationen und anderen großen operativen Eingriffen* routinemäßig vorgenommen (Tab. 16). Dabei ermittelt man die hämodynamische Ausgangssituation vor Einleitung der Narkose, überprüft die Auswirkungen der Narkose und der Operation und überwacht postoperativ den Kreislauf – oftmals über mehrere Tage –, bis sich die Herz-Kreislauf-Verhältnisse wieder sta-

– Klärung unklarer Zustände bei Kreislaufkollaps und -schock
– Klärung unklarer Zustände bei akuter Dyspnoe
– Therapiesteuerung durch Volumensubstitution, Vasodilatantien und positiv inotrope Substanzen

Tab. 15 Indikationen zur Einschwemmkatheteruntersuchung in der Intensivmedizin.

bilisiert haben. Offensichtlich läßt sich durch die hämodynamische Überwachung die operative und postoperative Mortalität senken.

Bei Lungenerkrankungen ist die präoperative Kenntnis der Pulmonalarteriendruckverhältnisse wichtig. Patienten mit einem Pulmonalarteriendruck von im Mittel 40–50 mm Hg gelten bei thoraxchirurgischen Eingriffen als inoperabel.

Um das Risiko einer hämodynamischen Langzeitüberwachung zu mindern, kann man sich bei bestimmten Fragestellungen mit der Überwachung des zentralen Venendrukkes (ZVD) durch den Einschwemmkatheter begnügen, insbesondere wenn Probleme durch Volumenmangel bzw. Volumensubstitution bestehen, wie z. B. während der intra- oder postoperativen Überwachung.

In der *kardiologischen Intensivmedizin* sollte die Indikation zur Einschwemmkatheteruntersuchung wegen der Risiken einer Langzeitüberwachung heute zurückhaltend gestellt werden. Auf der anderen Seite muß bei jedem lebensbedrohlichen und unklaren Herz-Kreislauf-Versagen die Indikation zur Einschwemmkatheteruntersuchung rechtzeitig gestellt werden, da oftmals nur die Kenntnis der zentralen Hämodynamik die Ursache klären und die adäquate Therapie finden läßt.

Eine Einschwemmkatheteruntersuchung ist auch zu erwägen, wenn aufgrund der Infarktausdehnung, eines arteriellen Blutdruckabfalls, einer Oligurie, einer anhaltenden Angina pectoris oder Dyspnoe mit einem komplizierten Verlauf gerechnet werden muß oder wenn man wegen plötzlich auftretender sy-

Prä-, peri- und postoperative hämodynamische
Überwachung bei:
– Großen abdominellen und thorakalen Eingriffen mit
  großen Blutverlusten, Einsatz der Herz-Lungen-
  Maschine und Aortenabklemmung
– Patienten in höherem Lebensalter (über 65 Jahre)
– Patienten mit Lungenerkrankungen (Verdacht auf
  pulmonale Hypertonie)
– Patienten mit kardialer Anamnese (Herzfehler,
  Angina pectoris)
– Patienten mit Zustand nach Herzinfarkt in den letzten
  4 Wochen

**Tab. 16   Indikationen zur Ein-
schwemmkatheteruntersuchung in
der chirurgischen Intensivmedizin.**

– Großer Myokardinfarkt
  ● Infarktveränderung in mehr als 3 EKG-Ableitungen
  ● CKMB über 50 mmol/l in den ersten 6 Stunden
– Systolischer Blutdruckabfall unter 90 mm Hg
– Oligurie mit Harnausscheidung unter 50 ml/h
– Kaltschweißige, zyanotische Haut
– Zunehmende Dyspnoe
– Anhaltende oder wiederauftretende Angina pectoris
– Auskultatorische Hinweise auf Septumruptur, akute
  Mitralinsuffizienz
– Klinische Hinweise auf Herzbeuteltamponade

**Tab. 17   Indikationen zur Ein-
schwemmuntersuchung beim
akuten Herzinfarkt.**

stolischer Geräusche eine akute Mitralinsuffizienz durch Papillarmuskelabriß oder Septumruptur vermutet (Tab. 17). Auch der
rechtsventrikuläre Infarkt läßt sich oftmals
erst durch die Einschwemmkatheteruntersuchung erfassen. Die Herzbeuteltamponade
durch eine hämorrhagische Perikarditis oder
Myokardruptur wird auf diese Weise richtig
eingeschätzt.

Herzinfarktrehabilitation

Vor der Durchführung einer Rehabilitation,
insbesondere einer Bewegungstherapie, ist
die Kenntnis der zentralen Hämodynamik
durch eine Einschwemmkatheteruntersuchung in Ruhe und bei körperlicher Belastung bei jedem Herzinfarktpatienten wün-

schenswert. Diese Untersuchung vermittelt
einen zuverlässigen Eindruck
– vom *Ausmaß des myokardialen Schadens*
  durch den Herzinfarkt und von den hämodynamischen Auswirkungen eines Herzwandaneurysmas,
– vom *Ausmaß einer Ischämie* des Restmyokards bei einer koronaren Mehrgefäßerkrankung.

Bei stark pathologischem Ergebnis der Einschwemmkatheteruntersuchung wird man
dem Patienten zu körperlicher Schonung raten, von einer Bewegungstherapie Abstand
nehmen und eine weitere diagnostische Abklärung durch Koronarangiographie und
Ventrikulographie anstreben. Zwar hat die
Einschwemmkatheteruntersuchung, wenn
sie unter den Bedingungen der Rehabilitation

– Erfassung des Ausmaßes des Myokardschadens durch die Infarzierung
– Erfassung der Ischämie des Restmyokards bei Mehrgefäßerkrankung
– Abklärung diskrepanter Befunde der nichtinvasiven Herzfunktionsdiagnostik
– Beurteilung der körperlichen Belastbarkeit
– Prognostische Aussagen aufgrund der Ventrikelfunktionsstörung
– Verlaufsbeobachtung und Therapiekontrolle

Tab. 18 Indikationen zur Einschwemmkatheteruntersuchung in der Rehabilitation nach Herzinfarkt.

durchgeführt wird, nur eine geringe Komplikationsrate und ist deshalb bei jedem Herzinfarktpatienten im Hinblick auf den wichtigen Informationswert zu vertreten, sie wird aber nicht bei allen Patienten zu realisieren sein. Einerseits kann der Patient sein Einverständnis zur Durchführung dieses invasiven Eingriffes verweigern, andererseits, was häufiger der Fall ist, reicht die Untersuchungskapazität eines Zentrums nicht aus, um alle Patienten zu erfassen. Grundsätzlich sollte man aber die Einschwemmkatheteruntersuchung nach einem Herzinfarkt in der Rehabilitationsphase anstreben (Tab. 18):

a) Wenn sich *Diskrepanzen zwischen subjektiven Beschwerden und den Befunden aus der Ergometrie* ergeben. Durch den Einschwemmkatheter gewinnt man anhand der Druckerhöhung im Lungenkreislauf unter Belastung neben der ST-Streckensenkung und der Angina pectoris einen weiteren Ischämieindikator, der in Zweifelsfällen für die richtige Beurteilung entscheidend sein kann. So ist die Einschwemmkatheteruntersuchung bei Patienten indiziert, die über Herzschmerzen klagen, aber im Belastungs-EKG keine entsprechenden ST-Streckenveränderungen aufweisen, oder umgekehrt, wenn sie beschwerdefrei sind, obwohl ST-Streckensenkungen auf eine Koronarinsuffizienz hinweisen.

b) Wenn *Diskrepanzen bestehen zwischen den objektiven Hinweisen auf eine Herzinsuf-* *fizienz*, z. B. röntgenologische Herzvergrößerung oder elektrokardiographischer Hinweis auf ein Herzwandaneurysma, *und der guten körperlichen Leistungsfähigkeit*, oder umgekehrt, wenn der Patient über Dyspnoe und Leistungsschwäche klagt, obwohl sich röntgenologisch und klinisch keine Hinweise für eine Herzinsuffizienz ergeben. In diesen Fällen bringt eine Einschwemmkatheteruntersuchung mit ergometrischer Belastung Aufklärung darüber, ob eine Förderinsuffizienz des Herzens vorliegt.

c) Auch wenn man bei fraglicher Herzinfarktanamnese und bei sogenannten *funktionellen (nervösen) Herzbeschwerden* eine wesentliche koronare Herzkrankheit ausschließen will, wird man sich zur Einschwemmkatheteruntersuchung entschließen. Als gering belastende und risikoarme Methode hat sie damit ihren Platz in der Vorfelddiagnostik zur Koronarangiographie und Ventrikulographie.

d) Immer wenn aufgrund der Infarktnarbe im Ruhe-EKG, der röntgenologischen Herzgröße und einer ST-Streckensenkung im Belastungs-EKG eine erhebliche Myokardschädigung oder Myokardischämie angenommen werden muß, ist die Einschwemmkatheteruntersuchung indiziert, um diese Befunde zu untermauern und den *Schweregrad der Herzfunktionsstörung* genauer einzuschätzen. So wird das Ergebnis einer Einschwemmkatheteruntersuchung mit herange-

– Herzklappenfehler des rechten Herzens
– Septumdefekte (Vorhof, Ventrikel) und offener
  Ductus Botalli mit Links-rechts-Shunt
– Zustand nach herzchirurgischen Eingriffen
– Perikard- oder Myokarderkrankungen
– Koronare Herzkrankheit

Tab. 19 Indikationen zur Abklärung von kardialen Erkrankungen durch Einschwemmkatheter.

zogen, wenn nach einem Herzinfarkt über künftige berufliche und körperliche Belastbarkeit, über eine medikamentöse oder operative Therapie und damit auch über die weiterführende Diagnostik (Koronarangiographie, Ventrikulographie) entschieden werden muß. Bei allen Herzinfarktpatienten mit körperlich anstrengenden Berufen ist die Einschwemmkatheteruntersuchung unerläßlich, wenn über die weitere Berufs- und Erwerbsfähigkeit entschieden werden soll.

e) Wenn man bei jüngeren Herzinfarktpatienten aufgrund der *zentralen hämodynamischen Befunde die Prognose* besser einschätzen oder durch wiederholte Untersuchungen einen Eindruck über den Verlauf einer koronaren Herzkrankheit gewinnen möchte, wird man sich in der Herzinfarktrehabilitationsphase zur Einschwemmkatheteruntersuchung entschließen, da man mit ihrer Hilfe Aussagen zur Prognose und Progression der Herzerkrankung machen kann.

f) *Nicht indiziert ist die Einschwemmkatheteruntersuchung* bei Infarktpatienten, bei denen das Ausmaß der koronaren Herzkrankheit aufgrund des Elektrokardiogramms, der Ergometrie und der röntgenologischen Herzgrößenbestimmung genügend sicher eingeschätzt werden kann und bei denen wegen fehlender kardialer Beschwerden eingreifendere diagnostische und therapeutische Maßnahmen nicht erwogen werden. In diesen Fällen reichen nichtinvasive Untersuchungen aus, um die Belastbarkeit und die Indikation für eine medikamentöse und eine Bewegungstherapie zu stellen.

Kardiale Erkrankungen verschiedener Genese

Die Indikation für eine Einschwemmkatheteruntersuchung ist bei Verdacht auf eine Herzerkrankung dann gegeben, wenn wegen des Aufwandes, der Belastung durch Röntgenstrahlen und wegen des Untersuchungsrisikos eine konventionelle Katheteruntersuchung umgangen werden soll. So kann man durch einen normalen Einschwemmkatheterbefund hämodynamisch bedeutsame angeborene und erworbene Herzfehler sowie myokardiale und koronare Herzkrankheiten als Ursache von kardiopulmonalen Beschwerden ausschließen (Tab. 19).

Bei *angeborenen und erworbenen Herzfehlern* wird man durch Einschwemmkatheteruntersuchungen vorwiegend eine Ausschlußdiagnostik betreiben, wenn man bei unklaren Auskultationsbefunden oder fraglichen röntgenologischen und elektrokardiographischen Veränderungen ein hämodynamisch bedeutsames Vitium, wie Vorhofseptumdefekt, Pulmonal- oder Mitralstenose, abklären möchte. Steht von vornherein fest, daß ein herzchirurgischer Eingriff notwendig wird, dann reicht die Einschwemmkatheteruntersuchung im allgemeinen nicht aus. In diesen Fällen sollte man unter Röntgenkontrolle versuchen, Septumdefekte oder fehleinmündende Lungenvenen mit dem konventionellen halbsteifen, dirigierbaren Cournand-Katheter zu sondieren, um in verschiedenen Herz- und Gefäßabschnitten gezielt Blutabnahmen vorzunehmen und bestimmte Areale angiographisch darzustellen.

– Beurteilung der hämodynamischen Relevanz unter
  Ruhe- und Belastungsbedingungen
– Präzisierung des optimalen Operationszeitpunktes
  durch EK-Verlaufskontrollen
– Erfolgsbeurteilung medikamentöser und vor allem
  operativer Eingriffe
– Beurteilung der prä- und postoperativen körperlichen
  Belastbarkeit

Tab. 20   Indikationen zur Einschwemmkatheteruntersuchung bei angeborenen und erworbenen Herzkrankheiten.

Häufig gelingt aber die Sondierung der Pulmonalarterie mit dem Ballonkatheter bei schwerer pulmonaler Hypertonie leichter und risikoärmer als mit den konventionellen Kathetern. Wenn der Cournand-Katheter nicht über die Ausflußbahn des rechten Ventrikels in den Truncus pulmonalis geführt werden kann, versucht man, den kleinkalibrigen Mikrokatheter nach *Grandjean* im Lumen des Cournand-Katheters vorzuführen und mit dem Einschwemmkatheter die Pulmonalarterie zu sondieren. Mit dem Angiographieballonkatheter nach *Berman* nehmen wir heute rechtsventrikuläre Angiographien vor, weil der Ballon verhindert, daß sich die Katheterspitze in den Trabekeln verfängt.

Bei der Abklärung linksventrikulärer Herzklappenfehler durch eine kombinierte, simultane Rechts-links-Herzkatheteruntersuchung, z. B. zur Bestimmung von Flußgradienten an der Mitralklappe, verwenden wir als Rechtskatheter ebenfalls oft einen Ballonkatheter wegen der einfachen technischen Handhabung und weil die Wedge-Position zur Pulmonalkapillardruckmessung sicherer und schneller als mit konventionellen Kathetern erreicht wird, insbesondere bei pulmonaler Hypertonie.

Während die Einschwemmkathetermethode zur Untersuchung von Herzfehlern, die einer herzchirurgischen Korrektur unterzogen werden müssen, allein nicht ausreicht, eignet sie sich gut zur postoperativen Einschätzung der Funktion einer künstlichen Herzklappe, der Dichtigkeit eines Septumverschlusses oder der Rückbildung einer pulmonalen Hypertonie (Tab. 20).

Bei den *Kardiomyopathien* unterschiedlicher Genese kann die Diagnose heute durch die Echokardiographie sicher genug gestellt werden. Eine Ventrikulographie und Koronarangiographie sind nur notwendig, wenn eine segmentale und koronare Herzkrankheit ausgeschlossen werden muß. Die Einschwemmkatheteruntersuchung mit körperlicher Belastung gibt eine wichtige zusätzliche Information über die hämodynamischen Auswirkungen der Herzmuskelerkrankung, eine Wiederholung der Untersuchung informiert über den Krankheitsverlauf. Eine Differenzierung in dilatative, obstruktive und restriktive Kardiomyopathie ist aufgrund von Einschwemmkatheterdaten allerdings nicht sicher möglich. Auf der anderen Seite werden aber latente Kardiomyopathien, bei denen Elektrokardiographie, Echokardiographie und Ventrikulographie noch normal ausfallen können, oft erst durch die Einschwemmkatheteruntersuchung mit Ergometrie aufgedeckt. Bei einem elektrokardiographisch nachweisbaren Linksschenkelblock spricht ein pathologischer Einschwemmkatheterbefund für eine Kardiomyopathie als Ursache der Erregungsleitungsstörung.

Perikarderkrankungen, vor allem wenn sie mit einer Ergußbildung einhergehen, können echokardiographisch, also nichtinvasiv, sicher erfaßt werden, Einschwemmkatheteruntersuchungen zeigen aber den Grad der kardialen Einflußstauung. Die Entwicklung von Perikardverschwielungen (Panzerherz) mit chronischer Einflußstauung ist durch wiederholte Einschwemmkatheteruntersu-

chungen zu verifizieren und sicherer aufzudecken als mit der Echokardiographie.

Bei der *koronaren Herzkrankheit* liefert die
Einschwemmkatheteruntersuchung mit dem
Pulmonalkapillardruckverhalten unter ergometrischer Belastung neben den Angina-pec-
toris-Anzeichen und der ST-Streckensenkung im Belastungs-EKG den dritten Ischämieindikator. So wird man die Indikation
zur Einschwemmkatheteruntersuchung immer dann stellen, wenn bei Verdacht auf eine
koronare Herzkrankheit im Belastungs-EKG
einer der beiden Ischämieparameter fehlt
oder wenn das Elektrokardiogramm wegen
eines pathologischen Ausgangsbefundes
nicht verwertbar ist, z. B. beim Linksschenkelblock, bei WPW-Deformierungen, Digi-
talisimprägnationszeichen oder Infarktnarben in den diagnostischen Ableitungen. Auch
wenn eine typische ST-Streckensenkung wegen atypischer Beschwerden nicht als
sicheres Ischämiezeichen zu verwenden ist,
z. B. bei jüngeren Frauen, bringt die Einschwemmkatheteruntersuchung weitere
Klarheit. Kommt es zum PCP-Anstieg unter
Belastung, ist eine koronare Herzkrankheit
anzunehmen, bleibt er aus, kann man schwere Koronargefäßveränderungen ausschließen.

Die Einschwemmkatheteruntersuchung präzisiert die *Indikation zur Koronarangiographie und Ventrikulographie*. Im allgemeinen
sind bei diesen Untersuchungen keine gravierenden, operationsbedürftigen Befunde
zu erwarten, wenn die Einschwemmkatheteruntersuchung normal ausfällt. Auf der anderen Seite ergänzt sie die Koronarangiographie. So läßt sich anhand des PCP-Druck-
anstieges unter ergometrischer Belastung die
hämodynamische Bedeutung einer Koronararterienstenose besser einschätzen. Dies gilt
vor allem für die Fälle, bei denen aufgrund
des Angiogramms der Stenosegrad (z. B. nur
50 % oder bereits 70 % Einengung) und damit die hämodynamische Bedeutung nicht
sicher beurteilbar ist. Die Auswirkungen

eines ventrikulographisch dargestellten Aneurysmas lassen sich durch eine hämodynamische Belastungsuntersuchung mit Einschwemmkatheter deutlicher erkennen.

Auch das Ergebnis einer *operativen Revaskularisation* kann man durch Einschwemmkatheterbefunde voraussagen: Je höher der
PCP-Anstieg unter Belastung präoperativ
liegt, um so besser sind die Aussichten, daß
der Patient durch eine Koronararte-
rienoperation beschwerdefrei wird. Die Indikation für eine Aneurysmaresektion ergibt
sich nur dann, wenn man bei der Einschwemmkatheteruntersuchung unter Belastung eine erhebliche linksventrikuläre Dysfunktion findet. Aneurysmen ohne wesentliche hämodynamische Auswirkungen haben
eine gute Spontanprognose. Einschwemmkatheteruntersuchungen sind gut geeignet, operative Erfolge zu dokumentieren, insbesondere dann, wenn sie mit präoperativen Messungen verglichen werden können.
Bei uns wird die Einschwemmkatheteruntersuchung aus den oben genannten Gründen
jeder Koronarangiographie und Ventrikulographie vorgeschaltet. In Ergänzung zum
Belastungs-EKG decken wir mit dieser semiinvasiven Methode weitgehend das Untersu-
chungsspektrum der Myokardszintigraphie
und der Radionuklidangiographie ab.

Pulmonale Erkrankungen verschiedener Genese

Bei *pulmonalen Erkrankungen* stellt die Einschwemmkatheteruntersuchung eine wichtige Ergänzung zu den Lungenfunktionsprüfungen dar (Tab. 21). Mit ihrer Hilfe kann
man herausfinden, wie weit die Lungenpar-
enchymerkrankung zu einer sekundären Be-
teiligung des Lungenkreislaufes geführt hat.
Bei der primären pulmonalen Hypertonie
führt sie zur Diagnose. Die Höhe des Pulmonalarteriendruckes bzw. des Lungengefäßwiderstandes ist ein wichtiger prognostischer
Index. Wenn das Verhalten der Lungen-

- Direkte Messung einer pulmonalen Druckerhöhung bei Lungenparenchym- und Lungengefäßerkrankungen
- Direkte Messung des Funktionszustandes des rechten Ventrikels bei latenter und manifester Rechtsherzinsuffizienz
- Prüfung der therapeutischen Wirkungen von Medikamenten (z. B. Vasodilatantien), Sauerstoffgabe etc.
- Präoperative Pulmonalarteriendruckmessung bei geplanten Lungenresektionen, transbronchialen Lungenbiopsien, großen allgemeinen operativen Eingriffen bei chronischen Lungenerkrankungen, vor Lungentransplantationen
- Feststellung der Prognose und der körperlichen Belastbarkeit bei Verdacht auf pulmonale Hypertonie
- Verlaufsbeobachtung von pulmonalen Erkrankungen und hämodynamisches Monitoring bei akuter respiratorischer Insuffizienz und nichtkardialem Lungenödem (ARDS)

Tab. 21   Indikationen zur Einschwemmkatheteruntersuchung bei pulmonalen Erkrankungen.

strombahn unter körperlicher Belastung untersucht wird, können auch latente pulmonale Hypertonien aufgedeckt werden. Außerdem informiert die Einschwemmkatheteruntersuchung über den Kompensationsgrad des rechten Ventrikels, wobei sich durch eine ergometrische Belastung ein latentes Rechtsherzversagen u. U. auch bei einem in Ruhe noch voll kompensierten Cor pulmonale durch eine Druckerhöhung im rechten Vorhof darstellt. Die Einschwemmkatheteruntersuchung zeigt weiterhin, wie sich eine Lungenembolie hämodynamisch auswirkt, was für die Beurteilung der Langzeitprognose von Bedeutung ist. Vermutlich wird im Rahmen der pulmonologischen Diagnostik die Indikation zur Einschwemmkatheteruntersuchung heute noch zu selten gestellt.

Kontraindikationen

Es gibt keine *absoluten Kontraindikationen* für eine Einschwemmkatheteruntersuchung, eher für die Wahl des venösen Zugangs. Dieser ist über die Femoralvene zu vermeiden, wenn eine Bein- oder Beckenvenenthrombose oder eine Anamnese von Lungenembolien vorliegt, denn das Risiko einer Lungenembolie oder eines Thromboserezidivs darf nicht eingegangen werden. Bei ausgeprägtem

Lungenemphysem ist der Zugang über die Vena subclavia wegen der Gefahr des Pneumothorax kontraindiziert.

Die Untersuchung erfordert als nicht duldungspflichtiger, invasiver Eingriff das schriftliche Einverständnis des Patienten. Liegt diese vor Zeugen erstellte Zustimmung nicht vor, wird die Einschwemmkatheteruntersuchung von uns nur durchgeführt, wenn sich unter intensivmedizinischen Bedingungen eine vitale Indikation ergibt. Dabei muß das Risiko der Untersuchung im vernünftigen Verhältnis zum Informationswert stehen.

Als *relative Kontraindikationen* gelten für uns fieberhafte Infekte und Hyperkoagulabilität, denn der Einschwemmkatheter könnte zur Quelle septischer und thromboembolischer Komplikationen werden, besonders im Hinblick auf die Gefahr der septischen Endokarditis und Lungenembolie (Tab. 22). Bei therapeutisch nicht ausreichend kontrollierten Extrasystolen der Lown-Klassen III–V, bei komplettem Linksschenkelblock und einem WPW-Syndrom sehen wir ein erhöhtes Risiko für lebensbedrohliche Arrhythmien, komplette Erregungsleitungsblockierungen und Asystolien. Wir betrachten diese Rhythmusstörungen deshalb als eine relative Kontraindikation für Einschwemmkatheter-

---

- Fehlendes schriftliches Einverständnis des Patienten
- Zu hohes Untersuchungsrisiko im Vergleich zu dem zu erwartenden geringen Informationswert
- Akute und subakute Infekte (z. B. grippaler Infekt)
- Hyperkoagulabilität
- Gefährliche, medikamentös noch nicht ausreichend kontrollierte ventrikuläre Herzrhythmusstörungen, kompletter Linksschenkelblock und AV-Blockierungen unterschiedlichen Grades (ohne prophylaktische rechtsventrikuläre Schrittmachersonde)
- Verdacht auf schwere pulmonale Hypertonie, Pulmonal- und Aortenklappenstenosen mit Gefahr der Synkopen bei körperlicher Belastung
- Zustand in den ersten beiden Monaten nach Schrittmacherimplantation

---

Tab. 22   Relative Kontraindikationen für Einschwemmkatheteruntersuchungen.

untersuchungen. Falls wir uns dennoch dazu entschließen, sollten die supra- und ventrikulären Tachykardien medikamentös kontrolliert sein. Beim Linksschenkelblock und bei AV-Blockierungen II. und III. Grades legen wir prophylaktisch eine Schrittmachersonde in den rechten Ventrikel oder benutzen den Paceport-(TM-)Katheter mit Chandler-(TM-)Stimulationssonde, so daß sofort eine Ventrikelstimulation erfolgen kann, wenn bei der Passage des Einschwemmkatheters durch die rechte Hauptkammer totale Blockierungen auftreten sollten. Auf der anderen Seite ziehen wir gerade in diesen Situationen den Einschwemmkatheter vor, weil er seltener zu Herzrhythmus- und Herzleitungsstörungen führt als der konventionelle halbsteife Katheter.

Bei Verdacht auf eine pulmonale Hypertonie ist jede Katheteruntersuchung mit einem erhöhten Risiko verbunden, da schon Salven von Extrasystolen und Tachykardien zum Kreislaufzusammenbruch führen können. Da sich bei schweren Pulmonal- und Aortenklappenstenosen (Gradient über 100 mm Hg bei der Dopplerflußechokardiographie) die körperliche Belastung wegen der Gefahr von Synkopen verbietet, stellen wir bei diesen Vitien die Indikation zur Einschwemmkatheteruntersuchung zurückhaltend. Bei der Pulmonalklappenstenose kommt die Gefahr hinzu, daß durch den Katheterballon das Restostium verlegt werden kann.

Bei venös implantierten Schrittmachern stellen wir die Indikation zur Einschwemmkatheteruntersuchung in den ersten beiden Monaten nach der Operation zurückhaltend; danach haben wir keine Bedenken, diese Untersuchung durchzuführen, weil wir bisher nie eine Schrittmacherdislokation erlebt haben. Wir empfehlen allerdings, die Untersuchung unter Röntgenkontrolle fortzuführen, wenn Schwierigkeiten beim Vorführen oder Zurückziehen des intrathorakal liegenden Einschwemmkatheters auftreten.

Literatur

1. *Armstrong, P. W., R. S. Baigrie:* Hemodynamic monitoring in the critically ill. Harper and Row, New York 1980
2. *Barry, W. H., W. Grossman:* Cardiac catheterization. In: Heart disease, vol. 1. *Braunwald, E.* (ed.). W. B. Saunders, Philadelphia 1984
3. *Bleifeld, W.:* Therapie des akuten Herzinfarktes aus hämodynamischer Sicht. Dt. med. Wschr. 104 (1979), 1215
4. *Bleifeld, W., P. Hanrath, W. Merx, K. W. Heinrich, S. Effert:* Akuter Myokardinfarkt, I. Hämodynamik des linken Ventrikels. Dt. med. Wschr. 97 (1972), 1907
5. *Both, A., U. Gleichmann, F. Loogen, W. Mäurer, J. Ressl:* Erfahrungen bei der Anwendung von Mikrokathetern in der kardiologischen Diagnostik. Z. Kreislaufforsch. 58 (1969), 1212
6. *Buchbinder, N., W. Ganz:* Hemodynamic monitoring invasive techniques. Anaesthesiology 45 (1976), 146

7. *Buchwalsky, R.:* Therapiekontrolle durch Einschwemmkatheter. Z. Kardiol. 72 (1983), 88
8. *Buchwalsky, R.:* Nutzen und Risiken des hämodynamischen Monitorings durch Einschwemmkatheter beim akuten Herzinfarkt. Z. Kardiol. 77, Suppl. 4 (1988), 3
9. *Buchwalsky, R., E. Zeh:* Zentraler Venendruck und klinische Symptomatik des Herzinfarktes. Z. Kardiol. 61 (1972), 124
10. *Bücking, J., M. Funck, U. Schnärle, W. Vieweg:* Invasives Monitoring beim transmuralen Herzinfarkt – Ausnahme oder Routine. Intensivmedizin 20 (1983), 279
11. *Bungeroth, K. A.:* Die Einschwemmkatheteruntersuchung zur Erkennung einer gestörten Hämodynamik des Herzens in Ruhe und bei Belastung. Med. Tech. 1 (1976), 10
12. *Feild, B. J., R. O. Russel, D. Hunt, C. E. Rackley:* Clinical usefulness of hemodynamic monitoring in acute myocardial infarction. Am. J. Cardiol. 26 (1970), 632
13. *Fitzpatrick, G. F., L. G. Hampson, J. H. Burgess:* Bedside determination of left atrial pressure. Can. Med. Ass. J. 106 (1972), 1293
14. *Gallagher, T. J.:* The use of Swan-Ganz-catheter in anesthesia: sophisticated method or an essential one? In: Hämodynamik in der perioperativen Phase. *Lawin, P., H. van Aken* (Hrsg.). Thieme, Stuttgart–New York 1983
15. *Gleichmann, U., A. Both, H. Kreuzer, L. L. Seipel:* Einschwemmkatheter zur Bestimmung von Links-Rechts-Kurzschlüssen mit Hilfe von Wasserstoff. Z. Kreislaufforsch. 59 (1970), 1
16. *Görnandt, L.:* Rechtsherz-Einschwemmkatheteruntersuchung. In: Herzkrankheiten. *Roskamm, H., H. Reindell* (Hrsg.). Springer, Berlin–Heidelberg–New York 1982
17. *Grandjean, T., C. Hahn:* Die kontinuierliche Messung des Lungenarteriendruckes in der postoperativen Überwachung nach offenen Herzoperationen. C. H. F. Müller, Hamburg 1970
18. *Guyton, A. C., C. E. Hone:* Central venous pressure: Physiology, significance and clinical applications. Am. Heart J. 86 (1973), 431
19. *Hanrath, P., W. Bleifeld, D. Mathey:* Die klinische Wertigkeit der Pulmonalarteriendruckmessung bei der hämodynamischen Überwachung des akuten Myokardinfarktes. Verh. dt. Ges. inn. Med. 79 (1973), 1161
20. *Hanrath, P., W. Bleifeld, D. Mathey, W. Merx:* Akuter Myokardinfarkt. IX. Die Bedeutung der Pulmonalarteriendrucküberwachung, Prognose und Therapie. Dt. med. Wschr. 99 (1974), 219
21. *Hartel, W., J. Lenz, W. Riber, G. Schuster, P. Wylicil, J. Wehrmann:* Die Bedeutung der Pulmonaldruckmessung innerhalb der Lungenfunktion vor und nach Lungenresektion. Thoraxchirurgie 18 (1970), 445
22. *Hedit, H. W., S. E. Karahalios, J. A. Ormiston, S. J. Schnugg, J. M. Hopkins, B. N. Singh:* Pattern of exercise response in patients with severe left ventricular dysfunction. Am. Heart J. 104 (1982), 718
23. *Hennersdorf, G., W. Huhmann, G. Walpurger, W. Hartmann:* Continuous measuring of diastolic pulmonary artery pressure in acute myocardial infarction in man. 6. Europäischer Cardiologen-Kongress, Madrid 1972
24. *Holliday, R. L., P. J. Doris:* The critically ill surgical patients. In: Hemodynamic monitoring in the critically ill. *Armstrong, P. W., R. S. Baigrie* (eds.). Harper and Row, New York 1980
25. *Hugenholtz, G., J. Heikkila, J. Pool, D. Paladino, F. Hagemeyer, A. C. Arutzenius:* Invasive or non-invasive monitoring. Circulation 45/46, Suppl. II (1972), 295
26. *Hunt, D., J. Pombo, C. Potamin, R. O. Russell, C. E. Rackley:* Intravascular monitoring in acute myocardial infarction. Am. J. Cardiol. 25 (1970), 104
27. *Katz, J. D., L. H. Cronan, P. G. Barash:* Pulmonary artery flow guided catheters in the perioperative period. J. Am. med. Ass. 237 (1977), 2832
28. *Klempt, H. W., G. Bachour, E. Most, D. Gradaus, E. Schmidt, F. Bender:* Ergebnisse der Ballon-Einschwemm-Herzkatheterisierung in den verschiedenen Anwendungsformen. Verh. dt. Ges. inn. Med. 80 (1974), 1169
29. *Konietzko, N.:* Rechtsherzkatheterismus in der pneumologischen Diagnostik. In: Pneumologische Diagnostik. *Matthys, A., D. Nolte* (Hrsg.). Dustri, München 1981
30. *Lappas, D., W. A. Lehl, J. C. Gabel:* Indirect measurement of left atrial pressure in surgical patients – pulmonary capillary wedge and pulmonary artery diastolic pressure compared with left atrial pressure. Anaesthesiology 38 (1973), 394
31. *Löllgen, H., H. Wollschläger, T. Bonzel, H. Just:* Invasive Überwachung bei kardialen Erkrankungen. Diagnostik und Intensivtherapie 7 (1981), 113
32. *Matthys, H.:* Pneumologie. Springer, Berlin–Heidelberg–New York 1982
33. *Mond, H. G., D. Hunt, G. Sloman:* Hemodynamic monitoring in the coronary care unit using the Swan-Ganz right-heart-catheters. Br. Heart J. 35 (1973), 635
34. *Nadginabadi, M. H., R. Rastan:* Subclavian approach for cardiac catheterization with balloon-tipped pulmonary arterial catheter. Am. J. Cardiol. 41 (1978), 613
35. *Nechwatal, W., A. Eversmann, E. König:* Erfahrungen mit dem Einschwemmkatheter in der Funktionsdiagnostik des Herzens. Münch. med. Wschr. 39 (1975), 1565
36. *Pace, N. L.:* A critique of flow-directed pulmonary arterial catheterization. Anaesthesiology 47 (1977), 455

37. *Pietak, S. P., S. I. Teasdale:* Anaesthesia for the high risk patient. In: Hemodynamic monitoring in the critically ill. *Armstrong, P. W., R. S. Baigrie* (eds.). Harper and Row, New York 1980

38. *Rackley, C. E., R. O. Russell jr.:* Left ventricular function in acute myocardial infarction and its clinical significance. Circulation 45 (1972), 231

39. *Richards, D. W.:* Cardiac output by the catheterization technique in various clinical conditions. Fed. Proc. 4 (1945), 215

40. *Robin, E. D.:* The cult of the Swan-Ganz catheter: Overuse and abuse of pulmonary flow catheters. Ann. intern. Med. 103 (1984), 445

41. *Rosenbaum, R. W., M. F. Hayes jr., D. C. Morello, T. Matsumoto:* The importance of pulmonary artery pressure monitoring. Surg. Gynec. Obstet. 136 (1937), 261

42. *Roskamm, H.:* Funktionsprüfung von Herz und Kreislauf. Kurzmonographie Sandoz 2, 1971

43. *Roskamm, H.:* Einschwemmkatheterisierung. In: Vom Belastungs-EKG zur Koronarangiographie. *Kaltenbach, M., H. Roskamm* (Hrsg.). Springer, Berlin–Heidelberg–New York 1980

44. *Roskamm, H., K. Schnellbacher, L. Samek:* Zustand nach Herzinfarkt: Welche Untersuchungen zu welchem Zeitpunkt und bei welchem Patienten? Z. Kardiol. 72 (1983), 195–201

45. *Russell, R. O., D. Hunt, C. Potanin, C. Rackley:* Hemodynamic monitoring in a coronary intensive care unit. Arch. intern. Med. 130 (1972), 370

46. *Scheimann, M. M., J. A. Abbott, E. Rapaport:* Clinical uses of a flow-directed right heart catheter. Arch. intern. Med. 124 (1969), 19

47. *Schnellbacher, K.:* Einschwemmkatheteruntersuchung. RHZ aktuell 11/89, Bad Krozingen 1989

48. *Schumacher, G., R. Schreiber, H. P. Lorenz, K. Bühlmeyer:* Herzkatheteruntersuchung und Angiographie. In: Diagnostik angeborener Herzfehler. *Schumacher, G., K. Bühlmeyer* (Hrsg.). perimed Fachbuch-Verlagsgesellschaft, Erlangen 1989

49. *Schwartz, D. C., S. Kaplan:* Cardiac catheterization and selective angiography in infants with a new flow-directed catheter. Catheterization and cardiovascular diagnosis 1 (1975), 59

50. *Sprung, C. L.:* Pulmonalarterienkatheter, übersetzt von *K. Reinhart* und *L. Hannemann*. Springer, Berlin–Heidelberg–New York 1989

51. *Stanger, P., M. A. Heymann, J. E. Hoffmann, A. M. Rudolph:* Use of the Swan-Ganz catheter in cardiac catherization of infants and children. Am. Heart J. 83 (1972), 749

52. *Steele, P., H. Davies:* The Swan-Ganz catheter in the cardiac laboratory. Br. Heart J. 35 (1973), 647

53. *Stellpflug, H., H. Huth, U. Hartenauer:* Komplikationen durch Venenkatheterfehllage zunehmend häufiger. Klinikarzt 5 (1983), 400

54. *Swan, H. J. C.:* Role of hemodynamic monitoring in the management of the critically ill. Crit. Care Med. 3 (1975), 83

55. *Westermann, K. W.:* Technik und klinische Bedeutung der Einschwemmkatheter-Methode. Med. Klin. 68 (1973), 1057

56. *Zeh, E., R. Buchwalsky:* Der zentrale Venendruck beim frischen Herzinfarkt. Med. Welt 21 (1970), 106

57. *Zimmermann, H. A.:* Intravascular catheterization, 3rd ed. Charles C. Thomas, Springfield 1972

Technische Vorbereitung der Einschwemmkatheteruntersuchung

Apparative Ausrüstung

Kathetermaterial

Da *Cournand* 1945 zur ersten Herzkatheteruntersuchung einen Blasenkatheter verwendete, wird auch heute noch die Katheterdicke wie beim Blasenkatheter in French-Gauge angegeben (Tab. 23).

Der *Original-Cournand-Katheter* (Abb. 43A) hat eine Länge von 100 oder 125 cm, eine unterschiedliche Dicke von 6–8 French und 5 cm von der Spitze entfernt eine Krümmung von 45°. Er besteht aus gewebtem Plastikmaterial, ist röntgenstrahlenundurchlässig und wegen seiner guten Drehstabilität im Herzen und in den Gefäßen gut zu dirigieren. Zur Abklärung von angeborenen Herzfehlern wird er deshalb nach wie vor eingesetzt. Die Nachteile dieses Katheters liegen in seiner Steifigkeit mit den Gefahren der traumatischen Herzschädigung und der Auslösung von Herzrhythmusstörungen. Zur Kontrastmittelinjektion benutzt man ihn endständig geschlossen mit Seitenlöchern.

Der *Mikrokatheter (Pulmocath®) nach Grandjean* (Abb. 43B, 44a und b) ist 100–125 cm lang, hat einen Außendurchmesser von 0,85 mm und einen Innendurchmesser von 0,60 mm. Wegen des kleinen Kalibers sind Blutentnahmen nur mit kontinuierlichem, sanftem Sog von 2 ml/min möglich. Durch diesen Katheter ist eine einwandfreie Druckübertragung gewährleistet. Die Gefahr des Auslösens von Herzrhythmusstörungen wird dadurch vermindert, daß die letzten 5–

French	mm
3	0,85
4	1,3
5	1,7
6	2,0
7	2,3
8	2,7
9	3,0

Tab. 23   Umrechnung der Katheterdicke von French-Gauge in Millimeter.

10 cm der Katheterspitze zu einer weichen, schmallumigen und flexiblen Spitze auslaufen (Abb. 44 a und b). Der Katheter löst durch peitschenschnurartige Schleuderbewegungen im rechten Vorhof und im rechten Ventrikel aber häufiger Extrasystolen aus als der später beschriebene Ballonkatheter. Mit dem Mikrokatheter lassen sich der rechte Ventrikel und die Pulmonalarterie schwerer sondieren. Darüber hinaus wird mit dem Mikrokatheter nur selten eine Wedge-Position erreicht, so daß man nur ausnahmsweise den Pulmonalkapillardruck registrieren kann. Der Vorteil des Mikrokatheters liegt aber in seinem geringen Durchmesser, weshalb er über eine Punktionskanüle (z. B. Braunüle®) auch in kleinkalibrige Venen des Armes eingeführt werden kann. Daher wird er heute noch häufig zur Verlaufskontrolle angeborener Herzfehler im Kindesalter eingesetzt. Außerdem ist dieser Katheter preiswert und deshalb für den einmaligen Gebrauch geeignet. Der niedrige Preis ist vermutlich der

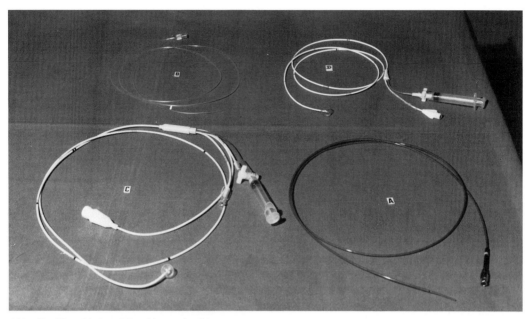

Abb. 43   Verschiedene Einschwemmkathetertypen:
A = halbsteifer, konventioneller Cournand-Katheter,
B = hochflexibler Mikrokatheter nach *Grandjean*,
C = 3lumiger Thermodilutionskatheter,
D = 2lumiger Balloneinschwemmkatheter nach *Swan-Ganz*.

Grund dafür, daß in den Ostblockländern vorwiegend der Mikrokatheter zur Einschwemmkatheteruntersuchung verwandt wird. Er führt auch bei mehrtägigem Monitoring nur zu einer geringen Irritation der Venen.

Viele Nachteile des Mikrokatheters werden durch den doppellumigen *Einschwemmballonkatheter nach Swan-Ganz* (Abb.43D) aufgehoben. Bei einer Gesamtlänge von 110 cm ist der Katheter mit schwarzen Ringen in 10-cm-Abstufungen markiert. Er hat einen Außendurchmesser von 1,7 mm (5 French) und einen Innendurchmesser von 1 mm. Wegen des größeren Außendurchmessers läßt sich dieser Katheter nur in größerlumige Venen über einen Tubus einführen. Die Blutabnahme ist leichter möglich als durch den engen Mikrokatheter. Es erfolgt ebenfalls eine einwandfreie Druckübertragung. Über ein zweites Lumen kann man mit 0,6–1,0 ml

Luft oder Kohlendioxid einen weichen Ballon aus Latex an der Katheterspitze aufblasen, der die harte Katheterspitze umhüllt (Angaben des Herstellers beachten, da bei nicht ausreichender Ballonfüllung die Katheterspitze nicht umhüllt ist). Dadurch verteilen sich die auf Endokard und Gefäßwand einwirkenden Schleuderkräfte der Katheterspitze auf eine größere Oberfläche, so daß beim Vorführen des Ballonkatheters im rechten Vorhof und Ventrikel seltener Extrasystolen ausgelöst werden als bei der Verwendung des Mikrokatheters und des Cournand-Katheters. Auch die Gefäß- und Herzverletzungsgefahr ist mit dem flexiblen Balloneinschwemmkatheter wesentlich geringer als mit dem steifen Cournand-Katheter. Der Ballon bietet dem Blutstrom eine größere Angriffsfläche, so daß dieser Katheter leichter und schneller mit dem Blutstrom seinen Weg in die Pulmonalarterie findet. Bei Katheterlage in einer Pulmonalarterienaufzwei-

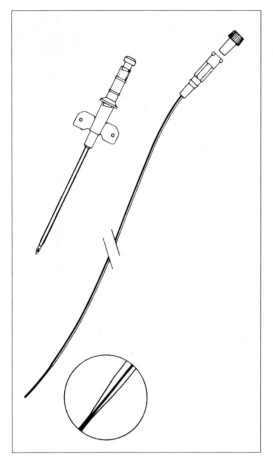

Abb. 44a Mikrokatheter nach Grandjean mit Einführungsbesteck zur Druckmessung in der Pulmonalarterie, z. B. Cardioflex®.

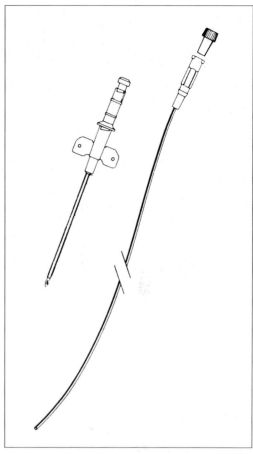

Abb. 44b Mikrokatheter mit verjüngter Spitze mit Einführungsbesteck zur Druckmessung in der Pulmonalarterie, z. B. Pulmoflex®.

gung dichtet der Ballon die Gefäßlichtung so ab, daß in der Regel eine technisch einwandfreie Pulmonalkapillardruckkurve registriert und aufgezeichnet werden kann.

Nach diesem Einschwemmkatheterprinzip können in einem dritten Lumen Thermistorsonden, Schrittmachersonden, Fiberoptik und Platinelektroden für besondere Fragestellungen untergebracht sein (Abb. 45, S., 80). Mit diesen 3lumigen Einschwemmkathetern sind dann neben Druckmessungen und Blutentnahmen Herzminutenvolumenbestimmungen, Angiographien, Herzstimula-

tionen, Sauerstoffsättigungs- und Indikatorbestimmungen zur Aufdeckung von Linksrechts-Shunts möglich (Tab. 24).

In der Intensivmedizin hat sich der *3lumige Einschwemmkatheter mit Thermistorsonde* zur hämodynamischen Überwachung durchgesetzt, da er neben der Druckregistrierung auch Herzminutenvolumenbestimmungen nach dem Temperaturverdünnungsverfahren zuläßt. Er ist ebenfalls 110 cm lang, hat die gleichen Abstandsmarkierungen wie der 2lumige Einschwemmkatheter, sein Außendurchmesser beträgt 2,3 mm = 7 French.

	Katheter-länge [cm]	Katheter-durchmesser [French]	Ballon-volumen [cm³]	Anwendungsbereich
Monitoring und Funktionsdiagnostik				
Für Erwachsene	110	5F	0,8	Messung der RA-, RV-, PA- und PCW-Drücke Infundieren und Blut-aspirieren zur Bestimmung des Herzminutenvolumens nach *Fick*
zweilumig	110	6F	1,0	
(Swan-Ganz-Katheter)	110	7F	1,5	
Für Erwachsene, Vielzweck-katheter, dreilumig	110	7F	1,5	
(Swan-Ganz-Katheter)	110	7F	1,5	
Für Kinder	60	4F	0,5	
zweilumig	60	5F	0,8	
Pulmonalarterien-angiographie				
Für Erwachsene	110	7F	1,5	Mit Seitenlöchern zur Lungen-angiographie, zusätzlich Mes-sung der RA-, RV- und PA-Drücke (nicht PCW) möglich
Berman®-(TM-)Katheter	110	8F	1,5	
Für Kinder	50	5F	1,0	
Stimulation				
Bipolarer Katheter zur Ein-führung über Vena cubitalis	90	5F	1,3	Temporäre, transvenöse Stimulation und intrakardiale EKG-Ableitung
Bipolarer Katheter mit J-för-miger Spitze zur Einführung über die Vena femoralis	90	5F	1,3	
Thermodilution				
Für Kinder, vierlumig	75	5F	0,8	Messung der RA-, RV-, PA- und PCW-Drücke, Bestim-mung des Herzminutenvolu-mens nach Thermodilutions-verfahren, Aspirieren und Infundieren
Für Erwachsene, vierlumig	110	7F	1,5	
Für Erwachsene, vierlumig mit S-förmiger Spitze zur Einführung über die Vena femoralis	110	7F	1,5	

Tab. 24   Fortsetzung s. nächste Seite.

	Katheter-länge [cm]	Katheter-durchmesser [French]	Ballon-volumen [cm³]	Anwendungsbereich
Thermodilution und Dauerinfusion				
Für Erwachsene, Katheter mit zusätzlichem proximalem Lumen für Dauerinfusionen	110	7,5F	1,5	Wie Thermodilutionskatheter, jedoch zusätzlich für Dauer-infusionen geeignet
Thermodilution und Stimulation				
Für Erwachsene, Paceport-(TM-) Katheter mit zusätzlichem Lumen für transluminale Ein-führung der Chandler-(TM-) Stimulationssonde	110	7,5F	1,5	Wie Thermodilutionskatheter, aber zusätzlich transluminale RV-Stimulation
Für Erwachsene, AV-Paceport-(TM-) Katheter mit zusätzlichen Atrium- und Ventrikel-elektroden	110	7F	1,5	Wie Paceport-(TM-)Katheter, aber zusätzlich atriale und ventrikuläre Sequenzstimula-tion und Ableitung des intra-kardialen EKGs aus Vorhof und rechtem Ventrikel
Thermodilution und Oxymetrie				
Für Erwachsene, Oxymetrie-katheter mit zusätzlichem fiberoptischem Lumen	110	7,5F	1,5	Wie Thermodilutionskatheter, aber zusätzlich SvO_2-Messung
Rechtsventrikuläre Ejektionsfraktion				
REF-Katheter	110	7,5F	1,5	Zur Messung rechtsventriku-lärer Volumina und Ejektions-fraktion

Tab. 24　Herzkatheter auf „Einschwemmkatheterbasis".

Der *4lumige Thermodilutionskatheter* führt im 1. Lumen die Thermistorsonde, im 2. und 3. Lumen mit proximaler und distaler Öffnung erfolgen die Druckübertragungen aus Vorhof und Pulmonalarterie, und über ein 4. Lumen wird der Ballon über der Katheter-spitze mit Luft aufgeblasen. Der Thermistor besteht aus einem Sintermetall, dessen elek-trischer Widerstand absinkt, wenn die Tem-peratur ansteigt. Über einen Temperaturbe-reich von 2–3 °C ist die Widerstandsände-rung linear. Die Oberfläche des Thermistors ist mit einer Lötschicht oder einem Kleber überzogen. Dieser Thermistor ist so emp-

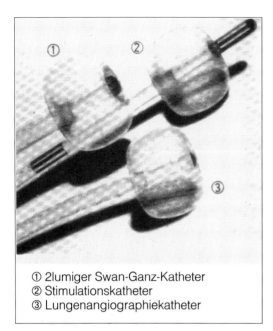

① 2lumiger Swan-Ganz-Katheter
② Stimulationskatheter
③ Lungenangiographiekatheter

Abb. 45   Mehrlumige Einschwemmkatheter.

findlich, daß er schon Bruchteile von Graden einer Temperaturänderung registriert. Durch den größeren Außendurchmesser läßt sich der Katheter nur über einen Tubus in großlumige Venen einführen. Aufgrund seiner größeren Steifigkeit löst er bei der Passage durch den rechten Vorhof und rechten Ventrikel häufiger Extrasystolen aus. Auch die periphere Venenirritation, insbesondere bei Langzeitüberwachung, ist größer. Ein weiterer Nachteil des Thermistorkatheters liegt in seinem hohen Anschaffungspreis und seiner wegen der empfindlichen Thermistorsonde eingeschränkten Wiederverwendbarkeit.

Eine Übersicht über Vor- und Nachteile der verschiedenen Kathetertypen gibt Tabelle 25.

Die Einschwemmkatheter der einzelnen Hersteller (Tab. 26) können sich in ihren Eigenschaften (z. B. Steifigkeit, Wiederverwendbarkeit) erheblich voneinander unterscheiden. Sie haben auch unterschiedliche Eigenfrequenzen und übertragen deshalb die

Druckkurven aufgrund individueller Überschleuderungsphänomene unterschiedlich. Jeder Untersucher wird dabei eigene Erfahrungen sammeln müssen. Die Preise für die Einschwemmkatheter können je nach Abnahmemenge erheblich vom Listenpreis der Hersteller und Vertriebsfirmen abweichen. Beim Kauf von Thermodilutionskathetern werden auch „Kompensationsgeschäfte" angeboten mit kostenloser Lieferung eines Thermodilutionscomputers bei Abnahme einer bestimmten Katheterzahl.
Bei der Entscheidung für einen Kathetertyp sollten neben Kathetereigenschaften und Druckübertragungsgenauigkeit auch Wiederverwendbarkeit und Preis berücksichtigt werden.

Die Resonanz oder Eigenfrequenz eines Herzkatheters hängt von verschiedenen Faktoren ab (Tab. 27), die durch Steifigkeit, Lumen und Länge des Katheters gegeben sind. Dabei bietet der steife, großlumige Cournand-Katheter die günstigsten, der flexible, kleinlumige Mikrokatheter die ungünstigsten Voraussetzungen für eine exakte Druckübertragung. Durch die Eigenfrequenz werden Phänomene der Überschleuderung und Dämpfung von Druckkurven begünstigt.

Bei jeder Druckmessung mit flüssigkeitsgefüllten Kathetern ist der Katheter das schwächste Glied in der artefaktfreien Druckübertragung. Je länger, dünner und weicher er ist, um so schlechter sind seine Druckübertragungseigenschaften. Deshalb kommen Überschleuderungen und Dämpfungen der Druckkurven beim kleinkalibrigen Mikrokatheter häufiger vor als beim steiferen und großkalibrigen Einschwemmkatheter oder dem halbsteifen Cournand-Katheter. Luftblasen und Blutbestandteile im Katheter und Meßsystem können zusätzlich zur Dämpfung von Druckkurven führen.
Im Gegensatz zum steifen Cournand-Katheter, der nur unter Röntgenkontrolle durch Gefäße und Herzabschnitte geführt werden darf, können Einschwemmkatheter ohne

Katheterart	Vorteile	Nachteile
Konventioneller Herzkatheter (7 F) nach *Cournand*	Gute Dirigierbarkeit durch Drehstabilität Gute Röntgenkontrastgebung Gute Druckregistrierung Einfache Blutentnahme Selten Überschleuderungs- und Dämpfungsphänomene	Durch erhebliche Steifigkeit des Katheters Traumatisierung von Gefäß und Herz möglich Bei der Passage durch den rechten Ventrikel häufig Herzrhythmusstörungen Einführung des Katheters nur unter Röntgenkontrolle möglich
Mikrokatheter (3 F) nach *Grandjean*	Preiswert Gute Druckregistrierung Einführung in kleinkalibrige periphere Venen durch Punktionskanüle möglich	Bei Passage des rechten Herzens häufig Rhythmusstörungen Blutentnahme durch enges Katheterlumen schwierig Pulmonalkapillardruck nur selten zu registrieren Überschleuderung von Druckkurven, insbesondere bei Belastungen
Einschwemmballonkatheter (5 F) nach *Swan-Ganz*	Gute Wiederverwendbarkeit Selten Herzrhythmusstörungen bei Passage durch den rechten Ventrikel In der Regel gute Pulmonalkapillardruckkurve Einfache Blutentnahme zur Herzminutenvolumenbestimmung nach *Fick*	Katheterkomplikationen durch den Ballon möglich (Lungenarterienruptur, -okklusion) Einführung in periphere Venen nur durch Tubus möglich
Einschwemmthermistorkatheter (7 F) nach *Swan-Ganz*	Beliebig wiederholbare Herzminutenvolumenbestimmungen nach dem Temperaturverdünnungsverfahren Gute Pulmonalkapillardruckkurve	Hoher Anschaffungspreis Eingeschränkte Wiederverwendbarkeit Häufige Rhythmusstörungen durch größere Steifigkeit Schwierige Einführung in periphere Venen durch größeren Katheterdurchmesser, Einführung des Katheters oftmals nur unter Röntgenkontrolle möglich

Tab. 25   Vor- und Nachteile der verschiedenen Herzkatheter.

Einschwemmkatheter

Angiokard Medizintechnik GmbH
Industriestr. 6
2947 Friedeburg

Baxter Laboratories –
AHS Deutschland GmbH
Nymphenburger Str. 1
8000 München 2

B. Braun Melsungen AG
Postfach 110 und 120
3508 Melsungen

Corotec Medizintechnik GmbH
Am Weinkastell 7
6501 Klein-Winternheim

Critikon
Mühlenweg 142, Postfach 13 64
2000 Norderstedt

Gould Medical BV
Postfach 73
Lar van Eycklaan 2
3720 Biethoven, Niederlande

Vygon – Medizinisch-chirurgische
Werke Aachen
Goebelgasse 100, Postfach 16 34
5100 Aachen

Einführungsbestecke (6, 7, 8 French)

Angiokard Medizintechnik GmbH
Industriestr. 6
2947 Friedeburg

Baxter Laboratories –
AHS Deutschland GmbH
Nymphenburger Str. 1
8000 München 2

Peter von Berg/Medizintechnik GmbH
Hauptstr. 45–47
8011 Kirchseeon/Eglharting

B. Braun Melsungen AG
Postfach 110 und 120
3508 Melsungen

Cordis
Max-Planck-Str. 20–22
4006 Erkrath 1

Corotec Medizintechnik GmbH
Am Weinkastell 7
6501 Klein-Winternheim

Medispo
Kirchstr. 4
4403 Senden-Ottmarsbocholt

Terumo Deutschland GmbH
Lyoner Str. 11a
6000 Frankfurt/Main 71

Vygon – Medizinisch-chirurgische
Werke Aachen
Goebelgasse 100, Postfach 16 34
5100 Aachen

William Cook Europe GmbH
Hermannstr. 12
4050 Mönchengladbach 1

Tab. 26   Lieferanten und Produzenten von Einschwemmkathetern und Einführungsbestecken. (Die Liste erhebt keinen Anspruch auf Vollständigkeit.)

Röntgenkontrolle eingeführt und vorgeführt werden, wobei man sich über die Katheterlage in den verschiedenen Herz- und Gefäßabschnitten ständig anhand der Wechseldruckkurve, die auf einem Oszilloskop aufgezeichnet wird, orientiert. Dadurch entwickelte sich das Einschwemmkatheterverfahren zu einer Untersuchung, die auch bettseitig auf der Intensivstation ohne den apparativen Aufwand einer Röntgenanlage vorgenommen werden kann. Patient und Untersucher sind nicht der Belastung von Röntgenstrahlen ausgesetzt. Auf der anderen Seite können aber die Ballonkatheter ohne Schwierigkeiten durch Röntgenuntersuchungen in ihrer Lage überprüft werden; beim Grandjean-Katheter ist dies nach Kontrastmittelfüllung ebenfalls möglich.

1. Kathetersteifigkeit:
   Je steifer der Katheter ist, um so besser werden hohe Druckfrequenzen übertragen.
2. Katheterlänge:
   Je länger der Katheter ist, um so schlechter werden Druckkurven übertragen.
3. Katheterdurchmesser:
   Je größer das Katheterlumen ist, um so besser erfolgt die Druckübertragung.

Tab. 27 Faktoren, die die Eigenfrequenz eines Einschwemmkatheters bestimmen.

Auch die 3lumigen Katheter mit *Fiberoptik* und *Platinelektrode*, die insbesondere zur Aufdeckung von Links-rechts-Shunt-Verbindungen bei angeborenen Herzfehlern verwandt werden, lassen sich mit der gleichen Technik wie die Einschwemmkatheter einführen. Mit diesen Kathetern ist auch eine Langzeitüberwachung der Sauerstoffsättigung bei beatmeten Patienten auf der Intensivstation möglich.

Der einlumige *Elektrodenkatheter* (Abb. 45, Nr. 2; z. B. Elecath®), der zur Ventrikel- und Vorhofstimulation geeignet ist, erlaubt über eine Elektrode intrakardiale EKG-Ableitungen, die man über eine Brustwandelektrode durch einen Elektrokardiographen aufzeichnen kann. Anhand des EKGs läßt sich die Lage der Katheterspitze lokalisieren (Abb. 46).

Eine Vorhof- oder Ventrikelstimulation ist grundsätzlich auch mit dem Multipurpose®-Katheter möglich, da er in zusätzlichen Lumina entsprechende Elektroden führt. Obwohl die Einschwemmkatheterspitze in der Pulmonalarterie liegt, ist oftmals eine zuverlässige Stimulation nicht oder nur mit hoher Reizspannung möglich, da die Elektrode nicht sicher der Vorhof- oder Ventrikelwand anliegt. Deshalb wurde dieser Katheter durch einen 5lumigen Thermodilutionskatheter ersetzt, bei dem die Stimulationssonde im Bedarfsfall durch ein freies Lumen in die rechte Ventrikelspitze vorgeführt werden kann (Abb. 47). Wir bevorzugen deshalb

diesen *Paceport-(TM-)Katheter* mit *Chandler-(TM-)Stimulationssonde*. Schon mit niedriger Reizspannung ist eine sichere Ventrikelstimulation möglich, denn die sehr weiche Elektrodenspitze legt sich den Trabekeln großflächig an. Dadurch ist die Reizschwelle niedrig und die Perforationsgefahr gering. Markierungen an der Elektrode zeigen an, wann die Elektrodenspitze das Katheterlumen verläßt (0-Marke) und wie weit sie noch vorgeschoben werden muß, um die Ventrikelspitze zu erreichen (Marke 4) (Abb. 48). Wir benutzen diesen Katheter prophylaktisch bei Einschwemmkatheteruntersuchungen während einer Koronararteriendilatation (PTCA) und bei Linksschenkelblock. Vor Einführen der Chandlersonde sollte man sich vergewissern, daß das Ventrikellumen wirklich im rechten Ventrikel endet, indem man über dieses Lumen die Ventrikeldruckkurve vorher registriert hat. Dieser Paceport-(TM-) Katheter soll in Zukunft durch ein 6. Lumen für die Aufnahme einer Stimulationssonde erweitert werden, die in den rechten Vorhof gelegt werden kann, so daß auch eine atriale-ventrikuläre Frequenzstimulation durchgeführt werden kann.

Zu den Spezialkathetern gehört auch der *Auswurffraktionskatheter* (REF). Im Gegensatz zu normalen Thermodilutionskathetern hat dieser Katheter 2 Thermistoren, die extrem schnell ansprechen, und 2 EKG-Elektroden für eine intrakardiale EKG-Ableitung zur Triggerung. Benutzt man diesen Katheter

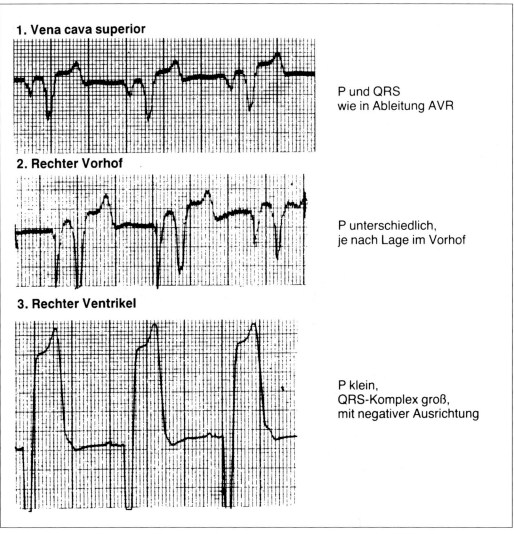

1. Vena cava superior

P und QRS
wie in Ableitung AVR

2. Rechter Vorhof

P unterschiedlich,
je nach Lage im Vorhof

3. Rechter Ventrikel

P klein,
QRS-Komplex groß,
mit negativer Ausrichtung

Abb. 46   Intrakardiales EKG (abgeleitet durch Ballonstimulationskatheter über die V-Elektrode eines Elektrokardiographen).

in Verbindung mit einem speziellen HZV-Computer, so können zusätzlich zum Herzminutenvolumen und zur Druckmessung noch das enddiastolische Volumen (EDV), das endsystolische Volumen (ESV), das Schlagvolumen (SV) des rechten Ventrikels und die rechtsventrikuläre Auswurffraktion (RVEF) bestimmt werden. Bei Verwendung von Einschwemmkathetern mit einem proximalen und einem distalen Thermistor (Coro-dyn® dual therm) entfällt der externe Temperaturfühler für die Messung der Injektattemperatur, und die Herzminutenvolumenbestimmung wird genauer.

Es gibt auch einen Einschwemmkatheter mit Seitenlöchern an der Katheterspitze (Berman-[TM-]Katheter), der zur rechtsventrikulären und pulmonalen Angiographie geeignet ist (vgl. Abb. 45, Nr. 3).

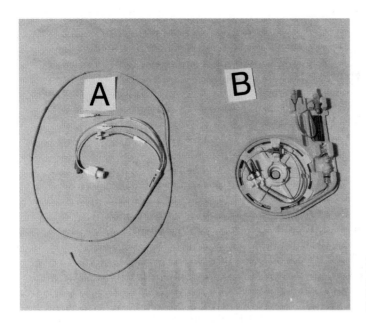

Abb. 47   Paceport-(TM-)
Kathether (A) und Chandler-
(TM-)Stimulationssonde, in
Schlaufen gelegt, in einer
Einführungshülse (B).

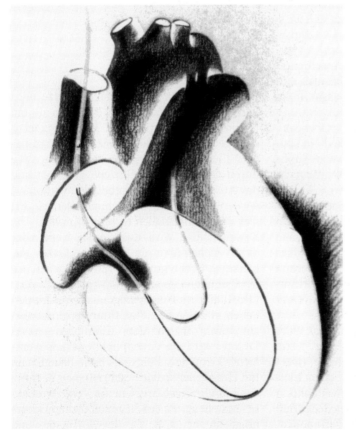

Abb. 48   Paceport-(TM-)
Katheter, über Vena cava superior
und rechten Ventrikel in die Pulmonalarterie geführt, und Chand-
ler-(TM-)Stimulationssonde, über
das Ventrikellumen in die Spitze
des rechten Ventrikels gelegt
(Modell).

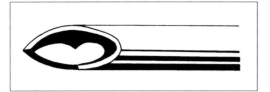

Abb. 49 Dreischliffspitze einer Punktionskanüle.

Punktionskanülen und Einführungsbestecke

Die *Punktionskanüle* muß ein genügend großes Lumen haben, damit entweder der Mikrokatheter direkt oder ein Führungsdraht in die Venen eingeführt werden kann. Wegen der Gefahr des Katheterabschneidens sollte man aber auch den Mikrokatheter nicht über eine scharfe Kanüle in die Vene legen, sondern nur über eine Teflon-Verweilkanüle. Es handelt sich dabei um einen stumpfen Kunststofftubus mit einer darin liegenden Punktionskanüle (*Braunüle®, Abbocath®*) (vgl. Abb.44a und b). Die Balloneinschwemmkatheter lassen sich nur durch ein Besteck einführen, das über einen Führungsdraht in die Vene gelegt wurde.

Das Problem, einen fließenden Übergang von der Stahlkanüle zum Tubus und eine zuverlässige, haltbare Verbindung von Tubus und Anschlußkonus zu schaffen, wurde technisch inzwischen überwunden. Eine Anpassung des Tubus an die Punktionskanüle wird durch eine sogenannte doppelte Schräge an der Tubusspitze erreicht. Die erste Schräge sorgt für ein enges Anliegen an die Stahlkanüle, um ein Aufrollen des Tubus während des Einführens durch die Haut zu verhindern. Die zweite, sich konisch verjüngende Schräge verstärkt die erste.

Die perkutane Passage für Punktionskanülen und Einführungstubus gelingt leichter, wenn nach einer Hautanästhesie eine kleine, oberflächliche Hautinzision, z. B. mit einer Lanzette, vorgenommen wird. Nach Punktion der Vene, erkennbar am venösen Rückfluß durch die Kanüle, wird die scharfe Innenka-

nüle entfernt und der Verweiltubus noch etwas weiter in die Vene vorgeschoben. Über diesen Verweiltubus kann man dann den kleinlumigen Mikrokatheter nach *Grandjean* (3 French) venös einführen.

Bei genügend großem Punktionsbesteck wäre es auch denkbar, auf diese Art einen kleinlumigen Swan-Ganz-Ballonkatheter von 5 French in die Vene einzuführen. Meistens geht man aber nach einer modifizierten Seldinger-Technik (s. S. 146ff.) vor. Hierzu wird eine geeignete Vene zunächst mit einer gewöhnlichen Punktionskanüle (eine spitze Metallkanüle mit Flügelanschlußkonus) punktiert. Eine solche Kanüle besteht aus rostfreiem Stahl oder Aluminium. Die einzelnen Kanülen unterscheiden sich vor allem durch ihre Länge, ihren Außendurchmesser, die Art des Kanülenschliffs an der Spitze und das Kanülenmaterial. Nach dem Schliff lassen sich 3 verschiedene Kanülenarten unterscheiden:
1. Einschliffspitze,
2. Variation der Einschliffspitze,
3. Dreischliffspitze.

Bei Verwendung der Dreischliffspitze wird der Hautwiderstand bei der Punktion auf ein Minimum reduziert. Alle 3 Schrägkanten sind genau aufeinander abgestimmt und haben fließende Übergänge (Abb. 49), wodurch das subkutane Gewebe geschont und das Ausstanzen von Gewebeteilen verhindert wird. Wir verwenden auschließlich diese Art von Punktionskanülen (*Strauß-Kanüle*). Die Kanülenspitze wird unter einer Lupe oder durch Ziehen über ein Stückchen Gaze, wobei keine Fäden gezogen werden dürfen, auf Verbiegungen geprüft.

Die Kanüle muß ein genügend großes Lumen haben, um den flexiblen Führungsdraht aufzunehmen. Nach dem Einführen dieses Drahtes wird die Venenpunktionskanüle entfernt. Über den Führungsdraht bringt man mit Hilfe einer später beschriebenen Technik das *Einführungsbesteck* in die Vene ein. Dieses besteht aus einem 5 French dicken Dilatationskatheter (z. B. Desilet-Hoffmann) und

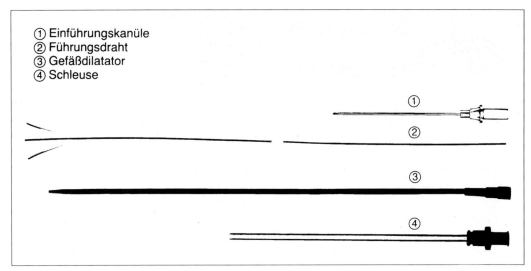

① Einführungskanüle
② Führungsdraht
③ Gefäßdilatator
④ Schleuse

Abb. 50   Punktionskanüle und Einführungsbesteck.

einem 6 French dicken Teflontubus (Abb. 50).

Während man bei den Einschwemmkathetern keine Farbkodierung zur French-Kennzeichnung benutzt, ist diese bei Einführungsbestecken üblich. Sie ermöglicht die schnelle Orientierung, ob man für den vorgesehenen Katheter auch ein genügend großes Einführungsbesteck (1 French größer als der Katheterdurchmesser) gewählt hat (Tab. 28).

Sterile *Schutzhülsen* (Abb. 51) in Verbindung mit dem Einführungstubus verhindern eine Kontamination der Katheteroberfläche, so daß der Katheter in einem geschützten sterilen Bereich vor- oder rückwärts verlagert werden kann, z. B. zur Registrierung von Pulmonal- bzw. Pulmonalkapillardruckkurven. Dies ist bei längerer Katheterverweildauer auf der Intensivstation von Vorteil, weil dadurch eine parenterale Keimeinschleusung verhindert wird.

Auf den Teflontubus wird ein *hämostatisches Ventil* mit oder ohne Seitenarmspülung (Abb. 52) über einen Luerlockansatz aufgesetzt. Über dieses Ventil wird dann der Einschwemmkatheter eingeführt, ohne daß es am Katheter vorbeibluten kann. Dies ist bei

F 4	=	rot
F 5	=	grau
F 6	=	grün
F 7	=	orange
F 8	=	blau
F 9	=	schwarz

Tab. 28   Dilatatoren und Schleusen haben die farbigen Ansätze entsprechend dem internationalen Farbkode.

längerer Untersuchungsdauer bzw. beim Langzeitmonitoring von Bedeutung. Bei sicherer Lage des Teflontubus wird der Dilatationskatheter entfernt.

Meß- und Registriereinrichtungen zur Druckmessung

Druckmessungen im venösen System wurden von *Moritz* und *Tabora* schon im Jahr 1910 mit geringem technischem Aufwand durchgeführt. Dabei maßen sie über ein Schlauchsystem und Steigrohr periphere venöse Drücke am horizontal liegenden Patienten durch eine 1,2 mm weite Kanüle in der

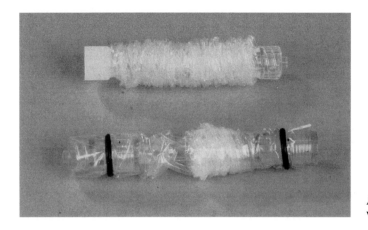

Abb. 51   Katheterschutzhülsen in verschiedenen Längen.

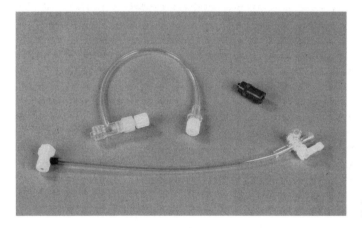

Abb. 52   Hämostatische Ventile mit und ohne Seitenarm.

Vena mediana cubiti, wobei sie das Schlauchsystem vorher mit isotonischer Kochsalzlösung füllten. Der periphere Druck hält die Flüssigkeitssäule im Steigrohr in einer bestimmten Höhe; nach Einstellung des Nullpunktes der Meßskala auf Vorhofhöhe läßt sich damit der venöse Mitteldruck in cm Wassersäule ablesen. Ein venöser Katheter, der mit seiner Spitze in einer zentralen Vene liegt, registriert auf diese Weise den mittleren zentralvenösen Druck (ZVD) und auch den mittleren Pulmonalarteriendruck in cm Wassersäule. Durch die Trägheit dieser Meßeinrichtung ist allerdings die Ermittlung systolischer und diastolischer Druckwerte nicht möglich. Sie ist aber für *mittlere zentralvenöse Druckmessungen* im Rahmen der Intensivmedizin und Anästhesie geeignet, wobei im Nebenanschluß über ein Y-Stück durch eine Infusion das Steigrohr gefüllt und

der Venenkatheter offengehalten wird
(Abb. 53).
Mit einem Steigrohr oder Quecksilbermanometer können wegen der Trägheit der Druckübertragung nur Mitteldrücke registriert
werden. Durch die Verwendung elektrischer
Druckwandler (Abb. 54a–e) ist es möglich,
auch diastolische und systolische Drücke
trägheitsfrei in Wechseldruckkurven aufzuzeichnen. Die im Herzen und in den Gefäßen
entstehenden Druckwellen werden dabei
über die Flüssigkeitssäule im Katheter auf
die flüssigkeitsgefüllte Kammer (Dom) eines
Druckwandlers übertragen, deren eine Seite
eine Membran aufweist. Druckveränderungen innerhalb dieser Kammer führen zu
Membranauslenkungen. Je nach Druck-
wandlertyp werden solche Membranbewe-
gungen in Widerstands-, Kapazitäts- oder In-
duktionsänderungen umgewandelt und als
druckproportionale elektrische Spannungsänderungen auf einem Manometer entweder
als Zeigerabweichung oder bei modernen Instrumenten als digitale Größe ablesbar
(Abb. 55). Außerdem sind diese druck-
proportionalen Spannungsänderungen über
das Manometer auf ein Oszilloskop oder
einen EKG-Schreiber übertragbar und als
Wechseldruckkurve aufzuzeichnen. Durch
einen Abwahlschalter können systolische,
diastolische und Mitteldrücke abgerufen
werden, wobei der Mitteldruck elektronisch
durch Planimetrie aus der Wechseldruckkurve errechnet wird. Anhand der Formcharak-
teristik von Wechseldruckkurven erkennt
man auf dem Oszilloskop die Katheterlage
im rechten Vorhof, im rechten Ventrikel, in
der Pulmonalarterie und der Pulmonalkapillare.
Für die Druckübertragung spielt die Viskosität der Flüssigkeitssäule im Katheter und
Druckwandler eine Rolle. Physiologische
Kochsalzlösung überträgt die Druckwellen
gut, Blut und Luftblasen dämpfen sie dagegen und verfälschen vor allem systolische
und diastolische Druckwerte, da hohe Fre-
quenzen nicht mehr übertragen werden. Das
gleiche gilt für undichte Verbindungsstücke.

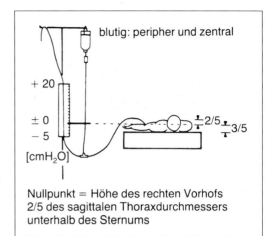

Abb. 53   ZVD-Messung.

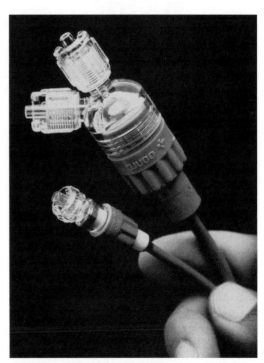

Abb. 54a   Elektrischer Druckwandler in 2 Größen
(Druckbereich − 50 bis + 300 mm Hg).

Grundsätzlich sollte man sich bei der An-
schaffung einer *Meß- und Registriereinrichtung* von folgenden Überlegungen leiten lassen:

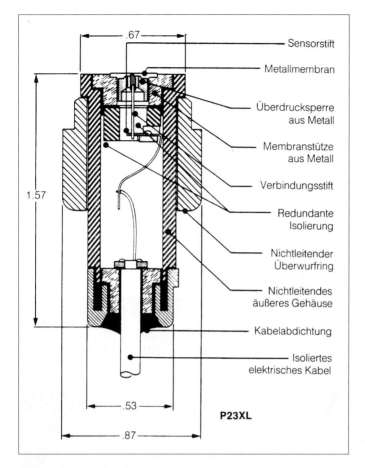

.67

Sensorstift

Metallmembran

Überdrucksperre
aus Metall

Membranstütze
aus Metall

Verbindungsstift

Redundante
Isolierung

Nichtleitender
Überwurfring

Nichtleitendes
äußeres Gehäuse

Kabelabdichtung

Isoliertes
elektrisches Kabel

1.57

.53

.87

P23XL

**Abb. 54b   Aufbau eines
elektrischen Druckwandlers.**

– Einfachheit der technischen Bedienung, auch für medizinisch-technisches Hilfspersonal
– Technische Zuverlässigkeit und guter Kundendienst
– Elektrischc Nullpunktstabilität und Linearität der Meßeinrichtung
– Aufbau in moderner Modultechnik, die schnellen und leichten Austausch von Einzelelementen ohne Ausfall der Gesamtanlage für längere Zeit zuläßt.

Als Registriereinrichtung benutzen wir ein Oszilloskop, das das EKG und die Wechseldruckkurve zeigt. Ein EKG-Schreiber registriert neben dem EKG die Wechseldruckkurven und Mitteldruckkurven. Einc komplette Registriereinrichtung wird von verschiedenen Firmen angeboten (Tab. 29). 1990 mußte man für einen kompletten Einschwemmkathetermeßplatz mit 40 000 bis 60 000 DM rechnen, wobei die Angebote der einzelnen Firmen erheblich differieren können.

Der Druckwandler und das Meßsystem benötigen vor Beginn der Untersuchung eine Aufwärmzeit von 10–15 Minuten, damit man sicher sein kann, daß eine elektrische Stabilität eingetreten ist. Am Druckmeßverstärker können unterschiedliche Empfindlichkeitsbereiche eingestellt werden, je nachdem, ob man im venösen oder arteriellen Gefäßsystem mißt. Die Staffelung dieser Empfindlichkeitsbereiche ist von Hersteller zu Her-

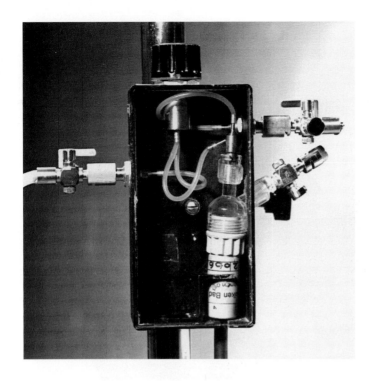

Abb. 54c   Unterbringung des
Druckwandlers in einer Spül-
einheit (flush unit) mit Druck-
reduzierventil und kontinuierlicher
Dauerinfusion von 1–2 ml/h (für
Herzfunktionsdiagnostik).

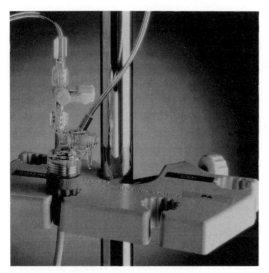

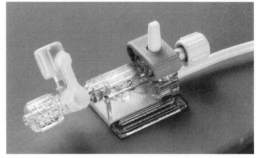

Abb. 54e   Druckwandler und Spüleinheit in einem
Einmalsystem.

Abb. 54d   Druckwandler mit Spüleinheit als
Einmalartikel (für die Intensivstation).

steller verschieden. Heutzutage gebräuchlich sind die Bereiche 50, 100, 200 und 400 mm Hg. Ältere Geräte, vor allem die Hebelschreiber, hatten eine Schreibbreite von 40 mm mit einer Empfindlichkeitsabstufung von 20, 40, 80, 160 und 320 mm auf dem Papier. Moderne Geräte wie die Kammschreiber kommen auf eine Schreibbreite von 100 mm Hg, so daß es ohne Umschalten des Meßbreiches möglich ist, sowohl den Vorhofdruck als auch den Ventrikel- und den Pulmonalarteriendruck in ausreichender Größe zu registrieren. Wir schreiben 90 %

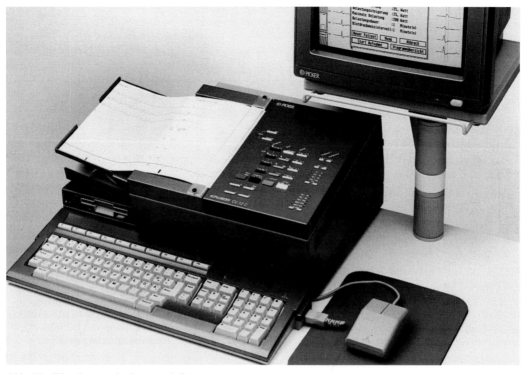

Abb. 55   Einschwemmkathetermeßplatz.

Fa. Hewlett Packard GmbH
Hewlett-Packard-Straße
6380 Bad Homburg

Fa. Picker International GmbH
Bärmannstr. 38
8000 München 60

PPG Hellige GmbH
Heinrich-von-Stephan-Str. 4
7800 Freiburg

Fa. Siemens AG Medizintechnik
Henkestr. 127
8520 Erlangen

Tab. 29   Verzeichnis von Herstellerfirmen für Einschwemmkathetermeßplätze. (Die Tabelle erhebt keinen Anspruch auf Vollständigkeit.)

unserer Einschwemmkatheterdruckkurven mit dem Registrierbereich 100 mm Hg (1 mm Schreibbreite = 1 mm Hg). Dadurch wird eine Fehlermöglichkeit ausgeschlossen, die früher dadurch entstand, daß bei Nichtberücksichtigung des eingestellten Empfindlichkeitsbereiches die Druckkurven falsch ausgemessen wurden.

Eine Eichtreppe wird vor jeder Untersuchung geschrieben; sie dokumentiert die Linearität des Schreibsystems (Abb. 56).

Nullpunkteinstellung des Meßsystems

Für jede Druckmessung ist die *Ermittlung des Nullpunktes* und damit des Referenzniveaus des Meßsystems notwendig, wobei die rechte Vorhofhöhe als Bezugspunkt gilt. Ein Höhenunterschied des Nullpunktes von 1 cm entspricht einer Druckänderung von 1 cm H_2O oder 0,75 mm Hg. Zur Ermittlung dieses Punktes werden von verschiedenen Arbeitskreisen unterschiedliche Vorschläge gemacht:

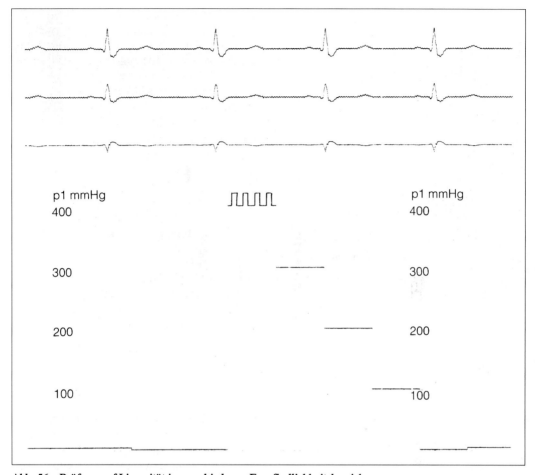

Abb. 56 Prüfung auf Linearität in verschiedenen Empfindlichkeitsbereichen.

1. Der rechte Vorhof wird entweder 5 cm unterhalb des Sternums am Ansatz der 4. Rippe oder
2. 10 cm oberhalb der Auflagefläche des Patienten (Untersuchungsliege) angenommen.
3. Da bei beiden Verfahren die individuell unterschiedlichen Thoraxdurchmesser nicht berücksichtigt werden, empfiehlt *Burri*, den Nullpunkt – und damit die rechte Vorhofhöhe – bei 2/5 des sagittalen Thoraxdurchmessers vom Sternum aus oder bei 3/5 des Thoraxdurchmessers von der Auflagefläche aus anzunehmen (Abb. 57). Diesen Punkt findet man mit der Thoraxschublehre relativ leicht (Abb. 58).

Es wird auch der Vorschlag gemacht, den Nullpunkt bei der Hälfte oder bei 2/3 des Thoraxdurchmessers anzunehmen. Wir haben uns entschieden, den Nullpunkt mit der *Thoraxschublehre* nach *Burri* zu ermitteln, da diese Methode den individuellen Thoraxdurchmesser berücksichtigt und nach röntgenologischen Prüfungen am besten mit der rechten Vorhofdruckhöhe übereinstimmt.

Nach Ermittlung der rechten Vorhofdruckhöhe wird der Druckdom zur Atmosphäre hin über einen Dreiwegehahn geöffnet, even-

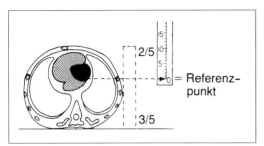

Abb. 57 Nullpunktbestimmung mit der Thoraxschublehre nach *Burri* (1966).

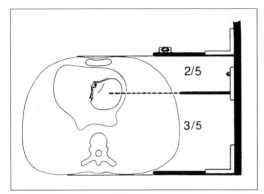

Abb. 58 Thoraxschublehre.

tuell auch über einen Infusionsschlauch verlängert, wobei die Öffnung des Dreiwege-
hahnes oder des Infusionsschlauches auf Höhe des rechten Vorhofs gebracht wird (in
einem System kommunizierender Röhren
herrscht überall der gleiche Druck). Danach
erfolgen am Manometer der Nullabgleich
und die Einstellung der Nullinie am Schreiber.

Spüleinrichtungen

Eine einwandfreie Registrierung von Druckkurven ist nur dann möglich, wenn das Katheterlumen und die Druckschläuche vollständig mit Flüssigkeit gefüllt und nicht
durch Thromben oder Luftblasen verlegt
sind. Durch eine Spüleinrichtung mit Druck-

reduzierung wird der Katheter ständig, auch
während des Meß- und Registriervorganges,
mit einer Flußrate von 1–2 ml/h von an der
Katheterspitze eindringendem Blut freigespült. Dieser kontinuierliche Infusionsstrom
beeinträchtigt die Druckwerte kaum; im Ex-
tremfall würden durch den gegenläufigen
Flüssigkeitsstrom die in Herzhöhlen und Gefäßen registrierten Drücke um 1–2 mm Hg
zu niedrig gemessen. Will man diesen geringen Meßfehler vermeiden, schaltet man zur
Messung die Infusion ab.

Der Flüssigkeitsstrom von 1–2 ml/h bewegt
sich im Katheter mit Hilfe einer Druckinfusion, bei der durch ein Reduzierventil
der Druck entsprechend abgebaut wird. Über
die Öffnung des Reduzierventils kann die
Druckinfusion auch vollständig freigegeben
werden, um den Katheter mit vermehrtem
Flüssigkeitsstrom freizuspülen (*Flush-Manöver*).

Diese *Spüleinrichtung im Reduzierventil*
(vgl. Abb. 54c–e) eignet sich besonders für
Kathetermeßvorgänge über Stunden und Tage. Die Infusionsmenge ist bei der geringen
Flußrate von 2 ml/h so gering, daß der Patient nicht wesentlich mit Volumen belastet
wird. Wir benutzen eine Dauer-Flush-Ein-
heit von Diefenbach (Typ Med 100), es werden auch Einmal-Flush-Einheiten von den
Firmen Gould, Abbott, Edwards und Braun
angeboten.

Meßfehler bei Druckregistrierungen

Meßfehler können entstehen durch:
1. Technische Mängel der Meß- und Registriereinrichtung
2. Falsche Nullpunkteinstellung
3. Überschleuderung von Druckkurven
4. Dämpfung von Druckkurven
5. Falsche Katheterlage
6. Plötzliche intrathorakale Druckänderungen.

Technische Mängel der Meß- und Registriereinrichtung

Ältere Systeme können ihre *Nullpunktstabilität* verlieren. Der einmal auf atmosphärischen Druck abgeglichene Nullpunkt driftet ab, so daß das System nicht mehr 0 anzeigt. In diesen Fällen muß während der Katheteruntersuchung wiederholt ein Nullabgleich vorgenommen werden. Grundsätzlich sollte deshalb vor und nach jedem Meßvorgang der Nullpunkt überprüft werden.

Die *Linearität der Registriereinrichtung* ist vor jedem Meßvorgang durch eine Eichtreppe zu überprüfen. Auch hier liegt ein Meßfehler vor, wenn bestimmte Drücke in zu geringen oder zu hohen Schreiberauslenkungen wiedergegeben werden. In regelmäßigen Abständen muß auch mit einem Quecksilbermanometer getestet werden, ob der Druckwandler die Drücke noch einwandfrei aufnimmt. Mit dem Quecksilbermanometer (z. B. Gauer-Manometer) gibt man einen definierten Druck auf den Druckwandler und registriert, welchen Druck das Meßsystem anzeigt. Die Druckwandlermembran ist sehr empfindlich und kann schon durch fast unsichtbare Risse für eine Druckregistrierung unbrauchbar werden. Besonders gefährdet ist sie durch negative Drücke, die durch Sog auf das Meßschlauchsystem entstehen können, z. B. beim Ansaugen durch eine Injektionsspritze. Dies könnte geschehen, wenn man zur Blutabnahme über einen Dreiwegehahn den Hahn aus Versehen zum Druckwandler öffnet. Während der Druckwandler positive Drücke von 600–700 mm Hg toleriert, wird er durch negative Drücke von nur 10–20 mm Hg zerstört.

An dieser Stelle sei an die am 1. Januar 1986 in Kraft getretene Verordnung über die Sicherheit medizinisch-technischer Geräte erinnert, die eine regelmäßige Wartung und Überprüfung der Geräte durch einen technischen Überwachungsdienst erforderlich macht.

Falsche Nullpunkteinstellung

Die falsche Nullpunkteinstellung ist besonders bei niedrigen Druckwerten von Bedeutung, so z. B. bei der Registrierung der Drücke im rechten Vorhof und in der Pulmonalkapillare. Bei nur 1 cm zu hoch oder zu niedrig angenommenem Nullpunkt mißt man hier den Mitteldruck um 0,37 mm Hg verschoben. Eine falsche Nullpunkteinstellung ist immer dann anzunehmen, wenn der frühdiastolische Druck im rechten Ventrikel nicht bei Null, sondern deutlich höher oder tiefer aufgezeichnet wird. Verdächtig auf eine fehlerhafte Nullpunkteinstellung sind auch proportional zu hohe oder zu tiefe Druckwerte im rechten Vorhof, rechten Ventrikel, in der Pulmonalarterie und im Pulmonalkapillarbereich (Abb. 59 und 60). In diesen Fällen sollte man die Höhe des rechten Vorhofes mittels einer Thoraxschublehre überprüfen, das Manometer auf die neue Höhe einstellen und nochmals einen Nullabgleich vornehmen.

Überschleuderung von Druckkurven

Für jede blutige Druckmessung ergibt sich von physikalischer Seite her eine Einschränkung der Meßgenauigkeit. Sie ist durch Eigenfrequenz und Dämpfungen des Katheters und Manometers bedingt. Diese Phänomene führen zu einer *Überschleuderung von systolischen und diastolischen Druckwerten*, die z. B. bei der Ventrikel- und Pulmonalarteriendruckkurve an den maximalen systolischen und diastolischen Druckausschlägen erkennbar wird (Abb. 61 und 62). Je adäquater die Resonanz eines Meßsystems ist, um so besser werden Druckkurven mit hoher Resonanzfrequenz übertragen. Dabei limitieren seltener die Druckwandler als vielmehr die Kathetereigenschaften. So führen die kleinlumigen, sehr flexiblen Mikrokatheter häufiger zu Überschleuderungsphänomenen als der Balloneinschwemmkatheter. Am seltensten beobachtet man Überschleuderun-

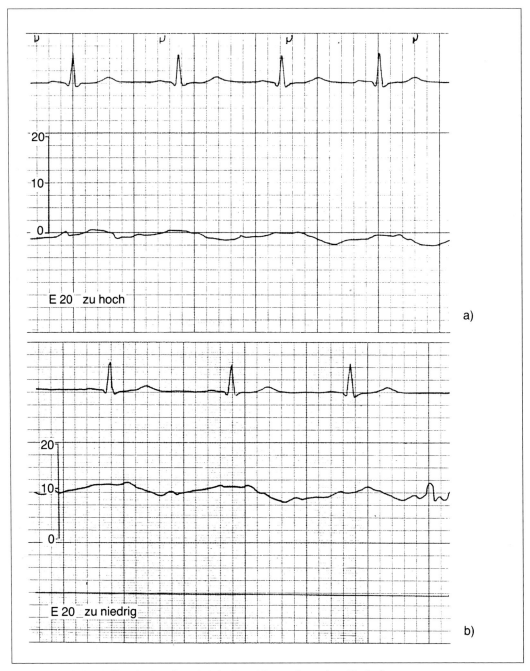

Abb. 59 Falsche Nullpunkteinstellung bei der Druckkurve des rechten Vorhofs.
a) 10 cm zu hoch; b) 10 cm zu tief.

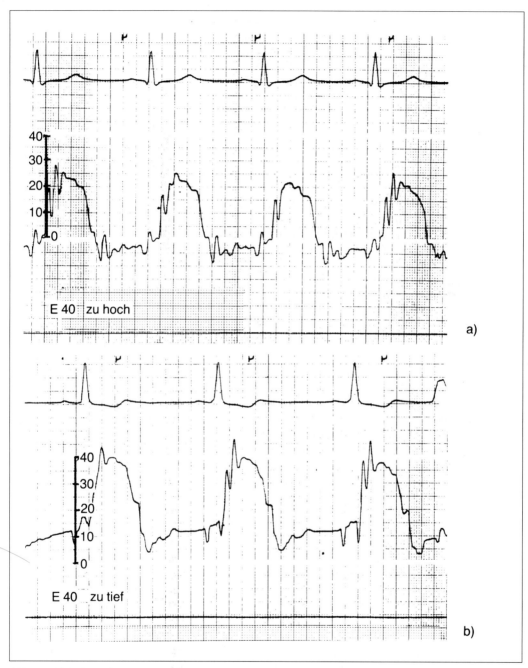

Abb. 60 Falsche Nullpunkteinstellung bei der Druckkurve des rechten Ventrikels.
a) 10 cm zu hoch; b) 10 cm zu tief.

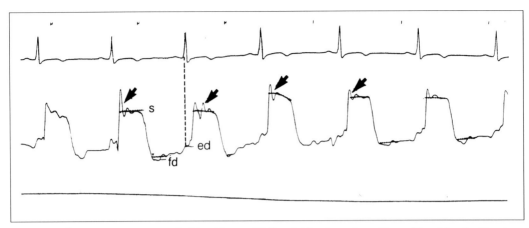

Abb. 61 „Überschleuderte" Ventrikeldruckkurve. Pfeil = Schleuderzacken, ⌐ = Korrektur der Druck-kurve, zusätzlich Überlagerung durch Atemschwankungen, s = systolischer Druck, fd = frühdiastolischer Druck, ed = enddiastolischer Druck.

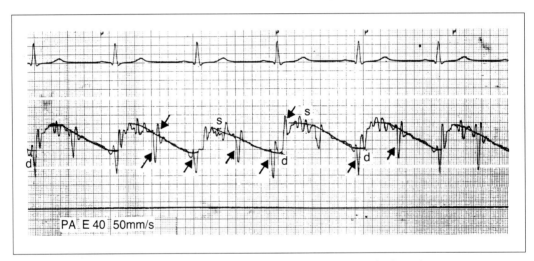

Abb. 62 Stark „überschleuderte" Pulmonalarteriendruckkurve. Pfeil = Schleuderzacken, ⌐ = Korrektur zur Messung von systolischem und diastolischem Druck, s = systolischer Druck, d = diastolischer Druck.

gen bei der Druckregistrierung durch den großlumigen Cournand-Katheter. Grundsätzlich sind sie um so geringer ausgeprägt, je starrer und kürzer die flüssigkeitsgefüllte Meßstrecke aus Katheter und Druckschlauch ist. Die beste Registrierung erfolgt, wenn sich der Druckwandler direkt an der Katheterspitze (*Tipmanometer-Katheter*) befindet.

Dieser Kathetertyp läßt durch rasche Druckübermittlung auch Kontraktilitätsmessungen zu. Wegen seines hohen Preises und seiner technischen Anfälligkeit wird er im klinischen Alltag nicht verwendet.
Um Überschleuderungsphänomene zu vermeiden, wählt man für die Katheteruntersuchung einen nicht zu flexiblen, möglichst

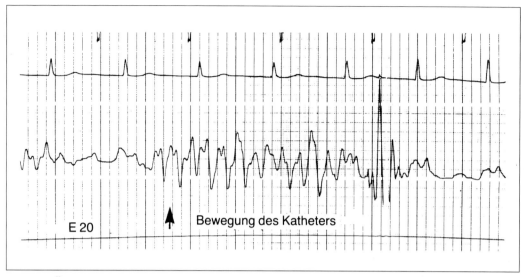

Abb. 63 Überlagerung der Vorhofdruckkurve durch Bewegungsartefakte des Katheters.

kurzen Katheter, den man dann direkt am Manometer anschließt. Ist aus bestimmten Gründen ein Verlängerungsschlauch zwischen Katheter und Manometer notwendig, sollte dieser Druckschlauch möglichst das gleiche Lumen wie der Katheter haben und relativ starr sein.

Die Meßfehler bei Überschleuderung betragen bei der Registrierung des Mitteldruckes maximal 3 %, bei der Registrierung von systolischen und diastolischen Druckwerten aber bis zu 20 % (*Bühlmann*, 1958). Unter optimalen Bedingungen kann man aber bis auf ± 2 mm Hg exakt messen. An überschleuderten Druckkurven müssen Korrekturen, insbesondere an den systolischen und diastolischen Maximalwerten, vorgenommen werden, indem man von der Schleuderzacke 2/3 abzieht. Eine zu starke Überschleuderung kann man auch dämpfen, wenn man etwas Blut in den Katheter aspiriert.

Werden während eines Meßvorganges Katheter oder Druckschlauch durch Manipulation des Untersuchers oder durch Bewegungen des Patienten erschüttert, können sich den Druckkurven Schleuderzacken überlagern und zu einer Verzerrung des Kurvenbil-

des führen (Abb. 63). Auch hierdurch sind Fehlmessungen möglich. Zur Registrierung sollten Katheter und Katheterarm einschließlich Druckschlauch erschütterungsfrei gelagert werden.

Dämpfung von Druckkurven

Häufig ist eine Dämpfung mit deutlicher *Abflachung der Wechseldruckkurven und Verlust der Formcharakteristik*. Eine Dämpfung erkennt man an einem trägen Anstieg der Pulmonalarterien- und Ventrikeldruckkurve (Abb. 64 und 65) oder am trägen Druckabfall bei der Testung. Dämpfungen bewirken u. a. Fehlmessungen von systolischen und diastolischen Maximaldrücken. Die Dämpfung bei einer Luftblase im Katheter oder in der Meßeinrichtung entsteht dadurch, daß Luft kompressibel ist und damit Druckschwankungen abschwächt. Besonders häufig sammeln sich Luftblasen im Dom des Druckwandlers. Auch in die Katheterspitze eindringendes Blut dämpft Druckkurven, da es Druckwellen träger als Flüssigkeit weiterleitet. Wenn das gesamte Meßsystem nicht dicht

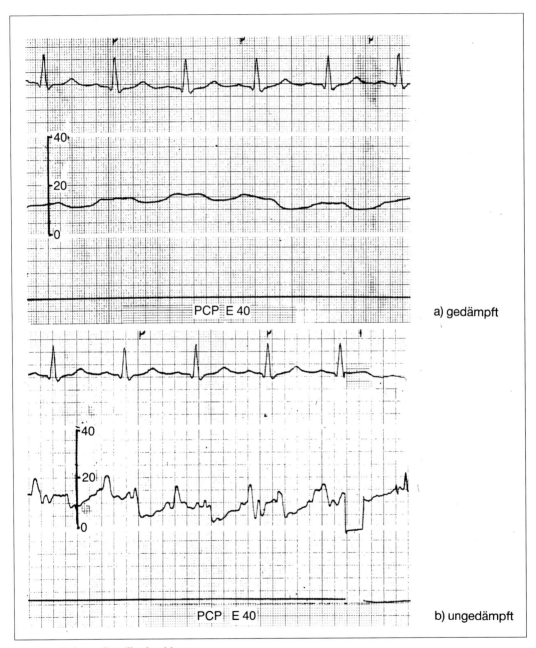

a) gedämpft

b) ungedämpft

Abb. 64 Pulmonalkapillardruckkurve.

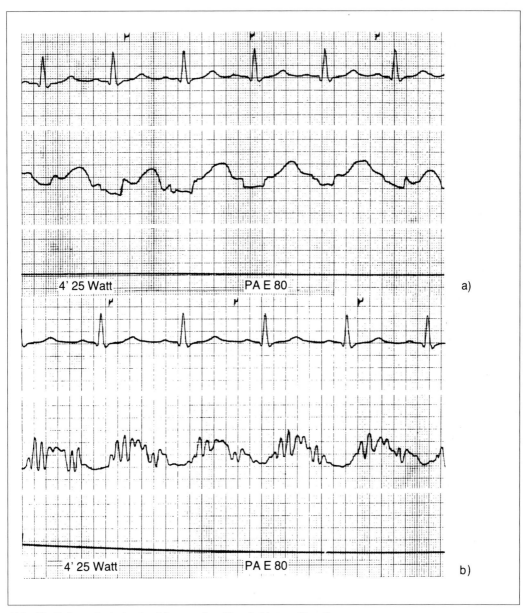

Abb. 65 Pulmonalarteriendruckkurve. a) gedämpft; b) ungedämpft.

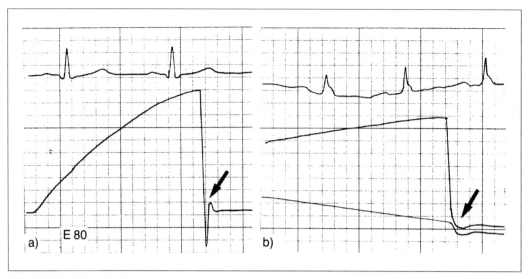

Abb. 66   Katheterschwingprobe.

abgeschlossen ist, z. B. an den Verbindungsstellen von Druckschlauch und Manometer
oder von Druckschlauch und Katheter, kann
das Austreten von Flüssigkeit Druckänderungen und damit eine Dämpfung der
Druckkurven bewirken. Die Druckkurven
werden um so dämpfungsfreier übertragen,
je kürzer und steifer Katheter und Druckschläuche sind – wobei die Lumina aufeinander abgestimmt sein müssen – und je weniger
Zwischenstücke und Dreiwegehähne benutzt
werden. Grundsätzlich sollte man sich vor
Einführung des Katheters von der *dämpfungsfreien Druckübertragung* des Katheters, des Druckschlauches und des Manometers überzeugen. Man prüft dies dadurch,
daß man die Katheterspitze mit dem Finger
abdichtet. Es baut sich dann entsprechend
dem Infusionsstrom von 2 ml/min langsam
ein Druck auf, der durch plötzliches Weg-
nehmen des Fingers freigegeben wird. Dies
muß zu einem steilen Abfall der aufgezeich-
neten Druckkurve führen, erkennbar sowohl
am Oszilloskop als auch auf der Papierauf-
zeichnung (Abb. 66).
Wenn bei plötzlicher Druckentlastung der
Druck nur träge abfällt, ist das System durch
eine Luftblase oder durch eine undichte Stel-

le gedämpft. Durch Spülen wird das System
auf Dichtigkeit an den Verbindungsstellen
überprüft. Der Druckwandler und der
Druckschlauch werden auf kleinste Luftblasen hin untersucht. Falls solche Luftblasen
vorhanden sind, versucht man, das System
durch einen längeren Infusionsstrom freizuspülen. Gelingt dies nicht, muß das gesamte
Meßsystem (Druckwandler, Druckschlauch,
Katheter) auseinandergenommen, neu mit
Flüssigkeit gefüllt und miteinander unter
kontinuierlichem Flüssigkeitsstrom luftblasenfrei verbunden werden. Auch nach Blutabnahmen zur Herzminutenvolumenbestimmung muß man darauf achten, daß die Verbindung zwischen Herzkatheter und Druckschlauch wieder luftblasenfrei hergestellt
wird. Dabei wird der Druckschlauch unter
Spülung (Flush) über einen Blutstropfen, den
man am Katheterende austreten läßt, an den
Katheter angeschlossen.

Falsche Katheterlage

Wenn die Katheterspitze nicht frei im Gefäßlumen liegt, sondern z. B. an der Gefäßwand, entstehen verzerrte Wechseldruckkur-

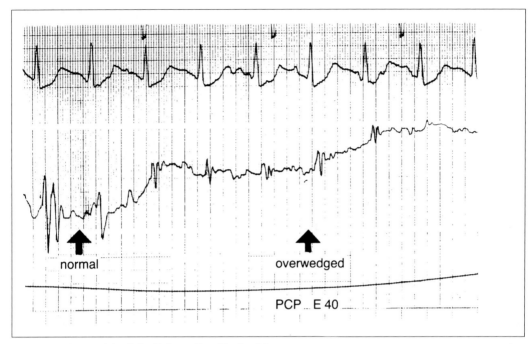

normal   overwedged

PCP E 40

Abb. 67 „Overwedging" der Pulmonalkapillardruckkurve.

ven, und es werden überhöhte Mitteldrücke gemessen. Dies gilt insbesondere dann, wenn der Katheter zu weit in eine Pulmonalarterienaufzweigung vorgedrungen ist und das Phänomen des sog. *„Overwedging"* auftritt (Abb.67). Das Overwedging ist zu beseitigen, indem man den Katheter nochmals zurückzieht und in einer größeren Lungenarterienaufzweigung zu plazieren versucht (Tab. 30). Bei einwandfreier Druckregistrierung läßt sich eine charakteristische Pulmonalkapillardruckkurve aufzeichnen. Meßfehler entstehen auch, wenn der Katheter weder eindeutig im Pulmonalarterienstamm noch eindeutig in der Pulmonalkapillare liegt und sich somit *Mischdruckkurven* ergeben. Auch dies ist an uncharakteristischen Wechseldruckkurven zu erkennen. Verzerrte Druckkurven ergeben sich auch, wenn der Katheter zu nah an einer Klappe, z. B. der Trikuspidalklappe, liegt, wo wechselweise Drücke im rechten Vorhof und im rechten Ventrikel registriert werden. Auch bei

Schlingen- oder Knickbildungen entstehen verfälschte Druckkurven (Abb. 68). Wichtig für eine genaue Formanalyse und Druckmessung ist eine „saubere" Druckkurve, die oftmals erst nach mehreren Katheterlagewechseln gefunden wird.

Wegen der unterschiedlichen pulmonalen Perfusionsverhältnisse kann es auch wichtig sein, in welchem Lungenabschnitt die Einschwemmkatheterspitze liegt. Wenn der Pulmonalkapillardruck in den Gefäßgebieten der sog. Zone I (Lungenspitze) registriert wird, kann statt des linksventrikulären Füllungsdruckes der Druck in den Alveolen gemessen werden. Eine derartige Fehlmessung ist anzunehmen, wenn der mittlere Pulmonalkapillardruck wesentlich höher liegt als der diastolische Pulmonalarteriendruck. In diesem Fall muß die Katheterlage röntgenologisch überprüft und/oder der Einschwemmkatheter neu plaziert werden. Um beim hämodynamischen Langzeitmonitoring diesbezüglich keine Fehlmessung zu riskie-

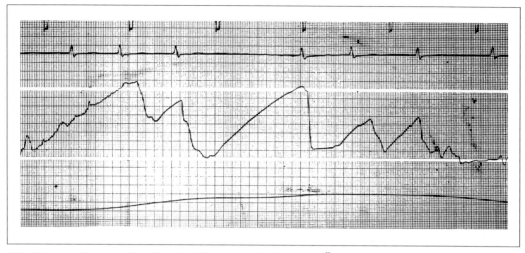

Abb. 68 Anstoßen oder Abknicken des Einschwemmkatheters am Übergang von extrathorakaler zu intrathorakaler Vene.

1. Überprüfung der Linearität des Meßsystems mittels Eichtreppe und Eichmanometer

2. Überprüfung auf Dämpfung des Meßsystems (Undichtigkeit, Luftblasen)

3. Überprüfung des Nullpunktes (rechte Vorhofdruckhöhe, Nullabgleich und Nullstabilität)

4. Katheterlage überprüfen (Overwedging, Mischdruckkurven. Spitze des Katheters liegt in der Zone I [Lungenspitze].)

5. Überprüfung auf intrathorakale oder intravasale Druckänderungen (Preßatmung, Husten, Überdruckbeatmung, Venentonusänderungen bei psychischer Erregung und bei Einwirkung von Medikamenten)

6. Überprüfung auf Bewegungsartefakte (Bewegung des Katheters oder Druckschlauches)

Tab. 30 Überprüfung auf Meßfehler.

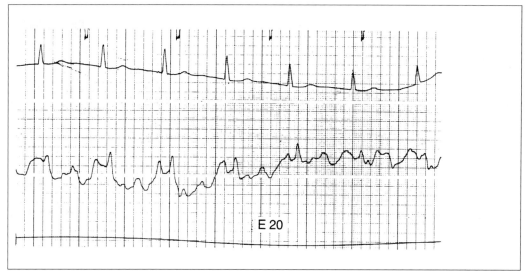

Abb. 69 Änderungen des Druckkurvenverlaufs durch Inspiration und Exspiration (rechter Vorhof).

ren, wird die röntgenologische Überprüfung der Katheterlage von einigen Autoren grundsätzlich empfohlen.

Intrathorakale Druckänderungen

Meßfehler können auch dadurch entstehen, daß der Patient nicht frei und unbehindert atmet. Eine *Preßatmung* oder ein Valsalva können zu starken Druckanstiegen führen (Abb. 69, 70, 71), ebenso Husten. Auch die *Beatmung mit Überdruck* (PEEP) bewirkt intrathorakale Druckerhöhungen, was ein exaktes hämodynamisches Monitoring bei beatmeten Patienten erschwert. Auch die erhöhten intrathorakalen Drücke bei obstruktiven Ventilationsstörungen können den Pulmonalkapillardruck verfälschen.

Bei jeder Druckregistrierung sollte der Patient deshalb aufgefordert werden, leicht, oberflächlich und bei offenem Mund zu atmen. Psychische Erregung und auch adrenerge Pharmaka können zur Venentonussteigerung mit entsprechender Druckanhebung in venösen Gefäßen führen. Auch dies ist bei Einschwemmkatheteruntersuchungen zu berücksichtigen.

Meßeinrichtungen zur Herzminutenvolumenbestimmung

Die Einschwemmkatheteruntersuchung ermöglicht die Herzminutenvolumenbestimmung nach zwei unterschiedlichen Prinzipien, die durch technische Entwicklungen in den letzten Jahren methodisch wesentlich vereinfacht und dadurch praktikabel wurden. Bei Verwendung des Mikrokatheters oder des 2lumigen Ballonkatheters wird zur Herzminutenvolumenbestimmung zentralvenöses Blut aus der Pulmonalarterie und arterielles Kapillarblut aus dem Ohrläppchen untersucht. Bei den modernen *Blutgasanalysegeräten* (Tab. 31, Abb. 72) genügen kleine heparinisierte Blutmengen für die Bestimmungen. Die Geräte zeigen digital an oder drucken wenige Minuten nach Eingabe aus: pH, HCO_3^-, pO_2, pCO_2, BE. Aus diesen Werten errechnet man den arteriellen und zentralve-

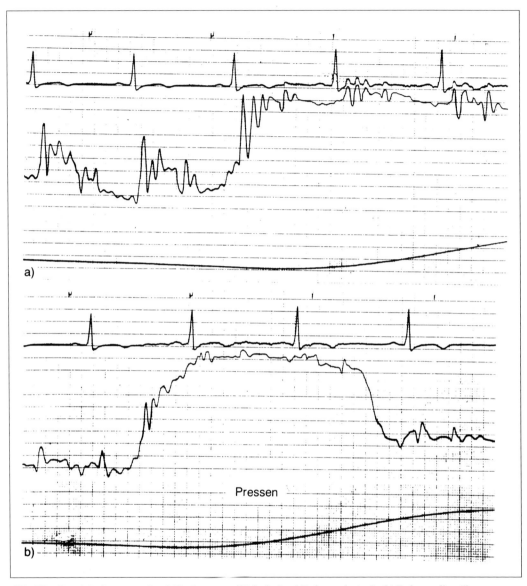

Abb. 70   Druckänderungen durch Preßatmung (Valsalva). a) Pulmonalarterie; b) Pulmonalkapillare.

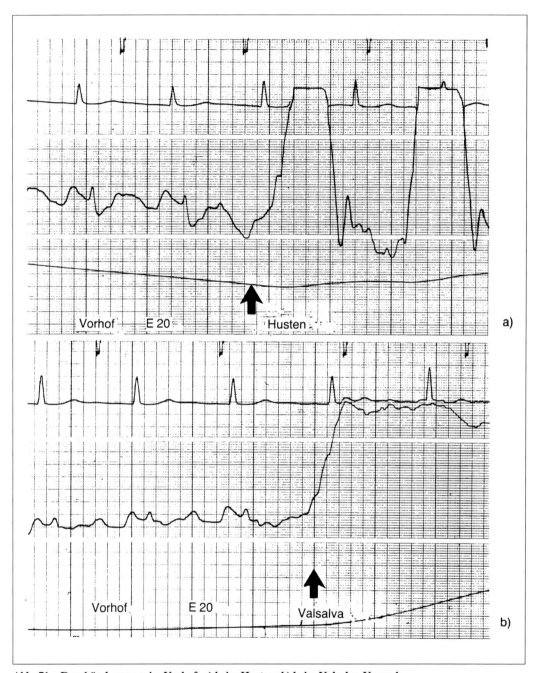

Abb. 71 Druckänderungen im Vorhof. a) beim Husten; b) beim Valsalva-Versuch.

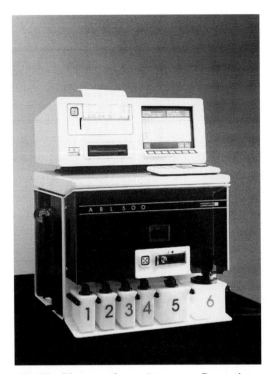

Abb. 72 Blutgasanalysegerät neuester Generation.

Fa. AVL
Gesellschaft für med. Meßtechnik mbH
Benzstr. 6
6380 Bad Homburg

Fa. Ciba Corning Diagnostic GmbH
Industriestr. 11
6301 Fernwald 2

Fa. Radiometer Deutschland GmbH
Am Nordkanal 8
4156 Willich 3

Tab. 31 Hersteller- oder Lieferfirmen von Blutgasanalysegeräten. (Die Aufstellung erhebt keinen Anspruch auf Vollständigkeit.)

nösen Sauerstoffgehalt und damit die für die Herzminutenvolumenbestimmung notwendige arteriovenöse Sauerstoffdifferenz.
Die Sauerstoffaufnahme, die ebenfalls in die Herzminutenvolumenbestimmung eingeht,

entnimmt man für praktische Fragestellungen aus Normtabellen, da sie bei Lungengesunden in Ruhe und für jede Belastungsstufe konstant ist. Die spiroergometrische Messung der Sauerstoffaufnahme durch geschlossene Systeme ist aufwendig, anfällig und durch die Atemmaske für den Patienten zusätzlich belastend. Da für die Herzminutenvolumenbestimmung nur der arterielle und venöse Sauerstoffgehalt vorliegen muß, kann man auf die komplette Blutgasanalyse verzichten und mit technisch einfacheren *Oxymetern* lediglich die Sauerstoffsättigung und das Hämoglobin bestimmen.

Kann man sich auf die tabellarisch ermittelten Sauerstoffaufnahmewerte zur Herzminutenvolumenbestimmung nicht verlassen, weil eventuell die Sauerstoffaufnahme durch eine Lungenerkrankung oder Ateminsuffizienz gestört ist, wird bei uns das *Thermodilutionsverfahren* eingesetzt (Abb. 73). Dieses Verfahren wurde durch den 3lumigen Ballonkatheter mit Thermistorsonde und die rechnergestützte Auswertung der Temperaturverdünnungskurven besonders für die wiederholte bettseitige Herzminutenvolumenbestimmung auf der Intensivstation praktikabel. Bei den modernen Thermodilutionscomputern (Tab. 32) darf das Injektat Zimmertemperatur haben, weil schon geringe Temperaturdifferenzen von Bruchteilen eines Grades für die Herzminutenvolumenbestimmung ausreichen. Dadurch ist eine wesentliche Fehlerquelle des Temperaturverdünnungsverfahrens eliminiert, da sich die früher verwendeten, eisgekühlten Injektionslösungen vor der Injektion in der Hand des Untersuchers unterschiedlich stark erwärmen konnten und damit „Temperaturverdünnungseffekte" vortäuschten.
In der Praxis stellte sich heraus, daß sich Meßgenauigkeit und Reproduzierbarkeit der Herzminutenvolumenbestimmungen verbessern lassen, wenn die Temperaturdifferenz größer ist, das Injektat also z. B. eine Temperatur von 6–10 °C hat. Insbesondere bei Einschwemmkatheteruntersuchungen mit

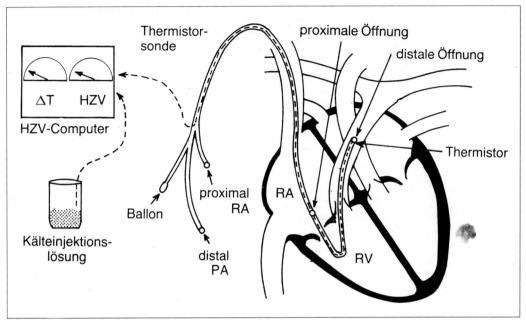

Abb. 73 **Thermodilutionsverfahren.**

körperlicher Belastung, bei der hohe Herzminutenvolumina (über 20 l/min) zu erwarten sind, sollte die Temperaturdifferenz zwischen Injektat und Blut möglichst groß sein, da bei Anstieg des Herzminutenvolumens die Verdünnungskurve (Abb. 74b) immer flacher verläuft und die Meßgenauigkeit dadurch abnimmt. Bei primär größerer Temperaturdifferenz wird sie entsprechend verbessert. Für die Messung des Herzminutenvolumens nur in Ruhe, z. B. auf der Intensivstation, verwenden wir das Injektat mit Raumtemperatur, da bei der Häufigkeit der Messungen durch unterschiedliche Personen über einen längeren Zeitraum dadurch Meßfehler eher vermieden werden, denn die Erwärmung des Injektats, z. B. bei längerem Halten der Injektionsspritze in der Hand des Untersuchers, kann zu falschen Daten führen, es sei denn, die Injektattemperatur wird unmittelbar vor dem Katheter durch eine Temperaturmeßsonde (Inflow-Temperaturmessung) erfaßt. Die Industrie bietet Kühlschlangen in einer Kühlbox an, die mit Eis

Fa. Baxter Laboratories - AHS
Deutschland GmbH
Nymphenburger Str. 1
8000 München 2

Fa. Braun Melsungen AG
Carl-Braun-Str. 1
3508 Melsungen

Fa. Spectramed GmbH
Münsterstr. 100 A
4000 Düsseldorf 30

Ferner alle Hersteller von Herzkathetermeßplätzen

Tab. 32 **Hersteller- oder Lieferfirmen von Thermodilutionsgeräten. (Die Aufstellung erhebt keinen Anspruch auf Vollständigkeit.)**

gefüllt ist, aus denen die Injektionslösung entnommen wird.

Eine weitere technische Verbesserung erreicht man durch eine kontinuierliche, druckgesteuerte Injektion über eine Injek-

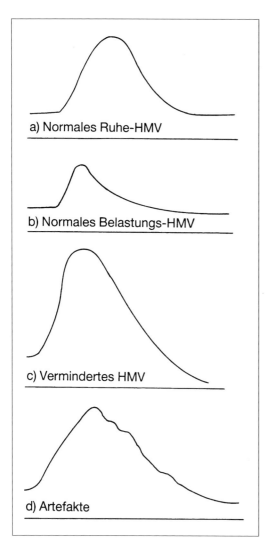

a) Normales Ruhe-HMV

b) Normales Belastungs-HMV

c) Vermindertes HMV

d) Artefakte

Abb. 74 Herzminutenvolumenkurven beim Thermodilutionsverfahren.

tionspistole (mit CO_2-Patronen oder Druck-luftanschluß). Es gibt *Thermodilutionscomputer*, bei denen man unter vier verschiedenen Auswerteverfahren für die Temperaturverdünnungskurve wählen kann. Sinnvoll ist die Aufzeichnung der Temperaturverdünnungskurve durch einen Schreiber, da man anhand des Kurvenverlaufs sofort Artefakte erkennt und die Bestimmung wiederholen kann (Abb. 74).

Desinfektion und Sterilisation

Händedesinfektion

Wie bei einem chirurgischen Eingriff muß auch bei der Herzkatheteruntersuchung ein steriles Vorgehen gewährleistet sein. Es beginnt mit Waschen und Desinfizieren der Hände des Untersuchers nach den Waschvorschriften (Tab. 33). Da die meisten Erreger im Krankenhaus durch direkten Kontakt Arzt-Schwester-Patient übertragen werden, ist die Händedesinfektion die wichtigste, einfachste und wirkungsvollste Maßnahme zur Verhütung einer Katheterinfektion. Man reinigt zunächst mit einer Seifenlotion die Unterarme – bis zu den Ellenbogen – und Hände, insbesondere auch Fingernägel, mit Nagelfeile und Bürste über einen Zeitraum von 1 Minute. Seife und Desinfektionsmittel werden einem Spender entnommen. Anschließend spült man die Seife ab und trocknet die Hände mit einem Einmalhandtuch. Wasserhähne müssen mit dem Ellenbogen zu bedienen sein. Es werden dann Unterarme und Hände mit einem Händedesinfektionsmittel (z. B. Desderman®) desinfiziert, das auf der Haut verrieben wird, bis die Substanz verdunstet ist. Wichtig ist, daß die Hände und Unterarme vorher abgetrocknet werden, damit das Desinfektionsmittel nicht durch Wasserreste verdünnt wird. Vor der Desinfektion hat der Untersucher bereits eine Einmalmütze aufgesetzt und sich einen Mundschutz angelegt; nach der Händedesinfektion wird ihm ein steriler Kittel angezogen. Lediglich auf den Mundschutz verzichten wir manchmal zugunsten einer besseren Kommunikation mit dem Patienten, der während der Untersuchung bei vollem Bewußtsein ist.

Desinfektion der Punktionsstelle

Im Bereich der Punktionsstelle, z. B. der Ellenbeuge oder der Leiste, wird die Haut

Untersucher

1. Finger- und Armschmuck entfernen

2. Mütze und Mundschutz anlegen

3. Entfetten der Haut an Händen und Unterarmen bis zu den Ellenbogen mit Seife oder Seifenlotion 1 Minute lang, Reinigung der Fingernägel durch Bürste, Abtrocknen!

4. 1 Minute lang Einreiben von Händen und Unterarmen bis zu den Ellenbogen mit Desinfektionslösung bis zur Trocknung der Haut. Die Desinfektionslösungen werden Spendern entnommen

5. 1 Minute lang erneut Hände bis zu den Handgelenken mit Desinfektionslösung bis zur völligen Trocknung einreiben (nicht mit Wasser abspülen!)

6. Sterilen Kittel und Handschuhe anlegen

Patient

1. Entfetten der Haut im Bereich der Punktionsstelle mit Seifenlösung, evtl. rasieren

2. Hautdesinfektionslösung mehrmals aufsprühen oder wischen und mit sterilem Tupfer in die Haut einreiben (Einwirkungszeit des Präparates beachten!)

3. Abdecken durch steriles Tuchmaterial

Geräte, Räume

Oberflächen täglich mit Seifenlösungen entfetten und reinigen durch Scheuer-Wisch-Desinfektion mit Präparaten auf Aldehyd- oder Chlorbasis zur Hospitalismusprophylaxe
Lösungen täglich neu ansetzen. Es dürfen nur vom BGA und DGHM gelistete Desinfektionsmittel verwendet werden

Tab. 33   Desinfektion – Waschvorschrift.

gründlich gereinigt und eventuell durch Rasieren von Haaren befreit. Es erfolgt dann eine Hautdesinfektion (z. B. farbiger oder farbloser Kodan®-Spray) durch mehrmaliges Sprühen und Wischen, wobei das Desinfektionsmittel mit einem sterilen Tupfer an der Punktionsstelle bis zur völligen Trocknung in die Haut eingerieben wird. Die Venenpunktionsstelle deckt man mit einem sterilen Lochtuch, den gesamten Körper des Patienten mit einem großen sterilen Tuch ab.

Auf einem kleinen Operationstisch werden auf einem sterilen Tuch Spritzen und Kathetermaterial ausgebreitet (Abb. 75 und 76), wobei Einmalmaterial bereits aus der sterilen Verpackung entnommen wurde. Es braucht nicht betont zu werden, daß Spülflüssigkeit, Injektionsnadeln, Gläser etc. steril sein müssen. Der Untersuchungsraum unterliegt ähnlichen hygienischen Anforderungen wie ein Operationsraum. Fußböden und Wände sind regelmäßig zu reinigen und zu desinfizieren,

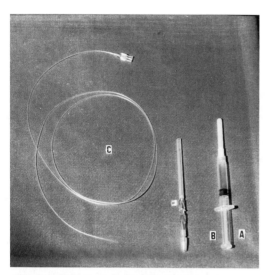

Abb. 75   Kathetertisch für Mikrokatheter-untersuchungen.
A = Injektionsspritze für lokale Hautbetäubung;
B = Punktions- und Einführungskanüle;
C = Mikrokatheter nach *Grandjean*.

ebenso die Apparate, die möglicherweise mit kontaminierten Händen bedient werden. Auch das Hilfspersonal muß seine Hände deshalb regelmäßig desinfizieren, Kopfbedeckungen und sterile Arbeitskleidung sind nur für die Tätigkeiten am Untersuchungstisch erforderlich.

Wiederaufbereitung des Kathetermaterials[1]

Aus ökonomischen Gründen wird national und international in vielen Kliniken teures Einwegmaterial, wie z. B. Herzkatheter, nach Benutzung am Patienten wiederaufbereitet oder z. B. bei defekter Verpackung resterilisiert. Für die kardiologische Abteilung der Freiburger Universitätsklinik wurde unter Berücksichtigung von Personal- und Sachkosten berechnet, daß durch die Wiederaufbereitung teurer Herzkatheter pro Jahr etwa 50 000.– DM eingespart werden.

---

[1] Beitrag von *I. Kappstein.*

Durch die Änderung des § 2 Abs. 2 AMG, nach der auch „ärztliche, zahnärztliche oder tierärztliche Instrumente, soweit sie zur einmaligen Anwendung bestimmt sind und aus der Kennzeichnung hervorgeht, daß sie einem Verfahren zur Verminderung der Keimzahl unterzogen worden sind" als Arzneimittel gelten, wurde vor allem von den Herstellern die Diskussion über die Wiederaufbereitung von Einwegartikeln neu entfacht. Von Kritikern wird als wichtiger Grund gegen die Wiederaufbereitung angeführt, daß der Hersteller für den ordnungsgemäßen Zustand und die Funktionssicherheit des Artikels nur bei einmaliger Verwendung haftet. Dies hat die Konsequenz, daß bei Verwendung aufbereiteter Einmalartikel der Anwender die Verantwortung trägt. Außerdem gibt es Probleme beim Wiederaufbereitungsprozeß selbst, die z. T. noch nicht gelöst sind.

Probleme bei der Wiederaufbereitung

1. Der *Reinigungsprozeß* muß standardisiert sein, d. h., es müssen schriftliche Richtlinien für die Durchführung der Wiederaufbereitung vorliegen, die bei englumigen Gegenständen wie Herzkathetern nur manuell vorgenommen werden kann, da es zumindest zum jetzigen Zeitpunkt noch keine entsprechenden Reinigungs- und Desinfektionsmaschinen gibt. Bei ständiger hygienischer Beratung und Überwachung muß darauf geachtet werden, daß sich das Personal strikt an diese Anweisungen hält. Dies ist von entscheidender Bedeutung, da eventuell verbleibende Blutreste eine Sterilisation des Artikels unmöglich machen.

2. Die *Sterilität* muß durch ein geeignetes Sterilisationsverfahren gewährleistet sein. Häufig wird in diesem Zusammenhang das Argument angeführt, daß die in Kliniken durchgeführte Sterilisation nicht so effektiv sei wie die der Industrie. Dieses Argument ist jedoch nicht haltbar, denn es gibt keine

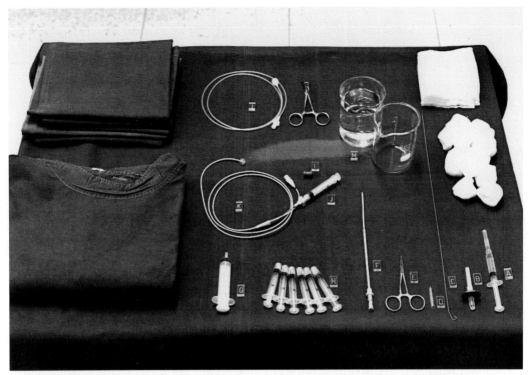

Abb. 76   Vorbereiteter Kathetertisch für die Einschwemmkatheteruntersuchung mit doppellumigem
Swan-Ganz-Katheter.
A = Injektionsspritze
B = Flügelkanüle zur Venenpunktion
C = Führungsdraht
D = Lanzette zur kleinen Hautinzision
E = Schere oder Klemme zur Erweiterung der Punktions- und Einführungsstelle
F = Einführungstubus und Dilatator
G = Spritze zum Blutansaugen und Spülen des Ballonkatheters
H = Mit Heparin gefüllte Injektionsspritzen zur zentralvenösen Blutabnahme
I = Druckschlauch zur Verbindung des Einschwemmkatheters mit dem Druckwandler
J = Spritze zum Aufblasen des Ballonkatheters
K = 2lumiger Einschwemmballonkatheter
L = Hämostatisches Ventil zum Aufsetzen auf den Einführungstubus
M = Kochsalzlösung im Becherglas zur Katheterspülung.

epidemiologischen Hinweise dafür, daß bei sachgerecht durchgeführter Sterilisation in der Klinik (z. B. mit Ethylenoxid) im Gegensatz zur industriellen Sterilisation der Sterilisationserfolg nicht gewährleistet wäre.

Bei stichprobenartigen Sterilitätskontrollen mit Bacillus-subtilis-Sporen konnte in keinem Fall der Testkeim aus dem Bioindikator nach Ethylenoxid-Sterilisation angezüchtet werden. In derselben prospektiven klinischen Studie wurde u. a. die mikrobielle Belastung von Kathetern nach Anwendung am Patienten vor der Wiederaufbereitung untersucht. Dabei waren nur ausnahmsweise überhaupt Bakterien nachweisbar, die Keimzahlen waren sehr niedrig (< 10 koloniebildende Einheiten/ml Spülflüssigkeit). Es handelt sich um Mikrokken, Streptococcus sanguis, aerobe Sporenbildner und Peptokokken. Klassische pathogene Keime wie Sta-

| Häufigkeit der Wiederaufbereitung | Anstieg der Körpertemperatur bis 37,5 °C nach Herz- und Gefäßkatheterisierung | |
| | Zahl der Patienten | |
	Freiburg	Tübingen
0	6/158 (3,8 %)	—
1 x	5/116 (4,3 %)	0/30
2 x	1/ 34 (2,9 %)	1/19 (5,3 %)
unterschiedlich	3/103 (4,9 %)	—

Tab. 34   Klinische Komplikationsrate bei Verwendung wiederaufbereiteter intravasaler Katheter.

phylococcus aureus und gramnegative Bakterien waren nicht nachweisbar. Wichtig ist, daß die Katheter sofort nach der Anwendung durchgespült wurden, um das Antrocknen von Blut- und Flüssigkeitsresten zu verhindern.

3. Ein weiteres Problem ist die mögliche Belastung der benutzten Einmalartikel mit *Pyrogenen*. Dies ist ein Punkt, der derzeit noch nicht vom Anwender garantiert werden kann, weil sich in der Klinik nur sporadisch Prüfungen auf Pyrogenfreiheit durchführen lassen. Jedoch haben unter klinischen Bedingungen durchgeführte Kontrollen resterilisierter Katheter bisher gezeigt, daß eine Pyrogenbelastung nach dem Wiederaufbereitungsprozeß entweder nicht nachweisbar oder extrem gering ist. Aus klinischen Untersuchungen weiß man ferner, daß bei Patienten, die mit resterilisierten Kathetern angiographiert wurden, Fieberreaktionen nicht häufiger auftreten als bei Patienten nach Angiographie mit neuen Kathetern (Tab. 34). Die fehlenden Fieberreaktionen können als ein In-vivo-Nachweis der Pyrogenfreiheit angesehen werden.

4. Eines der am häufigsten angeführten Argumente betrifft die mögliche *Materialveränderung* (z. B. Veränderungen der Oberflächenbeschaffenheit oder Elastizitätsverlust). Diese Problematik wurde in einer experi-

mentellen Studie über das mechanische Verhalten und die physikalisch-chemischen Eigenschaften von Polyethylen-Kathetern bei bis zu 60facher Sterilisation mit Ethylenoxid untersucht. Es wurden keine wesentlichen Veränderungen von Reißkraft und Reißfestigkeit beobachtet, eine Zunahme der Reißdehnung trat erst nach 60maliger Sterilisation auf, bei Vorbeanspruchung durch Knickbildung fand sich ein Absinken des maximalen Torsionsmomentes, jedoch ohne Beeinflussung der Reißkraft. Es konnten ferner keine Veränderungen der Oberflächenstruktur der Katheter nachgewiesen werden, Schmelzpunkt und Schmelzenthalpie blieben unabhängig von der Zahl der Sterilisationszyklen konstant, und oxidative Veränderungen waren erst nach 10 Sterilisationszyklen in sehr geringem Maß nachweisbar; nach 60maliger Sterilisation war ein Wert erreicht, der ca. 35 % unter dem Wert liegt, bei dem von gravierenden chemischen Veränderungen im Molekül ausgegangen werden muß. Aus den Ergebnissen kann man schließen, daß hinsichtlich der Materialsicherheit eine mehrmalige Resterilisation mit Ethylenoxid möglich ist. Dies ist im übrigen auch das Sterilisationsverfahren, das von der Industrie am häufigsten angewendet wird. Problematisch ist jedoch eine mögliche Anreicherung von Ethylenoxid im Kathetermaterial bei mehrmaliger Resterilisation trotz Einhaltung der erforderlichen Auslüftungszeiten. Dies erfordert weitere Untersuchungen. Die Gammasterilisation ist jedoch nicht als alternatives Resterilisationsverfahren einsetzbar, weil dabei toxische Radikale entstehen können. Zum anderen eignet sich ein Produkt, das primär (also wie in den meisten Fällen bei der Herstellung von Kathetern) mit Ethylenoxid sterilisiert worden ist, nicht unbedingt für eine Resterilisation mit einem anderen Sterilisationsverfahren (wie z. B. mit Gammastrahlen).

5. Schließlich ist nur wenig bekannt über die maximale *Zahl der möglichen Wiederaufbereitungen*. Die Angaben darüber schwanken im allgemeinen zwischen 3 und 10 Wiederaufbereitungsprozessen.

Rechtliche Problematik

Die juristischen Interpretationen gehen dahin, daß die Bestimmung eines Gegenstandes als Einmalartikel durch die bestehende Rechtsordnung, d. h. auch durch das Arzneimittelgesetz, nicht festgelegt ist. Nach dem Gesetzestext ist sowohl eine objektivierte als auch eine subjektivierte Auslegung dieser Bestimmung möglich. De facto wird aber die Zweckbestimmung „zur einmaligen Anwendung" subjektiv getroffen, und zwar ausschließlich durch den Hersteller. Auch wenn in den Richtlinien des Bundesgesundheitsamtes wie auch in der DIN zur Sterilgutversorgung ausgeführt wird, daß Einwegartikel nicht wiederaufbereitet werden sollen, haben diese Vorschriften jedoch keinen Rechtscharakter, da sie insgesamt als Empfehlungen zu qualifizieren sind (BGA-Richtlinie, 1979; DIN 58953, Teil 8, Entwurf 1985). Dies stellt auch die Baden-Württembergische Krankenhausgesellschaft in Stuttgart fest (Mitteilung Nr. 120 vom 6.7.1988). Es ist ferner nicht richtig, daß die BGA-Richtlinie als antizipiertes Sachverständigengutachten anzusehen ist.
Seitens der Industrie wird immer wieder behauptet, die Wiederaufbereitung von Einmalartikeln sei „nicht gesetzeskonform", weil es sich u. a. dabei um Herstellen eines Arzneimittels im Sinne des § 4 Abs. 14 AMG handeln würde. Dies ist eine aus der Sicht der Industrie verständliche Interpretation des Gesetzestextes. Wiederaufbereitung und/oder Resterilisation fiktiver Arzneimittel ist durch die Änderung des § 2 Abs. 2 AMG nicht verboten. Ob es sich dabei um „Herstellen" im Sinne des § 4 Abs. 14 AMG handelt, muß bezweifelt werden. Der Gesetzgeber hätte in diesem Falle den Begriff des „Herstellens" im Sinne des § 4 Abs. 14 AMG, der bei der (Erst-)Produktion von Einmalartikeln zutreffend anzuwenden ist, in die Änderung des § 2 Abs. 2 AMG einbeziehen müssen.

Richtlinien für die Wiederaufbereitung von intravasalen Kathetern

Tabelle 35 enthält eine Anleitung für die Wiederaufbereitung von intravasalen Kathetern.

Spülung sofort nach Gebrauch

Es ist sehr wichtig, daß die Katheter sofort nach der Anwendung am Patienten sehr gründlich durchgespült werden, und zwar unmittelbar nach Gebrauch mit heparinisierter Kochsalzlösung, die auf dem Untersuchungstisch zur Verfügung steht, und anschließend vom Personal, das die Wiederaufbereitung durchführt, mit Wasser mittels einer Druckpistole. Damit wird das Eintrocknen von Blut- und Eiweißresten verhindert, die sich u. U. bei einer erst später vorgenommenen Reinigung nicht mehr entfernen lassen.

Desinfektion und Reinigung

Bei der anschließenden aus Personalschutzgründen durchgeführten Desinfektion mit Zusatz eines Reinigungsmittels zur Entfernung von Blut- und Eiweißresten muß da-

---

Nach Kathetergebrauch
Mit Handschuhen arbeiten!
Zur Grobreinigung Katheter außen abwischen und mit der Druckpistole durchspülen

Desinfektion und Reinigung
Katheter einlegen in 3 % Gigasept + 1 % SM-Labor,
Einwirkungszeit: 1 Stunde!
Zugleich ist das Katheterlumen mit Desinfektionsmittel vollzufüllen (z. B. mit 10-ml-Einmal-
spritze, die während der Einwirkzeit am Katheteransatz stecken bleibt)

Spülung
Nach der Desinfektion ist der Katheter 10 Minuten mit Leitungswasser durchzuspülen
(alle Katheterlumina müssen an die Spülvorrichtung angeschlossen werden)
Anschließend den Katheter 10 Minuten unter fließendem Wasser in einem Wasserbad
(autoklavierbare Wanne) spülen, um alle Desinfektionsmittelrückstände von der Katheteroberfläche zu entfernen

Trocknung
Innenlumen der Katheter gründlich mit Druckluft durchblasen, Oberfläche mit sauberem
Tuch trocknen

Verpackung
Sterilisationsfolie (mit Datum versehen)

Sterilisation
Gassterilisation (Ethylenoxid)

Beachte:
● Entlüftung nach der Gassterilisation 2 Wochen!
● Desinfektionsmittellösung täglich erneuern
● Keine Wiederaufbereitung von Kathetern, die
  – beschädigt sind
  – Materialveränderungen aufweisen
  – bei Patienten mit Hepatitis, -verdacht oder Aids benutzt wurden (Personalschutz)

Tab. 35   Wiederaufbereitung von intravasalen Kathetern.

für gesorgt werden, daß der Katheter mit dem Reinigungs- und Desinfektionsmittel überall in Kontakt kommt, also auch im Bereich des Innenlumens. Dazu setzt man eine Spritze an den Katheter an, saugt ihn mit der Lösung voll und beläßt die Spritze in dieser Stellung, damit der Flüssigkeitsspiegel im Lumen des Katheters nicht wieder absinkt. Nur wenn man den Katheter von allen Blut- und Eiweißresten befreit hat, ist die anschließende Sterilisation mit Ethylenoxid erfolgreich, da das Gas organisches Material nicht zu durchdringen vermag. Die Verwendung von destilliertem Wasser für die Herstellung der Desinfektions- und Reinigungslösung so-

wie der Zusatz von Heparin sind nicht erforderlich. Eine Einwirkungszeit von 1 Stunde ist ausreichend. Für die Desinfektion sollen nur aldehydische Mittel verwendet werden, da andere Substanzen oft erhebliche Wirkungslücken aufweisen (z. B. quaternäre Ammoniumverbindungen).
Abgesehen von den infektiologischen Komplikationen bei verbleibenden bakteriellen Kontaminationen ist auch eine Endotoxinbelastung möglich, so daß die gründliche Reinigung des Katheters bei der Wiederaufbereitung äußerst wichtig ist.
Andere Gegenstände, die bei der Untersuchung verwendet werden, müssen nur bei

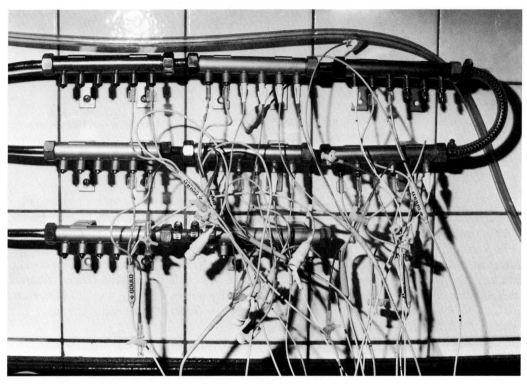

Abb. 77 Spülanlage für Einschwemmkatheter.

Verletzungsgefahr *vor einer manuellen Reinigung* desinfiziert werden. Dazu werden sie für eine Stunde in eine aldehydische Desinfektionsmittellösung eingelegt. Besteht die Möglichkeit einer maschinellen, thermischen Aufbereitung (Zentralsterilisation, Thermodesinfektor) ist eine vorherige Desinfektion nicht erforderlich, da bei sorgfältiger Beschickung des Apparates keine Verletzungsgefahr besteht.

Spülung

Um toxische Schädigungen durch Reste des Reinigungs- und Desinfektionsmittels auszuschließen, muß eine ebenfalls sehr gründliche Nachspülung mit fließendem Leitungswasser über 10 Minuten erfolgen (Spülvorrichtung, Abb. 77). Anschließend werden die Katheter in einer autoklavierbaren Wanne unter fließendem Wasser weitere 10 Mi-

nuten gespült, um alle Reste des Desinfektions- und Reinigungsmittels auch von der äußeren Oberfläche zu entfernen.

Trocknung

Die Katheter müssen innen und außen vollständig getrocknet werden, weil verbleibende Feuchtigkeit den Zutritt von Ethylenoxid verhindert. Dazu werden die Katheter mit Druckluft durchgeblasen (ein bakteriendichter Filter ist nicht erforderlich, weil Druckluft nur äußerst geringe Keimzahlen apathogener Keime enthält), die äußere Oberfläche wird mit Kompressen getrocknet.

Verpackung und Sterilisation

Bevor die Katheter und Führungsdrähte sowie das Einführungsbesteck für die Gassterilisation in Folien eingeschweißt werden

1. **Hitzebeständiges Material** wie Metallinstrumente,
   Gläser, Stoff:

   Im Autoklaven bei 134 °C/2,4 atü über 10 Minuten
   oder bei 120 °C/1,2 atü über 15 Minuten

2. **Thermolabiles Material** aus Kunststoff und Gummi,
   wie Herzkatheter, Einführungsbestecke:

   Im Gassterilisator mit Acetylengas für 200 Minuten
   bei 60 °C und anschließender Entgasung

Tab. 36   Sterilisation von Instrumenten und Einschwemmkathetern in der Schüchtermann-Klinik.

(Abb. 78), untersucht man das gesamte Kathetermaterial unter einem Vergrößerungsglas genau auf Beschädigungen und mögliche Verschmutzungen und prüft durch Vorschieben von Führungsdrähten, ob alle Rückstände im Lumen entfernt sind. Auch die Intaktheit des Ballons wird dabei kontrolliert (Abb. 79). Nach dem Einschweißen wird das Material mit Ethylenoxid gassterilisiert wie vorgeschrieben (Tab. 36).

Die Gassterilisation mit Formalin eignet sich wegen der geringen Penetrationsfähigkeit des Gases nicht für die Sterilisation englumiger Gegenstände wie Katheter. Eine sog. Kaltsterilisation durch Einlegen des Katheters in eine Desinfektionsmittellösung ist nicht zulässig, da bei der anschließend erforderlichen Spülung zur Entfernung der Desinfektionsmittelreste die Gefahr der Rekontamination besteht.

Auslüftung

Da Ethylenoxid als kanzerogene Substanz bekannt ist, müssen die erforderlichen Auslüftungszeiten streng eingehalten werden. Für Materialien, die länger als 30 Minuten mit Blut bzw. Gewebe in Berührung kommen, ist eine Entlüftungszeit von 2 Wochen erforderlich. Bei erhöhter Temperatur und hoher Luftfeuchtigkeit (wie in Entlüftungsschränken) kommt es schneller zu einer Desorption des Gases aus dem Plastikmaterial, jedoch werden von den Herstellern der Entlüftungsschränke keine Angaben darüber ge

macht, welche Zeiten dabei noch eingehalten werden müssen. Zu berücksichtigen ist auch, daß es im Innenraum der Entlüftungsschränke zu einer Verteilung des desorbierten Gases kommt, wodurch dort bereits länger gelagerte Materialien mit dem Gas in Kontakt kommen und es teilweise wieder aufnehmen, wenn der Schrank neu beschickt wird.

Allgemeine Hinweise

Aus Gründen des Personalschutzes sollen Katheter nach Anwendung bei Patienten mit parenteral übertragbaren Erkrankungen wie z. B. Hepatitis B (auch bei Verdacht) nicht wiederaufbereitet werden.

Das Personal muß bei allen Schritten der Wiederaufbereitung Einmalhandschuhe tragen. Das Tragen eines Kopfhaarschutzes ist bei der Wiederaufbereitung nicht notwendig. Die Überprüfung der Sterilisatoren mit Sporenpäckchen wird monatlich durchgeführt, in jeder Charge werden außerdem Indikatorklebestreifen auf der Verpackung mitgeführt, die anzeigen, ob die Sterilisation technisch korrekt abgelaufen ist (Tab. 37).

Desinfektion der Meßeinrichtung

Durch die Trennung des Katheters von der Meßeinrichtung über einen Druckschlauch kommt der Druckwandler nicht mit Patientenblut in Berührung. Es sind deshalb Reinigung, Desinfektion und Sterilisation dieses

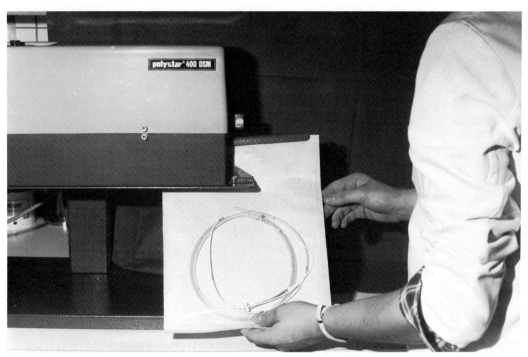

Abb. 78   Folieneinschweißgerät für die Gassterilisation von Einschwemmkathetern.

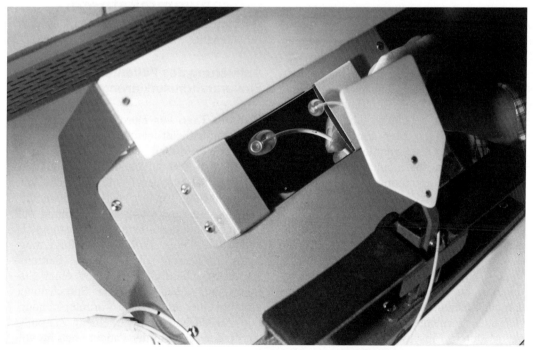

Abb. 79   Lupengerät zur exakten Betrachtung des Ballons und der Katheterspitze bei Wiederverwendung des Einschwemmkatheters.

Mehrmals jährlich Überprüfung der Sterilisationseinrichtung durch Sporenpäckchen, die von einem staatlichen Untersuchungsamt geliefert und überprüft werden.

Täglich Überprüfung der Sterilisation durch Attestindikatorröhrchen, die eine Bakterienkultur mit Nährmedium enthalten. Sie werden in das Sterilisationsgut an verschiedenen Stellen verteilt und nach dem Sterilisationsvorgang 48 Stunden lang bebrütet. Ein Indikator zeigt am Farbumschlag, ob noch Bakterien wachsen.

Atteströhrchen sind zu beziehen bei:
Firma 3M, Carl-Schurz-Str. 1, 4040 Neuss 1
Firma Braun Melsungen, Carl-Braun-Str. 7,
3508 Melsungen

Auf jedem Sterilisationsgut und auf der Verpackung befindet sich ein Indikatorklebestreifen, der anzeigt, ob die vorgeschriebene Temperatur bzw. Gaskonzentration bei dem Sterilisationsvorgang erreicht wurde.

Tab. 37   Effektivitätskontrolle der Sterilisation.

Meßgerätes nicht nach jeder Untersuchung erforderlich. Wir führen sie einmal wöchentlich durch, falls nicht ein Druckwandler zum einmaligen Gebrauch benutzt wird. Sie erfolgt mit einer Desinfektionslösung, wobei das gesamte System am Ende einer Untersuchungswoche für 48 Stunden (über das Wochenende) mit dieser Lösung gefüllt und zu Beginn der neuen Untersuchungswoche gründlich mit steriler Kochsalzlösung gespült wird. Sollte bei einer Undichtigkeit des Systems tatsächlich Blut über den Druckschlauch in den Druckwandler eingedrungen sein, wird dieser durch einen sterilen ausgetauscht und der kontaminierte Wandler gereinigt und desinfiziert.

Auf der Intensivstation, wo Meßeinrichtungen mehrere Stunden oder Tage in Gebrauch sind, greifen wir auf Einmalmaterial (Fa. Vygon) zurück. Die Einschwemmkatheterspüleinrichtung und der Druckwandler werden nach mehrstündigem oder mehrtägigem Gebrauch vernichtet. Bei Langzeitüberwachung durch Einschwemmkatheter ist die wichtigste Infektionsquelle die Haut des Patienten.

Betreuung des Patienten vor und nach der Einschwemmkatheteruntersuchung

Aufklärung des Patienten und Einverständniserklärung

Mehrere Tage vor Durchführung der Einschwemmkatheteruntersuchung wird der Patient bei uns über den geplanten Eingriff durch einen Arzt aufgeklärt. Dabei schildern wir dem Patienten nicht nur die technische Durchführung, sondern auch die Notwendigkeit und Aussage dieser Untersuchung und gehen besonders auf Komplikationsmöglichkeiten ein. Diese Aufklärung erfolgt möglichst im Beisein eines Zeugen (Stationsschwester), häufig im Rahmen einer Stationsvisite, einer ärztlichen Sprechstunde oder bei einer ambulanten Voruntersuchung. Die Aufklärung muß zu einem Zeitpunkt stattfinden, zu dem der Patient noch im vollen Besitz seiner Erkenntnis- und Entscheidungsfähigkeit ist. Er muß eine Bedenkzeit

SCHÜCHTERMANN-KLINIK BAD ROTHENFELDE
– Klinik für Herz- und Kreislaufkrankheiten –

EINSCHWEMMKATHETERUNTERSUCHUNG

EINVERSTÄNDNISERKLÄRUNG

Ich bin mit der Durchführung des vorgeschlagenen ärztlichen Eingriffs
Einschwemmkatheteruntersuchung

bei mir/meiner/meinem .... einverstanden.

Die Notwendigkeit, die Art und Ausführung der Maßnahmen sowie mögliche Auswirkungen sind mir durch den Arzt erklärt worden, und ich habe das Merkblatt auf der Rückseite zur Kenntnis genommen. Ich habe zu dem geplanten Eingriff keine weiteren Fragen.

Mit meinem Einverständnis zur o. g. Untersuchung erkläre ich mich auch bereit zu allen zusätzlichen Eingriffen, die eventuell zur Beseitigung oder Abwendung der beschriebenen Komplikationen notwendig sind.

4502 Bad Rothenfelde, ...

| Unterschrift des behandelnden Arztes | Gegenzeichnung des Zeugen | Unterschrift des Patienten oder Sorgeberechtigten |

Durch die Einschwemmkatheteruntersuchung will man herausfinden, ob die Herzkammern das notwendige Blutvolumen in Ruhe und unter Belastungsbedingungen fördern und unter welchem Druck diese Pumparbeit ausgeführt wird. Aus diesem Untersuchungsbefund ergeben sich wesentliche Rückschlüsse auf den Umfang des Herzmuskelschadens, z. B. nach einem Herzinfarkt oder einer Herzmuskelentzündung,und auf die Durchblutungsverhältnisse bei erkrankten Herzkranzarterien. Außerdem kann man mit dieser Untersuchung Erkrankungen der Herzklappen und der Lunge untersuchen.

Die Einschwemmkatheteruntersuchung ist in vielen Krankenhäusern eine Routineuntersuchung geworden und kann sogar ambulant durchgeführt werden. Ein kleiner Plastikkatheter wird von einer Arm-, Hals- oder Leistenvene über die rechte Herzkammer in die Lungenarterie vorgeführt, und es wird in den verschiedenen Herz- und Gefäßabschnitten der Druck gemessen und Blut entnommen. Die Untersuchung ist schmerzlos, lediglich die Venenpunktion ist wie bei einer Blutabnahme zu spüren. Bei dem Durchtritt des Katheters in der Herzkammer kann es zu Extraschlägen (Extrasystolen) des Herzens kommen.

Tödliche Komplikationen sind außerordentlich selten und in der Schüchtermann-Klinik noch nicht beobachtet worden. Auch andere schwerwiegendere Komplikationen sind sehr selten (unter 1 auf 1000 Untersuchungen). Zu den Komplikationen gehören:

1. Venenverletzung (häufiger) mit Bluterguß, Venenreizung und Venenentzündung
2. Herzverletzung (äußerst selten) mit Verletzung der Herzinnenhaut oder Herzklappen mit möglicher Entzündung
3. Lungenverletzung (äußerst selten) durch Verletzung oder Verstopfung eines Lungenarterienastes
4. Herzrhythmusstörung mit harmlosen Extraschlägen (häufig), Vorhofflimmern (selten) und Kammerflimmern (selten)
5. Katheterkomplikationen mit Knoten- oder Schlingenbildung in der Vene oder im Herzen (äußerst selten), wo evtl. der Katheter operativ entfernt werden muß.

Nach der Untersuchung soll der Patient 2 Stunden Ruhe einhalten, den verbundenen Arm gestreckt halten und die Punktionsstelle über 24 Stunden trockenhalten.

Abb. 80   Aufklärungsformular für Patienten der Schüchtermann-Klinik.

haben, und er darf nicht unter Entscheidungsdruck stehen. Der Patient (bei Minderjährigen der Erziehungsberechtigte) gibt sein Einverständnis zur Durchführung der Untersuchung durch Unterschrift mit Gegenzeichnung durch den Arzt und einen Zeugen (Stationsschwester, Angehörige). Auf der Rückseite dieser Einverständniserklärung sind neben der schriftlichen Schilderung des Untersuchungsablaufes die häufigsten Komplikationen und ihre Auswirkungen zusammengefaßt. Der Patient wird aufgefordert, diese Aufstellung gründlich zu lesen und noch offene Fragen an den Arzt zu richten. Er bestätigt mit seiner Unterschrift, daß er auch diese schriftlichen Ausführungen zur Kenntnis genommen und keine weiteren Fragen mehr hat. Am Untersuchungstag überzeugt sich der Untersucher, daß sich der Patient nach wie vor ausreichend aufgeklärt fühlt und mit der Durchführung der Untersuchung einverstanden ist. Diese Form der mündlichen und schriftlichen Aufklärung des Patienten halten wir aus juristischen Gründen für notwendig, da viele Haftpflichtprozesse heute nicht wegen ärztlicher Kunstfehler, sondern wegen unterlassener oder nicht ausreichender Aufklärung des Patienten geführt werden. Wir konnten feststellen, daß diese umfangreiche Aufklärung weder zur Verunsicherung noch zur Einschüchterung des Patienten führt, nur im Ausnahmefall entwickelt er Bedenken gegen die Durchführung der Einschwemmkatheteruntersuchung. Ein Muster unseres Aufklärungsformulars findet sich in Abbildung 80. Es hat sich in dieser Form bewährt und erfüllt unserer Meinung nach die juristischen Forderungen nach Aufklärung des Patienten durch den untersuchenden Arzt.

Die Aufklärung des Patienten kann durch audiovisuelle Methoden unterstützt und Angst vor der Herzkatheteruntersuchung abgebaut werden, z. B. in Form eines Aufklärungsfilms (Videofilm „Einschwemmkatheteruntersuchung" der Bundesversicherungsanstalt Berlin). Dieser Film kann vor dem Aufklärungsgespräch gezeigt werden; er ersetzt

1. Verdrängung und Verleugnung
2. Kritische Auseinandersetzung und Abwägung von persönlichem Nutzen und Risiken dieser Untersuchung

Tab. 38   Mechanismen der Angstbewältigung vor einer Einschwemmkatheteruntersuchung.

aber nicht das ärztliche Gespräch, zumal dieses auch für die Entwicklung einer Vertrauensbasis wichtig ist.

Angst vor dem Herzkatheter

Jeden medizinischen Eingriff empfindet der Patient als eine physische Bedrohung, die durch eine mündliche und schriftliche Aufklärung über diesen Eingriff noch verstärkt werden kann. Es entwickelt sich eine Angst vor dem Herzkatheter, weil der Patient Schmerz, bleibende Schäden und sogar den Tod befürchtet. Dabei unterscheiden sich die „Verdränger" oder „Verleugner", die sich von der bevorstehenden Untersuchung ablenken lassen wollen, von den „Sensibilisierern" oder „Aggravierern", die sich mit der bevorstehenden Untersuchung intensiv auseinandersetzen und sich immer wieder über den Untersuchungsablauf und mögliche Komplikationen informieren lassen (Tab. 38). Blindes Vertrauen gegenüber aktiver Skepsis und bewußte Gelassenheit gegenüber offener Panik sind die unterschiedlichen Reaktionen der Patienten, die mit einer Herzkatheteruntersuchung konfrontiert werden.

Diese unterschiedlichen psychischen Grundeinstellungen bleiben nach unseren Erfahrungen ohne objektivierbaren Einfluß auf den Ablauf der Einschwemmkatheteruntersuchung. Auch eine durch einen Psychologen durchgeführte kognitiv-behavioristische Vorbereitung zur Angstbewältigung blieb ohne überzeugenden Vorteil gegenüber der kliniküblichen Standardvorbereitung.

Auch wenn es fließende Übergänge gibt, muß der Untersucher grundsätzlich auf die folgenden beiden unterschiedlichen Patientenhaltungen vorbereitet sein:

Ein Patient, der die Angst vor dem Einschwemmkatheter verdrängt oder leugnet, wünscht keine umfassende schriftliche oder mündliche Aufklärung über die Untersuchung und ist ohne Umschweife bereit, die schriftliche Einverständniserklärung zu unterschreiben. Bei der Vorbereitung zur Einschwemmkatheteruntersuchung wirkt er gelassen; er begleitet diese mit ermunternden und witzig gemeinten Anmerkungen und Kommentaren. Tritt aber eine unerwartete Schwierigkeit im Untersuchungsablauf auf, gerät dieser Patient nicht selten in Panik und drängt auf Abbruch der Untersuchung.

Dagegen läßt sich der kritisch abwägende Patient sowohl schriftlich als auch mündlich durch den Arzt ausführlich aufklären, er hat viele gezielte Zusatzfragen und bittet nicht selten um Bedenkzeit. Vor der Untersuchung wirkt er ängstlich und angespannt, beobachtet kritisch alle Aktionen und läßt sich nur schwer durch ermunternde Worte von Arzt und Hilfspersonal beruhigen. Treten während des Untersuchungsablaufs aber Schwierigkeiten auf, bleibt er bemerkenswert ruhig und kooperativ und ermuntert den Arzt zur Fortsetzung der Untersuchung. Er ist besonders enttäuscht, wenn eine Untersuchung aus technischen Gründen abgebrochen wird, und hat das Gefühl, daß dem Arzt nun entscheidende Befunde zur Beurteilung seines Krankheitsbildes fehlen. Nichts ist für einen Patienten psychisch belastender, als wenn er das Gefühl hat, daß der Untersucher bestimmte Probleme nicht beherrscht und deshalb die Untersuchung vorzeitig abbrechen muß. Nach mehreren erfolglosen Versuchen, z. B. einer Venensondierung, sollte sich der Untersucher deshalb nicht scheuen, einen erfahrenen Kollegen hinzuzurufen, der noch unbefangen an den Patienten herantreten kann.

1. Persönliche Vorstellung von Arzt und Hilfspersonal

2. Beruhigendes Aufklärungsgespräch

3. Ruhiges, sicheres Auftreten und Handeln bei technischen Schwierigkeiten und Komplikationen

Umfassende Erfahrungen und gute Kenntnisse über alle technischen Abläufe und Probleme bei Untersucher und Hilfspersonal sind hierfür Voraussetzung.

Tab. 39 Angstabbauende Maßnahmen.

Atmosphäre im Einschwemmkatheterlabor

Für die psychische Ausgangssituation des Patienten ist es wichtig, daß im Herzkatheterlabor jede Hektik vermieden wird, die Mitarbeiter dem Patienten freundlich entgegenkommen und der Untersucher Sicherheit ausstrahlt. Die Situation kann durch leise Hintergrundmusik entspannt werden, auch die Wirkung eines ermunternden Zuspruchs durch das ärztliche Hilfspersonal ist nicht zu unterschätzen. Der Untersucher selbst sollte unmittelbar vor Beginn des Eingriffs an den Patienten herantreten, ihn begrüßen, sich persönlich mit Namen vorstellen und noch einmal kurz auf die einzelnen Schritte des Untersuchungsablaufs eingehen, bevor er Mundschutz und sterilen Kittel anlegt und sich für den Eingriff vorbereitet. Dieses Gebot zwischenmenschlicher Beziehung geht in der Klinikroutine oft verloren und führt zum Vertrauensverlust beim Patienten (Tab. 39). Dessen dadurch aufkommende Angst fördert das Auftreten von Komplikationen (Tab. 40) und verzögert den Untersuchungsablauf.

Während der Untersuchung selbst, insbesondere wenn Schwierigkeiten auftreten, kann der Arzt immer wieder mit erklärenden und beruhigenden Worten auf den Patienten einwirken, um Angst und Erregung abzubauen. Eine emotionelle Anspannung des Patienten erschwert den Untersuchungsablauf durch Neigung zu Venenspasmen, vagovasalen Reaktionen und Rhythmusstörungen (Tab. 40).

1. Reflektorische Tachykardie und Hypertonie

2. Vagovasale Reaktionen

3. Venenspasmus

Dadurch entwickelt sich eine erhöhte Komplikationsgefahr, und der Untersuchungsablauf wird verzögert.

Tab. 40 Angstbedingte Reaktionen.

Vorbereitung des Patienten zur Einschwemmkatheteruntersuchung

Eine Stunde vor Durchführung der Untersuchung erhält der Patient ein Sedativum, z. B. 5 mg Diazepam (Valium®), und hält körperliche Ruhe ein, um die hämodynamische Ausgangslage nicht durch emotionelle und physische Belastung zu verfälschen. In einigen Fällen hat sich bei stark erregten Patienten die intravenöse *Sedierung* mit 10 mg Dikaliumclorazepat, Clotiazepam o. ä. kurz vor Beginn der Untersuchung bewährt; diese Therapie führt zur Befreiung von Angst und psychomotorischer Erregung, ohne daß die Bewußtseinslage zu stark beeinträchtigt wird, so daß der Patient noch ärztlichen Aufforderungen nachkommen und eine ergometrische Belastung durchführen kann.

Alle Sedativa, auch solche, von denen man keine direkten kardialen Auswirkungen erwartet, beeinflussen die zentrale Hämodynamik, wie eine eigene Untersuchung an Pa-

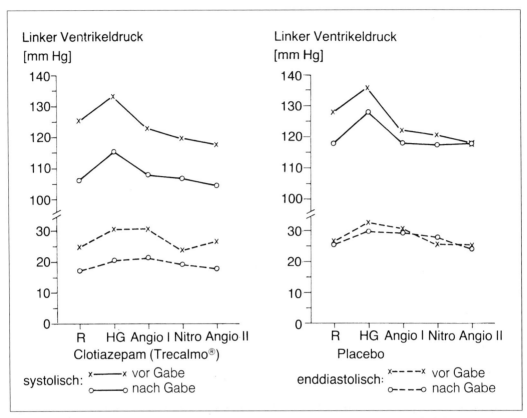

Abb. 81 Einfluß von Sedativa auf das enddiastolische Druckverhalten im linken Ventrikel (R = Ruhe; HG = Handgriff-Belastung; Angio = Angiographie; Nitro = nach Nitratgabe).

tienten mit stark beeinträchtigter Ventrikelfunktion nach Herzinfarkt zeigte (Abb. 81). So wurde der enddiastolische linke Ventrikelfüllungsdruck (z. B. durch orale Gaben von Trecalmo®) um 10–20 mm Hg im Vergleich zu Plazebogaben gesenkt, die Auswurffraktion des linken Ventrikels und die Ventrikelvolumina jedoch kaum beeinflußt. Dies ist bei der Interpretation von Einschwemmkatheterbefunden zu berücksichtigen, wenn der Patient medikamentös sediert wurde.

Am Tag der Untersuchung nimmt der Patient nur noch Antiarrhythmika und Antihypertonika ein; auf alle anderen, vor allem myokardial und koronar wirksamen Medikamente wird verzichtet. Digitalis, Betablocker, Nitrate und Kalziumantagonisten setzt man

möglichst 12–24 Stunden vorher ab. Eine Ausnahme bilden Patienten mit instabiler Angina pectoris, bei denen die medikamentöse Therapie mit Betablockern und Nitraten auf jeden Fall fortgeführt wird, wenn man überhaupt eine Einschwemmkatheteruntersuchung bei ihnen durchführen sollte. Die Antikoagulation, z. B. mit Marcumar®, wird einige Tage vor der Untersuchung reduziert, so daß der Quickwert zum Zeitpunkt der Untersuchung im oberen therapeutischen Bereich von 25–30 % liegt.

Bei *antikoagulierten Patienten* bevorzugen wir immer den venösen Zugang über die Armvenen und meiden wegen der Fehlpunktionsmöglichkeiten von Arterien den Zugang über Hals- und Leistenvenen. Sollte der Zugang über die Arme wegen venöser Probleme nicht möglich sein, würden wir Marcu-mar® vorübergehend zur Untersuchung ab-setzen und durch Heparingaben überbrük-ken.

Alle Medikamente erhält der Patient nach Durchführung der Einschwemmkatheterun-tersuchung mit seiner ersten Mahlzeit – nach etwa 1 Stunde. Wenn die Untersuchung in die Vormittagsstunden fällt, bleibt der Pa-tient am Morgen nüchtern, wird sie in den Nachmittagsstunden vorgenommen, ver-zichtet er ebenfalls auf die Mittagsmahlzeit. Er sollte zur Einschwemmkatheterunter-suchung nüchtern sein, weil dadurch exaktere Basiswerte zu erhalten sind und bei Kompli-kationen, die eine Reanimation und Intuba-tion notwendig machen, die Aspiration von Nahrungsresten vermieden wird.

Bei *Patienten mit Diabetes mellitus* wird der Eingriff möglichst morgens um 8.00 Uhr eingeplant. Um 7.00 Uhr wird der Nüchtern-blutzucker bestimmt. Ist der Patient mit Ta-bletten eingestellt, erfolgt bei einem Nüch-ternzucker unter 250 mg% keine besondere Maßnahme. Sollte ein Wert unter 100 mg% gemessen werden, wird über eine Braunüle intravenös eine 5%ige Glukoselösung zuge-führt. Bei Werten über 250 mg% wird zu-sätzlich Altinsulin verabreicht.

Bei einem insulinpflichtigen Diabetes melli-tus wird dem Patienten ebenfalls eine 5%ige Glukoselösung parenteral verabreicht. Be-findet sich der Nüchternblutzucker zwischen 100 und 200 mg%, wird die Hälfte der mor-gendlichen Insulindosis injiziert. Bei Blut-zuckerwerten über 250 mg% erhöht man die Insulinmenge; ist der Blutzucker unter 100 mg%, erhält der Patient kein Insulin.

Ist der Diabetes mellitus diätetisch kontrol-liert, erfolgen keine besonderen Maßnah-men. Untersuchungsablauf und Mahlzeiten werden wie bei allen anderen Patienten nach einer Einschwemmkatheteruntersuchung ein-gehalten. Nach der Untersuchung wird so-fort eine Blutzuckerbestimmung durchge-führt. Der Patient bleibt noch etwa 1 Stunde nüchtern, ehe er seine gewohnte Mahlzeit

erhält. Eine halbe Stunde vor der Mahlzeit wird das orale Antidiabetikum oder die rest-liche Insulinmenge verabreicht.

Blutsenkung, Blutbild, Kaliumwert und Urinstatus müssen ohne pathologischen Be-fund sein. Die Körpertemperatur sollte unbe-dingt gemessen werden, um einen interkur-renten, fieberhaften Infekt auszuschließen, damit es nicht über den invasiven Eingriff der Katheteruntersuchung zu einer Bakteri-ämie kommt.

Der Patient wird aufgefordert, sich kurz vor der Einschwemmkatheteruntersuchung gründ-lich zu waschen und zu duschen. Haare in Ellenbeugen oder in der Leistenbeuge wer-den im Bereich der Punktionsstellen rasiert. Der Patient legt Schmuckstücke und Zahn-prothesen ab und trägt zur Untersuchung nur einen klinikeigenen blauen Schutzanzug. Zum Einschwemmkatheterlabor wird er von der Schwester in einem Rollstuhl oder auf einer Trage gebracht und nach der Untersu-chung wieder in sein Zimmer oder in einen Überwachungsraum gefahren, wo er unmit-telbar nach der Untersuchung noch am Ein-schwemmkathetermonitor überwacht wird, da auch noch mehrere Stunden nach der Ein-schwemmkatheteruntersuchung vagovasale Reaktionen mit Bradykardien und Asystolien auftreten können. Wurde eine Arterie fehl-punktiert, z. B. die Arteria femoralis beim transfemoralen Zugang, dann wird ein Druckverband angelegt, der Patient liegend transportiert und, falls er primär ambulant kam, über Nacht in der Klinik überwacht, um Blutungsgefahren zu kontrollieren.

Betreuung des Patienten nach der Einschwemmkatheteruntersuchung

Nach Entfernung des Einschwemmkatheters und des Einführungsbestecks aus der Vene wird zunächst durch Fingerdruck die Blu-tung aus der venösen Punktionsstelle zum Stillstand gebracht. Erst dann legt man einen Verband aus sterilen Platten und Binden mit

1. Schriftliches Einverständnis des
   Patienten

2. Krankenakte mit klinischen Daten,
   Diagnosen und Fragestellungen

3. Blutbild, Blutsenkung, Quickwert

4. Aktuelles Ruhe-EKG

5. Eventuell Belastungs-EKG

6. Orientierende Lungenfunktionsprüfung

7. Thorax-Röntgenbild in 2 Ebenen mit
   Kontrastmittelbreischluck (Herzvolu-
   menaufnahme) und/oder Echokardiographie

**Tab. 41   Vor Durchführung der Einschwemm-
katheteruntersuchung erforderliche Unterlagen.**

leichtem Kompressionsdruck an. Dabei muß
darauf geachtet werden, daß sich keine venöse Stauung entwickelt. Bevor der Patient von
der Schwester geholt wird, werden der Verband, die Pulsfrequenz und der Blutdruck
kontrolliert. Der Untersucher klärt den Patienten mit einigen Worten über das Ergebnis
der Einschwemmkatheteruntersuchung auf.
Die ausführliche Information über das Un-
tersuchungsergebnis erfolgt dann im Rahmen einer Arztsprechstunde oder -visite.
Das Alleinlassen des Patienten nach Beendigung des technischen Vorgangs der Einschwemmkatheteruntersuchung, ohne daß
ihm eine Information und Interpretation der
erhobenen Daten gegeben wird, ist eine Ver-
nachlässigung der ärztlichen Verantwortung.
Dies wird mit Mißtrauen quittiert, denn der
Patient wird sich fragen, ob dieser Eingriff,
zu dem er sich unter Abwägung der Risiken
oft nur schwer entschließen konnte, überhaupt notwendig war oder ob die Untersuchung eventuell nur zum Selbstzweck diente.
In den nächsten Stunden achtet die Stationsschwester auf den Patienten, lockert den
Kompressionsverband und mißt Blutdruck
und Pulsfrequenz. Nach 3 Stunden kann der
Patient sein Bett verlassen, nach ambulanten

Untersuchungen darf er mit dem Taxi oder
Krankentransport nach Hause zurückkehren.
Der Verband wird am folgenden Tag durch
ein Pflaster ersetzt. Im allgemeinen empfehlen wir, 48 Stunden lang die Venenpunktionsstelle ruhig und trocken zu halten, also
starke Armbewegungen zu vermeiden, nicht
zu duschen und zu schwimmen.
Sind während der Einschwemmkatheteruntersuchung Komplikationen, z. B. lebensbedrohliche Herzrhythmusstörungen, aufgetreten, erfolgt eine Überwachung am Monitor
für mindestens 24 Stunden auf der Intensivstation.

Technische Vorbereitung der Einschwemm-katheteruntersuchung im Herzfunktionslabor

Die medizinisch-technische Hilfsperson
überprüft vor Beginn der Vorbereitung des
Patienten, ob die schriftliche Einverständniserklärung zur Einschwemmkatheteruntersuchung vorliegt, die wichtigsten Labordaten
vorhanden sind und auf einem Anforde-
rungsformular die wichtigsten klinischen
Daten, Diagnosen und Fragestellungen eingetragen wurden (Tab. 41).
Der untersuchende Arzt muß sich vor Beginn
der Einschwemmkatheteruntersuchung davon überzeugen, daß die in der Tabelle aufgeführten Unterlagen vollständig vorhanden
sind, und er muß wissen, unter welchen Ar-
beitsdiagnosen und Fragestellungen er die
Untersuchung ausführen soll. Er überprüft
nochmals die Indikation zur Untersuchung
und wägt die Risiken ab.
An dieser Stelle soll nochmals an einzelnen
Schritten dargestellt werden, wie die Einschwemmkatheteruntersuchung vorbereitet
wird (Tab. 42):
Der Patient legt sich so auf die Ergometerun-
tersuchungsliege, daß Schulterstützen und
das Ergometer für die anschließende Belastung angepaßt sind (Abb. 82). Für die konti-

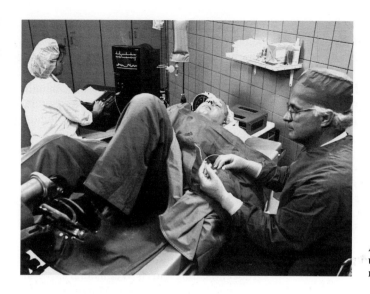

Abb. 82 Einschwemmkatheteruntersuchung im Herzfunktionslabor
mit ergometrischer Belastung.

1. Patient auf der Untersuchungsliege so lagern, daß ergometrische Belastung möglich ist

2. Anlegen von EKG-Elektroden und Wahl einer EKG-Ableitung

3. Ermittlung der rechten Vorhofdruckhöhe durch Thoraxschublehre

4. Druckwandler auf rechte Vorhofdruckhöhe einstellen

5. Nullabgleich am Manometer vornehmen

6. Anlegen einer Blutdruckmanschette für die arterielle Blutdruckmessung

7. Aufsuchen eines geeigneten venösen Zugangs, Hautdesinfektion, Abdecken mit sterilen Tüchern

8. Überprüfung des Einschwemmkatheters, insbesondere des Ballons, des Einführungsbestecks und Führungsdrahtes und Anfeuchtung mit heparinisierter Kochsalzlösung

9. Luftfreie, dichte Verbindung zwischen Druckwandler, Verbindungsschlauch und Herzkatheter herstellen

10. Überprüfung auf dämpfungs- und überschleuderungsfreie Druckregistrierung des Katheter- und Meßsystems

Tab. 42 Vorbereitung einer Einschwemmkatheteruntersuchung.

nuierliche EKG-Überwachung werden verkürzte Extremitätenableitungen an beiden Schultern und Leisten mit Klebeelektroden angelegt.

Die Ermittlung der rechten Vorhofdruckhöhe erfolgt durch eine Thoraxschublehre, mit der der Nullpunkt bei 2/5 des sagittalen Thoraxdurchmessers vom Sternum aus oder bei 3/5 des Durchmessers von der Liegefläche aus bestimmt wird. Diese Stelle, durch den Pfeil der Schublehre angezeigt, markiert man mit einem Fettstift an der Brustwand, wobei der Thoraxdurchmesser etwa in der Mitte des Sternums abgegriffen wird. Im Anschluß daran wird der zur Atmosphäre offene Dom auf diese Höhe gebracht, und es erfolgt der Nullabgleich am Manometer.

Die Linearität des Meßsystems wird durch eine Eichtreppe überprüft. Die Abbildungen 83 a bis c zeigen die Stellungen der Dreiwegehähne am Druckwandler für den Nullabgleich (a), für die Druckmessung (b) und die Katheterspülung (c).

Nach Aufsuchen einer geeigneten Vene an Ellenbeugen, Hals oder Leiste erfolgen die Hautdesinfektion sowie das Abdecken mit sterilen Tüchern, wobei die Punktionsstelle mit einem Lochtuch abgedeckt wird. Der Untersucher überprüft die Durchgängigkeit des Katheters durch Flüssigkeitsinjektion und die Intaktheit des Einschwemmkatheterballons, indem er ihn mit 0,6–1,0 ml Luft unter Wasser aufbläst. Aufsteigende Luftperlen zeigen eine Undichtigkeit des Ballons an. Es wird auch der einwandfreie Zustand der Spritze, des Einführungsbestecks und der Punktionskanüle sichergestellt. Der Untersucher überzeugt sich davon, daß der Führungsdraht durch die Punktionskanüle und der Einschwemmkatheter durch den Einführungstubus geführt werden kann.

Das Einführungsbesteck und der Einschwemmkatheter werden zur Vermeidung unnötiger Gewebe- und Venenreizung mit heparinisierter Kochsalzlösung benetzt und durchspült.

Der Verbindungsdruckschlauch wird unter einem Infusionsflush zunächst an den Druckwandler angeschlossen, dann erfolgt auf gleiche Weise luftblasenfrei die Verbindung zwischen dem Druckschlauch und dem Herzkatheter. Die Konusansätze aus einem weiblichen Teil am Katheter und einem männlichen Teil am Druckschlauch passen so zueinander, daß eine absolut dichte Verbindung entsteht.

Im Anschluß an diese Vorbereitungen wird das Katheter- und Meßsystem auf Dämpfungsfreiheit und Überschleuderung geprüft. Hierzu verschließt man die Öffnung an der Katheterspitze durch Fingerdruck, so daß sich durch den kontinuierlichen Infusionsstrom von 2 ml/h langsam ein Druck an der Katheterspitze aufbaut. Bei plötzlicher Druckentlastung durch Wegnahme des Fingers muß der Druck am Manometer und Schreibhebel steil, aber nicht wesentlich unter die Nullinie abfallen. Falls der Druckabfall nicht steil und damit dämpfungsfrei erfolgt, ist das System undicht, enthält Luftblasen oder Blut. Die Ansatzstücke und der Dom des Manometers müssen dann auf kleinste Luftblasen und Dichtigkeit überprüft und der Katheter durch längeren Flush von an der Katheterspitze eingedrungenem Blut freigespült werden. Bei Überschleuderung der Druckkurven müssen Katheter und Druckschlauch evtl. gewechselt oder etwas Blut zur Dämpfung des Systems angesaugt werden.

Technische Vorbereitung und Durchführung der bettseitigen Einschwemmkatheteruntersuchung auf der Intensivstation

Da bettseitige Einschwemmkatheteruntersuchungen auf der Intensivstation (Abb. 84) unter erschwerten hygienischen Bedingungen über längere Zeiträume an schwerer kranken Patienten durchgeführt werden, müssen Risiken und Nutzen bei der Indikationsstellung zu dieser Untersuchung noch

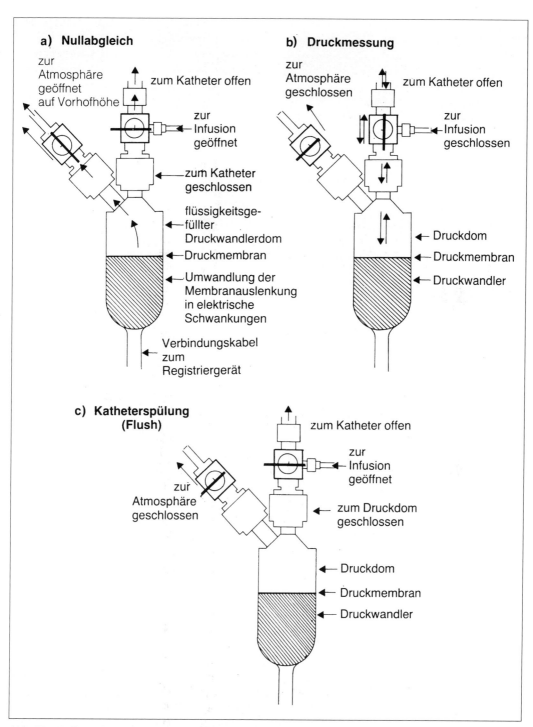

Abb. 83   Stellung der Dreiwegehähne am Druckwandler.

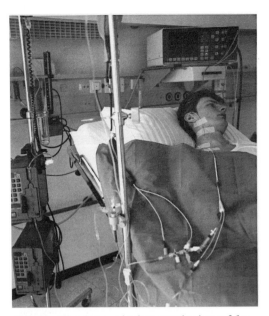

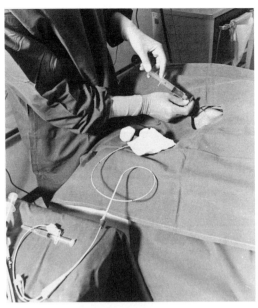

Abb. 84 Einschwemmkathetermonitoring auf der
Intensivstation.

Abb. 85a Punktion der Vena jugularis interna
rechts mit Strauß-Kanüle unter Aspiration durch
flüssigkeitsgefüllte Spritze.

kritischer abgewogen werden als bei Herzkatheteruntersuchungen im Rahmen der Herzfunktionsdiagnostik. Die Zuverlässigkeit der
gewonnenen Daten und die denkbaren Komplikationen hängen in hohem Maß vom Aus-
bildungsstand der Intensivschwestern ab, die
ausreichende Kenntnisse über die kardiovaskuläre Pathophysiologie, Medizintechnik sowie Hygiene und Sterilität invasiver Eingriffe haben müssen. Die Schwestern müssen in
der Lage sein, Fehlerquellen und Komplikationen frühzeitig zu erkennen bzw. auszu-
schalten. Sie müssen sich bewußt sein, daß
falsche Daten zu fehlerhaften Informationen
des Arztes führen, die wiederum falsche und
damit lebensgefährdende therapeutische Entscheidungen nach sich ziehen können.
Zum mehrtägigen hämodynamischen Monitoring bevorzugen wir als venösen Zugang
die rechte Vena jugularis interna (Abb. 85a),
denn die Gefahren der Fehlpunktion sind gering, die Sepsis- und insbesondere die
Thrombophlebitisgefahr sind aufgrund des
kurzen Weges zum Herzen vermindert, Ka-

theterdislokationen treten wegen des geringeren Bewegungsspielraumes im Halsbe-
reich seltener auf als am Arm. Der Patient ist
in seiner Bewegungsfreiheit dadurch auch
weniger stark eingeschränkt.
Der Einschwemmkatheter wird, wie im
Herzfunktionslabor, anhand der Druck-
kurvenorientierung vorgeführt; eine Röntgenkontrolle ist im allgemeinen entbehrlich.
Ist die Katheterspitze in der Pulmonalarterie
plaziert, wird der Einführungstubus aus der
Vene herausgezogen und die Venenpunktionsstelle mit einem sterilen Tupfer so lange
leicht komprimiert, bis die Blutung aus der
Punktionsstelle steht. Der Katheter wird in
seiner Position durch einen sterilen Pflasterstreifen fixiert, der mit der Klebeseite nach
oben unter dem Katheter durchgeführt und
über dem Katheter gekreuzt auf der Haut
festgeklebt wird. Damit die Einführungsstelle des Katheters in die Vene ständig auf Entzündung und Blutung kontrolliert werden
kann, darf diese nicht durch den Pflasterstreifen abgedeckt sein, zumal sich unter die-

ser Pflasterabdeckung eine feuchte Kammer als idealer Nährboden für eine Keimbesiedelung bilden kann. Die Punktions- und Einführungsstelle wird lediglich mit einem Desinfektionsmittel besprüht. Antibiotikahaltige Puder und Sprays werden bei uns nicht mehr verwendet, da diese die Resistenzentwicklung der kutanen Keimflora fördern und einen pathogenen Erregerwechsel begünstigen.

Es ist selbstverständlich, daß der Eingriff unter strengen sterilen Bedingungen erfolgt, d. h. nach Rasieren und Desinfektion der Haut, nach Abdeckung durch sterile Lochtücher, nach Anlegen von sterilem Kittel, Mundschutz und Handschuhen und gründlicher Händedesinfektion. Anstelle eines Verbandes benutzen wir heute nur noch eine selbstklebende sterile und durchsichtige Folie (3M Tegaderm® 10 × 12 cm), die über die Punktionsstelle und über den in eine Schlinge gelegten Katheter und Einführungstubus geklebt wird (Abb. 85b). Dadurch erreichen wir eine keimdichte Abdeckung und eine gute Fixierung des Einschwemmkatheters. Die Folie muß luftblasenfrei aufgeklebt werden, wenn das Desinfektionsmittel in die Haut eingedrungen und die Haut wieder trocken ist.

Auch Neuplazierung und Austausch des Katheters müssen unter den oben genannten hygienischen Bedingungen erfolgen, eventuell nachdem der noch sterile Einführungstubus wieder in die Vene vorgeführt worden ist. Man kann auch eine Schutzschleuse benutzen, unter der der Einschwemmkatheter über eine längere Strecke beim Vorschieben und Zurückziehen geschützt bleibt und die Kontamination der Katheteroberfläche und dadurch die parenterale Keimverschleppung vermieden wird.

Der Druckwandler wird an einem beweglichen Infusionsständer (Abb. 85c) so angebracht, daß er auf den Nullpunkt – entsprechend der Vorhofhöhe des Patienten – ausgerichtet werden kann. Der Nullpunkt wird am möglichst flachliegenden Patienten mit einer Thoraxschublehre ermittelt. Wird der Patient in seinem Bett in Herzlage gebracht, also der Oberkörper angehoben, muß der Druckwandler bzw. der zur Atmosphäre offene Hahn auf die Vorhofhöhe eingestellt werden. Dabei ist der Hahn über ein Schlauchsystem mit dem Dom des Druckwandlers verbunden.

Druckwandler bzw. Druckwandlerdom, die Infusions- und Druckschläuche können einem steril verpackten Set entnommen werden. Das Kathetersystem wird über eine Dauerinfusion (500 ml 0,9 %ige NaCl-Lösung mit 5 000 IE Heparin) mit einem Druck von 250—300mm Hg, der über ein Druckreduzierventil abgebaut wird, ständig mit einer Infusionsmenge von 3–6 ml/h von Blut freigespült. Sobald die Pulmonalarteriendruckkurven ausdämpfen, wird an einem Ventil der Infusionsdruck freigegeben und der Katheter von eindringenden Blutresten freigespült (Flush-Manöver).

Wir verwenden auf der Intensivstation in der Regel Thermodilutionskatheter, da die Herzminutenvolumenbestimmungen nach dem Thermodilutionsverfahren unter Ruhebedingungen genauer und leichter reproduzierbar sind. Außerdem hat man durch diesen Einschwemmkatheter einen Infusionszugang zum rechten Vorhof, denn ein Lumen öffnet im rechten Vorhof. Durch Verbindungsstücke kann man Infusionen und Perfusionen über den rechten Vorhof laufen lassen und gleichzeitig über das andere Lumen kontinuierlich den Pulmonalarteriendruck messen. Zur Herzminutenvolumenbestimmung und auch zur Messung des rechten Vorhofdruckes müssen die Infusionen über einen Dreiwegehahn abgestellt werden (Abb. 85d), damit über das Vorhoflumen die Kältelösung zur Herzminutenvolumenbestimmung injiziert werden kann (Abb. 85e). Man kann auch Thermodilutionskatheter mit einem Dauerinfusionslumen verwenden, so daß die Infusionen auch während der Druck- und Herzminutenvolumen-Meßvorgänge laufen können.

Bei den Infusionen muß selbstverständlich die Inkompatibilität verschiedener Lösungen

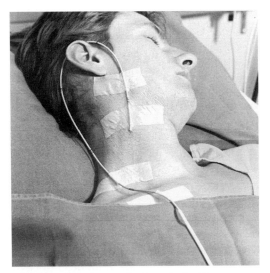

Abb. 85b Einschwemmkatheter in der Vena jugularis interna, fixiert durch eine durchsichtige Plastikfolie und Pflasterstreifen.

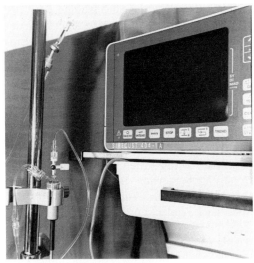

Abb. 85c Druckwandler, befestigt an einem Infusionsständer, und Monitor zur EKG- und Drucküberwachung.

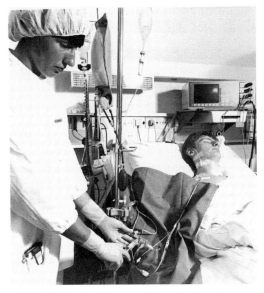

Abb. 85d Vorbereitung zur Herzminutenvolumenmessung durch die Intensivschwester.

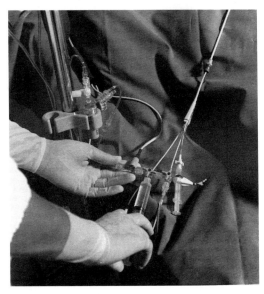

Abb. 85e Herzminutenvolumenbestimmung durch Injektion der Kältelösung.

beachtet werden. Jeder Infusionsflaschenwechsel, jede Trennung des Einschwemmkatheters von Druck- und Infusionsschläuchen ist eine Kontaminationsquelle und muß deshalb unter hygienischen Bedingungen erfolgen. Grundsätzlich wechseln wir Infusionssysteme, Infusionsbänke, Dreiwegehähne alle 24 Stunden, den Einschwemmkatheter und Druckwandler nach 5–7 Tagen nach einmaligem Gebrauch aus. Durch dazwischengeschaltete Filter am Infusionssystem sollen Bakterien, Plastikpartikel und Luftblasen abgefangen werden. Bei Injektionen in dieses Infusionssystem wird die Injektionsstelle (z. B. der Gummistöpsel am Dreiwegehahn) vorher desinfiziert und nach der Injektion mit steriler Kochsalzlösung von Blut freigespült. Blutentnahmen dürfen nicht über den Einschwemmkatheter erfolgen, da sonst die Blutwerte verfälscht sind und die Thrombosegefahr erhöht wird. Sollte ein Katheter verstopft sein (eine Wechseldruckkurve ist nicht mehr zu registrieren), muß über eine flüssigkeitsgefüllte Spritze Blut aspiriert werden, bis wieder eine einwandfreie Druckkurve über den Einschwemmkatheter registriert wird, oder der Katheter muß gewechselt werden. Auf keinen Fall darf versucht werden, den Katheter unter hohem Druck freizuspülen, da dann die Gefahr der Emblieverschleppung besteht.

Das Druckmanometer für venöse Druckmessungen ist auf unserer Intensivstation in einem bettseitigen Monitor (Siemens® Siricust 404) als Einschub integriert neben EKG-, Temperatur- und arteriellem Druckmodul. Auf einem Oszilloskop werden kontinuierlich die Pulmonalarterienwechseldruckkurven aufgezeichnet und wahlweise die digitalen Werte des systolischen, diastolischen oder mittleren Druckes angezeigt sowie auf einem Schreiber als Trendanalyse über 24 Stunden aufgezeichnet.

In diesem Monitor ist auch ein Herzminutenvolumencomputer als Modul unterzubringen, in den Kathetercharakteristika und Patientenkonstitutionsparameter (Körpergewicht und -größe) eingegeben werden können. Die Temperatur des Injektatvolumens von 10 ml sollte möglichst nicht über 25 °C liegen. Die Temperaturverdünnungskurve wird auf dem Oszilloskop des Monitors aufgezeichnet, damit Artefakte, z. B. durch fehlerhafte Injektion oder Katheterfehllage, sofort erkannt werden können. Digital angezeigt werden das Herzminutenvolumen in l/min, der Cardiac-Index in $l/min/m^2$ Körperoberfläche und der Schlagvolumenindex in $ml/min/m^2$ Körperoberfläche.

Einschwemmkatheteruntersuchung unter besonderen Bedingungen

Es ist möglich, Druckwerte in der Pulmonalarterie auch beim Schwimmen technisch einwandfrei und für den Patienten ungefährlich zu registrieren, denn mit modernen Vorverstärkern mit „floating input" können diese Untersuchungen auch im Wasser vorgenommen werden. Durch die Blutvolumenverschiebung zum Herzen infolge des hydrostatischen Drucks kommt es bei Herzinfarktpatienten zur linksventrikulären Vorlasterhöhung, die den Pulmonalarteriendruck auf Werte ansteigen läßt, die einer Ergometerbelastung von 100 Watt im Liegen entsprechen können.

Ferner sind Langzeitaufzeichnungen der Pulmonalarteriendrücke auf einen Bandrecorder (Medilog®) bei Patienten unter Alltagsbelastungen möglich. Solche Einschwemmkatheteruntersuchungen sind bei pulmonaler Hypertonie aufschlußreich. Wie auch der arterielle Systemdruck steigt der Pulmonalarteriendruck besonders bei körperlichen Aktivitäten, weniger beim Essen, Rauchen und bei Hypoxie.

Literatur

1. *Armstrong, P. W., R. S. Baigrie:* Hemodynamic monitoring in the critically ill. Harper and Row, New York 1980

2. *Arnold, W.*: Persönliche Mitteilung zur Wiederaufarbeitung von Einschwemmkathetern. Krankenhaus Findorf, Med. Klinik Bremen, 1983
3. *Barry, W. H., W. Grossmann*: Cardiac catheterization. In: Heart disease, vol. 1. *Braunwald, E.* (ed.). W. B. Saunders Comp., Philadelphia 1984
4. *Bayer, O., F. Loogen, H. Wolter*: Die Herzkatheterisierung bei angeborenen und erworbenen Herzfehlern. Thieme, Stuttgart 1967
5. *Bommer, W.*: Persönliche Mitteilung zur Wiederaufarbeitung von Einschwemmkathetern. Institut für allgemeine Hygiene und Tropenhygiene der Georg-August-Universität. Göttingen 1983
6. *Buchbinder, N., W. Ganz*: Hemodynamic monitoring invasive techniques. Anesthesiology 45 (1976), 146
7. *Buchwalsky, R.*: Arterielle und venöse Druckmessungen. In: Herzkrankheiten. *Roskamm, H., H. Reindell* (Hrsg.). Springer, Berlin–Heidelberg–New York 1982
8. *Buchwalsky, R.*: Nutzen und Risiken des hämodynamischen Monitorings durch Einschwemmkatheter. In: „Fortschritte in der Therapie des akuten Herzinfarktes", Z. Kardiol. 77, Suppl. 4 (1988), 3
9. *Buchwalsky, R., E. Zeh*: Zentraler Venendruck und klinische Symptomatik des Herzinfarktes. Z. Kardiol. 61 (1972), 124
10. *Bücking, J., S. Krey*: Schwimmbelastung nach Herzinfarkt. Dtsch. med. Wschr. 111 (1986), 1838
11. Bundesärztekammer: Empfehlung zur Patientenaufklärung. Dtsch. Ärztebl. 87 (1990), B 940
12. *Burri, C., F. W. Ahnefeld*: Cava-Katheter. Springer, Berlin–Heidelberg–New York 1977
13. *Burri, C., D. Gasser*: Der Vena Cava Katheter. Springer, Berlin-Heidelberg–New York 1971
14. *Burri, C., W. Müller, E. Kuner, M. Allgöwer*: Methodik der Venendruckmessung. Schweiz. Med. Wschr. 96 (1966), 624
15. *Cartensen, G.*: Recht und Medizin – aus der Sicht des medizinischen Sachverständigen. Med. Welt 33 (1982), 1278
16. *Chatterjee, K., H. J. C. Swan, W. Ganz, R. Gray, L. Hannan, J. S. Forrester, D. Chonette*: Use of a balloon-tipped flotation electrode catheter for cardiac monitoring. Am. J. Cardiol. 36 (1975), 56–61
17. *Cole, J. S., W. E. Martin, P. Cheung, C. C. Johnson*: Clinical studies with a solid state of fiber-opticoximeter. Am. J. Cardiol. 29 (1972), 383
18. *Daschner, F.*: Hygiene auf der Intensivstation. Springer, Berlin–Heidelberg–New York 1981
19. *Daschner, F.*: Persönliche Mitteilung zur Wiederaufarbeitung von Einschwemmkathetern. Klinikhygieniker der Albert-Ludwigs-Universität Freiburg, 1984
20. Deutsche Krankenhausgesellschaft: Richtlinien zur Aufklärung der Krankenhauspatienten über vorgesehene ärztliche Maßnahmen, 2. Aufl. Düsseldorf 1986
21. *Feuerstein, V.*: Grundlage und Ergebnisse der Venendurchblutung zur Prüfung des zirkulierenden Blutvolumens. Springer, Berlin–Heidelberg–New York 1965
22. *Forrester, J. S., W. Ganz, G. Diamond, T. McHugh, D. Chonette, H. J. C. Swan*: Thermodilution cardiac output determination with a single flow-directed catheter. Am. Heart J. 83 (1972), 306
23. *Franzki, H.*: Recht und Medizin – die Arzthaftung aus der Sicht des Richters. Med. Welt 33 (1982), 1274
24. *Fry, D. L.*: Physiologic recording by modern instruments with particular reference to pressure recording. Physiol. Rev. 40 (1960), 753
25. *Ganz, W., H. J. C. Swan*: Balloon-tipped flow-directed catheter. In: Cardiac catheterization and angiography. *Grossmann, W.* (ed.). Lea and Febiger, Philadelphia 1980
26. *Gardner, R. M., H. R. Warner, A. F. Toronto*: Catheter flush system for continuous monitoring of central atrial pulse waveform. J. appl. Physiol. 299 (1970), 133
27. *Gordon, A. J., E. Braunwald, H. L. Moscovitz, S. S. Amram*: Delay in transmission of a pressure impulse through a cardiac catheter and vinyl tubing. J. appl. Physiol. 8 (1956), 573
28. *Görnandt, L.*: Rechtsherz-Einschwemmkatheteruntersuchung. In: Herzkrankheiten. *Roskamm, H., H. Reindell* (Hrsg.). Springer, Berlin–Heidelberg–New York 1982
29. *Grandjean, T.*: Une microtechnique du cathéterisme cardiaque droit practicable au lit du malade sans controle radioscopique. Cardiologia 51 (1967), 184
30. *Grossmann, W.*: Cardiac catheterization and angiography. Lea and Febiger. Philadelphia 1980
31. *Hammesfahr, R.*: Sachkundig begasen: Mehr Kenntnisse über den richtigen Umgang mit Ethylenoxid. Krankenhaus-Technik 12 (1989), 16
32. *Hanrath, P., W. Bleifeld*: Anwendungsmöglichkeiten von Balloneinschwemmkathetern im Rahmen der internistischen Intensivmedizin. Herz/Kreisl. 7 (1975), 171
33. *Heeg, P., L. Herz, U. Frank, I. Kappstein, F. Daschner*: Untersuchungen zum Infektionsrisiko durch wiederaufbereitete Katheter. Radiologe 28 (1988), 435
34. *Herrmann, K. S., H. Kreuzer*: Die Angst vor invasiver Diagnostik (Herzkatheter) und ihre Verminderung durch das Aufklärungsgespräch. Med. Welt 39 (1988), 1096
35. *Herrmann, K. S., H. Kreuzer*: Ist Patientenaufklärung mit audiovisuellen Methoden sinnvoll? Z. Kardiol. 79 (1990), 354
36. *Hübel, M.*: Streßbewältigungsstrategien bei Patienten während Vorbereitung und Durchführung von Herzkatheterisierungen. Dissertation an der Universität Osnabrück, Fachbereich Psychologie, 1986

37. *Ikram, H., A. M. Richards, E. J. Hamilton, M. G. Nicholls:* Continuous recording of pulmonary artery pressure in unrestricted subjects. Br. Heart J. 5 (1984), 421

38. *Jacobson, J., C. Schwartz, H. Marshall, M. Conti, P. Burke:* Fever, chills and hypotension following cardiac catheterization with single- and multiple-use disposable catheters. Cathet. Cardiovasc. Diagn. 9 (1983), 83

39. *Jenkins, B. S., R. D. Bradley, M. A. Brauwaite:* Evaluation of pulmonary arterial enddiastolic pressure as an indirect estimate of left atrial mean pressure. Circulation 34 (1965), 377

40. *Just, H.:* Herzkatheterdiagnostik. Boehringer, Mannheim 1976

41. *Kilian, J.:* Die Medizingeräteverordnung in der Praxis. Klinikarzt 18 (1989), 621

42. *Klempt, H. W., G. Bachour, E. Most, D. Gradaus, E. Schmidt, U. F. Bender:* Ergebnisse der Ballon-Einschwemm-Herzkatheterisierung in den verschiedenen Anwendungsformen. Verh. dt. Ges. Inn. Med. 80 (1974), 1169

43. *Klempt, H. W., E. Most, G. Bauchour, U. F. Bender:* Probleme der Pulmonalarteriendruckmessung mit Einschwemmkathetern. Med. Welt 24 (1973), 1601

44. *Klempt, H. W., W. Noder:* Erfahrungen mit dem Einschwemmkatheter Pulmocath. Dt. med. Wschr. 94 (1969), 2345

45. *Kotoda, K., T. Hasegawa, A. Mizuno, M. Saigusa:* Transseptal left-heart catheterization with Swan-Ganz flow directed catheter. Am. Heart J. 105 (1983), 436–439

46. *Kühn, R., R. Birkenfeld:* Herzkatheterpraxis. Springer, Berlin–Heidelberg–New York 1987

47. *Lang, R.:* The use of the balloon-tipped floating catheter in temporary transvenous cardiac pacing. Pace 4 (1981), 491

48. *Langmaack, H., C. Mendera, W. Wenz, K. Wink, H. Lehnert, F. Daschner:* Experimentelle und klinische Untersuchungen zur Frage der Wiederverwendbarkeit von resterilisierten intravasalen Kathetern. Radiologie 22 (1982), 34

49. *Mendel, D.:* A practice of cardiac catheterization. 2nd ed. Blackwell Scientific Publication. Oxford–London–Edinburgh–Melbourne 1974

50. *Müller, R.:* Persönliche Mitteilung zur Wiederverwendung von Einschwemmkathetern. Abteilung Gastroenterologie und Hepatologie der Medizinischen Hochschule Hannover. 1983

51. *Müller-Plathe, O.:* Qualitätssicherung in der Blutgasanalyse. Dtsch. Ärztebl. 33 (1984), 2367

52. *Murray, M. J., M. Wignes, J. C. McMichan:* Assessment of sterility of pulmonary atrial catheter sheats. Anaesth. Analg. 65 (1986), 1218

53. *Nechwatal, W., A. Eversmann, E. König:* Erfahrungen mit dem Einschwemmkatheter in der Funktionsdiagnostik des Herzens. Münch. med. Wschr. 39 (1975), 1565

54. *Plett, H.:* Recht und Medizin aus der Sicht der Staatsanwaltschaft. Med. Welt 33 (1982), 1270

55. *Reindell, H., K. König, H. Roskamm:* Funktionsdiagnostik des gesunden und kranken Herzens. Thieme, Stuttgart 1967

56. *Reinhart, K.,* et al.: Physiologische Grundlagen und klinische Erfahrungen mit der kontinuierlichen Registrierung der gemischt venösen Sauerstoffsättigung bei Risikopatienten. Intensivmed. 23 (1986), 346

57. *Richards, A. M., H. Ikram, J. G. Crozier, M. G. Nicholls, S. Jaus:* Ambulatory pulmonary arterial pressure in primary pulmonary hypertension: Variability, relation to systemic arterial pressure and plasma catecholamines. Br. Heart J. 63 (1990), 103

58. *Rosenhauer, K. A., W. Bircks, U. Becker:* Rasterelektronenmikroskopische Untersuchung an Spitzen zentraler Venenkatheter. Klinikarzt 14 (1985), 769

59. *Roskamm, H., H. Weidemann, B. Meinecke, J. Petersen, H. Reindell:* Diagnostik einer beginnenden Herzinsuffizienz mit Hilfe des Einschwemmkatheterverfahrens. Z. Kreislaufforsch. 59 (1970), 119

60. *Scheimann, M. M., J. A. Abbott, E. Rapaport:* Clinical uses of a flow-directed right heart catheter. Arch. intern. Med. 124 (1969), 19

61. *Schneider, A.:* Die Wiederaufbereitung von Einmal-Artikeln – Rechtliche Überlegungen. Hyg. und Med. 12 (1987), 556

62. *Schwartz, D. C., S. Kaplan:* Cardiac catheterization and selective angiography in infants with a new flow-directed catheter. Cath. cardiovasc. Diag. 1 (1975), 59

63. *Scruggs, V., R. J. Pietras, K. M. Rosen:* Frequency response of fluid filled catheter-micromanometer systems used for measurements of ventricular pressure. Am. Heart J. 89 (1975), 619

64. *Stanger, P., M. A. Heymann, J. E. Hoffman, A. M. Rudolph:* Use of the Swan-Ganz catheter in cardiac catheterization of infants and children. Am. Heart J. 83 (1972), 749

65. *Swan, H. J. C., W. Ganz, J. Forrester, H. Marcus, G. Diamond, D. Chonette:* Catheterization of the heart in man with use of a flow-directed balloon-tipped catheter. New Engl. J. Med. 283 (1970), 447

66. *Weller, W., W. T. Ulmer, W. Walkenhorst:* Meßtechnische Vergleichsuntersuchungen zwischen Cournand-Herzkatheter und Mikrokatheter. Z. Kreislaufforsch. 58 (1969), 689

67. *Westermann, K. W.:* Technik und klinische Bedeutung der Einschwemmkatheter-Methode. Med. Klin. 68 (1973), 1057

68. *Wilson, R. T.:* Die Technik der parenteralen Zugänge. Klinik Journal 9 (1982), 6

69. *Wood, E. H., J. R. Leusen, H. R. Warner, J. L. Wright:* Measurement of pressures in man by cardiac catheters. Circulation Res. 2 (1954), 294

70. *Zapf, S., K. Müller, L. Haas:* Wiederaufbereitung von Angiographiekathetern. II. Mitteilung: Einfluß der Mehrfachsterilisation auf das Eigenschaftsni-

veau des Kathetermaterials – Physikalisch-che-
mische Untersuchungen. Röntgen-Bl. 40 (1987),
154

71. *Zapf, S., K. Müller, L. Haas:* Wiederaufbereitung
von Angiographiekathetern. III. Mitteilung: Einfluß
der Mehrfachsterilisation auf das Eigenschaftsni-
veau des Kathetermaterials – Experimentelle Untersuchungen zum mechanischen Verhalten. Röntgen-
Bl. 40 (1987), 169

72. *Zeh, E., R. Buchwalsky:* Der zentrale Venendruck
beim frischen Herzinfarkt. Med. Welt 21 (1970),
106

73. *Zimmermann, H. A.:* Intravascular catheterization,
3rd ed. Charles C. Thomas, Springfield 1972

74. *Zohmann, L. R., M. H. Williams jr.:* Percutaneous
right heart catheterization using polyethylene tubing. Am. J. Cardiol. 4 (1959), 373

Technische Durchführung der Einschwemmkatheteruntersuchung

Venenpunktion und -sondierung

Besondere Sorgfalt sollte darauf verwendet werden, den günstigsten venösen Zugang für eine Einschwemmkatheteruntersuchung zu finden (Tab. 43). Nicht nur die Auffindbarkeit und das Lumen der Venen sind für die Wahl des venösen Zuganges entscheidend, sondern auch die Umstände, unter denen die Einschwemmkatheteruntersuchung durchgeführt wird. Bei ambulanter Durchführung kommt nur der Zugang über Arm- und Halsvenen in Frage. Bei Langzeitmonitoring wählt man wegen der Thrombosegefahr den kürzesten Weg zum Herzen über eine Hals- oder Schultergürtelvene, der Weg über die Femoralvene verbietet sich. Ist der Patient antikoaguliert, wird ein venöser Zugang gewählt, bei dem die Blutungsgefahr bei Fehlpunktion einer Arterie am geringsten ist (Tab. 44).

Am geeignetsten ist die mediale Ellenbogenvene, da sie ohne Abknickung über die Vena brachialis in die Vena subclavia einmündet. Diese Vene sollte deshalb für die Einschwemmkatheteruntersuchung bevorzugt und bei Blutabnahmen und intravenösen Injektionen an den Tagen davor gemieden und damit geschont werden.

Weniger günstig ist der venöse Zugang über die oft gut ausgeprägte Vena cephalica, da sie im Bereich des Schultergürtels in einem scharfen Knick in die Vena subclavia einmündet. Diese Biegung ist mit dem Einschwemmkatheter häufig nicht zu überwinden (Abb. 86).

Zum Aufsuchen werden die Venen mit Hilfe einer Staubinde komprimiert, die mit untersystolischem Staudruck etwa 5 cm oberhalb des Venenpunktionsortes angelegt wird, damit der arterielle Zustrom die Venen bei behindertem venösem Rückfluß ausreichend füllt. Die venöse Stauung sollte der Patient durch wiederholtes Öffnen und Schließen der Faust verstärken. Anstelle der Staubinde kann selbstverständlich auch eine Blutdruckmanschette benutzt werden.

Bei ungünstigen Venenverhältnissen wird mit Wärmeapplikation versucht, durch die Hyperämie auch kleinere und tiefer gelegene Venen in der Ellenbeuge sichtbar zu machen. Dazu werden Wärmekompressen an Hand, Handgelenk, Unterarm, Ellenbeuge und Oberarm angelegt. Es genügt meistens ein warmes, feuchtes Handtuch mit wasserdichtem Schutz, Wärmflaschen und Heizkissen sind ebenfalls geeignet.

Erst wenn nach diesen Vorbereitungen an beiden Armen kein geeigneter venöser Zugang gefunden wird, weichen wir auf andere Gefäßregionen aus, und zwar entweder auf die Halsvenen oder die Leistenbeugenvenen, bei vitaler Indikation auch auf die Vena subclavia (Abb. 87). Während sich die Venenpunktionen im Bereich der Ellenbeugen für den Patienten kaum von einer Blutabnahme unterscheiden, flößen die Venenpunktionen am Hals und in der Leistenbeuge Angst ein und sind für den Patienten psychisch belastender.

Der venöse Zugang über eine Leistenvene verbietet sich, wenn der Verdacht einer Bekkenvenenthrombose oder Lungenembolie besteht. Die Leistenvenen sind auch wegen

Venöser Zugang	Vorteile	Nachteile
Vena cubitalis mediana	Risikoärmster Zugang Für den Patienten am geringsten belastend Keine Behinderung für eine ergometrische Untersuchung Keine Blutungsgefahr	Bei ungünstigen peripheren Venenverhältnissen venöser Zugang oft schwierig Neigung zu Venenspasmus, Thrombophlebitis Sondierung der zentralen Venen häufig schwierig
Vena jugularis interna und externa	Risikoarmer Zugang bei konstanter Anatomie Guter Zugang zu intrathorakalen Venen Ergometrische Beinbelastung ohne Schwierigkeiten möglich Gut geeignet für Langzeitüberwachung	Psychische Belastung für den Patienten Gefahr von Fehlpunktion der Arteria carotis, des Ductus thoracicus, der Pleurahöhle Gefahr der Luftembolie
Vena subclavia	Direkter Zugang zu intrathorakalen Venen bei konstanter Anatomie Geeignet für intensivmedizinische Langzeitüberwachung	Risikoreicher Zugang wegen der Gefahr von Fehlpunktionen der Pleurahöhle, der Arteria subclavia, des Ductus thoracicus und der Luftembolie liegefahr
Vena femoralis	Technisch sehr einfacher venöser Zugang	Ungeeignet für Langzeitüberwachung wegen Thrombosegefahr Weniger geeignet für Einschwemmkatheter mit Beinergometerbelastung Gefahr der Fehlpunktion der Arteria femoralis Gefahr der aszendierenden Thrombose und Lungenembolie

Tab. 43   Venöser Zugang für Einschwemmkatheteruntersuchungen.

der Gefahr einer aszendierenden Bein- und Beckenvenenthrombose für eine Einschwemmkatheter-Langzeitüberwachung ungeeignet.

Ergibt sich eine vitale Notwendigkeit für eine intensivmedizinische Einschwemmkatheter-Langzeitüberwachung, bevorzugen wir den Zugang über die Vena jugularis oder Vena subclavia. Wegen der höheren Rate an Komplikationen werden bei uns die Sondierungen der Leisten- und Schultergürtelvenen nur von erfahrenen Untersuchern vorgenommen.

Zugang über die Vena basilica mediana

Die Punktion der medialen Ellenbogenvene erfolgt etwas oberhalb des Gelenkspaltes (Abb. 88). Für die Venenverhältnisse im Bereich der Ellenbeugen gibt es die verschie-

	Ambulant	Stationär	Unter Marcumar®
Vena cubitalis	+	+	+
Vena jugularis inferior	+	+	(+)
Vena femoralis	–	(+)	–
Vena subclavia	–	(+)	–

+	=	Geeignet
(+)	=	Bedingt geeignet
–	=	Nicht geeignet

Tab. 44   Welche venösen Zugangswege sind geeignet für ambulante und stationäre Einschwemmkatheter-untersuchungen bzw. unter einer Antikoagulation?

densten individuellen anatomischen Normvarianten, wobei in Abbildung 89 die typischen Verteilungsmuster zwischen Vena cephalica und basilica schematisch dargestellt sind. Die Punktion der Vena cephalica wird aus den obengenannten Gründen im allgemeinen vermieden, da nur in der Hälfte der Fälle die spitzwinkelige Einmündung der Vena cephalica in die Vena subclavia mit dem Einschwemmkatheter überwunden werden kann.

Will man die Vena basilica an der Innenseite der Ellenbeuge punktieren, muß die Punktionskanüle mit einem flachen Neigungswinkel vorgeführt werden, denn bei zu steiler Punktion können in der Tiefe der Nervus medianus und die Arteria brachialis fehlpunktiert werden.

Beim Zugang über die linken Armvenen kann es beim Vorführen des Katheters intrathorakal Schwierigkeiten geben. Die Röntgenkontrolle zeigt dann, daß der Katheter nicht rechts neben der Wirbelsäule, also in der Vena cava superior liegt, sondern links von der Wirbelsäule in einer persistierenden linken oberen Hohlvene vorgeführt wurde (vgl. Kap. „Katheterfehllagen").

Die Haut über der Venenpunktionsstelle wird durch 1%ige Xylocain®-Lösung in Form einer Hautquaddel anästhesiert. Nach erfolgreicher Punktion der Vene führt man durch die Kanüle einen an der Spitze flexi-blen Führungsdraht in die Vene vor und entfernt die spitze Kanüle. Um den Führungsdraht herum wird nun das subkutane und paravenöse Gewebe mit der 1%igen Xylocain®-Lösung ausreichend infiltriert, bevor mit einer kleinen Lanzette die Hornhautschicht entlang dem Führungsdraht gespalten und mit einer Augenschere die subkutanen Gewebsschichten um 2–3 mm gespreizt werden. Dadurch kann man Einführungsbesteck und Herzkatheter weitgehend schmerzfrei und ohne wesentliche Behinderung durch die Haut in die Vene einführen. Bei der Venenpunktion sollte eine Venenperforation vermieden werden, da sonst Führungsdraht und Einführungsbesteck paravenös vorgeschoben werden könnten. Eine einwandfreie intravenöse Lage der Punktionskanüle ist nur dann anzunehmen, wenn ein deutlicher venöser Rückfluß durch die Punktionskanüle vorhanden ist.

Führungsdraht, Einführungsbesteck und Einschwemmkatheter können sich beim Vorführen verfangen, wenn die Vene abgewinkelt verläuft oder der Katheter an Venenaufzweigungen und -klappen hängenbleibt. Durch vorsichtiges Vor- und Rückwärtsschieben und Drehen des Führungsdrahtes bzw. des Katheters, nachdem die Spitze evtl. etwas vorgebogen wurde, sind diese Hindernisse häufig leicht zu überwinden, u. U. kann man den Katheter durch Fingerdruck

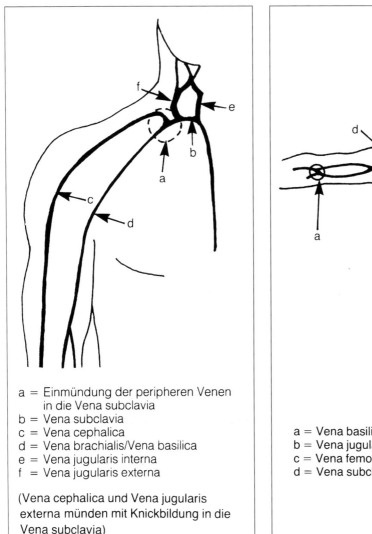

a = Einmündung der peripheren Venen
    in die Vena subclavia
b = Vena subclavia
c = Vena cephalica
d = Vena brachialis/Vena basilica
e = Vena jugularis interna
f = Vena jugularis externa

(Vena cephalica und Vena jugularis
externa münden mit Knickbildung in die
Vena subclavia)

a = Vena basilica
b = Vena jugularis
c = Vena femoralis
d = Vena subclavia

Abb. 86   Venenverlauf an Arm und Hals.

**Abb. 87   Venöse Zugangswege für die
Einschwemmkatheteruntersuchung.**

auf die Katheterspitze in tiefe Armvenen dirigieren. Oft findet der Einschwemmkatheter
diese selbst, wenn der Ballon leicht aufgeblasen wird. Auch durch Innen- oder Außenrotation und Abduktion des Armes lassen sich
diese Hindernisse ausgleichen. Venenklappen öffnen sich oftmals, wenn man während
des Vorschiebens durch den Katheter einen

kräftigen Infusionsstrom (Flush) laufen läßt
oder wenn nach venöser Stauung am Oberarm der Stauschlauch plötzlich gelöst und ein
vermehrter venöser Rückfluß erzeugt wird.
Bleibt der Einschwemmkatheter im Bereich
der Achselhöhle hängen, kann man durch
eine maximale Abduktion und Außenrotation
des Armes und tiefe Inspiration diese Stelle

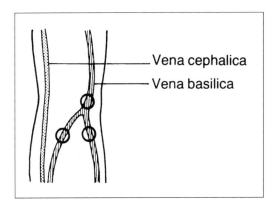

Abb. 88 Punktionsstellen (○) für die Vena basilica.

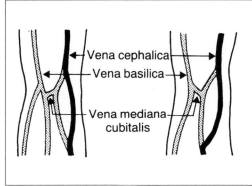

Abb. 89 Varianten des Venenverlaufs in der Ellenbeuge.

überwinden und den Katheter in die Vena subclavia vorführen. Oft läßt sich die anatomische Enge zwischen der 1. Rippe und der Klavikula passieren, wenn der Patient den Kopf zur betroffenen Schulter dreht und bei tiefer Inspiration das Kinn zur angehobenen Schulter neigt. Durch dieses Manöver vergrößert sich der Abstand zwischen der 1. Rippe und der Klavikula.

Bei forciertem und unkontrolliertem Vorschieben des Einschwemmkatheters besteht die Gefahr, daß er sich im Bereich einer Venenklappe oder einer anatomischen Enge aufrollt und Schlingen oder sogar Knoten bildet. Stößt die Katheterspitze an eine Venenklappe oder Venenaufzweigung und wird das Katheterlumen verlegt, baut sich im System ein Druck auf. Dies erkennt man daran, daß im Oszilloskop die Druckkurve nach oben wandert und bei Rückzug und Freiwerden der Katheterspitze sofort auf den Venendruck zurückfällt.

Der Katheter kann auch in eine Halsvene oder Brustwandvene abgleiten. Der Patient bemerkt dies an einem in den entsprechenden Bereichen lokalisierten Schmerz, der Untersucher registriert nur eine periphere Venendruckkurve, obwohl nach der vorgeschobenen Katheterlänge eine intrathorakale Vene erreicht sein müßte.

Zugang über die Vena jugularis externa

Durch Valsalva-Druckversuch und Kopftieflagerung des Patienten sowie durch proximale Fingerkompression durch den Untersucher lassen sich die oberflächlichen Halsvenen sichtbar machen. Die Lage der Vena jugularis externa ist anatomisch konstant und besonders bei Rechtsherzinsuffizienz durch die vermehrte Blutfüllung gut sichtbar.

Zur Punktion der Jugularvene wird der Kopf durch Anheben der Schultern mit einem Kissen nach dorsal geneigt und zur Gegenseite gedreht. Es erfolgen, wie oben geschildert, eine oberflächliche Hautanästhesie durch eine Hautquaddel und eine Stichinzision. Die Punktionsstelle liegt etwa in der Mitte des Musculus sternocleidomastoideus oder etwas distal davon (Abb. 90). Auf die Punktionskanüle setzt man eine Injektionsspritze, mit der während des Vorschiebens der Kanüle laufend aspiriert wird. Eine einwandfreie intravenöse Lage der Punktionskanülenspitze ist anzunehmen, wenn sich durch die Spritze venöses Blut leicht ansaugen läßt. Nach Abnehmen der Spritze wird dann der an der Spitze flexible Führungsdraht durch die Kanüle in die Vene vorgeführt. Da die Halsvenen keine Venenklappen haben, ergeben sich bei guter intravenöser Lage der Punktionska-

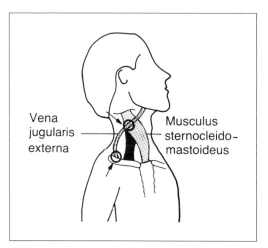

Vena jugularis externa

Musculus sternocleido- mastoideus

Abb. 90   Punktionsstellen (○) der V. jugularis externa.

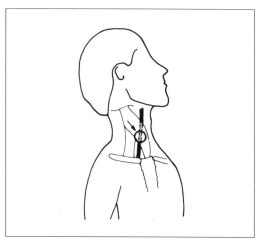

Abb. 91   Punktionsstelle (○) der V. jugularis interna.

nüle weder beim Einschieben des Führungs-drahtes noch beim Vorführen des Einführungsbesteckes und des Katheters Schwierig-keiten. Bleibt die Katheterspitze im Bereich der Klavikel hängen, weil hier die Vena jugularis externa mit einem Knick in die Vena subclavia münden kann (vgl. Abb. 86), ist dieses Hindernis durch Fingerdruck auf die Katheterspitze leicht zu überwinden und der Katheter in die intrathorakalen Venen vorzu-führen.

Sowohl bei der Punktion der Vene als auch beim Einlegen des Einführungstubus muß darauf geachtet werden, daß der Patient nur oberflächlich atmet und die Kanüle bzw. der Tubus abgedeckt wird, solange der Katheter noch nicht abdichtet, um eine Luftembolie zu vermeiden.

Zugang über die Vena jugularis interna

Falls man keine geeignete oberflächliche Ju-gularvene findet, kann man die Vena jugula-ris interna punktieren und sondieren. Diese Technik wurde 1966 erstmals beschrieben und wird angewendet, wenn eine hämodyna-mische Langzeitüberwachung auf der Inten-sivstation geplant ist. Diese Venensondie-rung ist sicher und risikoarm; eine Katheter-dislokation ist seltener wegen der geringen Bewegung des Halses im Vergleich zu den Armen. Der Patient ist weniger behindert, weil er sich mit den Armen weiterversorgen kann, und die Thrombophlebitisgefahr ist ge-ringer, weil vom Hals aus der Weg zum Her-zen kürzer und die Venen großlumiger sind. Es besteht dabei allerdings die Gefahr der Fehlpunktion der Pleurahöhle bei hochste-henden Pleuragrenzen, z. B. beim Emphy-sem, der Arteria carotis communis und der Arteria subclavia.

Bei der Punktion der Vena jugularis interna bevorzugt man die rechte Seite, weil diese Vene über die Vena anonyma (brachiocepha-lica) senkrecht in die Vena cava superior mündet, während von der linken Seite ein Bogen überwunden werden muß. Außerdem besteht nicht die Gefahr, daß der Ductus tho-racicus und die Pleurahöhle, die links höher steht, fehlpunktiert werden. Am besten ge-eignet ist der Punktionsort direkt unterhalb des Muskelwulstes des Musculus sternoclei-domastoideus im oberen Winkel, der durch den medialen und lateralen Ansatz dieses Muskels gebildet wird und wo die Vena jugu-laris den Muskelbauch kreuzt (Abb. 91).

Die Punktion erfolgt in Trendelenburg-Lage mit Dorsalflexion und zur Gegenseite geneigtem Kopf, vom Kopfende des Patienten her. Im Vergleich zu anderen Punktionsorten ist die konstante anatomische Lage der Vena jugularis interna von Vorteil, so daß sich eine hohe Erfolgsquote bei der Punktion ergibt. Das Vorführen des Katheters ist erleichtert durch den geraden Weg zum Herzen, der nicht durch Venenklappen behindert wird.

Die Punktionskanüle wird vom Kopfende des Patienten her in einem Winkel von 35–45° zur Körperoberfläche geführt. Dabei sollte man die Punktion möglichst weit entfernt von Pleura und Karotisarterie durchführen, um Verletzungen zu vermeiden. Die Vena jugularis interna liegt lateral und über der Arteria carotis communis. Diese Arterie wird mit dem palpierenden Finger weggedrängt, die Punktionskanüle (z. B. Braunüle®) achsengleich zum Verlauf der Vene nach unten geführt.

Bei Verwendung der Strauß-Punktionskanüle kann es hilfreich sein, für die Probepunktion eine schmallumige Epiduralnadel zu benutzen, die durch die eigentliche Punktionskanüle geführt wird. Läßt sich venöses Blut durch die Epiduralnadel aspirieren, wird die eigentliche Punktionskanüle bis in die Vene vorgeführt und die Epiduralnadel entfernt. Kommt es dabei zu Fehlpunktionen, z. B. der Arteria carotis, ist bei dem geringen Lumen der Epiduralnadel das Punktionsloch klein, und es bildet sich ein geringerer Bluterguß aus.

In 3–4 cm Tiefe spürt man den Widerstand der Muskelfaszie. Nach dessen Überwindung trifft man auf das Lumen der Vena jugularis interna, erkennbar daran, daß sich durch die auf die Punktionskanüle gesetzte Spritze venöses Blut frei aspirieren läßt. Bei der Verwendung einer Braunüle® verbleibt in der Vene der Plastiktubus, durch den der Führungsdraht vorgeführt wird. Den scharfen Anteil der Punktionskanüle entfernt man wegen der Verletzungsgefahr und der Gefahr der Katheterabschneidung, z. B. bei Verwendung des Mikrokatheters, sofort.

Treten Punktionsschwierigkeiten auf, kann die Dopplersonographie die Topographie der Halsvenen klären helfen und zur Applikation des transjugularen Einschwemmkatheters herangezogen werden.

Wegen der Gefahr einer *Luftembolie* darf der Patient während der Punktion nur flach atmen (am besten leichte Preßatmung), die Schultern müssen durch ein Kissen angehoben, der Kopf tief gelagert und der in der Vene liegende Einführungstubus durch den Finger oder Mulltupfer abgedichtet werden, solange der Katheter noch nicht eingeführt worden ist bzw. die Punktionsstelle verschließt.

Zugang über die Vena subclavia

Hier kann man zwischen dem supraklavikulären und infraklavikulären Zugang wählen. Technisch am leichtesten ist die Punktion der Vena subclavia rechts, und Fehlpunktionen der Pleura sind seltener. Der Kopf wird zur kontralateralen Seite gedreht, so daß sich der Winkel zwischen der Klavikel und dem Ansatz des Musculus sternocleidomastoideus darstellt. Der Muskelwulst hebt sich an dieser Stelle bei leichtem Anheben des Kopfes deutlich ab. Die Einstichstelle wird oberflächlich anästhesiert und inzidiert. Sie liegt im Winkel zwischen dem lateralen Ansatzpunkt des Musculus sternocleidomastoideus und der Klavikula am Übergang des mittleren und medialen Drittels der Klavikula, wobei die Nadelspitze auf die Incisura jugularis gerichtet ist, bei infraklavikulärem Zugang. Die Kanüle wird so eingestochen, daß sie einen Winkel von 30° mit der sagittalen und von 15° mit der horizontalen Ebene bildet (Abb. 92). Geht man mit der Nadel genau hinter der Klavikula ein, ist die Gefahr gering, die Pleura zu verletzen.

Beim supraklavikulären Zugang besteht die Gefahr der Punktion der Pleurahöhle und des Truncus lymphaticus, wenn man die Vena subclavia in zu großer Tiefe sucht. Wir be-

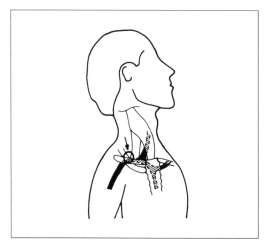

Abb. 92   Punktionsstelle (○) der V. subclavia
(supraklavikulär).

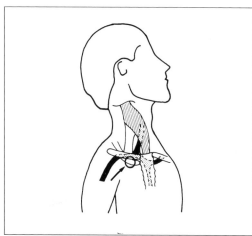

Abb. 93   Punktionsstelle (○) der V. subclavia
(infraklavikulär).

vorzugen deshalb den infraklavikulären Punktionsort. Man findet die Vena subclavia in einer Tiefe von 3–5 cm zwischen Klavikel und 1. Rippe (Abb. 93).

Auch bei der Punktion der Vena subclavia wird laufend durch eine Spritze, die auf die Punktionskanüle gesetzt wurde, leicht aspiriert. Man erkennt die Venenpunktion sofort, wenn sich venöses Blut ansaugen läßt. Auf der anderen Seite kann man durch dieses Vorgehen eine Luftembolie vermeiden. Das Vorschieben des Führungsdrahtes, des Einführungsbesteckes und schließlich des Katheters gelingt über die Vena subclavia ohne Schwierigkeiten, da weder Venenklappen, Venenaufzweigungen oder -abknickungen noch anatomische Engen den Zugang zum rechten Vorhof verlegen. Zur Vermeidung von Luftembolien darf der Patient während der Punktion und Kathetereinführung nicht tief inspirieren, und der Einführungstubus muß durch den Finger oder Mulltupfer abgedeckt werden, bis der Katheter eingeführt worden ist.

Wegen der verschiedenen Fehlpunktionsmöglichkeiten sollte der venöse Zugang über die Vena subclavia nur bei vitaler Indikation gewählt und die Katheterlage röntgenologisch kontrolliert werden.

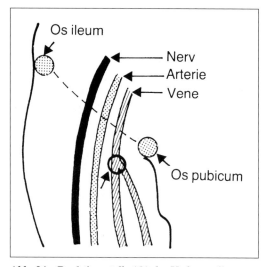

Abb. 94   Punktionsstelle (○) der V. femoralis.

Zugang über die Vena femoralis

Die Vena femoralis wird unterhalb des Leistenbandes (Verbindungslinie zwischen dem oberen vorderen Schambeinfortsatz und dem Schambein) punktiert. Die Punktionsstelle liegt 1–2 Querfinger distal des Ligamentes und $1/2$–1 Querfinger medial von dem palpablen Puls der Arteria femoralis (Abb. 94).

Oberhalb des Leistenbandes darf keine Punktion erfolgen, da eine eventuell venöse oder bei Fehlpunktion arterielle Blutung nicht durch Fingerdruck und Kompressionsverband gestillt werden kann. Nach ausreichender lokaler Anästhesie von Haut und subkutanem Gewebe wird die Punktionskanüle nach schräg oben eingestochen. Auch hier aspiriert man durch eine Spritze, um die Punktion der Vene sofort zu erkennen. Über die Kanüle werden dann, wie oben beschrieben, Führungsdraht, Einführungsbesteck und schließlich der Einschwemmkatheter eingeführt. Gelegentlich gleitet der Einschwemmkatheter beim Vorführen in eine abdominelle Vene ab; durch mehrmaliges Vor- und Rückwärtsschieben des Katheters, der eventuell an der Spitze etwas vorgebogen wird, oder bei etwas aufgeblasenem Ballon gelingt es meistens ohne Röntgenkontrolle, ihn in den rechten Vorhof zu lenken.

Die Gefahren des venösen Zuganges über die Vena femoralis liegen in einer unbeabsichtigten Punktion der Arteria femoralis und des Nervus femoralis. Die Punktion der Leistenvene verbietet sich bei einer Beckenvenenthrombose und bei Lungenembolien in der Anamnese, da thrombotisches Material durch den Katheter gelöst werden könnte.

Der femorale Zugang ist auch für eine Dauerüberwachung wegen der Gefahr einer aszendierenden Bein- und Beckenvenenthrombose ungeeignet. Auf der Intensivstation ist dieser Zugang deshalb weitgehend verlassen worden. Er ist nur für kurzfristige diagnostische Herzkatheteruntersuchungen angezeigt, wenn keine geeigneten Armvenen gefunden werden.

Operative Venenfreilegung (Venae sectio)

Im allgemeinen kann die Vene für eine Herzkatheteruntersuchung nach der modifizierten Seldinger-Technik perkutan sondiert werden, insbesondere im Bereich der Ellenbeuge, des Halses, der Schulter und der Leiste.

Eine operative Freilegung ist nur selten notwendig, wobei die Kautelen eines chirurgischen Eingriffs berücksichtigt werden müssen. (Der Untersucher muß außer sterilen Handschuhen und Kittel auch Kopfbedeckung und Mundschutz tragen.)

Bei sehr ungünstigen Venenverhältnissen muß die Venae sectio im Bereich der Ellenbeuge, des Schultergürtels oder des Oberschenkels erwogen werden. Am ehesten findet man dabei geeignete Venen im medianen Bereich der Ellenbeuge oder im Bereich des Sulcus deltoideopectoralis. Am Oberschenkel werden die Venen im Bereich des Venensterns, also an der Einmündungsstelle der Vena saphena magna in die Vena femoralis, freigelegt. Diese Stelle findet man 2 Querfinger unterhalb des Leistenbandes und 2 Querfinger medial der Arteria femoralis.

Nach gründlicher Hautdesinfektion wird eine ausreichende lokale Infiltrationsanästhesie vorgenommen. Es erfolgt dann mit einem Skalpell eine 1–2 cm lange quere Hautinzision. Das Unterhautgewebe wird stumpf durch eine Klemme gespreizt und bis zur Vene vorsichtig präpariert. Ist die Vene gefunden und vom Fettgewebe befreit, wird sie mit der Klemme angehoben, mit 2 resorbierbaren Fäden angeschlungen und nach distal mit einem Faden unterbunden und angehoben. Ein Froschmaulschnitt eröffnet die Vene. Die Öffnung wird durch eine Pinzette für die Einführung des Einschwemmkatheters gespreizt, über den Katheter legt man eine Naht, um die Vene abzudichten. Nach Beendigung der Untersuchung und Entfernung des Katheters wird sie auch proximal unterbunden, und die Inzisionswunde wird durch 2 oder 3 Hautnähte verschlossen (Abb. 95).

Die Nachteile dieser operativen Venenfreilegung liegen in der lokalen Infektionsgefahr und in dem Verlust der Vene für weitere Untersuchungen und Behandlungsmaßnahmen. Bei perkutanen Venenpunktionstechniken ist der Eingriff schonender, und der venöse Zugang bleibt im allgemeinen erhalten.

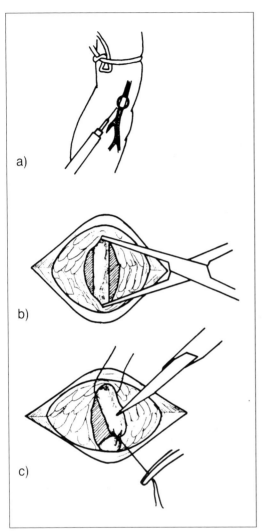

a)

b)

c)

Abb. 95 Venae sectio. a) Venöse Stauung und
lokale Hautanästhesie; b) Spaltung von Haut und
subkutanem Fettgewebe mit Freilegung der Vene;
c) Anschlingen der Vene, nach distal Unterbinden
der Vene, Eröffnung der Vene durch Froschmaulschnitt mit Schere oder durch Skalpell.

Kathetereinführung nach der modifizierten Seldinger-Technik

Die modifizierte Seldinger-Technik wird von
uns heute fast ausschließlich für die Einführung von Einschwemmkathetern benutzt

(Tab. 45). Sie soll an dieser Stelle in allen
Einzelheiten dargestellt werden (Abb. 96
und 97a–k).

Nach Hautdesinfektion erfolgt eine oberflächliche Anästhesie in Form einer Quaddel
mit 2 ml 1%iger Xylocain®-Lösung. Durch
diese Hautquaddel hindurch wird die Vene
punktiert. Bei freiem venösem Rückfluß, gegebenenfalls in eine unter Sog aufgesetzte
Spritze, wird ein an der Spitze flexibler, tef-
lonbeschichteter Führungsdraht durch die
Kanüle in die Vene vorgeführt und die Punktionskanüle wieder aus der Vene entfernt.
Um ein unbeabsichtigtes Fortschwemmen
des Führungsdrahtes zu vermeiden, wird
dessen Ende mit einer Moskitoklemme fixiert. Es erfolgt nun eine ausgiebige Infiltrationsanästhesie des subkutanen und paravenösen Gewebes mit 10 ml 1%igem Xylo-
cain®. Diese Infiltrationsanästhesie erfolgt
erst nach der Venenpunktion, da sonst das
Auffinden der Vene bei der Punktion erschwert wäre.

Entlang dem Führungsdraht wird eine 1 cm
lange Hautinzision mit Lanzette oder Skalpell vorgenommen und das subkutane und
paravenöse Gewebe mit einer feinen Schere
2–3 mm stumpf gespreizt, um den Weg
durch die Haut und das subkutane Gewebe
für Einführungsbesteck und Katheter zu er-
leichtern. Über den liegenden Führungsdraht
wird dann der Dilatationskatheter (z. B. De-
silet-Hoffmann®) mit Einführungstubus
(z. B. Teflontubus) in die Vene geschoben.
Nach sicherer intravenöser Lage wird der
Dilatationskatheter wieder entfernt. Es verbleibt in der Vene lediglich der stumpfe Einführungstubus.

Beim Schieben des Einführungsbesteckes
muß der Untersucher darauf achten, daß er
stets das Ende des Führungsdrahtes mit der
einen Hand festhält, um dessen unbeabsichtigtes weiteres Vorführen in die Venen und
damit die Gefahr des Fortschwemmens zu
vermeiden.

1. Hautdesinfektion im Bereich der Venenpunktionsstelle

2. Oberflächliche Hautanästhesie mit einer 1%igen
   Xylocain®-Quaddel

3. Venenpunktion durch die Hautquaddel

4. Bei freiem venösem Rückfluß durch die Venenpunktionskanüle Einführen des an der Spitze
   flexiblen Führungsdrahtes

5. Entfernen der scharfen Punktionskanüle

6. Entlang dem Führungsdraht Infiltrationsanästhesie des subkutanen und paravenösen Gewebes
   mit 1%igem Xylocain®

7. Spreizen des subkutanen und paravenösen
   Gewebes entlang dem Führungsdraht mit einer
   Klemme oder feinen Augenschere

8. Einlegen des Einführungsbesteckes (Dilatationskatheter und Einführungstubus) in die Vene über
   den Führungsdraht

9. Entfernen des Führungsdrahtes und des Dilatationskatheters

10. Einführen des Einschwemmkatheters über den in
    der Vene verbliebenen stumpfen Einführungs-
    tubus

Tab. 45   Modifizierte Seldinger-Punktionstechnik.

Bei der Punktion von tiefer liegenden Venen (z. B. der Vena jugularis interna, Vena subclavia und Vena femoralis), die wir mit einem Neigungswinkel von 45° zur Hautoberfläche durchführen, setzen wir auf die Punktionskanüle eine mit Flüssigkeit gefüllte Injektionsspritze (Abb. 98, S. 155) und ziehen die Kanüle unter Spritzensog langsam zurück, bis venöses Blut aspiriert wird. Die Spritze wird abgenommen, und über die in der Vene liegende Punktionskanüle wird der Führungsdraht vorgeschoben. Die weitere Sondierung wird wie bereits oben beschrieben fortgeführt.

Durch den in der Vene liegenden Einführungstubus wird jetzt der Einschwemmkatheter in die Vene eingeschoben.

Einführungsbestecke, bestehend aus Führungsdraht, Dilatationskatheter und Teflontubus, werden als Einmalmaterial, steril verpackt, angeboten. Durch Wiederaufarbeitung und Sterilisation sind sie auch zum mehrmaligen Gebrauch geeignet.

Diese perkutane Einführungstechnik, die nach der Seldinger-Technik modifiziert ist, wird von uns über 15 Jahre praktiziert. *Seldinger* benutzte für seine Technik eine spezielle Punktionskanüle, die aus 3 Anteilen besteht (Abb. 99, S. 155). Nach Punktion bleibt die stumpfe äußere Kanüle als Einführungshilfe in der Vene oder Arterie liegen. Die scharfe Punktionskanüle und das scharfe Stilett werden nach der Venen- bzw. Arterienpunktion sofort entfernt. Durch den stumpfen Kanülenanteil, der in der Vene verbleibt,

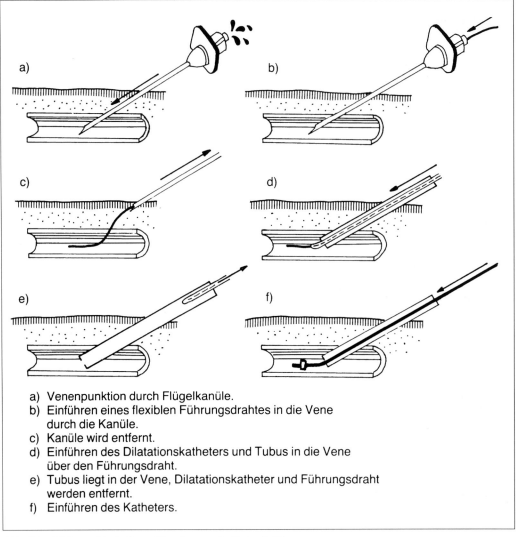

a) Venenpunktion durch Flügelkanüle.
b) Einführen eines flexiblen Führungsdrahtes in die Vene
   durch die Kanüle.
c) Kanüle wird entfernt.
d) Einführen des Dilatationskatheters und Tubus in die Vene
   über den Führungsdraht.
e) Tubus liegt in der Vene, Dilatationskatheter und Führungsdraht
   werden entfernt.
f) Einführen des Katheters.

Abb. 96   Seldinger-Technik zur Einschwemmkathetereinführung.

führt man den Führungsdraht oder einen
kleinkalibrigen Katheter ein. Wir benutzen
nur noch eine scharfe Flügelkanüle zur
Venenpunktion, durch die nach Sondierung
der Vene der spiralartige Stahlführungsdraht
vorgeführt wird. Beim Entfernen der Kanüle
bzw. beim Bewegen des Führungsdrahtes
muß aber darauf geachtet werden, daß die
scharfe Kanülenspitze den Führungsdraht
nicht abschneidet bzw. beschädigt.

Sondierung der verschiedenen Herz- und Gefäßabschnitte mit dem Einschwemmkatheter

Wie der Name des Katheters besagt, wird er
mit dem Blutstrom durch die verschiedenen
Gefäß- und Herzabschnitte in die Lungenstrombahn geschwemmt. Dabei orientiert

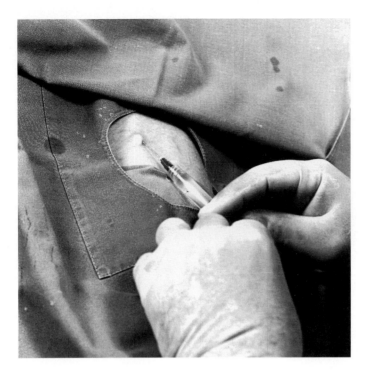

Abb. 97a Intrakutane Lokalanästhesie mit Quaddelbildung.

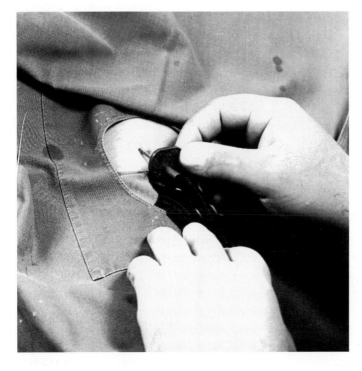

Abb. 97b Punktion der Vene mit
einer Flügelkanüle.

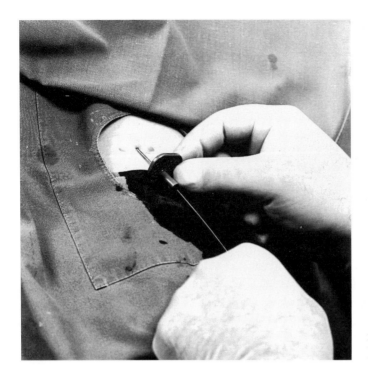

Abb. 97c Einführen des Führungsdrahtes in die Vene über die Punktionskanüle.

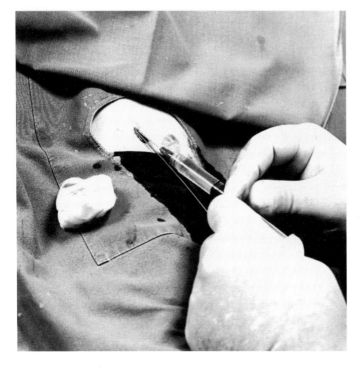

Abb. 97d Subkutane paravenöse Lokalanästhesie bei liegendem Führungsdraht.

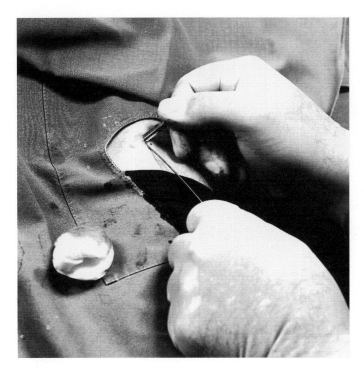

Abb. 97e Kleine Inzision der oberflächlichen Hautschichten mit einer Lanzette.

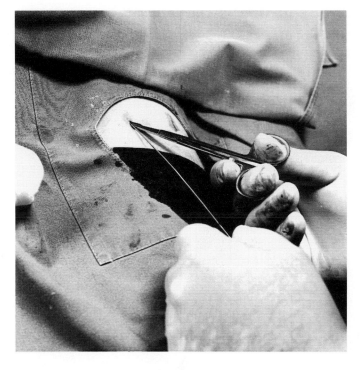

Abb. 97f Spreizen der subkutanen Schichten entlang dem Führungsdraht mit einer Klemme oder Schere.

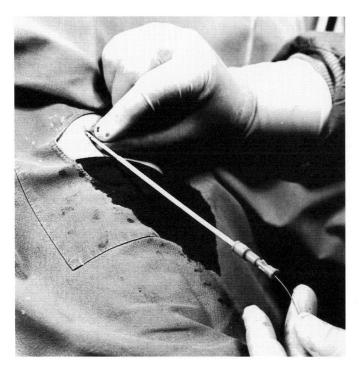

Abb. 97g   Vorschieben des Einführungsbesteckes (Dilatator und Schleuse) in die Vene über den Führungsdraht.

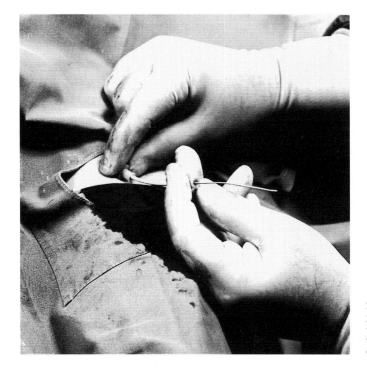

Abb. 97h   Entfernen des Dilatators und des Führungsdrahtes aus der Vene; die Schleuse bleibt zur Einführung des Einschwemmkatheters liegen.

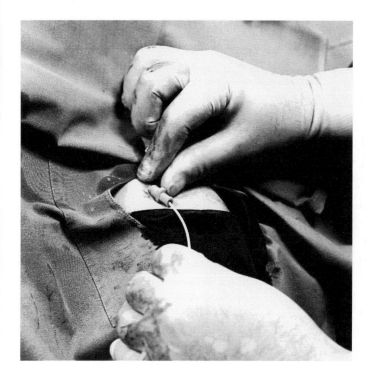

Abb. 97i Einführen des Einschwemmkatheters über die in der Vene liegende Schleuse.

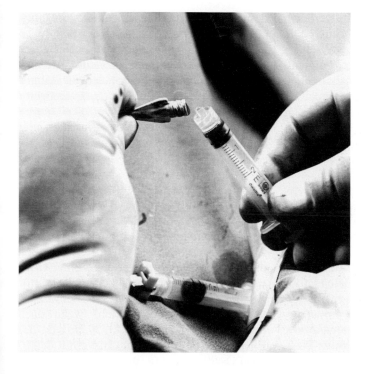

Abb. 97j Bluttropfen aus dem Katheterlumen und Heparintropfen an der Injektionsspritze werden zu einer luftfreien Verbindung gebracht.

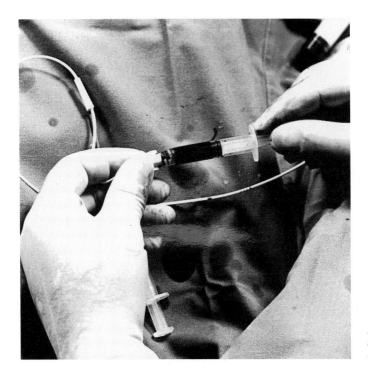

Abb. 97k   Luftblasenfreie Blutaspiration unter Vorhofhöhe für
die Blutgasanalyse.

sich der Untersucher an der Katheterlänge und den charakteristischen Druckkurven in den verschiedenen Gefäß- und Herzabschnitten über die Katheterposition. Eine röntgenologische Kontrolle ist nur in Ausnahmefällen notwendig. Der flexible Einschwemmkatheter läßt sich also nicht wie der drehstabile, steife Cournand-Katheter in die verschiedenen Abschnitte dirigieren.

Der Ballon an der Katheterspitze beschleunigt den Einschwemmprozeß, da er dem Blutstrom eine größere Angriffsfläche bietet als der kleinkalibrige Mikrokatheter. Das Einschwemmen in die Lungenstrombahn wird erleichtert, wenn man den Katheter atemsynchron je 3–5 cm vorschiebt und damit die intrathorakalen Druckschwankungen durch die Atmung ausnutzt. Gelegentlich fordert man dabei den Patienten zu forcierten, tiefen Atemzügen auf. Manchmal gelingt der Übertritt in die Pulmonalarterie erst, wenn man durch einen Valsalva-Preßversuch mit anschließender tiefer Inspiration

den Blutstrom stark beschleunigt. Ein ähnlicher Effekt ist durch Anheben der Beine oder durch körperliche Belastung zu erzielen.

Man sollte sich bemühen, den Einschwemmkatheter so schnell wie möglich in die Pulmonalarterie vorzuführen, da eine verzögerte Manipulation die Kathetersteifigkeit durch Aufwärmung im Blutstrom vermindert und die Neigung zum Venenspasmus fördert.

Sondierung der zentralen Venen

Den Übertritt des Einschwemmkatheters von den peripheren in die intrathorakalen zentralen Venen erkennt der Untersucher an den deutlichen *Vorhofoszillationen* und *Atemschwankungen* der Druckkurve (Tab. 46). Eine intrathorakale Lage des Einschwemmkatheters ist wahrscheinlich, wenn nach einer Katheterlänge von 40–50 cm von der Ellenbeuge aus eine Druckkurve mit deutlichen Oszillationen (a- und v-Welle) zu regi-

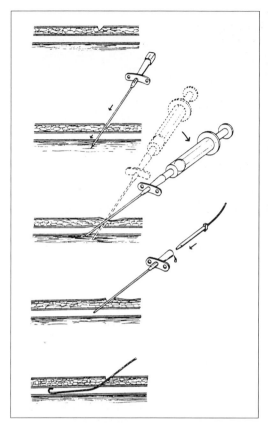

Abb. 98   Punktion tiefer gelegener Venen unter Sog mit Injektionsspritze auf der Punktionskanüle.

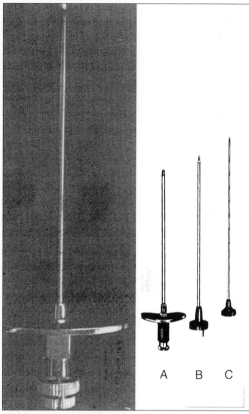

Abb. 99   Original Seldinger-Kanüle, bestehend aus stumpfer Außenkanüle (A), scharfer Innenkanüle (B) und scharfem Mandrin (C).

Der Einschwemmkatheter liegt in einer intrathorakalen Vene (Vorhof):

– Wenn nach einer Katheterlänge von 40–50 cm von der Ellenbeuge aus Druckkurven mit deutlichen Vorhofoszillationen zu registrieren sind

– Wenn diese Druckkurven deutliche Atemschwankungen mit deutlichem Druckanstieg bei Valsalva-Preßdruckversuch und beim Husten aufweisen

Tab. 46   Kriterien für eine Lage des Einschwemmkatheters in einer intrathorakalen Vene (Vorhof).

striern ist und diese Druckkurve bei Ein- und Ausatmung und Valsalva-Preßversuch deutliche Schwankungen aufweist (Abb. 100 und 101). Während der Inspiration sinkt der Pulmonalarteriendruck mit dem intrathora-kalen Druck, bei der Exspiration nimmt er zu; im Mittel schwankt der Druck bei einem Atemzyklus um 3–6 mm Hg.
Ist nach einer Katheterlänge von 50 cm noch keine solche Druckkurve festzustellen, dann

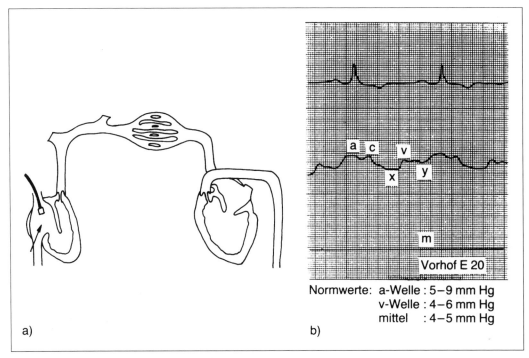

Normwerte: a-Welle : 5−9 mm Hg
v-Welle : 4−6 mm Hg
mittel   : 4−5 mm Hg

Abb. 100   Druckregistrierung im rechten Vorhof (a) und Originalkurve (b).

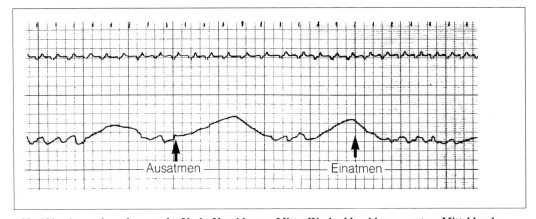

Abb. 101   Atemschwankungen der Vorhofdruckkurve. Mitte: Wechseldruckkurve; unten: Mitteldruck.

sind Katheterschlingenbildungen im Bereich peripherer Venen, meist im Bereich der Achselhöhle, oder Katheterfehllagen in Hals- oder Brustwandvenen anzunehmen. In diesem Falle muß der Katheter zurückgezogen und das Manöver wiederholt werden.

Falls ein Führungsdraht oder ein Einschwemmkatheter immer wieder an der gleichen Stelle hängenzubleiben scheint – bei sicherer intravenöser Lage –, kann dies an einer Venenaufzweigung oder -klappe liegen. In diesem Fall findet der Draht oder

Katheterlage im rechten Ventrikel ist anzunehmen:

– Wenn charakteristische Ventrikeldruckkurven mit
  steilem systolischem Druckanstieg, steilem frühdiastolischem Druckabfall auf Null und trägem diastolischem Druckanstieg (auf mittlere Vorhofdruckhöhe)
  registriert werden

– Wenn Katheter 60 cm vorgeführt wurde und sich die
  Druckkurven deutlich änderten

– Wenn plötzlich ventrikuläre Extrasystolen durch
  Berührung des Ventrikelendokards mit der Katheterspitze auftreten

**Tab. 47   Anhaltspunkte für eine
Katheterlage im rechten Ventrikel.**

Katheter seinen Weg, wenn man die Spitze etwas vorbiegt, eventuell bis zu einem J-Bogen, oder man bläst den Ballon leicht auf, so daß der Katheter in den größeren Venen verbleibt und nicht in einen Seitenast abirren kann.

Sondierung des rechten Ventrikels

Nach Registrierung der Vorhofdruckkurve wird beim Swan-Ganz-Katheter der Ballon leicht aufgeblasen und atemsynchron 10 cm weiter bis zur Trikuspidalklappe vorgeführt (Abb. 102). Die Lage der Katheterspitze in der Nähe der Trikuspidalklappe ist oft an plötzlichen systolischen Druckspitzen erkennbar, während sich der diastolische Druck nicht ändert (Abb. 103).

Bei weiterem Vorführen ist dann die typische rechte Ventrikeldruckkurve zu registrieren mit steilem systolischem Druckanstieg, mit steilem frühdiastolischem Druckabfall und träger enddiastolischer Druckanhebung, wobei der enddiastolische Druck dem rechten Vorhofmitteldruck entspricht (Tab. 47).

Bei ungewöhnlich großem rechtem Vorhof kann die Sondierung des rechten Ventrikels schwierig sein, weil sich der Katheter im rechten Vorhof aufrollt bzw. Schleifen bildet. Eine solche Schleifenbildung ist anzunehmen, wenn man nach einer Kathetereinführung von 50–60 cm von der Ellenbeuge

aus lediglich die Vorhof-, nicht jedoch die Ventrikeldruckkurve registrieren kann. In diesem Falle muß man den Katheter zurückziehen und einen erneuten Sondierungsversuch unternehmen. Nicht selten gelangt die Katheterspitze gerade bei diesem Rückzugsmanöver und der Beseitigung der Schleife in den rechten Ventrikel und sogar gleich in die Pulmonalarterie. Deshalb sollte der Katheterrückzug langsam unter ständiger Beobachtung des Oszilloskops erfolgen. Bei Sondierungsschwierigkeit nutzt man die Strömungsbeschleunigung durch die Inspiration, durch Anheben der Beine oder durch eine Belastung des Patienten. Den Eintritt in den rechten Ventrikel erkennt man oft auch am Auftreten ventrikulärer Extrasystolen (Abb. 104), die durch die Berührung des Endokards mit dem Katheter entstehen.

Mit dem Grandjean-Mikrokatheter ist die Sondierung des rechten Ventrikels schwieriger und gelingt bei Kindern nur in 79 %, oft nur unter Auslösung von gehäuften Extrasystolen.

Die rechte Ventrikeldruckkurve wird bei aufgeblasenem Ballon in einer möglichst extrasystolenfreien Phase aufgezeichnet.

Sondierung der Pulmonalarterie

Nach einem forcierten Atemzug und nach Husten versucht man, die Pulmonalarterie zu

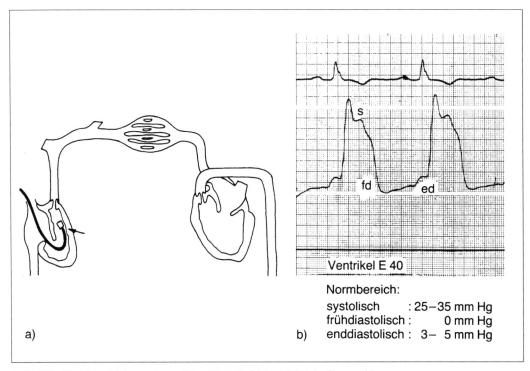

Normbereich:

systolisch	: 25–35 mm Hg
frühdiastolisch :	0 mm Hg
enddiastolisch :	3– 5 mm Hg

Ventrikel E 40

Abb. 102 Druckregistrierung im rechten Ventrikel (a) und Originalkurve (b).

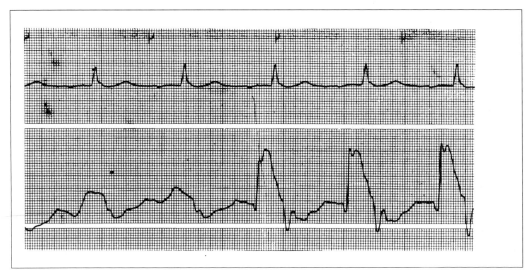

Abb. 103 Druckkurve bei Katheterlage an der Trikuspidalklappe (Wechsel zwischen Vorhof- und Ventrikeldruckkurve).

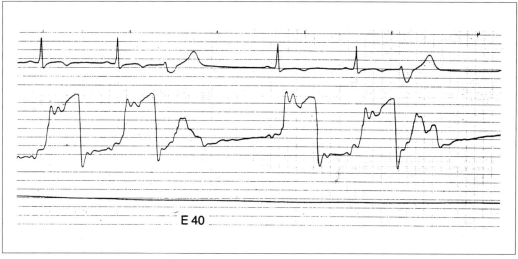

Abb. 104 Druckkurve des rechten Ventrikels und Extrasystolen (ausgelöst durch die Katheterspitze am Endokard).

Katheterlage in der Pulmonalarterie ist anzunehmen:

– Wenn die Druckkurve systolisch steil ansteigt

– Wenn die Druckkurve im abfallenden diastolischen Schenkel eine dikrote Welle aufweist, träge abfällt und nicht den Nullpunkt erreicht

– Wenn der Mitteldruck deutlich höher liegt als der Mitteldruck im Pulmonalkapillarbereich

– Wenn deutliche Druckschwankungen durch Atmung und Valsalva-Manöver zu registrieren sind

– Wenn keine ventrikulären und supraventrikulären Extrasystolen mehr auftreten

Tab. 48 Anhaltspunkte für eine Katheterlage in der Pulmonalarterie.

sondieren, indem man den Katheter um weitere 10 cm vorschiebt (Abb. 105). Die Lage in der Pulmonalarterie erkennt man sofort an der charakteristischen Arteriendruckkurve, bei der im Vergleich zum rechten Ventrikel der diastolische Druck träge abfällt, deutlich angehoben ist und eine dikrote Welle im abfallenden Schenkel der Druckkurve aufweist (Tab. 48).

Liegt der Katheter dicht an der Pulmonalklappe, können wechselweise durch ein Hin-

und Herfloaten des Katheters Arterien- und Ventrikeldruckkurven registriert werden (Abb. 106). Es genügt dann oft, den Katheter nur wenige Zentimeter weiter vorzuführen, um die Pulmonalarterie zu sondieren.

Bei oberflächlicher, entspannter Atmung mit offenem Mund werden 10 Arteriendruckkomplexe für die Auswertung registriert. Dabei sollten forcierte Atemzüge oder Preßatmung vermieden werden, da sie zu starken Atemschwankungen und Druckerhöhungen

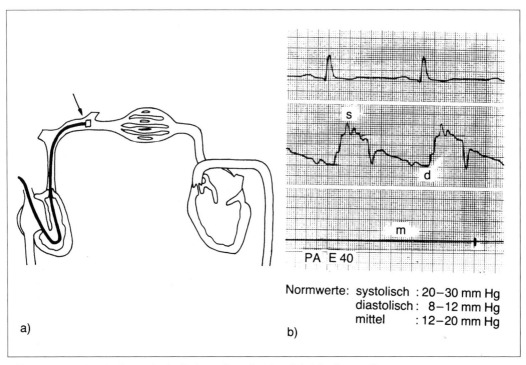

Abb. 105   Druckregistrierung in der Pulmonalarterie (a) und Originalkurve (b).

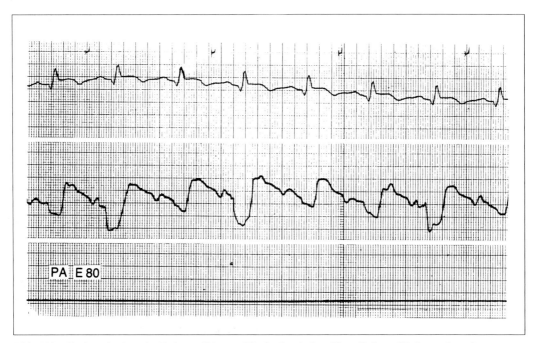

Abb. 106   Katheterlage an der Pulmonalklappe (Wechsel zwischen Ventrikel- und Pulmonalarteriendruckkurve).

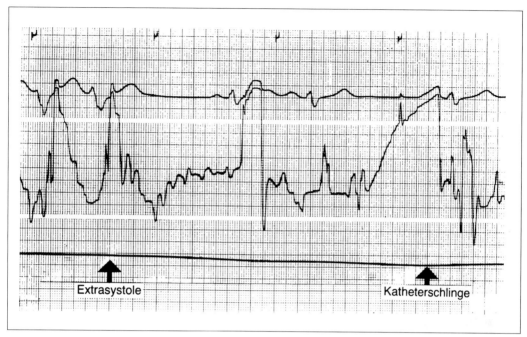

Abb. 107 Deformierte Druckkurve des rechten Ventrikels (ausgelöst durch Extrasystolen und Katheterschlingen).

führen können, die die Auswertung einer Druckkurve erschweren und pathologische Pulmonalarteriendruckerhöhungen vortäuschen.

Bei einer Druckerhöhung im Lungenkreislauf ist die Sondierung der Pulmonalarterie erschwert, man muß das Manöver oft mehrmals wiederholen. Der Katheter kann sich dabei im rechten Ventrikel immer wieder unter Schlingenbildung aufrollen – erkennbar an deformierten Druckkurven und an ventrikulären Extrasystolen (Abb. 107). In diesem Fall muß der Katheter in den rechten Vorhof zurückgezogen und der Sondierungsversuch von hier aus erneut unternommen werden. Dabei wird dann der Katheter während forcierter Atemzüge jeweils nur 2–4 cm vorgeführt. Wenn die Sondierung so nicht gelingt, läßt man den Patienten einen Valsalva-Preßversuch mit anschließender tiefer Exspiration machen. Dabei wird während der Exspiration der beschleunigte Blutstrom ausge-

nutzt und der Katheter schnell 10 cm vorgeführt. Man kann auch den Blutfluß durch Anheben der Beine und durch eine körperliche Belastung steigern und dadurch die Sondierung der Pulmonalarterie ermöglichen. Sind alle diese Bemühungen erfolglos, kann man den Einschwemmkatheter unter Röntgenkontrolle durch einen Führungsdraht versteifen, den man in das Katheterlumen vorführt, oder man wechselt den 2lumigen, flexiblen Einschwemmkatheter gegen einen steiferen, 3lumigen Thermodilutionskatheter aus, mit dem die Sondierung der Pulmonalarterie oftmals einfacher ist.

Manchmal „springt" der Einschwemmkatheter in die Pulmonalarterie, wenn man die Spitze des Katheters gegen die Außenwand des rechten Vorhofs schiebt, bis er im rechten Vorhof einen leichten Bogen bildet und anschließend leicht gedreht wird. Nach diesem Wood-Manöver werden die halbsteifen Cournand-Katheter durch den rechten Ventrikel und in die Pulmonalarterie geführt.

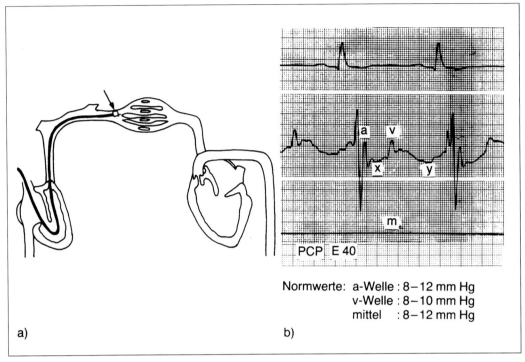

Normwerte: a-Welle : 8−12 mm Hg
                   v-Welle : 8−10 mm Hg
                   mittel   : 8−12 mm Hg

a)   b)

Abb. 108   Druckregistrierung in der Pulmonalkapillare (a) und Originalkurve (b).

Unter Zuhilfenahme der genannten Techniken gelingt es fast immer, die Pulmonalarterie zu sondieren. Bei Verwendung des Balloneinschwemmkatheters nach *Swan-Ganz* liegt die Mißerfolgsrate für die Sondierung der Pulmonalarterie bei uns unter 1 %. Mit dem Mikrokatheter nach *Grandjean* gelang die Sondierung der Pulmonalarterie bei Kindern nur in 61 %.

Sondierung der „Pulmonalkapillare"

Pulmonalkapillaren haben eine mikroskopische Dimension und können deshalb mit Herzkathetern nicht sondiert werden. Man kann aber einen Mikrokatheter oder Einschwemmkatheter so weit in eine Pulmonalarterienaufzweigung einschwemmen, daß die Katheterspitze im Gefäßlumen einklemmt oder „wedged" und das Gefäß gegen den antegraden Blutstrom abdichtet (Abb. 108). Über die dadurch distal der Katheterspitze stehende Blutsäule können als „indirekte Katheterverlängerung" Drücke in der Pulmonalkapillare gemessen werden (Abb. 109). Dieser Pulmonalkapillardruck (= Wedge-Pressure = Eckdruck)   entspricht dem Druck in den Lungenvenen und im linken Vorhof, wodurch man eine wichtige Information über die Füllungsdrücke des linken Ventrikels erhält.

Um die *Wedge-Position* zu erreichen, wird der Einschwemmkatheter nach Registrierung der Pulmonalarteriendruckkurve 10−20 cm weiter in eine Pulmonalarterienaufzweigung geschoben. Beim Mikrokatheter nach *Grandjean* glückt es in etwa 10 bis maximal 20 % der Fälle, eine einwandfreie Pulmonalkapillardruckkurve zu registrieren. Das dünne, flexible Ende des Mikrokatheters dringt nur ausnahmsweise so weit in eine Pulmonalarterienaufzweigung vor, daß sich zwischen der Katheteröffnung und den Lun-

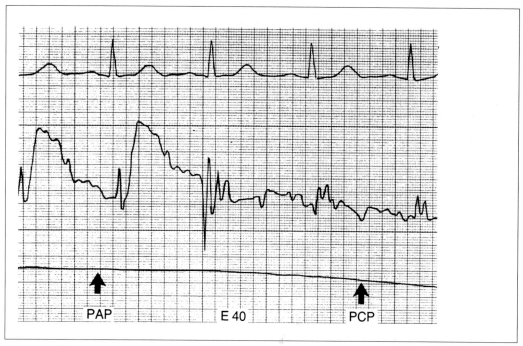

Abb. 109 Übergang von der Pulmonalarteriendruckkurve in die Pulmonalkapillardruckkurve durch Aufblasen des Einschwemmkatheterballons.

genvenen eine stehende Blutsäule durch Unterbrechung des Blutflusses bilden kann. Mit dem Swan-Ganz-Ballonkatheter dagegen gelingt die Aufzeichnung einer Pulmonalkapillardruckkurve in über 90 % der Fälle, weil der Ballon an der Katheterspitze auch an größeren Pulmonalarterienaufzweigungen den antegraden Blutstrom so abdichtet, daß über die stehende Blutsäule die Drücke in Lungenvenen und im linken Vorhof gemessen werden können.

Bei ausgeprägter Druckerhöhung im Lungenkreislauf mit hohem peripherem Lungengefäßwiderstand ist die Pulmonalkapillarposition sowohl mit dem Cournand- als auch mit dem Ballonkatheter oft nicht zu erreichen. Erfolgt die Katheteruntersuchung unter Röntgenkontrolle, sollte die Katheterspitze zur Messung an der Lungenbasis oder im Mittelfeld positioniert werden (Zone II und III nach *West*), da im Bereich der Lungenspitzen (Zone I) aufgrund der hydrostatisch

bedingten geringeren Durchblutung nur der Alveolendruck und nicht der Füllungsdruck des linken Ventrikels gemessen werden könnte. Bei nicht plausiblen Pulmonalkapillardruckwerten (höher als der diastolische Pulmonalarteriendruck) muß man deshalb eine neue Katheterposition suchen.

An dieser Stelle soll schon vermerkt werden, daß der Einschwemmkatheter mit aufgeblasenem Ballon in der Wedge-Position wegen der Gefahr der Balloninvagination weder vor- noch zurückgezogen werden darf. Bei Bewegungen des Katheters sollte der Ballon deshalb stets abgelassen werden. Erreicht man bereits ohne Aufblasen des Ballons eine Wedge-Position, darf der Ballon wegen der Gefahr der Lungenarterienruptur nicht mehr aufgeblasen werden. Der Katheter darf auch nur für die Zeit des Meßvorganges in der Wedge-Position verbleiben und muß dann nach Entleerung des Ballons etwa 10 cm zurück in die Pulmonalarterie gezogen werden.

Eine Wedge-Position des Einschwemmkatheters ist anzunehmen:

- Wenn eine Vorhofdruckkurve mit 2 Wellen (a- und v-Welle) und 2 Tälern (x- und y-Tal) registriert wird

- Wenn der Mitteldruck deutlich niedriger liegt als der in der Pulmonalarterie und dem diastolischen Pulmonalarteriendruck entspricht

- Wenn sich arterielles (helles) Blut ungehindert aspirieren läßt, während man in der Pulmonalarterie nur zentralvenöses (dunkles) Blut entnehmen kann

Tab. 49 Anhaltspunkte für eine Wedge-Position des Einschwemmkatheters.

Die Wedge-Position erkennt man an einer deutlichen Vorhofdruckkurve mit a- und v-Wellen; allerdings verliert diese Vorhofdruckkurve ihre Formcharakteristika oft durch die Überlagerung von Schleuderzakken und Dämpfung. Eine Wedge-Position des Katheters ist aber anzunehmen, wenn der Mitteldruck in diesem Gefäßbereich deutlich niedriger liegt als der Mitteldruck in der Pulmonalarterie und dem diastolischen Pulmonalarteriendruck entspricht. Dabei kann der mittlere Pulmonalkapillardruck 1–4 mm Hg niedriger liegen als der diastolische Pulmonalarteriendruck. Außerdem läßt sich in der Wedge-Position durch den Katheter arterielles Blut aspirieren (Tab. 49).

Technik der Druckregistrierungen

Die Registrierung der oben geschilderten Druckkurven erfolgt über den flüssigkeitsgefüllten Katheter, wobei die Druckwellen von der Membran des Druckwandlers aufgenommen und in elektrische Spannungsschwankungen umgewandelt werden. Die Drücke im Körper werden als Differenz zum atmosphärischen Druck gemessen, wobei als Referenzpunkt die Höhe des rechten Vorhofs dient. Auf dieser Höhe wird das Druckmanometer bei der Nullpunktbestimmung offen zur Atmosphäre positioniert. Die sy-stolischen und diastolischen Drücke sowie die *Mitteldruckwerte* können auf einem Manometer als Zeigerausschlag oder Digitalwert abgelesen, auf einem Oszilloskop als Wechseldruckkurve aufgezeichnet und durch einen angeschlossenen Schreiber als Wechseldruck- und Mitteldruckkurve registriert werden. Systolischer und diastolischer Druck sind die oberen und unteren Grenzen der periodischen Blutdruckoszillationen um den Mitteldruck. Die *Blutdruckamplitude* ist die Differenz aus systolischem und diastolischem Druck (Abb. 110).

Die Höhe des *arteriellen Druckes* im großen und kleinen Kreislauf hängt ab von der Stromstärke und damit vom Herzminutenvolumen, vom peripheren Großkreislauf- bzw. Lungengefäßwiderstand und von der physikalischen Beschaffenheit des Gefäßsystems. Als entscheidende Größe geht der Arteriolenquerschnitt mit r^4 ein. Anders als im Venensystem ändert sich der arterielle Druck nur, wenn das Blutvolumen um mehr als 20 % schwankt.

Die Höhe des *venösen Druckes* hängt in erster Linie ab vom Blutvolumen, vom Venentonus und peripheren Großkreislaufwiderstand und damit auch vom Arteriendruck, der sich durch die mehr oder weniger weiten Arteriolen bis zur venösen Seite unterschiedlich fortpflanzt. Der venöse Druck wird außerdem entscheidend beeinflußt durch die Vorhofkontraktion, durch die Funktion des

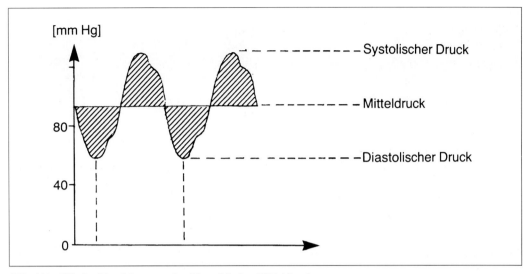

Abb. 110   Wechseldruckkurve und arithmethischer Mitteldruck.

rechten Ventrikels und der Semilunarklappen, durch eine Einflußbehinderung, z. B. bei Perikarderkrankungen, durch intrathorakale und abdominelle Druckschwankungen. Von den peripheren Venen bis zum rechten Vorhof besteht ein Druckgefälle. Dieses ist nicht kontinuierlich, sondern geschieht mit einem individuell unterschiedlichen Drucksprung in Höhe des Schultergürtels beim Übergang von peripherer zu zentraler, intrathorakal gelegener Vene. Während periphere Venen im venösen System bei extrem niedrigen Drücken kollabieren, sind die zentralen Venen bis zu einem Druck von − 5 mm Hg wegen des stets herrschenden negativen intrathorakalen Druckes geöffnet. Sie weisen wegen fehlender Venenklappen in allen Abschnitten das gleiche Druckverhalten wie der rechte Vorhof auf. Das gleiche gilt für die Lungenvenen und den linken Vorhof. Es besteht eine funktionelle Einheit mit gleichem Druckniveau zwischen dem enddiastolischen Druck im linken Ventrikel, dem mittleren Druck im linken Vorhof und in der Pulmonalkapillare und dem diastolischen Druck in der Pulmonalarterie. Da durch Überschleuderung, insbesondere unter körperlicher Belastung, der diastolische Pulmonalarterien-

druck oft nur ungenau ablesbar ist, legen wir großen Wert auf die Registrierung des *mittleren Pulmonalkapillardruckes*, da er zuverlässig die Füllungsdruckverhältnisse des linken Ventrikels, besonders unter Belastungsbedingungen, beurteilen läßt.
Eine Verfälschung systolischer und diastolischer Drücke, aber auch der Mitteldrücke, kommt durch eine nicht dämpfungsfreie Druckübertragung zustande, wenn sich z. B. Luftblasen im flüssigkeitsgefüllten druckübertragenden Druckwandlerdom, in den Katheterverlängerungen oder im Einschwemmkatheter befinden oder die Verbindungen undicht sind. Beim Anschluß des Katheters muß man deshalb für eine luftblasenfreie Verbindung sorgen, indem man, wie in Abbildung 111a gezeigt, unter Flush-Infusionsstrom die Verbindungen, z. B. zwischen Katheter und Verlängerungen, herstellt. Im Anschluß daran prüft man auf *dämpfungsfreie Druckübertragung*, indem man die Katheteröffnung abdichtet und im Katheter einen Druck durch die angeschlossene Druckinfusion aufbauen läßt (Abb. 111b). Bei plötzlicher Druckentlastung durch Wegnahme des Fingers (Abb. 111c) muß sich am Monitor ein steiler Druckabfall

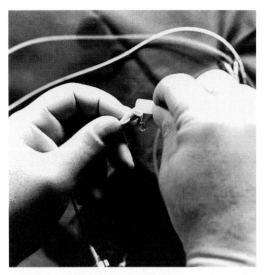

Abb. 111a Anschließen des Katheters an die Katheterverlängerung zum Druckwandler unter Druckinfusionsspülung (Flush).

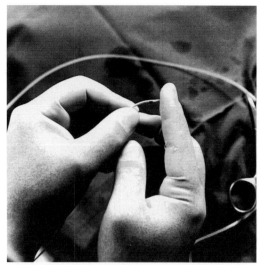

Abb. 111b Abdichten der Katheteröffnung an der Spitze durch Fingerdruck zum Druckaufbau im Katheter bei angeschlossener Druckinfusion.

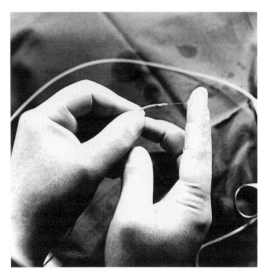

Abb. 111c Plötzliche Druckentlastung im Katheter durch Öffnung der Katheterspitze.

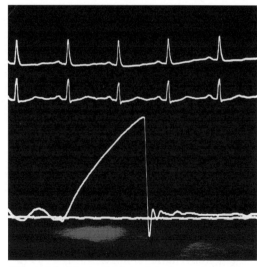

Abb. 111d Monitorbild der Schwingprobe mit langsamem Druckaufbau bei geschlossenem Katheter und plötzlichem steilem Druckabfall bei geöffnetem Katheter mit Nachschwingung der Druckkurve.

1. Den Empfindlichkeitsbereich des Manometers so wählen, daß die Druckkurve die Schreibbreite möglichst ausfüllt

2. Den eingestellten Empfindlichkeitsbereich auf der Kurve notieren, z. B. E 20; E 40; E 80 etc., falls dies durch den Schreiber nicht automatisch geschieht

3. Druckkurven, die über die Registrier- bzw. Schreibbreite hinausgehen, können nicht mehr exakt ausgemessen werden, da die Linearität fehlt

4. Bei der Ausmessung der Druckkurven den Empfindlichkeitsbereich berücksichtigen, z. B. bei E 20 die ausgemessenen „mm" mit 1/2, bei E 40 mit 1, bei E 80 mit 2, bei E 160 mit 4 multiplizieren etc.

Tab. 50   Wichtige Punkte bei der Druckkurvenregistrierung.

mit einer Nachschwingung ergeben. (Schwingprobe zur Prüfung einer dämpfungsfreien Druckübertragung, Abb. 111d). Der häufigste Fehler, der bei einer Druckregistrierung gemacht wird, ist das Nichtbeachten der Registrier- bzw. Schreibbreite bei Wahl des falschen Empfindlichkeitsbereichs. Sobald die Druckkurven außerhalb dieser Breite liegen, ist die Aufzeichnung nicht mehr linear und die Ausmessung nicht mehr exakt (Tab. 50).

Vorhofdruckkurven

Während die periphere Venendruckkurve noch keine eindeutigen Formcharakteristika erkennen läßt, zeigen die zentrale Venendruck- und die rechte Vorhofdruckkurve typische Wellenberge und -täler (Abb. 112). Die a- und v-Wellen erreichen dabei im Normalfall eine Höhe von 3–5 mm Hg, wobei im allgemeinen die a-Welle höher ist oder die gleiche Höhe hat wie die v-Welle (Tab. 51). Das x- und y-Tal können bis auf 0 mm Hg abfallen. Der Mitteldruck liegt bei 4,5 mm Hg. Die *a-Welle* entsteht dabei durch die rechte Vorhofkontraktion und folgt nach der p-Zakke im EKG. Sie ist bei Druckbelastung überhöht, weil wegen der Hypertrophie des rechten Ventrikels und der dadurch erhöhten Ventrikelsteifigkeit eine verstärkte Vorhofkontraktion notwendig ist, um das rechte Herz diastolisch zu füllen. Die a-Welle verschwindet bei fehlender Vorhofkontraktion und bei Vorhofflimmern. Der Punkt Z und die kleine c-Welle im abfallenden Schenkel der a-Welle entstehen durch Vibration beim Schließen der atrioventrikulären Klappen, sie sind betont bei einer Mitralstenose.

Das *x-Tal* wird durch die Vorhoferschlaffung und durch das Tiefertreten der Ventilebene verursacht. Die anschließende *v-Welle* entsteht während der Ventrikelsystole, wenn bei geschlossener Trikuspidalklappe das venöse Blut in den rechten Vorhof eindringt. Die v-Welle findet sich am Ende der T-Welle des Elektrokardiogramms. Diese Welle ist besonders ausgeprägt bei einer Insuffizienz der Trikuspidalklappe und kann der Ventrikelkurve ähnlich sein.

Bei Öffnung der Trikuspidalklappe kommt es zu einem raschen Einstrom des Blutes in den rechten Ventrikel mit Druckabfall im rechten Vorhof und in den Venen, was zur Entstehung des *y-Tales* führt. Bei einer venösen Einflußstauung, z. B. bei einer Pericarditis constrictiva, aber auch bei schwerer Rechtsherzinsuffizienz, kommt es zwischen der a- und der v-Welle zu einer Plateaubildung mit

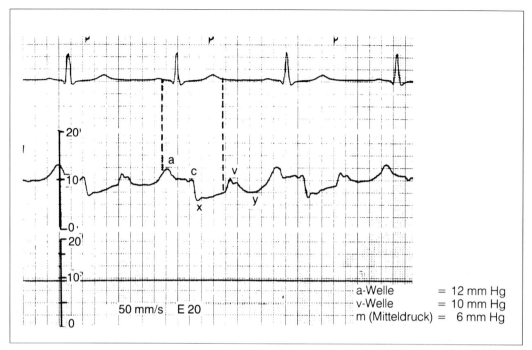

Abb. 112   Druckkurve des rechten Vorhofs.

		Eigene Erfahrungen	Literaturangaben
Rechter Vorhof	a-Welle	5– 9 mm Hg	
	v-Welle	4– 6 mm Hg	
	Mittel	4– 5 mm Hg	–1 bis +7 mm Hg
Rechter Ventrikel	Systolisch	25– 30 mm Hg	15– 35 mm Hg
	Frühdiastolisch	0	0– 2 mm Hg
	Enddiastolisch	4– 5 mm Hg	0– 8 mm Hg
Pulmonalarterie	Systolisch	20– 30 mm Hg	15– 35 mm Hg
	Diastolisch	8– 12 mm Hg	3– 16 mm Hg
	Mittel	12– 16 mm Hg	9– 20 mm Hg
Pulmonalkapillare	a-Welle	8– 12 mm Hg	
(linker Vorhof)	v-Welle	8– 10 mm Hg	
	Mittel	8– 12 mm Hg	4– 15 mm Hg
Linker Ventrikel	Systolisch	100–120 mm Hg	100–140 mm Hg
	Frühdiastolisch	0	
	Enddiastolisch	10– 12 mm Hg	3– 15 mm Hg

Tab. 51   Ruhe-Normwerte (eigene Erfahrungen und Angaben in der Literatur).

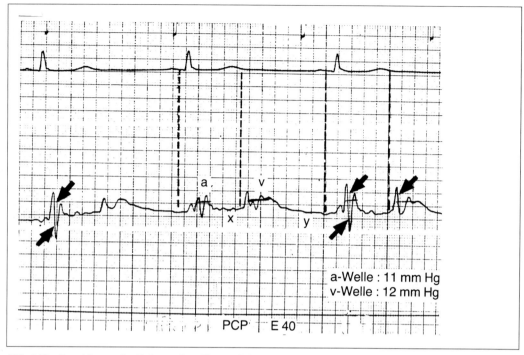

a-Welle : 11 mm Hg
v-Welle : 12 mm Hg

PCP   E 40

Abb. 113   Druckkurve der Pulmonalkapillare. Pfeil = Schleuderzacken.

besonders ausgeprägtem y-Tal (diastolischer Dip), wobei im y-Tal der Druck auf Werte unter 0 mm Hg abfallen kann.

Die linke Vorhofdruckkurve zeigt bei direkter Registrierung die gleichen Charakteristika wie die rechte, nur mit dem Unterschied, daß a- und v-Welle und Mitteldruck doppelt so hoch liegen. Bei der indirekten Registrierung über die Pulmonalkapillare ist die typische Form der linken Vorhofdruckkurve durch Überlagerungen von Schleuderzacken und durch Dämpfung nicht mehr so klar zu erkennen (Abb. 113). Da sich die Druckwelle des linken Vorhofes erst über die Blutsäule der Lungenvenen in den Pulmonalkapillarbereich fortpflanzen muß, kommt es zu einer zeitlichen Verzögerung, so daß die a- und v-Wellen in einem deutlich größeren Abstand zu den P-Zacken bzw. QRS-Komplexen des EKGs erscheinen. Die a-Welle der PCP-Kurve ist betont bei Mitralstenose, die v-Welle bei Mitralinsuffizienz.

Ventrikeldruckkurven

An der Ventrikeldruckkurve messen wir den systolischen Druck als maximalen, den frühdiastolischen Druck als minimalen Ausschlag und den *enddiastolischen Druck* am Ende der Ventrikeldiastole in Höhe der R-Zacke des EKGs. Bei den Maximaldrücken entstehen Verzerrungen der Druckkurven durch Überschleuderungen. Die Maximalwerte müssen deshalb korrigiert werden, indem man 1 Drittel einer Schleuderzacke dem systolischen bzw. frühdiastolischen Druck zurechnet. Die Korrektur wird an den Druckkurven für eventuelle Nachbefundungen vermerkt. Die Vorhofdruckwelle überlagert oftmals den enddiastolischen Druck. Der wirkliche enddiastolische Druck ist dann am Fußpunkt und Ende dieser Vorhofdruckwelle anzunehmen (Abb. 114).

Der systolische Druck im rechten Ventrikel entspricht dem systolischen Pulmonalarte-

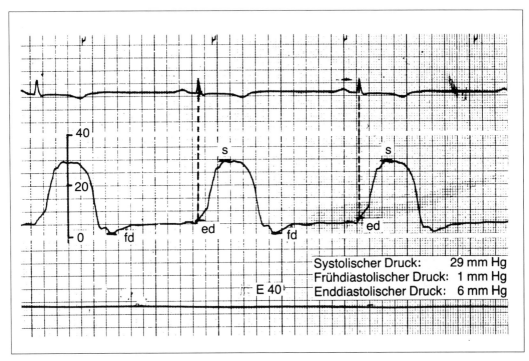

Abb. 114   Druckkurve des rechten Ventrikels.

riendruck; aufgrund von Strömungsphänomenen kann er auch ohne Pulmonalklappenstenose bis zu 10 mm Hg höher liegen. Bei einem systolischen Druckgradienten von mehr als 10–20 mm Hg zwischen dem rechten Ventrikel und der Pulmonalarterie ist eine Pulmonalklappenstenose anzunehmen.

Der frühdiastolische Druck im rechten Ventrikel liegt bei 0 mm Hg, bei einer wesentlichen Abweichung muß man die Nullpunkteinstellung des Meßsystems überprüfen. Bei Perikarderkrankungen kann aber der frühdiastolische Druck wesentlich unter den Nullpunkt abfallen, bei Störungen der Ventrikelwand-Compliance, z. B. bei Myokardhypertrophien, auch über 0 mm Hg liegen. Der enddiastolische Druck im rechten Ventrikel mißt ca. 5 mm Hg, entsprechend dem mittleren rechten Vorhofdruck. Liegt der rechte Vorhofdruck wesentlich höher als der enddiastolische Druck, ist eine Trikuspidalstenose anzunehmen. Der enddiastolische Druck steigt bei einer Insuffizienz des rechten Ventrikels auf 10–20 mm Hg an.
Im linken Ventrikel hat die Druckkurve die gleichen Formmerkmale; die Drücke liegen aber 3mal so hoch.

Pulmonalarteriendruckkurven

Die Pulmonalarteriendruckkurve ist typisch für eine Arterie mit einem maximalen und minimalen Druckausschlag und einer dikroten Welle. Durch Überschleuderung können diese Ausschläge verfälscht sein, so daß man an den Druckkurven Korrekturen vornehmen muß (Abb. 115). Bei einer Schleuderzacke am systolischen Maximaldruck rechnet man 1 Drittel dieser Zacke zum systolischen Pulmonalarteriendruck. Zur Ermittlung des korrekten *diastolischen Druckes* muß man oftmals die Druckkurve nachzeich-

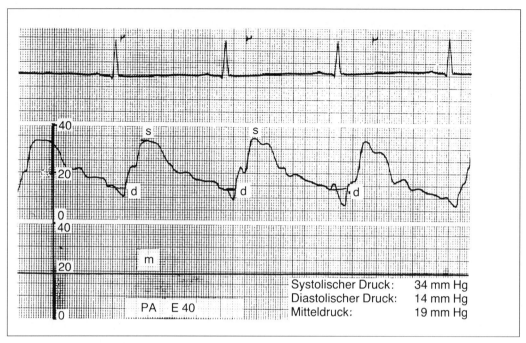

Abb. 115   Druckkurve der Pulmonalarterie.

Systolischer Druck:	34 mm Hg
Diastolischer Druck:	14 mm Hg
Mitteldruck:	19 mm Hg

PA   E 40

nen. Der *Mitteldruck in der Pulmonalarterie* wird im allgemeinen korrekt gemessen, weil sich hier systolische und diastolische Überschleuderungen ausgleichen.

Während der *systolische Druck* durch die Ventrikelsystole aufgebaut wird, fällt der Druck in der Ventrikelerschlaffung auf die diastolischen Werte, wobei die dikrote Welle den Aorten- bzw. Pulmonalklappenschluß markiert. Sie ist bei einer Klappeninsuffizienz aufgehoben.

Der systolische Pulmonalarteriendruck liegt bei 25–30 mm Hg, der diastolische Pulmonalarteriendruck bei 8–12 mm Hg und der Mitteldruck bei 14–16 mm Hg. Die Drücke sind bei einer Widerstandserhöhung im Bereich der Lungenarteriolen (pulmonale Hypertonie) und bei einer Einflußbehinderung in den linken Ventrikel (Herzinsuffizienz, Mitralstenose, Compliance-Störung) angehoben. Zur Differenzierung der Ursache einer Pulmonalarteriendruckerhöhung ist neben der Messung des Pulmonalarterien-

druckes auch die Ermittlung des Pulmonalkapillardruckes notwendig.

Pulmonalkapillardruckkurven

Der *Pulmonalkapillardruck* (PCP) (= Wedge-Pressure [PCW] = Keil- oder Eckdruck) entspricht formal und quantitativ dem linken Vorhofdruck, nur daß durch den längeren Weg der Druckübertragung über Lungenvenen und -kapillare die Kurven stärker überschleudert oder gedämpft sind und eine zeitliche Verzögerung von 80 ms haben, also die a-Welle der PCW-Kurve etwa 80 ms nach der P-Zacke im EKG auftritt (vgl. Abb. 113). Außer der a- und v-Welle sind in der PCW-Kurve die Wellentäler gegenüber der direkt registrierten Druckkurve häufig nicht auszumachen. Die *a- und v-Welle* sind etwa gleich hoch und liegen bei 12 bis maximal 15 mm Hg, der *Mitteldruck* bei 8–12 mm Hg. Die a-Welle ist betont und we-

---

Der PCP ist höher als der LVED (links-ventrikulärer enddiastolischer Druck) bei:

1. Mitralstenose
2. Tumor im linken Vorhof
3. Überdruckbeatmung
4. Lungenvenenobstruktion
5. Falscher Katheterlage
   - Katheter liegt mehr in der Pulmonal-arterie als in Wedge-Position
   - Katheter liegt zu weit in Wedge-Position mit dem Phänomen des Overwedging
   - Katheter liegt in einem Pulmonalge-fäß (Lungenspitze), das vom intra-alveolären Druck komprimiert wird

Tab. 52

---

sentlich höher als die v-Welle bei Mitralstenose. Die a-Welle kann bei schwerer Mitralklappenstenose aber auch fehlen. Bei Anhebung des mittleren Pulmonalkapillardruckes ist dann der verzögerte Abfall der v-Welle zum y-Tal formanalytisch charakteristisch der Ausdruck der behinderten Entleerung des linken Vorhofs in den linken Ventrikel.

Die v-Welle ist höher als die a-Welle und ähnelt oftmals einer Ventrikeldruckkurve bei Mitralklappeninsuffizienz, wobei oftmals keine x- und y-Täler existieren. Dadurch kann es schwierig sein, die rechte Ventrikeldruckkurve von einer ventrikularisierten Pulmonalkapillardruckkurve zu unterscheiden. Oftmals gelingt dies nur durch die zeitliche Zuordnung zum simultan mitgeschriebenen EKG. Die systolische Ventrikeldruckkurve beginnt sofort nach dem QRS-Komplex, während die v-Welle der Pulmonaldruckkurve deutlich zeitlich verzögert ist. Je nach Größe und Compliance des linken Vorhofs, in dem die Regurgitationswelle verebben kann, ist die v-Welle unterschiedlich ausgeprägt und kann trotz schwerer Mitralklappeninsuffizienz auch ganz fehlen. Die Mitralklappeninsuffizienz ist dann nur am

steilen Druckabfall der v-Welle zum y-Tal erkennbar. Hohe v-Wellen können auch ohne nachweisbare Mitralklappeninsuffizienz auftreten und sind dann Ausdruck einer schwer gestörten linksventrikulären Funktion, die z. B. erst unter körperlicher Belastung auftritt.

Beim Panzerherz oder bei Einflußbehinderung des linken Ventrikels entwickelt sich ein Plateau zwischen a- und v-Welle mit diastolischem Druckabfall (Dip) auf 0 mm Hg. Bei myokardialer Herzinsuffizienz oder ischämischer Compliance-Störung sind a- und v-Wellen und damit der Mitteldruck angehoben, oftmals bis zu Werten von 40–50 mm Hg. Dabei kann die v-Welle so betont sein, daß die PCP-Kurve auf eine Mitralklappeninsuffizienz verdächtig ist.

Der Pulmonalkapillardruck oder Wedge-Pressure korreliert nur dann mit dem enddiastolischen Druck im linken Ventrikel, wenn eine Mitralstenose, ein Tumor im linken Vorhof und eine Lungenvenenthrombose ausgeschlossen sind (Tab. 52) und wenn man eine technisch einwandfreie Druckkurve aufzeichnen kann. Es darf also weder eine Mischkurve aus Pulmonalarteriendruck und Pulmonalkapillardruck bei zu zentraler Katheterlage vorliegen, noch sollte das Phänomen des „Overwedging" bei zu peripherer Lage der Katheterspitze auftreten.

Die Druckkurve kann auch „overwedged" werden, wenn der Einschwemmkatheterballon in einer zu kleinen Pulmonalarterienaufzweigung aufgeblasen wird. Dabei können die Drücke mit Verlust der Druckkurvencharakteristik paradox hoch ansteigen. In diesen Fällen liegt der PCP-Druck weit über dem diastolischen Pulmonalarteriendruck, was sonst nicht möglich ist, außer die Katheterspitze liegt in einem Pulmonalgefäß der Lungenspitzen (Zone I), wo das Gefäß vom intraalveolären Druck komprimiert wird. Der Pulmonalkapillardruck wird dann vom Alveolardruck überlagert und reflektiert nicht mehr den enddiastolischen linken Ventrikeldruck. Bei paradoxen Pulmonalkapillardrücken sollte die Katheterlage röntgenologisch überprüft werden. Die Katheterspitze sollte möglichst in Höhe des linken Vorhofs liegen.

Auch bei einer *künstlichen Beatmung* mit hohen endexspiratorischen Drücken (PEEP) kann der Pulmonalkapillardruck erhöht sein, so daß er nicht mehr dem enddiastolischen linken Ventrikeldruck entspricht. Bis zu einem PEEP von 10–15 mm Hg spielt dies aber keine Rolle.

Die Korrelation zwischen dem mittleren Pulmonalkapillardruck und dem enddiastolischen Ventrikeldruck ist im Bereich von 5–25 mm Hg besonders gut; über 25 mm Hg hinaus werden enddiastolische Drücke im linken Ventrikel im Wedge-Bereich zu niedrig gemessen.

Besteht keine chronische Lungenerkrankung mit Lungenstrombahneinengung, entspricht der mittlere Pulmonalkapillardruck dem diastolischen Pulmonalarteriendruck, wobei dieser 1 bis maximal 4 mm Hg höher liegen kann als der Pulmonalkapillarmitteldruck (vgl. Tab. 51). Beim Vorhofflimmern muß der mittlere Pulmonalkapillardruck dem diastolischen Pulmonalarteriendruck gleich sein; bei einer hohen a-Welle infolge verstärkter Kontraktion des linken Vorhofs entspricht die a-Wellen-Höhe dem diastolischen Pulmonalarteriendruck. Liegt der diastolische Pulmonalarteriendruck mehr als 5 mm Hg über dem mittleren PCP-Druck, dann besteht eine Erhöhung des *Lungengefäßwiderstandes* infolge Lungenembolie, chronischer Lungenerkrankung, pulmonaler Hypertonie etc.

Druckmessungen

Bei jeder Druckregistrierung (Abb. 116 und 117) sollten die einzelnen Druckwerte aus mehreren Messungen gemittelt werden. Druckschwankungen durch die Ein- und Ausatmung werden ausgeglichen, wenn man 10 Druckkurvenkomplexe hintereinander ausmißt und den *Mittelwert* bildet. Mit 10 Komplexen erfaßt man in Ruhe, aber auch

bei Belastung, mindestens einen Ein- und Ausatmungszyklus. Auf der Druckregistrierung markiert man für spätere Nachprüfungen, welcher Teil der Druckkurve ausgemessen wurde. Die Druckkurve sollte extrasystolenfrei sein, die Atmung frei und oberflächlich erfolgen. Auf keinen Fall darf der Patient pressen, wie es oft bei der Aufforderung „nicht zu atmen" geschieht. Die Druckkurven selbst müssen technisch einwandfrei sein, insbesondere muß auf *Mischkurven*, z. B. bei der Pulmonalkapillardruckregistrierung, geachtet werden. Verfälschungen der Druckkurven durch Überschleuderung und Dämpfung müssen bei der Ausmessung berücksichtigt und die Nullpunkteinstellung gegebenenfalls überprüft werden.

Technik der Herzminutenvolumenbestimmungen

Fast ebenso bedeutsam wie die Druckmessungen in der Pulmonalarterie und -kapillare ist zur Beurteilung der linken Ventrikelfunktion die Bestimmung des Herzminutenvolumens (Tab. 53).

Nichtinvasive (unblutige) *physikalische Methoden zur Bestimmung des Herzminutenvolumens* haben sich als ungenau und in der Praxis unbrauchbar erwiesen, so die Ballistokardiographie, die Impedanzkardiographie, die Echokardiographie und auch die Radionuklidangiographie. Ungenau sind diese Verfahren vor allem dann, wenn extrem pathologische Verhältnisse herrschen oder Herzminutenvolumenbestimmungen unter Belastungsbedingungen vorgenommen werden sollen. Ruhe-Herzminutenvolumenwerte stimmen bei der Impedanzkardiographie (Nccom 3® der Fa. Dr. Osypka GmbH, 7889 Grenzach-Wyhlen) recht gut mit den Ruhe-Thermodilutionswerten überein; bei körperlichen Belastungen treten aber nach unseren Erfahrungen so viele Artefakte auf, daß der Einsatz in der Herzfunktionsdiagnostik noch nicht möglich ist.

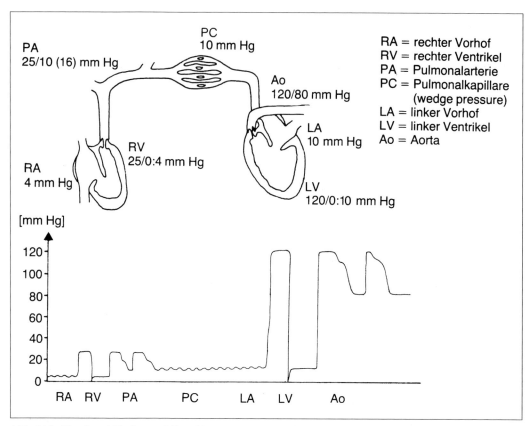

Abb. 116 Druckverhältnisse und Druckkurven an verschiedenen Kreislaufpositionen.

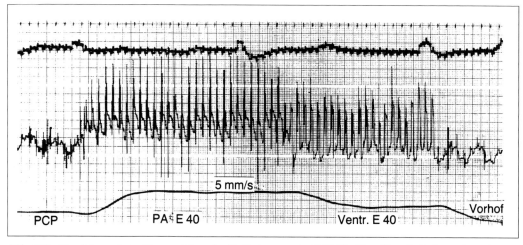

Abb. 117 Druckkurve beim Herausziehen des Katheters aus der PCP-Position über die Pulmonalarterie durch den rechten Ventrikel in den rechten Vorhof bei einem Papiervorschub des Schreibers von 5 mm/s.

HMV-Bestimmung	Methode	Vorteil	Nachteil
Nichtinvasiv	Ballistokardio-graphie, Impedanz-kardiographie, Echokardiographie, Radionuklid-angiographie	Nicht belastend	Ungenau, besonders bei schwerer Herz-schädigung und bei körperlicher Belastung
Invasiv, direkt	Ventrikulographie	Genau	Belastend, aufwendig, nur unter Ruhebedin-gungen möglich
„Semi"-invasiv, indirekt (durch Einschwemm-katheter)	Fick-Methode	Gering belastend	Ungenau in Ruhe, genau bei körperlicher Belastung
	Thermodilutions-methode	Genau in Ruhe, tech-nisch einfach, mehrfach wiederholbar	Ungenau unter Be-lastungsbedingungen, Katheter ist teurer und dicker als der 2lumige Einschwemmkatheter
	Farbstoff-verdünnungs-methode	Genau in Ru-he und unter Belastung	Aufwendig und bela-stend, da eine Arterie sondiert werden muß

Tab. 53   Herzminutenvolumenbestimmungen.

Die exakteste Bestimmung des Herzminuten-volumens ist durch die *Ventrikulographie* möglich, bei der enddiastolisches und endsy-stolisches Ventrikelvolumen planimetrisch ausgemessen werden und aus der Differenz das Schlagvolumen ermittelt wird; dieses, multipliziert mit der Herzfrequenz, ergibt das Herzminutenvolumen. Das Verfahren wird im Rahmen der Linksherzkatheterun-tersuchungen angewandt, ist aber metho-disch und technisch aufwendig und nur für Ruhebedingungen möglich.

Bei der Einschwemmkatheteruntersuchung haben sich deshalb *Indikatorverfahren* zur indirekten Bestimmung des Herzzeitvolu-mens durchgesetzt, die nach dem „Clear-ance"-Prinzip arbeiten, wonach die Aufnah-me eines Indikators durch ein Organ abhän-gig ist von dessen Durchblutung und der Stoffkonzentration im Blut vor und nach die-sem Organ. Die Durchblutung (entsprechend Herzminutenvolumen) ist dann Indikator-menge dividiert durch die Differenz der Indi-katorkonzentration.

$$\text{Durchblutung} \; (= \text{Herzminutenvolumen}) = \frac{\text{Indikatormenge}}{\text{Konzentrations-differenz des Indikators}}.$$

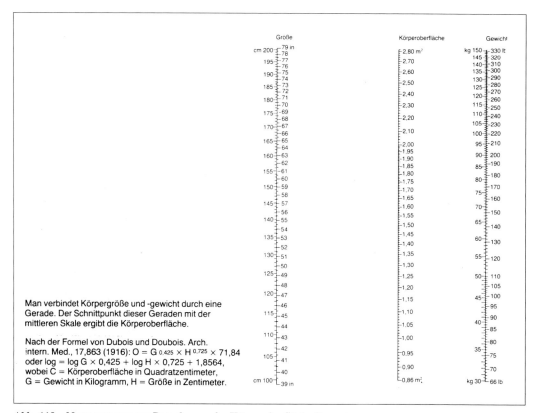

Man verbindet Körpergröße und -gewicht durch eine Gerade. Der Schnittpunkt dieser Geraden mit der mittleren Skale ergibt die Körperoberfläche.

Nach der Formel von Dubois und Doubois. Arch. intern. Med., 17,863 (1916): $O = G^{0,425} \times H^{0,725} \times 71,84$ oder $\log O = \log G \times 0,425 + \log H \times 0,725 + 1,8564$, wobei C = Körperoberfläche in Quadratzentimeter, G = Gewicht in Kilogramm, H = Größe in Zentimeter.

Abb. 118 Normogramm zur Berechnung der Körperoberfläche Erwachsener.

Beim *Fickschen Prinzip* dient als Indikator Sauerstoff, beim *Thermodilutionsverfahren* eine Kältelösung und beim *Farbstoffverdünnungsverfahren* Cardiogreen®.

Das Herzminutenvolumen in Ruhe liegt beim Herzgesunden zwischen 6 und 8 l/min. Um das Herzminutenvolumen verschiedener Patienten miteinander vergleichen zu können, werden die gemessenen Werte zur Standardisierung auf die Körperoberfläche des Patienten bezogen und als *Herzindex* angegeben. Die Körperoberfläche ermittelt man individuell mit Normtabellen von *Dubois* und *Doubois* (Abb. 118) aus der Körpergröße und dem Körpergewicht des Patienten. Der Cardiac-Index (CI) oder Herzindex berechnet sich folgendermaßen:

$$CI = \frac{HMV}{\text{Körperoberfläche}} = 2{,}7\text{--}4{,}5 \ [\text{l/min/m}^2]$$

Auch das Schlagvolumen kann auf die Körperoberfläche bezogen werden, dadurch erhält man den Schlagvolumenindex. Bei älteren Patienten ist es möglich, daß der Cardiac-Index bis zu 20 % tiefer liegt. Werte unter 2 l/min/m^2 weisen auf eine Pumpschwäche des Herzens hin, Werte über 5 l/min/m^2 auf eine Hyperzirkulation.

Herzminutenvolumenbestimmung nach dem Fickschen Prinzip

Diese bereits 1870 zur Bestimmung des Herzzeitvolumens von *Fick* entwickelte Methode ist heute in ihrer modifizierten Form im klinischen Alltag am praktikabelsten. Der Indikator für die Herzzeitvolumenbestimmung ist Sauerstoff, der dem Blut bei der Lungenpassage kontinuierlich zugesetzt und bei der Durchströmung peripherer Organe kontinuierlich entnommen wird. Das arterielle Blut ist nach Verlassen der Lungenstrombahn mit 97 % Sauerstoff aufgesättigt; das dem rechten Herzen zufließende venöse Blut hat nur noch eine Sauerstoffkonzentration von 70 %. Aus der Absolutmenge des in der Lunge aufgenommenen Sauerstoffs (VO_2) und aus dem Konzentrationsunterschied zwischen der Sauerstoffsättigung im arteriellen und dem zentralvenösen Blut ($AVDO_2$ = arteriovenöse Sauerstoffdifferenz) läßt sich das Herzminutenvolumen nach folgender Formel errechnen:

$$HMV = \frac{VO_2}{AVDO_2}$$

Die über die Lunge aufgenommene *Sauerstoffmenge* (VO_2) wird spiroergometrisch ermittelt. Dabei wird die Sauerstoffaufnahme aus der Differenz zwischen dem Sauerstoffgehalt der inspirierten und der exspirierten Luft berechnet und mit der Atemfrequenz multipliziert. Die Atemluft sammelt man dabei in einem Douglas-Sack und analysiert den Gasgehalt (Spirometrie). Die *arterielle Sauerstoffsättigung* wird im Blut einer peripheren Arterie bestimmt, z. B. im Blut der Arteria brachialis oder Arteria femoralis nach Arterienpunktion. Die *zentralvenöse Sauerstoffsättigung* mißt man im Blut des Truncus pulmonalis, das über den Einschwemmkatheter entnommen wird. Im arteriellen und zentralvenösen Blut wird der Sauerstoffgehalt blutgasanalytisch bestimmt.
Die spirometrische Messung der Sauerstoffaufnahme pro Zeiteinheit erfordert die Kooperationsbereitschaft des Patienten und ist nur mit hohem personellem und apparativem Aufwand möglich. Das Atmen durch die Maske belastet den Patienten. Spiroergometrische Systeme sind außerdem störanfällig

1. Sauerstoffaufnahme aus alters- und geschlechtsbezogenen Normtabellen entnehmen

2. Arterielle Sauerstoffsättigung in arterialisiertem Kapillarblut des Ohrläppchens messen

3. Venöse Sauerstoffsättigung im zentralvenösen Mischblut aus der Pulmonalarterie, über Einschwemmkatheter abgenommen, bestimmen

Tab. 54 Herzminutenvolumenbestimmung nach dem modifizierten Fickschen Prinzip.

und erfordern einen erheblichen Wartungsaufwand. Deshalb wird die Herzminutenvolumenbestimmung in der oben beschriebenen „klassischen" Form nur noch für wissenschaftliche Fragestellungen durchgeführt. Für den klinischen Alltag begnügen wir uns mit einer modifizierten Form der Herzminutenvolumenbestimmung nach dem Fickschen Prinzip (Tab. 54).

Herzminutenvolumenbestimmung nach dem modifizierten Fickschen Prinzip

Um die Herzminutenvolumenbestimmung für die Routine des klinischen Alltags zu vereinfachen, wurden einige Modifikationen eingeführt (Tab. 54):

1. Um die spiroergometrische Bestimmung der Sauerstoffaufnahme in Ruhe und bei Belastung wegen der technischen Schwierigkeiten zu umgehen, greifen wir auf empirische Werte zurück. Wegen der geringen interindividuellen Schwankungen der Sauerstoffaufnahmewerte unter Steady-state-Bedingungen kann man alters- und geschlechtsbezogene Normtabellen (Tab. 55) für die Ermittlung der Sauerstoffaufnahme verwenden, vorausgesetzt, daß nicht infolge einer schweren Lungenerkrankung Sauerstoffdiffusionsstö-

Männer	Ruhe	25 W	50 W	75 W	100 W	125 W	150 W	175 W	200 W	250 W
10 – 15	280	560	840	1 130	1 410	1 710	2 000	2 200	2 400	/
16 – 49	330	630	930	1 230	1 520	1 820	2 100	2 430	2 700	3 500
50 – 75	320	600	890	1 180	1 480	1 770	2 060	/	/	4 300
Sportler	331	/	850	/	1 440	1 737	2 090	/	2 800	3 277
Frauen	Ruhe	25 W	50 W	75 W	100 W	125 W	150 W	175 W	200 W	250 W
10 – 17	280	580	890	1 200	1 510	1 860	/	/	/	/
18 – 39	260	540	830	1 110	1 420	1 730	2 020	2 520	2 520	3 020
40 – 49	273	523	821	1 090	1 429	/	/	/	/	/
50 – 59	262	560	836	1 123	1 390	/	/	/	/	/

Tab. 55   Geschlechts- und altersbezogene Normtabellen für die Sauerstoffaufnahme der Lungen auf verschiedenen Belastungsstufen.

rungen vorliegen. Eine orientierende Lungenfunktionsprüfung darf keine erheblichen pathologischen Befunde aufweisen, da sonst Diskrepanzen zu den realen Werten von bis zu 25 % auftreten können. Bei Lungenkrankheiten mit Blutgasdiffusionsstörungen weichen wir auf das Thermodilutionsverfahren aus. Bei einem Patientengut mit vorwiegend Koronarerkrankungen kann man von normalen Lungendiffusionsverhältnissen ausgehen. Wenn unter der körperlichen Belastung die arterielle Sauerstoffsättigung abfällt, dann muß man allerdings von einer Diffusionsstörung der Lungen ausgehen. Die nach dem Fickschen Prinzip ermittelten Herzminutenvolumenwerte sind dann nicht mehr verläßlich.

Im allgemeinen besteht eine gute Übereinstimmung zwischen den Herzminutenvolumina, die spiroergometrisch ermittelt werden, und den Herzminutenvolumenwerten, die nach dieser modifizierten Form anhand von Normtabellen für die Sauerstoffaufnahme berechnet werden. Dies gilt insbesondere für Belastungsbedingungen; bei Ruhewerten können größere Fehler auftreten, weil sich eine Fehlkalkulation von ± 50 ml Sauerstoffaufnahme auf das Herzzeitvolumen stärker auswirkt als bei den maximalen Sauerstoffaufnahmewerten unter körperlicher Belastung.

Neuerdings scheint die kontinuierliche Analyse der In- und Exspirationsluft durch einen neuartigen Monitor (Deltatrak®) möglich, bei dem der Patient unter einer durchsichtigen Plastikhaube atmet und ihm die störanfällige und psychisch belastende Atemmaske erspart bleibt. In Ruhe und auf niedrigen Belastungsstufen von 25–50 Watt scheint sich hierdurch die Sauerstoffaufnahme bei der Einschwemmkatheteruntersuchung exakt ermitteln zu lassen.

2. Im Rahmen einer Einschwemmkatheteruntersuchung verzichten wir auf die Punktion einer peripheren Arterie (Arteria brachialis, Arteria femoralis) zur Bestimmung der arteriellen Sauerstoffsättigung. Wir beschränken uns auf die Messung der *Sauerstoffsättigung im Kapillarblut* des hyperämisierten Ohrläppchens. Dieses Blut entspricht in seinem Sauerstoffgehalt dem der peripheren Arterien, wenn keine Zentralisation des Kreislaufs vorliegt. Zur Bestimmung wird das Ohrläppchen mit einer Salbe – wie Finalgon® oder Enelbin® – eingerieben und dadurch hyperämisiert. Mit einer Lanzette erfolgt dann eine Stichinzision, bis ein großer, heller Bluttropfen austritt. Der 1. Tropfen wird verworfen, der 2. in eine heparinisierte Kapillare aufgezogen (ähnliche Technik wie bei der Blutzuckerbestimmung). Die Abnahme von arterialisiertem Kapillarblut aus dem Ohrläppchen erfolgt in Ruhe und auf verschiedenen Belastungsstufen.

3. Die *zentralvenöse Blutabnahme* im Truncus pulmonalis gelingt durch den großlumigen Einschwemmballonkatheter ohne Schwierigkeiten, durch den kleinlumigen Mikrokatheter ist dies etwas problematischer. Das Blut wird in eine Spritze aspiriert, die vorher mit Heparin benetzt wurde, um eine vorzeitige Gerinnung in der Spritze zu verhindern. Es muß darauf geachtet werden, daß sich in der Spritze keine Luftblasen befinden und das Blut mit leichtem, kontinuierlichem Sog luftblasenfrei aspiriert wird. Sollten dennoch Luftblasen hineingelangen, müssen diese sofort herausgespritzt werden. Das Blut wird sogleich blutgasanalytisch verarbeitet, da das Plastikmaterial der Spritze luftdurchlässig ist, was zu einer Sauerstoffaufsättigung des venösen Blutes führen könnte.

4. Die *Blutgasanalyse* kann nach dem exakten, aber technisch aufwendigen Verfahren von *van Slyke* durchgeführt werden. Unter Berücksichtigung des Hämoglobingehaltes des Blutes liefert aber die einfache Beckmannsche Spektralphotometrie ebenso genaue Werte. Auch die direkte oximetrische Bestimmung der Sauerstoffsättigung durch einen Fiberoptikkatheter ist möglich. Sehr kleine Blutmengen können mit Mikroplatinelektroden auf ihren *PO_2-Partialdruckgehalt* untersucht werden. Unter Berücksichtigung des Blut-pH-Wertes, des Base-Excess und der Temperatur läßt sich aus dem PO_2-Partialdruck die Sauerstoffsättigung in Prozenten ermitteln. Daneben wirft der Blutgasanalysator noch die Werte für den PCO_2-Partialdruck und den Bikarbonatgehalt aus.

Aus Sauerstoffsättigung und Hämoglobin des Patienten kann man den *Sauerstoffgehalt* des Blutes errechnen. Dabei muß berücksichtigt werden, daß 1 g Hämoglobin 1,34 ml Sauerstoff chemisch bindet. Daneben wird Sauerstoff im Blut noch physikalisch gelöst, abhängig vom Sauerstoffdruck und einem Lösungsfaktor von 0,0031. Diese physikalisch gelöste Sauerstoffmenge ist aber so klein, daß sie bei der Kalkulation des Sauerstoffgehaltes im allgemeinen vernachlässigt werden kann.
Nach der Formel

$$HMV = \frac{VO_2}{AVDO_2}$$

kann aus der Differenz zwischen dem Sauerstoffgehalt in der Arterie und in der zentralen Vene und der tabellarisch ermittelten Sauerstoffaufnahme das Herzminutenvolumen bestimmt werden.

Das folgende Rechenbeispiel soll zeigen, wie aus Sauerstoffsättigung und Hämoglobin Sauerstoffgehalt, arteriovenöse Sauerstoffdifferenz und Herzminutenvolumen ermittelt werden:

Bei einem Patienten mit einem Hämoglobin von 12,5 g/dl und einer Sauerstoffsättigung

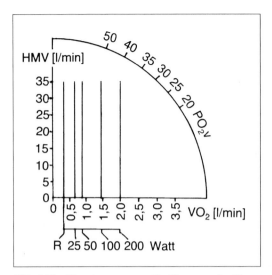

Abb. 119 Normogramm zur Bestimmung des Herzminutenvolumens aus der gemischt venösen Sauer-
stoffspannung (PO_2v) bei einer bestimmten Belastung in Watt bzw. bei einer gemessenen Sauerstoffaufnahme (VO_2 in l/min), modifiziert nach *V. E.
Hall*. Der gemessene PO_2-Wert auf dem Kreisbogen
wird mit dem Nullpunkt des Koordinatensystems
verbunden. Die Projektion des Schnittpunktes dieser
Geraden mit der Senkrechten der Belastungsstufe in
Watt (eingezeichnete Senkrechte) oder der Sauerstoffaufnahme auf die Ordinate ergibt das HMV in
Liter.

im arteriellen Blut von 97 % und im zentralvenösen Blut von 70 % ergeben sich folgende Werte für den Sauerstoffgehalt:

Arterieller Sauerstoffgehalt CO_a =

$$= 12,5 \times 1,34 \times \frac{97}{100} = 16,25 \text{ [ml } O_2/\text{dl]}$$

Zentralvenöser Sauerstoffgehalt CO_v =

$$= 12,5 \times 1,34 \times \frac{70}{100} = 11,49 \text{ [ml } O_2/\text{dl]}$$

Die Differenz zwischen dem O_2-Gehalt in
der Arterie und der Vene ergibt die sog.
$AVDO_2$:
$AVDO_2 = CO_a - CO_v =$
$= 16,25 - 11,49 = 4,76 \text{ [ml } O_2/\text{dl]}$

Aus der Normtabelle für die Sauerstoffaufnahme entnehmen wir für einen 40jährigen
Patienten den empirischen Wert von 330 ml.
Zur Berechnung des Herzminutenvolumens
nach *Fick* muß man berücksichtigen, daß wir
die $AVDO_2$ in ml O_2/dl ermittelt haben, das
Herzminutenvolumen aber als l/min angeben. Deshalb muß der Wert für die $AVDO_2$
mit dem Faktor 10 multipliziert werden, bevor wir ihn in die Formel einsetzen:

$$HMV = \frac{VO_2}{AVDO_2} = \frac{330}{4,76 \times 10} = 7,0 \text{ [l/min]}$$

Ist der Patient 75 kg schwer und 175 cm
groß, dann hat er nach der Normtabelle eine
Körperoberfläche von 1,88 m². Es errechnet
sich somit ein Cardiac-Index von:

$$CI = \frac{HMV}{\text{Körperoberfläche}} = 3,7 \text{ [l/min/m}^2]$$

Herzminutenvolumenbestimmung mit dem Hallschen Normdiagramm

Im klinischen Routinebetrieb kann man auch
auf die Ermittlung der Sauerstoffaufnahmen
(VO_2 in l/min) aus Normtabellen verzichten.
In einem *Diagramm* von *Hall* (Abb. 119) ist
mit Hilfe des gemessenen Wertes für die zentralvenöse Sauerstoffsättigung das Herzminutenvolumen auf der geleisteten ergometrischen Wattstufe abzulesen. Dabei wird der
gemessene PO_2-Wert auf dem Kreisbogen
gesucht und mit dem Nullpunkt des Koordinatensystems verbunden. Der Schnittpunkt
der Senkrechten von der geleisteten Wattstufe aus ergibt das Herzminutenvolumen in
l/min, das auf der Ordinate abzulesen ist.

Fehlermöglichkeiten der blutgasanalytischen Herzminutenvolumenbestimmung

Bei der Herzminutenvolumenbestimmung
nach dem modifizierten Fickschen Prinzip

liegt eine Quelle zur Fehlbestimmung in den tabellarisch entnommenen Werten für die Sauerstoffaufnahme. Dies gilt besonders bei den Patienten, die aufgrund einer partiellen Lungenfunktionsstörung eine *gestörte Sauerstoffdiffusion der Lunge* haben (Tab. 56). Eine weitere Fehlerquelle liegt in der nicht einwandfreien *Blutentnahmetechnik*. Werden in die Entnahmespritze Luftblasen mit aufgesogen oder ist die Spritze gasdurchlässig und liegt sie vor der Messung zu lange blutgefüllt, dann können sich durch Gasaustausch die Blutgaswerte verändern.

Wenn der Katheter bei der Blutentnahme zu weit in einer Lungenarterienaufzweigung liegt, besteht die Möglichkeit, daß zusätzlich „arterielles", sauerstoffhaltiges Blut aus dem Lungenkapillarbereich angesaugt wird, so daß man *zentralvenöses Mischblut* mit zu hohem Sauerstoffgehalt erhält. Da Blutgasautomaten störanfällig sind, müssen sie auf ihre Meßgenauigkeit durch Eichgase regelmäßig überprüft werden (Tab. 56).

Um die Übereinstimmung des Herzminutenvolumens nach der modifizierten Fickschen Methode mit dem Thermodilutionsverfahren zu überprüfen, haben wir bei 20 Patienten das Herzminutenvolumen gleichzeitig nach beiden Methoden für Ruhe- und Belastungsbedingungen ermittelt (Abb. 120). Die Mittelwerte liegen dicht beieinander, auch in der Standardabweichung unterscheiden sich die beiden Methoden kaum.

Wie auch von anderen Autoren, die die Sauerstoffaufnahme für die Ficksche Methode nicht wie wir tabellarisch ermittelten, sondern durch einen neuen Monitor direkt gemessen haben, stellten wir eine sehr gute Korrelation von 95 % zwischen beiden Methoden fest. Grundsätzlich kann man aber davon ausgehen, daß die Thermodilutionsmethode für Ruhemessungen, z. B. auf der Intensivstation, zuverlässiger ist, da die tabellarisch ermittelten Ruhesauerstoffaufnahmewerte unter diesen Bedingungen problematisch sind. Auf hohen Belastungsstufen (z. B. in der Funktionsdiagnostik) ist dagegen die Herzminutenvolumenbestimmung

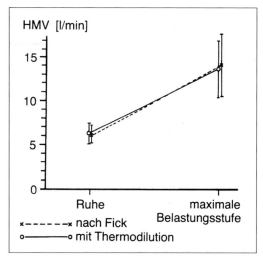

Abb. 120   Vergleich der HMV-Bestimmungen nach *Fick* und mit Thermodilutionsverfahrens.

nach *Fick* vorzuziehen, da hohe Herzminutenvolumina zu sehr flachen, nur ungenau auszumessenden Temperaturverdünnungskurven führen und Atemartefakte hinzukommen.

Anmerkung: Der Vorteil einer Blutgasanalyse liegt in den zusätzlichen Aussagen über die Lungenfunktion und die körperliche Ausbelastung. Ein Abfall der Sauerstoffsättigung bei Anstieg der Kohlendioxidsättigung im Arterien- bzw. Kapillarblut spricht für eine Blutgasaustauschstörung der Lungen unter körperlicher Belastung. Bei körperlicher Belastung mit Erreichen der Belastungsgrenze fällt der zentralvenöse Sauerstoffdruck auf 30 mm Hg ab, die Sauerstoffsättigung im Arterienblut bleibt bei normaler Lungenfunktion jedoch konstant. Der arterielle pH-Wert sinkt aber infolge der Laktatazidose bis auf 7,3–7,25 ab.

Herzminutenvolumenbestimmung nach dem Thermodilutionsverfahren

Hier wird als Indikator eine Kältelösung benutzt. Die Methode wurde erst 1971 in die

1. Die aus Normtabellen ermittelte Sauerstoffaufnahme stimmt nicht, z. B. bei Sauerstoff-
diffusionsstörungen der Lungen

   Vermeidung: Direkte spirometrische Messung der Sauerstoffaufnahme oder HMV-
   Bestimmung nach dem Thermodilutionsverfahren

2. Nicht einwandfreie zentralvenöse Blutabnahme aus der Pulmonalarterie. Bei zu peripherer Lage des Katheters oder bei aufgeblasenem Ballon wird arterialisiertes Blut aus der
Lungenkapillare bzw. -vene angesaugt, dadurch zu hohe venöse Sauerstoffsättigung
vorgetäuscht

   Vermeidung: Zur Blutabnahme Katheter nach Ablassen des Ballons 5–10 cm aus dem
   „Kapillarbereich" in den Truncus pulmonalis zurückziehen, erst dann Blutabnahme mit leichtem Spritzensog

3. Nach Blutabnahme Sauerstoffaufsättigung des zentralvenösen Blutes durch Luftblasen
oder Schaum in der Spritze oder durch Sauerstoffdiffusion durch luftdurchlässige Plastik-
spritze, wenn das Blut nicht sofort verarbeitet wird

   Vermeidung: Luftblasenfreie Blutabnahme in Glasspritzen und sofortige Verarbeitung

4. Unkorrekte arterielle Sauerstoffsättigungsbestimmung im Kapillarblut bei Blutabnahme
aus dem hyperämisierten Ohrläppchen, z. B. bei ungenügend großem hellrotem Bluttropfen oder bei Kreislaufzentralisation im Schock

   Vermeidung: Blutabnahme durch Punktion einer Arterie oder HMV-Bestimmung nach
   dem Thermodilutionsverfahren

5. Fehlerhafte Funktion des Blutgasanalysators durch Schlauchverstopfung mit Blutgerinn-
seln durch verbrauchte, undichte Gaselektroden, durch ungenaue Kalibrierung des
Gerätes

   Vermeidung: Nur einwandfrei heparinisiertes Blut in das Gerät eingeben. Das Blut muß
   bei der Abnahme in eine heparinbeschichtete Spritze aufgesogen werden.
   Regelmäßige Kalibrierung durch Eichgase (moderne Geräte kalibrieren
   sich selbst). Sorgfältige Pflege, Spülung und Erneuerung des Schlauch-
   systems und regelmäßiges Wechseln der Elektroden, regelmäßiges Nach-
   füllen der Gase und Pufferlösungen

6. Fehlberechnungen des HMV durch Berücksichtigung falscher Hämoglobinwerte und
Barometerdrücke

   Vermeidung: Das Hämoglobin des Patienten muß am Tag der Untersuchung bestimmt
   werden (in modernen Geräten erfolgt Hb-Bestimmung während der Blutgasanalyse)

7. Nicht erkannte arteriovenöse Shuntverbindungen

Tab. 56 **Fehlermöglichkeiten bei der blutgasanalytischen HMV-Bestimmung.**

Klinik eingeführt. Der 4lumige Einschwemmkatheter führt eine *Thermistorsonde*, die eine Herzminutenvolumenbestimmung nach dem Thermodilutionsverfahren zuläßt. Durch die rechnergestützte planimetrische Auswertung der Temperaturverdünnungskurven ist das Verfahren so vereinfacht worden, daß diese Methode in den klinischen Alltag Eingang gefunden hat. Gewisse Einschränkungen entstehen dadurch, daß der Thermistorkatheter mit 7 French einen größeren Durchmesser hat und steifer ist, so daß bei ungünstigen peripheren Venen die Einführung schwierig sein kann und bei der Passage der rechten Herzkammer ventrikuläre Rhythmusstörungen ausgelöst werden. Außerdem ist der Anschaffungspreis des Katheters verhältnismäßig hoch.

Beim Temperaturverdünnungsverfahren wird kältere Lösung vor der rechten Herzkammer in den rechten Vorhof injiziert. Beim Durchfluß der Kältelösung durch die rechte Herzkammer mischt sie sich mit dem Blut, das um Bruchteile von Graden abgekühlt wird. Diese Abkühlung wird durch die Thermistorsonde gemessen. Sie ist umgekehrt proportional der Blutmenge, die durch den rechten Ventrikel pro Zeiteinheit fließt. Je geringer also das Blut im rechten Ventrikel durch die injizierte Flüssigkeit abgekühlt wird, um so mehr Blut hat die rechte Herzkammer gefördert, um so höher liegt also das Herzminutenvolumen (Tab. 57). Das Injektatvolumen (i. a. 10 ml der Kältelösung) wird dem Computer vom Untersucher eingegeben, die *Bluttemperatur* durch den Thermistorkatheter gemessen. Die *Injektattemperatur* registriert ein Temperaturfühler, der sich entweder im Behälter befindet, dem die Injektionslösung entnommen wird, oder „inline" so angeordnet ist, daß die Injektattemperatur unmittelbar bei der Injektion gemessen wird.

Durch das Thermodilutionsverfahren mißt man allerdings über den Lungendurchfluß nur die Herzförderleistung des rechten Ventrikels. Man kann aber anhand der gewonnenen Werte Rückschlüsse auf die Funktion des

$$HMV = \frac{V \times (T_B - T_I)}{A} \times K$$

HMV = Herzminutenvolumen
V = Injektatvolumen
T_B = Bluttemperatur
T_I = Injektattemperatur
A = Fläche unter der Thermodilutionskurve
K = Eichfaktor

Tab. 57 HMV-Berechnung nach dem Thermodilutionsverfahren.

linken Ventrikels ziehen, da der rechte Ventrikel nur so viel Blut in den Lungenkreislauf pumpen kann, wie der linke Ventrikel fördert, wenn kein Links-rechts-Shunt vorliegt. An der distalen Öffnung des Thermodilutionskatheters muß man eine Pulmonalarteriendruckkurve, an der proximalen Öffnung eine Vorhofdruckkurve aufzeichnen, damit die Injektion der Kältelösung sicher in den rechten Vorhof erfolgt und sich diese im rechten Ventrikel mit dem Blut vollständig durchmischen kann. Registriert man an der distalen Öffnung eine Ventrikeldruckkurve, dann muß der Katheter weiter vorgeschoben, registriert man an der proximalen Öffnung eine Ventrikeldruckkurve, weiter zurückgezogen werden.

Die Injektion der Kältelösung (heute kann man bei modernen Geräten physiologische Kochsalzlösung mit Raumtemperatur verwenden) muß als Bolus mit konstanter Injektionsgeschwindigkeit erfolgen, am besten druckgesteuert durch eine Injektionspistole. Die Druckluft für diesen *Injektomaten* erhält man durch CO_2-Patronen oder entnimmt sie über einen entsprechenden Anschluß einer zentralen Druckluftversorgung.

In der klinischen Routine setzen wir den Thermodilutions-Injektor (Fa. OMP-International Inc., New York) weder auf der Intensivstation noch im Herzfunktionslabor mehr ein, weil wir die Erfahrung gemacht haben, daß ein Untersucher nach einiger Übung die Kältelösung konstant und schnell genug von Hand injizieren kann.

1. Injektattemperatur nicht korrekt eingegeben bei nachträglicher Erwärmung des Injektates durch die Hand des Untersuchers

   Vermeidung: „Inflow"-Messung der Injektattemperatur

2. Injektion der Kältelösung erfolgte nicht gleichmäßig und schnell genug als Bolus, dadurch keine ausreichende Durchmischung in der rechten Herzkammer

   Vermeidung: Verwendung eines Injektomaten (druckgesteuerte Injektion)

3. Thermistor liegt der Pulmonalarterienwand an und mißt vorwiegend die Körpertemperatur

   Vermeidung: Mehrfachmessungen mit Verwerfung extrem abweichender Werte

4. Pulmonalarterienbluttemperatur ändert sich bei forcierter, tiefer Atmung durch die Temperatur der Inspirationsluft

   Vermeidung: HMV-Messung bei flacher Atmung oder während der Exspiration bzw. einer kurzen Unterbrechung der Beatmung

5. Bei unkorrekter Katheterlage erfolgt Injektion der Kältelösung nicht exakt in den rechten Vorhof, dadurch keine ausreichende Durchmischung im rechten Ventrikel

   Vermeidung: Korrektur der Katheterlage: an proximaler Katheteröffnung muß Vorhofdruckkurve, an distaler Öffnung Pulmonalarteriendruckkurve registriert werden

6. Störung des Meßvorganges durch Extrasystolen

   Vermeidung: Lagekorrektur des Katheters

7. Nicht erkannte arteriovenöse Shuntverbindung

   Vermeidung: Aufdeckung z. B. durch Farbstoffverdünnungstest

8. Thermistorkatheter defekt

Tab. 58   Fehlerquellen bei der HMV-Bestimmung nach dem Thermodilutionsverfahren.

Die Temperaturverdünnungskurve läßt sich auch über einen Schreiber aufzeichnen. Nur einwandfreie Kurven sollten zur Auswertung kommen, durch Artefakte verzerrte sollten verworfen werden. Je flacher die Kurve verläuft, um so höher liegt das Herzminutenvolumen. Herzminutenvolumenbestimmungen mit dem Temperaturverdünnungsverfahren sind beliebig oft wiederholbar, sie belasten den Patienten nicht, liefern unter Ruhebedingungen sofort verfügbare, zuverlässige Werte und sind bei körperlicher Belastung bis zu einem Herzminutenvolumen von 15–20 Liter exakt. Das Temperaturverdünnungsverfahren hat sich deshalb besonders zur intensivmedizinischen Überwachung von Herzkranken bewährt. Rein methodisch sollten wir aber bedenken, daß wir mit dem Temperaturverdünnungsverfahren nur das Herzminutenvolumen des rechten Ventrikels direkt bestimmen.

Neuerdings ist es möglich, mit „Fast-response-Thermistoren" die rechtsventrikuläre Ejektionsfraktion und die Volumina aus

$$HMV = \frac{J}{A \times K} \times 60 \ (s/min)$$

HMV = Herzminutenvolumen
J   = Indikatormenge (Farbstoff)
A   = Fläche unter der Zeit-Konzentra-
      tions-Kurve = Cm × t
Cm = Mittlere Indikatorkonzentration
t   = Zeitdauer der Verdünnungskurve
K   = Eichfaktor

Tab. 59   HMV-Berechnung nach dem Farbstoffverdünnungsverfahren.

dem exponentiellen Abfall der Thermodilutionskurve computergestützt zu bestimmen
(Swan-Ganz-Ejection Fraction Catheter Modell 93 A-431 H-7.5 F und REF Ejection-
Fraction-Computer der Fa. American Edwards Laboratories). Diese für die intensivmedizinische Überwachung eventuell wichtigen Informationen korrelieren aber mit den
biplan-cineventrikulographisch ermittelten
Werten nur, wenn der rechte Ventrikel normal groß ist. Bei pathologisch vergrößertem
rechtem Ventrikel wird die rechtsventrikuläre Ejektionsfraktion mit dieser Thermodilu-
tionstechnik offensichtlich nicht ausreichend
genau bestimmt. Außerdem darf keine Pul-
monal- oder Trikuspidalklappeninsuffizienz
vorliegen.

Fehlerquellen der
Herzminutenvolumenbestimmung
nach dem Thermodilutionsverfahren

Fehlmessungen (Tab. 58) sind möglich,
wenn die Thermistorsonde der Gefäßwand
zu dicht anliegt und so vorwiegend die Körpertemperatur mißt. Auch forcierte, tiefe
Atemzüge führen durch die niedrigere Temperatur der Einatmungsluft zur Abkühlung in
der Lunge. Deshalb soll der Patient bei der
Messung flach atmen. Weitere Fehlmessungen können dadurch entstehen, daß sich die
Injektatlösung in der Hand des Untersuchers
unerkannt erwärmt. Diese Fehlerquelle ist

ausgeschlossen, wenn die Injektattemperatur
unmittelbar bei der Injektion durch einen In-
line-Temperaturfühler gemessen wird
(Gould®-Gerät). Im allgemeinen registriert
ein Temperaturfühler die Temperatur in
einem Gefäß, aus dem die Lösung zur Messung durch eine Injektionsspritze entnommen wird.

Herzminutenvolumenbestimmung
nach dem Farbstoffverdünnungs-
verfahren

Das Farbstoffverdünnungsverfahren ge-
währt, methodisch gesehen, neben dem ventrikulographischen Verfahren die exakteste
Bestimmung des Herzminutenvolumens. Als
Indikator dient der Farbstoff Cardiogreen®.
Der Farbstoff ist gut verträglich, aber als
jodhaltige Lösung allergisierend. Er hat seine maximale Extension an einem günstigen
Punkt der Lichtskala, ist aber relativ teuer.
Man injiziert ihn als Bolus in bekannter Men-
ge und Konzentration möglichst herznah venös durch einen Katheter. Das arterielle Blut
wird über eine Saugküvette an einem Photometer vorbeigeführt und auf seinen Farb-
stoffgehalt photoelektrisch untersucht. Je höher die Farbstoffkonzentration ist, um so geringer ist der Blutfluß bzw. das Herzminutenvolumen. Die Zeit-Konzentration-Kurve
eines Galvanometers liefert eine *Farbstoffverdünnungskurve*. Aus dieser läßt sich nach
Abzug des Rezirkulationsvolumens im abfallenden Schenkel planimetrisch das Herzminutenvolumen ausmessen (Tab. 59). Heute
kann die Berechnung einer solchen Farbstoffverdünnungskurve ebenfalls rechnerge-
stützt erfolgen. Die planimetrische Ermittlung der Fläche macht hier größere Schwierigkeiten als beim Temperaturverdünnungsverfahren, da die Rezirkulation über ein se-
milogarithmisches Plotten abgezogen werden muß. Ein Computer rekonstruiert die
Kurve durch Interpolation.
Die Nachteile dieser Untersuchungsmethode
liegen einerseits in den relativ hohen Kosten

1. Der Farbstoff wird nicht als Bolus schnell und gleichmäßig injiziert

Vermeidung: Injektion druch großlumigen Einschwemmkatheter

2. Das arterielle Blut wird nicht schnell und gleichmäßig
genug aspiriert

Vermeidung: Kanülierung einer großkalibrigen Arterie
und Ansaugen mit Hilfe einer Pumpe

3. Falsches Planimetrieren der Farbstoffverdünnungskurve und ungenaue Berechnung der Rezirkulation

Vermeidung: Auswertung durch Computer

Tab. 60 Fehlerquellen bei der HMV-Bestimmung nach dem Farbstoffverdünnungsverfahren.

	Unter 50 Jahre	Über 50 Jahre
Ruhe	7,5–8,5 l/min	6,5–7,5 l/min
Belastung	13–16 l/min	12–13 l/min

Tab. 61 Normwerte für das Herzminutenvolumen (nach 5 Literaturstellen).

des Farbstoffes und andererseits in der Notwendigkeit, eine großkalibrige Arterie (Arteria brachialis, Arteria femoralis) durch Katheter zu sondieren, denn eine einwandfreie Farbstoffverdünnungskurve erhält man nur, wenn arterielles Blut für das Photometer zügig aus einer Arterie aspiriert werden kann. Grundsätzlich kann die Farbstoffverdünnung auch durch ein Photometer am hyperämisierten Ohrläppchen aufgezeichnet werden. Die Genauigkeit reicht aus, um Shunt-Verbindungen nachzuweisen, nicht jedoch zur Bestimmung des Herzminutenvolumens, außerdem gibt es häufig Eichprobleme (Tab. 60). Daneben ist ein venöser Katheter für die Injektion des Farbstoffes notwendig, meistens in Form des Einschwemmkatheters.

Durch den Einschwemmkatheter mit Fiberoptik ist es heute möglich, ähnlich wie beim Temperaturverdünnungsverfahren eine Farbstoffverdünnungskurve im Blut des Truncus pulmonalis aufzuzeichnen, nachdem der Farbstoff herznah venös injiziert wurde. Die

praktische Anwendbarkeit ist durch die hohen Kosten eines Katheters mit Fiberoptik limitiert.

Belastungsprüfungen bei der Einschwemmkatheteruntersuchung

Während in der akuten Erkrankungsphase Pulmonalarteriendrücke und Herzminutenvolumina in Ruhe (Tab. 61) zur Beurteilung einer hämodynamischen Situation ausreichen, werden Funktionsstörungen im chronischen Stadium einer koronaren und pulmonalen Erkrankung oft erst unter Belastung aufgedeckt. Dadurch erlangt die Einschwemmkatheteruntersuchung ihren hohen Stellenwert in der Herzfunktionsdiagnostik.

Wir haben verschiedene Belastungsprüfungen an einem Patientenkollektiv mit korona-

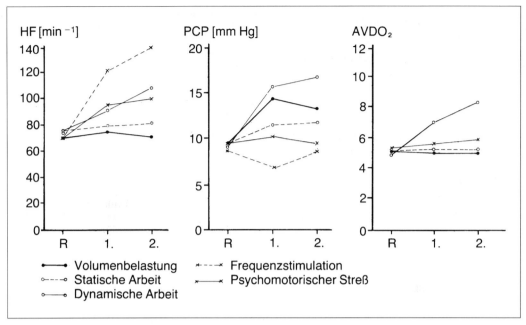

Abb. 121   Belastungsprüfungen während Einschwemmkatheteruntersuchungen bei KHK (n = 22).

1. Volumenbelastung durch Anheben der Beine
2. Statische Belastung durch Handgrip-Ergometer (Vigorometer®)
3. Dynamische Belastung mit dem Fahrradergometer
4. Frequenzbelastung durch Vorhofstimulation
5. Belastung mit reproduzierbarem standardisiertem Streß mit dem Wiener Determinationsgerät®
6. Kälteprovokationstest

Tab. 62   Belastungsprüfungen im Rahmen der Einschwemmkatheteruntersuchung im chronischen Herzinfarktstadium.

rer Herzkrankheit durchgeführt (Tab. 62). Die Abbildung 121 zeigt die unterschiedlichen Auswirkungen der einzelnen Belastungsformen auf Herzfrequenz, mittleren Pulmonalarterien- und Pulmonalkapillardruck und auf die arteriovenöse Sauerstoffsättigung. Zur stärksten Anhebung des Pulmonalkapillar- und Pulmonalarteriendruckes führte die dynamische Ergometerbelastung. Wesentlich geringer waren die Auswirkungen der Volumenbelastung und einer statischen Handgrip-Belastung. Keinen Einfluß auf die Druckwerte im Lungenkreislauf hatten die Frequenzstimulation des Vorhofes mit 120 bzw. 140 Stimuli/min und die psychomotorische Streßbelastung. Auch unter Kälteprovokation durch das Einatmen kalter Luft bei der ergometrischen Belastung änderte sich das Druckverhalten in der Pulmonalarterie im allgemeinen nicht.

Aus diesen Untersuchungen geht hervor, daß nur die *dynamische Ergometerbelastung* geeignet ist, Funktionsstörungen des Herzens aufzudecken, denn alle anderen Belastungsformen haben nur geringe oder gar keine Auswirkungen auf die Ventrikelfunktion im

Ergomed 840 L	Siemens	Henkestr. 27
		8520 Erlangen
Cardiotest 300 Liegeergometer	Seca	Vogel & Halke GmbH & Co. Hammer Steindamm 9 – 25 2000 Hamburg 76
Halbliege- ergometer	Ergoline	Marienstr. 26 7474 Bitz
Röntgenfähiges Liegeergometer	Lode	Schröder GmbH Giesestr. 4 5860 Iserlohn

Tab. 63 Ergometer, die sich für eine Einschwemmkatheter-untersuchung als geeignet erwiesen. (Zusammenstellung erhebt keinen Anspruch auf Vollständigkeit.)

1. Herzfrequenz: 180 minus Lebensalter
2. pH-Abfall im arteriellen Blut der Ohrläppchenkapillare auf unter 7,38
3. Abfall der Sauerstoffsättigung des zentralvenösen Blutes in der Pulmonalarterie auf unter 40 Vol. %

Tab. 64 Ausbelastungskriterien für die Fahrradergometerbelastung bei der Einschwemmkatheter-untersuchung.

chronischen Herzinfarktstadium, wenn der Patient unter Frequenzstimulation, Streß- und Kälteeinwirkung nicht symptomatisch wird, d. h. Angina pectoris bekommt.

Wie für die Ergometrie allgemein gültig, verbietet sich auch im Rahmen der Einschwemmkatheteruntersuchung eine ergometrische Belastung, wenn ein Aortenklappenfehler mit einem Druckgradienten von über 50 mmHg vermutet wird.

Fahrradergometerbelastung im Liegen

Bei Einschwemmkatheteruntersuchungen wird die Fahrradergometerbelastung im Liegen stufenweise durchgeführt. Es wird eine Reihe von Fahrradergometern angeboten, die an eine Untersuchungsliege angepaßt oder mit einer Liege geliefert werden (Tab. 63). Wir benutzen für die liegende Ergometrie bei der Einschwemmkatheterunter-

suchung an 3 verschiedenen Plätzen unterschiedliche Ergometer. Durch eine eisenfreie Liegefläche erlaubt das Seca-Ergometer die Bildwandlerröntgenkontrolle der Katheterlage während der Einschwemmkatheteruntersuchung. Bei halbliegender Position des Patienten, wie sie von manchen Autoren für eine höhere Ausbelastung empfohlen wird, muß man berücksichtigen, daß allein durch die andere Blutvolumenverschiebung bei geänderter Körperlage die zentrale Hämodynamik verändert werden kann und die in diesem Buch und in der Literatur angegebenen Normwerte nicht mehr zu übertragen sind.

Die Wattstufen werden so gewählt, daß möglichst bei der 3. Belastungsstufe die *Ausbelastung* erreicht ist (Tab. 64). Grundsätzlich beginnen wir mit 25 Watt als 1. Stufe (mit 12,5 Watt in den Fällen, bei denen wir schon in Ruhe pathologische Druckwerte in der Pulmonalkapillare von über 20 mm Hg vorfinden), mit Steigerung um 25, 50 oder 75

1. Angina pectoris
2. Dyspnoe
3. Periphere Erschöpfung
4. ST-Senkung im EKG von mehr als 0,4 mV
5. Gefährliche ventrikuläre Rhythmusstörungen, die sich trotz Lageveränderung des Einschwemmkatheters nicht zurückbilden, und höhergradige Blockbilder
6. Arterieller Blutdruckanstieg auf über 250 mm Hg systolisch und über 130 mm Hg diastolisch oder Blutdruckabfall
7. Pulmonalkapillardruckanstieg auf über 40 mm Hg und Anstieg des Pulmonalarterienmitteldrucks auf über 60 mm Hg

Tab. 65   Abbruchkriterien für die Fahrradergometerbelastung bei der Einschwemmkatheter- untersuchung.

Watt, je nach vermuteter Belastbarkeit des Patienten. Die Belastung wird abgebrochen bei Angina pectoris, Dyspnoe, ST-Strecken- senkungen von mehr als 0,3 mV im EKG, Pulmonalkapillardruckanstieg von mehr als 40 mm Hg (Tab. 65) oder wenn Ausbela- stungskriterien erreicht sind, wie ein Pulsfre- quenzanstieg auf mehr als 140 Schläge/min (im allgemeinen wird eine Herzfrequenz von 180 minus Lebensalter angestrebt), pH- Wert-Abfall im arteriellen Blut auf 7,38 oder darunter, Abfall der zentralvenösen Sauer- stoffsättigung auf 40 mm Hg. Der pH-Wert- Abfall im arteriellen Blut zeigt an, daß die Belastung von der aeroben in die anaerobe Phase übergeht.

Jede Belastungsstufe wird 6 Minuten gehal- ten. Druckmessungen erfolgen in der 2. und 4. Belastungsminute sowohl in der Pulmo- nalarterie als auch in der Pulmonalkapillare, die Herzminutenvolumenbestimmung nach *Fick* oder nach dem Thermodilutionsverfah- ren in der 4.–6. Minute auf jeder Belastungs- stufe (Abb. 122). Zu diesem Zeitpunkt soll sich der Kreislauf auf ein „Steady state" ein- reguliert, also der körperlichen Belastung angepaßt haben. Einige Arbeitsgruppen füh- ren die ergometrischen Belastungen in 10- Watt-Stufen mit Steigerung alle 1–2 Minuten durch. Dadurch wollen sie erreichen, daß der liegende Patient nicht vorzeitig in den Beinen erschöpft, eine höhere Ausbelastungsherz-

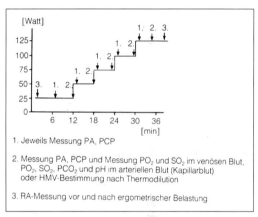

1. Jeweils Messung PA, PCP

2. Messung PA, PCP und Messung PO_2 und SO_2 im venösen Blut, PO_2, SO_2, PCO_2 und pH im arteriellen Blut (Kapillarblut) oder HMV-Bestimmung nach Thermodilution

3. RA-Messung vor und nach ergometrischer Belastung

Abb. 122   Ablauf einer Einschwemmkatheter- untersuchung mit Ergometerbelastung.

frequenz erzielt und der Untersuchungs- ablauf abgekürzt wird. Dieses Vorgehen führt dazu, daß die Einschwemmkatheterbe- funde nicht mehr auf andere Zentren über- tragbar sind und die Normwerttabellen für die Drücke und Volumina keine Gültigkeit mehr haben, da die Normwerte nur unter den o. g. *Steady-state-Bedingungen* ermittelt werden.

Der Einschwemmkatheter bleibt nur für den Zeitpunkt der Pulmonalkapillardruckmes- sung in der Wedge-Position. Nach der Mes- sung wird die Spitze des Einschwemmkathe- ters bei abgelassenem Ballon 5–10 cm zu-

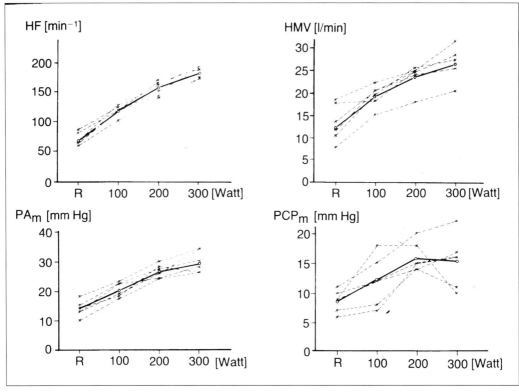

Abb. 123   Einschwemmkatheteruntersuchung bei Radrennfahrern (n = 6).

rück in den Truncus pulmonalis gezogen. Bei der Blutabnahme ist darauf zu achten, daß sich die Katheterspitze im Truncus pulmonalis befindet, damit nur zentralvenöses Mischblut angesaugt wird. Liegt der Katheter zu weit in einer Pulmonalarterienaufzweigung oder in der Wedge-Position, dann wird zunehmend arterielles Blut aus den Lungenvenen entnommen. Diese arterielle Beimischung zum zentralvenösen Blut führt zu Fehlbestimmungen des Herzminutenvolumens nach dem Fickschen Verfahren. Die arterielle Sauerstoffsättigungsbestimmung erfolgt aus dem Ohrläppchen-Kapillarblut, das ebenfalls auf jeder Belastungsstufe abgenommen wird, zumindest aber am Anfang und am Ende der ergometrischen Belastungen, um Lungendiffusionsstörungen aufzudecken.

Bei der Herzminutenvolumenbestimmung nach dem Thermodilutionsverfahren erfolgen 3 Injektionen der Kältelösung, ebenfalls in der 4.–6. Minute jeder Belastungsstufe. Dabei muß man darauf achten, daß die proximale Katheteröffnung im rechten Vorhof und die distale im Pulmonalarterienhauptstamm liegt, damit die in den rechten Vorhof injizierte Lösung im rechten Ventrikel ausreichend durchmischt wird.

Zur Ermittlung von *Normwerten* für die Einschwemmkatheterdiagnostik untersuchten wir 6 Radrennfahrer in Ruhe und bei Belastung (Abb. 123). Die Radfahrer wurden stufenweise bis 300 Watt belastet. Sie steigerten dabei ihre Herzfrequenz von durchschnittlich 60 in Ruhe auf 160 Schläge/min; das Herzminutenvolumen stieg von 12 auf 24 l/min, der Pulmonalarterienmitteldruck

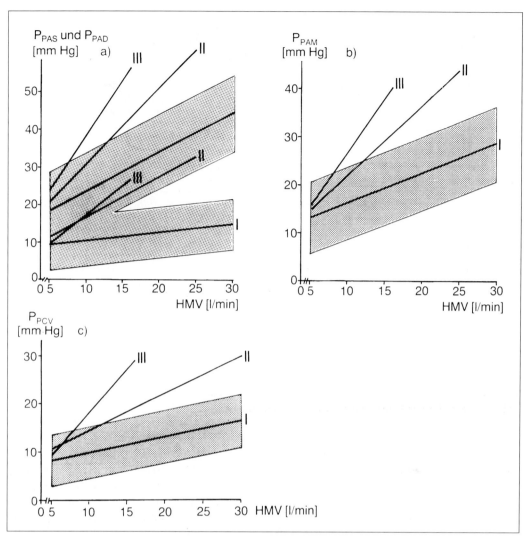

Abb. 124   Druckverhalten bei Belastung (Anstieg des HMV) bei adipösen (II) und älteren (III) Personen im Vergleich zu Normalpersonen (gerasterter Bereich): a) systolisch und diastolisch; b) Mitteldruck; c) in der Pulmonalarterie und gemittelt in der Pulmonalkapillare (nach *Ekelund* 1981).

von 10 auf 24 mm Hg und der Pulmonalka-pillarmitteldruck von 8 auf 15 mm Hg. In keinem Falle sahen wir eine Erhöhung des mittleren Pulmonalarteriendruckes auf über 34 mm Hg und des mittleren Pulmonalkapil-lardruckes auf über 22 mm Hg. Auf der ma-ximalen Belastungsstufe trat bei diesen Hochleistungssportlern häufig ein Abfall des Pulmonalkapillardruckes ein, vermutlich wegen nicht ausreichender Ventrikelfüllung

infolge verkürzter Diastolendauer bei sehr hoher Belastungsherzfrequenz. In Ruhe war das Herzminutenvolumen aufgrund einer emotionell bedingten hyperkinetischen Kreislauflage erhöht (Angst vor der Kathe-teruntersuchung).

Bei älteren und übergewichtigen Patienten scheinen die Druckwerte etwas höher, die Herzminutenvolumenwerte tiefer zu liegen (Abb. 124). Allerdings ist bei diesen Patien-

	RA$_m$	PA$_m$	PCP$_m$	HMV
Ruhe	4 – 5	12 – 16	8 – 12	6 – 8
25 Watt	4 – 8	16 – 20	13 – 18	8 – 10
75 Watt	4 – 10	18 – 22	15 – 20	10 – 14
Max. Wattstufe (über 100 Watt)	4 – 10	25 – 35	20 – 22	16 – 24

Tab. 66   Normwerte für die Einschwemmkatheteruntersuchung in Ruhe und für eine ergometrische Belastung im Liegen (eigene Erfahrungen).

PCP	< 40 Jahre	41 – 50 Jahre	> 51 Jahre
Ruhe	8	8	8
50 Watt	11	12	12
100 Watt	10	12	13
150 Watt	10	12	—

Tab. 67   Belastungspulmonalkapillardruck bei Patienten mit angiographisch normalen Koronararterien und normaler Ventrikelfunktion in verschiedenen Altersgruppen (nach *Gohlke* et al. 1980).

ten nicht absolut sicher, daß sie alle koronargesund waren, denn es fehlte z. B. die Koronarangiographie zum sicheren Ausschluß einer Koronarerkrankung.
Für Ruhe- und Belastungsbedingungen können aber aufgrund der vorliegenden Erfahrungen an unserer Klinik und aus der Literatur die in Tabelle 66 aufgeführten *Normwertbereiche* für die *Pulmonalarteriendrücke* und das *Herzminutenvolumen* angegeben werden. Bei Patienten mit angiographisch normalen Koronararterien und normaler Ventrikelfunktion fand sich keine sichere Altersabhängigkeit der Belastungshämodynamik (Tab. 67).
Bei gleichsinniger *Erniedrigung der Druckwerte* in allen Gefäßabschnitten muß man zunächst von einer falschen Nullpunkteinstellung ausgehen oder einen Volumenmangel diskutieren. Beim Überschreiten des obersten Normwertes im Pulmonalkapillarbereich liegt ein pathologischer Befund vor, insbesondere dann, wenn der Belastungsdruckwert um mehr als 10 mm Hg über dem Ruhedruckwert liegt. Bei maximaler Belastung ist ein PC-Druck von 23 mm Hg grenzwertig normal, wenn der Ruhe-PC-Druck

bei 13 mm Hg lag; eine pathologische Situation mit 23 mm Hg liegt aber vor, wenn der Ruhe-PCP 8 mm Hg betrug und damit der Belastungspulmonalkapillardruck um 15 mm Hg anstieg.
Bei schwer *gestörter linker Ventrikelfunktion* haben wir unter Belastung Druckanstiege in der Pulmonalkapillare bis auf 50–60 mm Hg und in der Pulmonalarterie bis auf 80 mm Hg bei normalen oder nur leicht pathologischen Druckwerten in Ruhe gesehen.
Mit dem zweilumigen Einschwemmkatheter erfassen wir den rechten Vorhofdruck beim Vorführen des Katheters in Ruhe. Nach schnellem Rückzug des Katheters aus der Pulmonalarterie durch den rechten Ventrikel am Belastungsende ermitteln wir den rechten Belastungsvorhofdruck. Während einer Belastung sollte der Katheter wegen der Gefahr der Auslösung lebensbedrohlicher Rhythmusstörungen nicht längere Zeit im rechten Ventrikel verweilen. Bei Verwendung des 4lumigen Thermodilutionskatheters ist mit Hilfe eines zweiten Druckwandlers die kontinuierliche Druckmessung im rechten Vorhof während der Belastung möglich, solange keine Herzminutenvolumenbestimmung erfolgt.

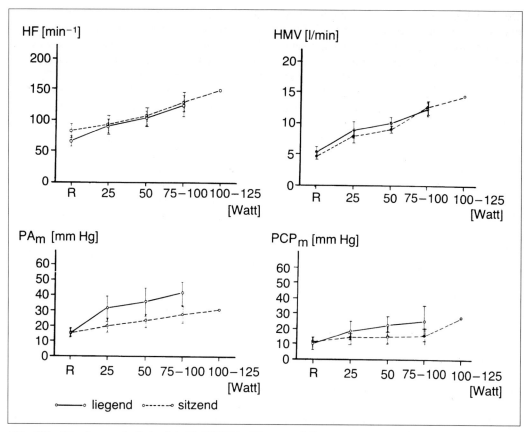

Abb. 125   Einschwemmkatheterdaten bei KHK im Liegen und Sitzen.

Unter körperlicher Belastung nehmen die systolischen Druckwerte im rechten Ventrikel proportional zu den Druckwerten in der Pulmonalarterie zu. Ein Anstieg des enddiastolischen Druckes im rechten Ventrikel bzw. des mittleren rechten Vorhofdruckes auf über 10 mm Hg spricht für eine *Funktionsstörung* des *rechten Ventrikels* unter Belastung.

Der von uns regelmäßig mitbestimmte *periphere Lungengefäßwiderstand* liegt zwischen 40 und 120 dyn $\times$ cm $\times$ s^{-5} in Ruhe und fällt bei körperlicher Belastung ab. Ein Gefäßwiderstand über 150 in Ruhe und ein Anstieg unter Belastung entspricht einer manifesten bzw. latenten pulmonalen Hypertonie.

Fahrradergometerbelastung im Sitzen

Wird die Ergometerbelastung im Sitzen durchgeführt, ergeben sich wesentlich andere hämodynamische Verhältnisse als im Liegen (Abb. 125). Wir untersuchten 15 Patienten mit einer koronaren Herzkrankheit zunächst im Liegen und nach einer einstündigen Ruhepause nochmals im Sitzen. Der Nullpunkt des Meßsystems (Druckwandlermembran) wurde dabei auf die rechte Vorhofhöhe gebracht. Die Pulsfrequenzen lagen im Sitzen auf allen Belastungsstufen etwas höher als im Liegen, die Herzminutenvolumina tiefer. Am deutlichsten unterschieden sich aber die Druckwerte in der Pulmonalarterie und in der Pulmonalkapillare, die im

Sitzen deutlich weniger anstiegen. Während bei einer körperlichen Belastung von 75 Watt im Liegen die Pulmonalarteriendruckwerte auf 25 mm Hg zunahmen, lagen sie im Sitzen mit 16 mm Hg bzw. 12 mm Hg im Normbereich und stiegen erst auf der letzten Belastungsstufe in pathologische Bereiche. Dies war bedingt durch eine Blutvolumenverschiebung in untere Körperpartien mit geringerem venösem Blutandrang zum Herzen und zur Lunge. Die Patienten waren deshalb im Sitzen um eine Wattstufe besser belastbar.

Diese Untesuchung zeigt, daß Einschwemmkatheterdaten, die bei einer liegenden Ergometerbelastung ermittelt werden, nur bedingt etwas über die körperliche Belastbarkeit im Beruf und beim Sport aussagen. Diese Belastungen werden ja vorwiegend in aufrechter Körperhaltung erbracht, bei der die Druckwerte im kleinen Kreislauf nicht annähernd so stark ansteigen wie im Liegen. Einige Autoren glauben deshalb, daß halbliegende ergometrische Belastungen für Fragen der beruflichen und sportlichen Belastbarkeit aussagefähiger seien, sie übersehen aber, daß die obengenannten Normwerte nur für Belastungen im Liegen gelten.

Volumenbelastung

Bei Volumenbelastung durch Anheben der Beine um 45° kommt es durch Blutvolumenverschiebungen aus den unteren Körperpartien zum vermehrten venösen Rückstrom zum Herzen und damit zur Erhöhung der Vorlast (Preload) (vgl. Abb. 121). Nach 1 Minute führt dies zu einem Druckanstieg von durchschnittlich 2 mm Hg im rechten Vorhof und in der Pulmonalkapillare. Bei stark gestörter linker Ventrikelfunktion, insbesondere auf myokardialer Basis (Herzwandaneurysma), können bei dieser Volumenbelastung Druckerhöhungen im Pulmonalkapillarbereich zwischen 10 und 20 mm Hg auftreten. Das Herzminutenvolumen ändert sich dabei kaum oder steigt gering um 200–

400 ml an, bei stark gestörter Ventrikelfunktion infolge schwerer Myokardschädigung fällt es eher ab. Bei einem Patientenkollektiv von 32 Koronarkranken sank das Herzminutenvolumen im Durchschnitt von 7,2 auf 6,7 l/min unter dieser Volumenbelastung ab. Wenn auch bisher nur an 20 Herzinfarktpatienten untersucht, so kann man davon ausgehen, daß eine *Volumenverschiebung* beim Eintauchen in Wasser bis zum Hals zu einem mittleren Pulmonalarteriendruckanstieg von 13,5 auf 27,8 mm Hg führt. Bei einer zusätzlichen körperlichen Belastung durch Schwimmen steigt der mittlere Pulmonalarteriendruck sogar auf 52 mm Hg an, was einer ergometrischen Belastung im Liegen von über 100 Watt entspricht.

Statische Handgrip-Belastung

Bei der statischen Belastung wird der Patient aufgefordert, 3 Minuten lang mit möglichst großer Kraft (60–70 % der Maximalkraft) die Druckfeder eines *Handgriffergometers* (Vigorometer®) zusammenzudrücken. Je nach Grad der Ventrikelfunktionsstörung in Ruhe können bei dieser statischen Belastung enddiastolische Druckerhöhungen im linken Ventrikel und entsprechend im Pulmonalkapillarbereich um mehr als 10 mm Hg (im Mittel 2–3 mm Hg) auftreten (vgl. Abb. 121).

Wenn eine statische Handgriffbelastung mit einem Drittel der maximal möglichen Kraft über 1,5 Minuten gehalten wird, steigen die Pulmonalarteriendrücke bei Herzinfarktpatienten auf Werte, die einer 4minütigen Ergometerbelastung mit 40 Watt im Liegen entsprechen sollen.

Eine Handgriffergometerbelastung nehmen wir nur dann vor, wenn eine Fahrradergometerbelastung, z. B. bei Beinamputierten, nicht möglich ist oder wenn dem Patienten bei stark pathologischer Druckerhöhung bereits in Ruhe eine dynamische Belastung nicht mehr zugemutet werden soll oder kann.

Frequenzstimulationsbelastung

Die Frequenzstimulation des rechten Vorhofes oder rechten Ventrikels wird mit einem 3lumigen Einschwemmkatheter durchgeführt, wobei ein Lumen die Schrittmacherelektrode trägt. Über die Lage der Elektrode orientiert das intrakardial abgeleitete EKG (vgl. Abb. 121) oder die Druckkurve. Wird das EKG des rechten Vorhofes abgeleitet, erfolgt mit einer Frequenz, die zunächst 20 Schläge über der Ruhefrequenz des Patienten liegt, die *elektrische Stimulation* mit einer Schrittmacherbatterie, wobei die Frequenz jede Minute um 20 Stimuli gesteigert wird. Eine Vorhofstimulation mit 120 und 140 Stimuli/min führte bei unseren Koronarkranken zu keinen wesentlichen kardialen Beschwerden, insbesondere nicht zu Angina pectoris. Bei Stimulationsfrequenzen von 120/min und mehr traten AV-Schutzblockierungen auf, so daß nur noch jeder 2. Stimulus auf den Ventrikel übertragen wurde.

Diese Stimulationsfrequenzen von 120–140/min hatten keinen Einfluß auf die Druck-Volumen-Verhältnisse in der Pulmonalarterie, die Drücke tendierten eher zu einem Abfall. Auch der systolische und diastolische Arteriendruck und das Herzminutenvolumen blieben konstant. Nur wenn dabei Angina pectoris und damit eine myokardiale Ischämie auftrat, kam es zu einem pathologischen Druckanstieg in der Pulmonalarterie und zu einem Abfall des HMV. Die Frequenzstimulation hat deshalb nur einen geringen Aussagewert und wird nur eingesetzt, wenn der Patient nicht ergometrisch belastbar ist.

Psychomotorische Streßbelastung

Die psychomotorische Streßbelastung führten wir standardisiert und reproduzierbar mit dem *Wiener Determinationsgerät* durch. Das Gerät war so zum Patienten angeordnet, daß er es in liegender Körperhaltung während der Einschwemmkatheteruntersuchung bedienen konnte. Durch ein zwangsgesteuertes Programm von optischen und akustischen Signalen, die auf Tastendruck vom Patienten gelöscht werden mußten und mit wachsender Geschwindigkeit angeboten wurden, kam der Patient unter einen zunehmenden Entscheidungs- und Zeitzwang. Dieser Test wurde abgebrochen, wenn mehr als 50 % der Signale zu spät oder falsch beantwortet wurden.

Diese Form der psychomotorischen Belastung führte zwar zu einem deutlichen Pulsfrequenzanstieg, hatte aber bei unseren Koronarkranken keinen Einfluß auf die Druckverhältnisse in der Lungenarterie und Lungenkapillare (vgl. Abb. 121). Dieser Untersuchungsbefund steht im Widerspruch zu Befunden anderer Untersucher, die unter einer psychischen Belastung mit Rechenaufgaben und provozierenden Fragen deutliche Druckanstiege fanden.

Die psychomotorische Erregung durch Angst vor der Einschwemmkatheteruntersuchung kann zu einer *hyperkinetischen Kreislauflage* führen, die sich in einer erhöhten Herzfrequenz, in einer Anhebung der zentralvenösen Sauerstoffsättigung auf über 80 %, des Herzminutenvolumens auf über 8 l/min und in grenzwertig erhöhten Drücken in der Pulmonalarterie und im rechten Vorhof in Ruhe dokumentiert. Auf der ersten Belastungsstufe von 25 Watt beobachtet man in diesen Fällen nicht selten zunächst einen Rückgang bzw. eine Normalisierung dieser Werte.

Kälteprovokationstest mit ergometrischer Belastung

Häufig klagen Koronarkranke über eine Zunahme der Angina-pectoris-Beschwerden bei kalter Umgebungsluft. Bei diesen Patienten führten wir eine Einschwemmkatheterkontrolluntersuchung bei gleichzeitiger Inhalation von kaltfeuchter Luft durch. Eine Kältemaschine gab über eine Atemmaske Luft von –2 °C mit einer relativen Luftfeuchtigkeit von 75 % ab, die der Patient während der ergometrischen Belastung einatmete. Der arterielle Blutdruck und die Pulsfrequenz stiegen unter diesen *Kältebedingungen* deutlich stärker an, das Druckverhalten in der Pulmonalarterie und Pulmonalkapillare war aber individuell sehr unterschiedlich und nur bei den Patienten deutlich angehoben, bei denen gleichzeitig eine Angina pectoris provoziert wurde.

Auswertung und Dokumentation

Für die Auswertung von Einschwemmkatheterdaten ist es notwendig, daß man möglichst artefaktfreie Wechsel- und Mitteldruckkurven in Ruhe und bei Belastung aufgezeichnet hat. Eine Dämpfung durch ein undichtes oder nicht vollkommen blasenfreies Registriersystem verfälscht systolische und diastolische Druckwerte insofern, als diese zu niedrig bzw. zu hoch gemessen werden. Bei Überschleuderung der Maximalwerte können zu hohe bzw. zu niedrige Daten vorgetäuscht werden. Bei überschleuderten Druckkurven sind deshalb, wie bereits erwähnt, Korrekturen notwendig. Auf hohen Belastungsstufen sind die Druckkurven in der Pulmonalarterie und -kapillare durch Atmung, Überschleuderung und Bewegung so deformiert, daß nur noch die Bewertung der Mitteldrücke sinnvoll ist (Abb. 126 und 127).

Die ermittelten Druckwerte in den verschiedenen Herz- und Gefäßabschnitten werden mit den Herzminutenvolumenwerten und der Herzfrequenz in ein Formular eingetragen, zusammen mit Blutgaswerten und arteriellen Blutdruckwerten. Zur besseren Veranschaulichung dokumentieren wir die festgestellten Druck- und Herzminutenvolumenwerte in *Normdiagrammen*, die von *Ekelund* und *Holmgren* erstellt wurden. Diese Daten entsprechen weitgehend den von uns gemessenen Normwerten bei Radsportlern.

Die festgestellten hämodynamischen Daten werden schriftlich interpretiert. Zur Entlastung des Sekretariates sind wir neuerdings zu einer Formularbeurteilung übergegangen, wobei der Untersucher seine Befunde in einen Vordruck einträgt und nur noch seine Diagnose mit Interpretation diktiert.

Zur endgültigen Beurteilung von Einschwemmkatheterdaten werden andere klinische Befunde mitberücksichtigt. Für die Einschwemmkatheteruntersuchung müssen deshalb dem Untersucher die wichtigsten klinischen Angaben mitgeteilt werden, die ebenfalls in ein Formular eingetragen werden. Besonders wichtig für die Interpretation und korrekte Bewertung von Einschwemmkatheterdaten sind dabei Angaben zu Anamnese und Beschwerden des Patienten, über die Medikamenteneinnahme und über die elektrokardiographischen und röntgenologischen Befunde.

Druckkurven können auch voll- und halbautomatisch ausgewertet werden. „On-line" werden die Meßdaten direkt vom Manometer in einen Rechner gegeben, der digital maximale, minimale und mittlere Druckwerte ausmißt und in einem Protokoll ausdruckt. Dabei bestimmt der Untersucher, welcher Teil einer Druckkurve verwendet werden soll. Neben Druckgradienten an Herzklappen werden auch Klappenöffnungsflächen, Herzindex und Gefäßwiderstände berechnet, wenn Herzminutenvolumina etc. eingegeben wurden.

Bei einer *halbautomatischen Auswertung* werden nach Speicherung der Eichwerte mit einem „elektronischen Griffel" die maximalen und minimalen Druckpunkte einer Kurve abgegriffen und vom Computer systolische, diastolische und mittlere Druckwerte bestimmt. Diese rechnergestützte Auswertung von Druckkurven führt aber nur zu geringer Arbeitserleichterung, ohne daß die Genauigkeit einer Druckmessung wesentlich besser wird. Artefakte, die insbesondere bei körperlicher Belastung die Druckkurven überlagern, führen bei *automatischer Auswertung* oft zu paradoxen Werten, was dann eine ma-

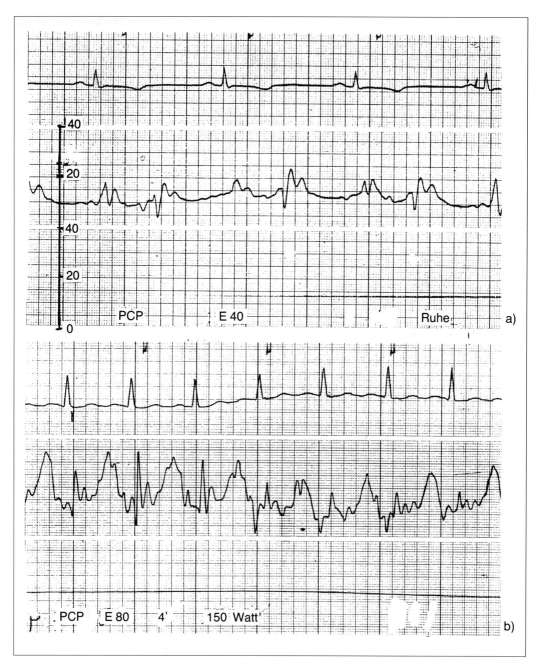

Abb. 126   Druckkurve der Pulmonalkapillare. a) in Ruhe; b) bei 150 Watt Belastung.

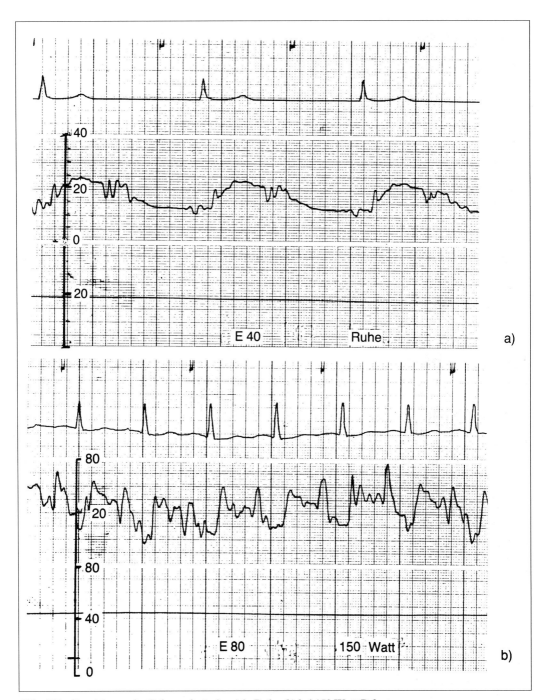

Abb. 127 Druckkurve der Pulmonalarterie. a) in Ruhe; b) bei 150 Watt Belastung.

Schlagarbeit des linken Ventrikels		$= (Ao_m - LVEP) \times SV \times 0,0136$
	oder	$(Ao_{Sp} - PCP) \times SV \times 0,0136$
Schlagarbeit des rechten Ventrikels		$= (PA_m - RVEP) \times SV \times 0,0136$

Ao_m = Mittlerer Aortendruck
PA_m = Mittlerer Pulmonalarteriendruck
LVEP = Enddiastolischer Druck im linken Ventrikel
RVEP = Enddiastolischer Druck im rechten Ventrikel
SV   = Schlagvolumen (HMV : HF)
Ao_{Sp} = Systolischer Arteriendruck

Tab. 68   Schlagarbeit des Herzens. Auch die Schlagarbeit kann auf die Körperoberfläche als Schlagarbeitsindex bezogen werden.

nuelle Auswertung der Druckkurven notwendig macht. Der apparative Aufwand für eine halb- oder vollautomatische Druckkurvenauswertung erscheint uns deshalb nicht gerechtfertigt.

Wichtige hämodynamische Parameter

Schlagarbeit des Herzens

Mit der Schlagarbeit (stroke work) erhält man neben Herzminutenvolumen bzw. Herzindex einen weiteren Parameter zur Beurteilung der Pumpfunktion des Herzens. Die Schlagarbeit ist das Produkt aus dem mittleren Druck, den das Herz bei jedem Herzschlag erzeugt, und der Blutmenge, die gefördert wird.

Die *Schlagarbeit des linken Ventrikels* errechnet sich aus der Druckdifferenz zwischen mittlerem Aortendruck und enddiastolischem linkem Ventrikeldruck, multipliziert mit dem Schlagvolumen und einem Umrechnungsfaktor (Tab. 68). Bei der Einschwemmkatheteruntersuchung ermittelt man die Schlagarbeit des linken Ventrikels relativ genau, indem man den systolischen Aortendruck anstelle des mittleren Drucks einsetzt und für den linksventrikulären enddiastolischen Druck den mittleren Pulmonalkapillardruck nimmt.

Die Schlagarbeit ist erhöht bei körperlicher Belastung und arterieller Hypertonie und vermindert bei Linksherzinsuffizienz (normal 60–180 gm × m). Eine Schlagarbeit unter 40 spricht für eine Einschränkung, unter 25 für eine schwere Insuffizienz des linken Ventrikels.

Die *Schlagarbeit des rechten Ventrikels* ergibt sich aus der Differenz zwischen mittlerem Pulmonalarteriendruck und enddiastolischem rechtem Ventrikeldruck bzw. mittlerem rechtem Vorhofdruck, ebenfalls multipliziert mit dem Schlagvolumen und dem Umrechnungsfaktor (normal 10–15 gm × m). Sie ist erhöht bei körperlicher Belastung, pulmonaler Hypertonie und Hypoxie und nimmt bei der Rechtsherzinsuffizienz ab.
Da der mittlere Aortendruck um das 6fache höher ist als der mittlere Pulmonalarteriendruck, hat der linke Ventrikel die 6fach höhere Schlagarbeit zu leisten.

Klappenöffnungsflächen

Die Berechnung von Klappenöffnungsflächen ist besonders bei Aorten- und Mitralklappenstenose von Bedeutung. Sie macht die direkte Druckmessung im linken Ventrikel mittels Linksherzkatheter erforderlich. Mit einer Einschwemmkatheteruntersuchung ist die *Öffnungsflächenberechnung*

$$A = \frac{Q_{eff}}{C \times 44{,}5 \times \sqrt{\triangle P}}$$

A   = Klappenöffnungsfläche in cm²
Q_{eff} = Effektiver Blutdurchfluß in ml/s
C   = Klappenspezifische Konstante
         (= 1 für Pulmonal- und Trikuspi-
         dalklappe)
44,5   = Hydraulischer Faktor
$\triangle P$ = Druckgradient an der Klappe

Tab. 69   Klappenöffnungsflächenberechnung nach *Gorlin.*

nur für eine Pulmonal- und Trikuspidalklappenstenose möglich.

Durch die Klappenstenose entsteht ein *Druckgradient* ΔP über der Klappe, der in Beziehung gesetzt wird zum Blutdurchfluß (effektives Herzminutenvolumen) an der Klappe. Die Klappenöffnungsfläche A errechnet sich nach der in Tabelle 69 angegebenen Formel.

Die normale Klappenöffnungsfläche der Pulmonalklappe beträgt 2,5–3,5 cm², für die Trikuspidalklappe 10,0 cm². Von einer schweren Pulmonalklappenstenose spricht man bei einer Öffnungsfläche unter 0,3 cm², von einer schweren Trikuspidalklappenstenose unter 1,5 cm².

Kreislaufwiderstände

Der Widerstand, gegen den das Herz sein Blut bei jedem Herzschlag entleeren muß, ist ebenfalls ein wichtiger hämodynamischer Parameter. Wenn sich Arteriolen verengen, erhöht sich der Widerstand, und das Herz muß einen höheren Druck erzeugen, um die gleiche Blutmenge zu fördern. Für den rechten Ventrikel ist dabei der Gefäßquerschnitt der Lungenstrombahn (peripherer Lungengefäßwiderstand), für den linken Ventrikel der des Großkreislaufes (peripherer Gefäßwiderstand) von Bedeutung. Nach dem Ohmschen Gesetz errechnen sich Strö-

mungswiderstände aus dem mittleren Druckabfall entlang einer Gefäßstrecke und dem mittleren Blutfluß.

Der *Widerstand im Lungenkreislauf* (PVR = pulmonary vascular resistance) ergibt sich danach aus dem mittleren Pulmonalarteriendruck (PA_m), dividiert durch das Herzminutenvolumen (HMV) (Tab. 70), das durch die Lunge fließt. Zuverlässiger für die Beurteilung der Lungenstrombahn ist die Berechnung des pulmonalen Arteriolenwiderstandes (R_{PAR}). Dieser berechnet sich aus mittlerer Druckdifferenz zwischen der Arteria pulmonalis (*vor* den Lungenarteriolen) und den Lungenvenen bzw. dem linken Vorhof (*nach* den Lungenvenen). Als Äquivalent für den linken Vorhofdruck wird bei der Einschwemmkatheteruntersuchung der mittlere Pulmonalkapillardruck eingesetzt.

Der *Widerstand im Großkreislauf* (SVR = systemic vascular resistance) wird berechnet aus der Differenz zwischen mittlerem Aortendruck und mittlerem rechtem Vorhofdruck, dividiert durch das Herzminutenvolumen des Großkreislaufs. Da der rechte Vorhofdruck im Vergleich zum systemarteriellen Mitteldruck niedrig ist, kann er bei der Berechnung vernächlässigt werden.

Beim Links-rechts-Shunt, z. B. bei angeborenen Herzfehlern, muß zur Berechnung des pulmonalen Arteriolenwiderstandes das Blutvolumen (HMV_p) eingesetzt werden, das durch die Lungenstrombahn gefördert wird.

In der Literatur werden *unterschiedliche Normwerte für die Gefäßwiderstände* angegeben. Mit unseren Werten stimmen am ehesten die Angaben von *Grossman* überein, der den Großkreislaufwiderstand mit 1170 ± 270 und den Kleinkreislaufwiderstand mit 67 ± 30 dyn × s × cm⁻⁵ ermittelt hat.

Unter körperlicher Belastung fallen die peripheren und pulmonalen Gefäßwiderstände normalerweise ab. Bei Patienten mit Herzinsuffizienz steigen dagegen die peripheren, bei Patienten mit Lungenerkrankungen die pulmonalen Gefäßwiderstände an. Bei Sauerstoffatmung fällt der Pulmonalarteriendruck ab, wenn der pulmonale Gefäßwider-

Widerstand im Lungenkreislauf =
(PVR = pulmonary vascular resistance)

$$\frac{PA_m}{HMV_P} \times 80$$

Pulmonaler Arteriolenwiderstand =
(R)

$$\frac{PA_m - PCP_m}{HMV_P} \times 80$$

Widerstand im Großkreislauf =
(R_s oder SVR = systemic vascular resistance)

$$\frac{Ao_m - RA_m}{HMV_S} \times 80$$

Ao_m = Aortenmitteldruck
RA_m = Mittlerer rechter Vorhofdruck
PA_m = Mittlerer Pulmonalarteriendruck
PCP_m = Mittlerer Pulmonalkapillardruck, entsprechend mittlerem linken Vorhofdruck
HMV_S = Herzminutenvolumen im Großkreislauf
HMV_P = Herzminutenvolumen im Lungenkreislauf

Tab. 70   Kreislaufwiderstände.

Verhältnis R_P/R_S < 0,25 = Normal
    > 0,75 = Schwere pulmonale Hypertonie
    > 1,0   = Schwerste pulmonale Hypertonie

R_P = Lungengefäßwiderstand (pulmonaler Arteriolenwiderstand)
R_S = Großkreislaufwiderstand (Systemwiderstand)

Tab. 71   Verhältnis zwischen Lungen- und Großkreislaufwiderstand.

stand nicht organisch fixiert ist. Dieser Test ist wichtig bei älteren Patienten mit chronisch obstruktiver Ventilationsstörung, bei denen es durch eine alveoläre Hypoxie zu einer Lungengefäßwiderstandserhöhung kommt. Auch bei Patienten mit angeborenen Herzfehlern ist die *Sauerstoffatmung* von wichtiger prognostischer Aussage bezüglich einer korrigierenden Herzoperation. Bleibt der Lungengefäßwiderstand trotz Sauerstoffatmung unverändert hoch, ist er also fixiert, besteht wenig Aussicht, daß sich die pulmonale Hämodynamik nach der Herzoperation normalisiert. Wenn der Lungengefäßwiderstand dem Großkreislaufwiderstand entspricht, ist die chirurgische Korrektur eines Vorhof- oder Ventrikelseptumdefektes, also eines Shunts, kontraindiziert (Tab. 71).

Shuntaufdeckung und -berechnung

Für die Einschwemmkatheteruntersuchung stehen 2 Methoden zur Verfügung, um eine pathologische Kurzschlußverbindung zwischen dem physiologischerweise getrennten großen und kleinen Kreislauf nachzuweisen.

Oxymetrische Methode

Mit der oxymetrischen Methode wird der Übertritt von arteriellem Blut in die venöse Blutbahn anhand eines *Sauerstoffsättigungssprungs* zwischen den Hohlvenen und der Pulmonalarterie nachgewiesen, und zwar in Höhe des Defektes. Liegt ein Sättigungssprung von mindestens 2 Vol% zwischen

$$Q_S = \frac{VO_2}{C_AO_2 - C_VO_2} \qquad Q_P = \frac{VO_2}{C_{PV}O_2 - C_{PA}O_2}$$

$$Q_{L-R} = Q_P - Q_S$$

Q_S = Großkreislaufminutenvolumen
Q_P = Kleinkreislaufminutenvolumen
VO_2 = Sauerstoffaufnahme
C_AO_2 = Arterieller Sauerstoffgehalt
C_VO_2 = Venöser Sauerstoffgehalt
$C_{PV}O_2$ = Sauerstoffgehalt der Lungenvene
$C_{PA}O_2$ = Sauerstoffgehalt der Pulmonalarterie
Q_{L-R} = Links-rechts-Shunt

Tab. 72 Oxymetrische Shuntvolumenberechnung.

Hohlvenen und rechtem Ventrikel vor, dann ist ein Vorhofseptumdefekt und/oder fehlein-mündende Lungenvenen, bei einem Sättigungssprung zwischen rechtem Vorhof und Pulmonalarterie ein Ventrikelseptumdefekt anzunehmen. Ein Rechts-links-Shunt läßt sich oxymetrisch nur vermuten, wenn das arterielle Blut sauerstoffuntersättigt ist, das Lungenvenen- bzw. linke Vorhofblut aber einen normalen Sauerstoffgehalt hat. Für diesen Nachweis muß eine Lungenvene bzw. der linke Vorhof durch einen Septumdefekt sondiert worden sein, was mit dem Einschwemmkatheter im allgemeinen nicht gelingt, sondern nur mit dem halbsteifen Cournand-Katheter. Zur Berechnung des Shuntvolumens bestimmt man das Groß- und Kleinkreislaufminutenvolumen getrennt. Die Differenz ergibt das *Shuntvolumen*, also das Blutvolumen, das durch den Defekt unter Umgehung des großen Kreislaufs in den kleinen Kreislauf fließt (Tab. 72). Die Sauerstoffsättigung (SO_2 [%]) kann schnell und einfach mit einem Reflektometer (OSM2-Hämoxymeter) ermittelt werden und gibt an, wieviel Hämoglobin sauerstoffgesättigt ist. Der Sauerstoffpartialdruck (pO_2 [mm Hg]) wird mit Sauerstoffelektroden bestimmt und gibt den Partialdruck des im Blut gelösten Sauerstoffs an. Der Sauerstoffgehalt (contents) (CO [Vol%]) wird in ml pro 100 ml Blut angegeben (ABL5-Radiometer).

Bei der Berechnung des *Großkreislaufminutenvolumens* (Q_s) darf nicht, wie sonst üblich, die gemischt venöse Sauerstoffsättigung in der Pulmonalarterie bestimmt werden, da das Blut dort durch den Zufluß von arteriellem Blut über den Defekt mit Sauerstoff aufgesättigt worden ist. Man muß deshalb die venöse Sauerstoffsättigung vor dem Defekt (Shunt), also in den Hohlvenen, bestimmen. C_VO_2 ist der Sauerstoffgehalt des *gemischt venösen Blutes* aus Vena cava inferior und superior, wobei die Sättigung der Vena cava superior mit 2 Drittel und die der Vena cava inferior mit 1 Drittel in die Berechnung eingeht. Die beiden Hohlvenen werden unterschiedlich berücksichtigt (einige Autoren berücksichtigen die Vena cava superior auch mit 3 Viertel Anteilen und die Vena cava inferior nur mit 1 Viertel Anteil), weil durch den großen Zufluß von sauerstoffreichem Blut aus den Nierenarterien die Sauerstoffsättigung der unteren Hohlvene sehr viel höher ist. C_aO_2 ist der Sauerstoffgehalt in der Arterie, entnommen als Kapillarblut aus dem hyperämisierten Ohrläppchen.

Bei der Bestimmung des *Kleinkreislaufminutenvolumens* (Q_p) muß dagegen das Shuntvolumen berücksichtigt werden, das vom rechten Ventrikel zusätzlich gepumpt wird. Man bestimmt also die Sauerstoffsättigung hinter dem Shunt in der Pulmonalarterie.

Links-rechts-Shunt =

$$\frac{\% \text{ O}_2\text{PA} - \% \text{ O}_2\text{ven.}}{\% \text{ O}_2\text{art.} - \% \text{ O}_2 \text{ ven.}} \times 100 = \frac{\% \text{ des Großkreislauf-}}{\text{minutenvolumens}}$$

O$_2$PA = Sauerstoffsättigung in der Pulmonalarterie
O$_2$ven. = Sauerstoffsättigung gemischt-venös aus
           Hohlvenen
O$_2$art. = Sauerstoffsättigung in der Arterie (Aorta)

Tab. 73 Prozentuale Abschätzung
des Links-rechts-Shunts.

$C_{PV}O_2$ entspricht dem Sauerstoffgehalt der Lungenvene. Falls diese nicht direkt sondiert wird, geht man von einer Sauerstoffsättigung von 95 % aus. $C_{PA}O_2$ ist der Sauerstoffgehalt der Pulmonalarterie, aus der die Blutprobe über den Einschwemmkatheter entnommen wird.

Die Sauerstoffaufnahme VO_2 muß eigentlich spirometrisch ermittelt werden. Wir begnügen uns im Rahmen der Einschwemmkatheteruntersuchung mit tabellarisch ermittelten Normwerten (vgl. Tab. 55), die wir in die Berechnungsformel einsetzen. Der Links-rechts-Shunt errechnet sich nach diesen Formeln in l/min. Man gibt das Shuntvolumen auch in % des Großkreislaufvolumens an.

Eine Orientierung über die *prozentuale Shuntgröße* ermöglicht eine Kurzformel, in die die direkt gemessenen Sauerstoffsättigungswerte eingesetzt werden. Die Prozentzahl gibt an, welcher Anteil des Herzminutenvolumens über die Shuntverbindung fließt (Tab. 73).

Indikatormethode

Bei der Indikatormethode zur Bestimmung von Shuntverbindungen werden Fremdgase (z. B. Wasserstoff) oder Farbstoffe (z. B. Cardiogreen®) benutzt.

Bei der *Fremdgasmethode* inhaliert der Patient z. B. Wasserstoff, der von der Lunge über das linke Herz in den großen Kreislauf gelangt. Bei einem Septumdefekt tritt dieser Wasserstoff aber sofort wieder aus dem linken Herzen über den Septumdefekt in den kleinen Kreislauf über. Sein Erscheinen führt zu einer elektrischen Entladung an einer Wasserstoffelektrode, die über einen Herzkatheter in die Pulmonalarterie geführt wurde. Die Entladung wird durch ein EKG-Gerät registriert und läßt auch kleinere Shuntverbindungen aufdecken.

Wir benutzen im Rahmen der Einschwemmkatheteruntersuchung zur Shuntbestimmung die *Farbstoffverdünnungsmethode*. Zur Anfertigung einer Farbstoffverdünnungskurve wird ein Photometer (Densitometer) in Form eines Ohrclips auf die mit Finalgon® hyperämisierte Ohrmuschel gesetzt. Dabei darf die Anklemmschraube nur so stark angezogen werden, daß sich der Clip noch leicht verschieben läßt und die Durchblutung der Ohrmuschel nicht behindert wird. Die densitometrische Änderung der Farbstoffkonzentration wird mit einem logarithmischen Schreiber aufgezeichnet.

Die Indocyamine-Grün-(Cardiogreen®-) Farbstofflösung wird mit einer Injektionsspritze in den Katheter injiziert, wobei 0,8–1 ml das Katheterlumen füllen und weitere 1–1,5 ml in den rechten Vorhof oder in die Pulmonalarterie gelangen. Wenn die Injektion nicht in eine zentrale Vene erfolgt, sollte sie möglichst in die Vena basilica vorgenommen werden, wobei zuvor mit einer Blutdruckmanschette über 4 Minuten eine arterielle Ischämie erzeugt wird mit anschließender reaktiver Hyperämie nach Lösen der arteriellen Stauung. Die Bolusinjektion sollte 5–10 Sekunden nach Lösen der Druck-

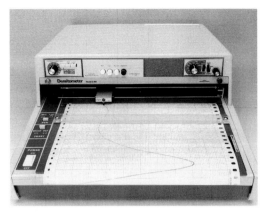

Abb. 128 Densitometer D-805 (Fa. Franke Medizinelektronik, E. Brandström-Str. 9, 4690 Herne 2).

manschette erfolgen, d. h. zum Zeitpunkt des maximalen venösen Blutrückstroms.

Die Cardiogreen®-Lösung sollte eine Konzentration von 5 mg Farbstoff pro 1 ml Injektat haben. Man muß beachten, daß Cardiogreen® jodhaltig ist und deshalb anaphylaktische Reaktionen auslösen kann. Die Untersuchung ist deshalb bei bekannter Jodallergie kontraindiziert.

Der in das zentralvenöse System eingebrachte *Farbstoffbolus* wird beim Durchgang durch den Lungenkreislauf so verdünnt, daß eine charakteristische Kurve entsteht, die vom Photometer am Ohrläppchen registriert und von einem logarithmischen Schreiber (Abb. 128) dokumentiert wird. Die Zeit vom Injektionsbeginn bis zum Erscheinen des Farbstoffs an der Ohrmuschel (Anfang der Verdünnungskurve) ist die „Erscheinungszeit". Die Zeit bis zum Erreichen der höchsten Farbstoffkonzentration am Meßort ist die „Konzentrationszeit". Die Kurve zeigt neben einem steil ansteigenden Schenkel („Konzentrationsschenkel") einen logarithmisch abfallenden flachen Schenkel („Verdünnungsschenkel"). Diesem Verdünnungsschenkel überlagert sich an seinem Ende eine zweite flache Welle („Rezirkulationswelle"), die durch ein zweites Anfluten des Farbstoffs entsteht, nachdem der Farbstoff-

bolus einmal den gesamten arteriellen und venösen Kreislauf passiert hat.

Bei fehlender oder hämodynamisch unbedeutender Shuntverbindung (unter 10 %) ergibt sich eine fast gleichschenkelige *Farbstoffverdünnungskurve* (Abb. 129a), an der nach Markierung des Injektionszeitpunktes (I) eine Erscheinungszeit (EZ) des Farbstoffs bis hin zur maximalen Konzentration (K_{max}) zu erkennen ist.

Bei einem hämodynamisch bedeutsamen *Links-rechts-Shunt* kommt es über einen Ductus Botalli apertus, einen Septumdefekt oder eine fehleinmündende Vene zum vorzeitigen Übertritt farbstoffhaltigen Blutes in das venöse System, so daß es ein zweites Mal über die Lunge kreisend dem linken Herzen und damit dem großen Kreislauf zufließt. Dies führt zu einer vorzeitigen zweiten Farbstoffanflutung zwischen der Verdünnungs- und der Rezirkulationswelle (Abb. 129b), was, je nach Shuntgröße, einen trägen Abfall des Verdünnungsschenkels bewirkt.

Nach empirischen Formeln von *Carter* kann man den Links-rechts-Shunt in %-Anteil vom Großkreislaufminutenvolumen angeben. Die Formel Carter 1 wird zum Berechnen größerer Links-rechts-Shunts benutzt, die Formel Carter 2 für die Berechnung kleinerer Shunts. (Bei kleinen Shuntvolumina kann K_1 noch im Bereich der primären Verdünnungskurve liegen und damit der Shunt bei der Berechnung untergehen.)

$$\text{Links-rechts-Shunt} \quad [\%] = \frac{141 \times K_1}{K_{max}} - 42$$
(Carter 1)

$$\text{Links-rechts-Shunt} \quad [\%] = \frac{135 \times K_2}{K_{max}} - 14$$
(Carter 2)

Hierzu wird mit K_{max} der maximale Ausschlag (Gipfel) gemessen und mit K_1 der Ausschlag zu einem Zeitpunkt, zu dem die Zeitspanne vom Anfang der Kurve EZ bis K_{max} nochmals oder K_2 ein zweites Mal verstrichen ist.

a) Normale Verdünnungskurve

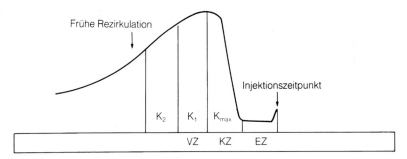

Rezirkulationswelle

Injektionszeitpunkt

K_{max}

VZ   KZ   EZ

b) Großer Links-rechts-Shunt

Frühe Rezirkulation

Injektionszeitpunkt

K_2 K_1 K_{max}

VZ   KZ   EZ

K_{max} = Maximale Farbstoffkonzentration

$K_1 + K_2$ = Konzentration der vorzeitigen Rezirkulationswelle bei Links-rechts-Shunt

c) Großer Rechts-links-Shunt

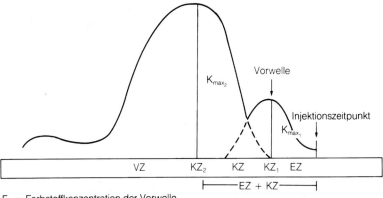

K_{max_2}

Vorwelle

Injektionszeitpunkt

K_{max_1}

VZ KZ_2 KZ KZ_1 EZ

EZ + KZ

F_1 = Farbstoffkonzentration der Vorwelle
F_2 = Maximale Farbstoffkonzentration

Abb. 129   Farbstoffverdünnungskurven. **EZ** = Erscheinungszeit, **KZ** = Konzentrationszeit, **VZ** = Verdünnungszeit.

Ebene des Sauerstoffsättigungssprungs	Diagnose
SO_2 in RA höher als SO_2 in $C_{Vi} + C_{VS}$ SO_2 in RV höher als SO_2 in RA SO_2 in PA höher als SO_2 in R_V	Vorhofseptumdefekt Ventrikelseptumdefekt Ductus Botalli apertus
RA = Rechter Vorhof C_{Vi} und C_{VS} = Vena cava inferior und superior RV = Rechter Ventrikel PA = Pulmonalarterie	

Tab. 74 Lokalisation des Links-rechts-Shunts durch Sauerstoffsättigungsbestimmung bei der Einschwemmkatheteruntersuchung.

Links-rechts-Shunt

Unter 10 %:	Hämodynamisch bedeutungslos
Über 20–30 %:	Mittelgradiger Shunt, operativ korrekturbedürftig, falls Symptome vorhanden
Über 50–60 %:	Sehr großer Shunt, immer operativ korrekturbedürftig, weil die Gefahr der Entwicklung einer pulmonalen Hypertonie besteht

Tab. 75   Klinische Bedeutung der verschiedenen Shuntgrößen.

Bei Farbstoffinjektion in eine periphere Vene eignet sich zur Berechnung des Links-rechts-Shunts die von *Laurencet* modifizierte Carter-1-Formel:

$$\text{Links-rechts-Shunt [\%]} = \frac{141 \times K_1}{K_{max}} - 46$$

Im Gegensatz zur oxymetrischen Methode, bei der Blutabnahmen über den Einschwemmkatheter in den verschiedenen Gefäß- und Herzetagen unter Röntgenkontrolle möglich sind und bei denen man feststellen kann, auf welcher Etage das arterielle Blut dem venösen zugemischt wird (Tab. 74), ist mit der Farbstoffverdünnungsmethode eine *Shuntlokalisation* nicht möglich, da alle Links-rechts-Shuntverbindungen die Verdünnungskurve in gleicher Form verändern. Die *Shuntgröße* ist dagegen anhand der Steilheit der Kurve abzuschätzen. Je nach Shuntgröße ergeben sich unterschiedliche Konsequenzen für die Operationsindikation (Tab. 75).

Anders als mit dem oxymetrischen Verfahren lassen sich mit der Farbstoffverdünnungsmethode *Rechts-links-Shuntverbindungen* lokalisieren und quantifizieren, weil man durch die Injektion des Farbstoffs über einen Einschwemmkatheter in die verschiedenen Gefäß- und Herzabschnitte registrieren kann, auf welcher Etage der Farbstoff von der venösen auf die arterielle Seite übertritt. Dies ist erkennbar an einer Welle, die der

Quotient VZ/KZ

1,6 – 2,0	= Links-rechts-Shunt unter 30 %
2,0 – 2,5	= Links-rechts-Shunt zwischen 30 und 50 %
über 2,5	= Links-rechts-Shunt über 50 %

Tab. 76 %-Einschätzung eines Links-rechts-Shunts mit Hilfe des VZ/KZ-Quotienten der Farbstoffverdünnungskurve.

eigentlichen Farbstoffverdünnungskurve mit Schulterbildung des ansteigenden Schenkels vorangeht (Abb. 129c). Bei einem Vorhofseptumdefekt mit Rechts-links-Shunt ist diese *Vorwelle* z. B. nur zu erwarten bei Injektion des Farbstoffs in den Vorhof oder die Hohlvene, nicht jedoch bei Injektion in den rechten Ventrikel und die Pulmonalarterie. Durch Ausmessen der Flächen der Vorwelle (F_1) und der eigentlichen Verdünnungskurve (F_2) läßt sich der Rechts-links-Shunt in Prozent des Großkreislaufminutenvolumen mit nachfolgender Formel berechnen:

$$\text{Rechts-links-Shunt } [\%] = \frac{F_1}{F_1 + F_2} \times 100$$

$$F_1 = K_{max1} \times KZ_1$$
$$F_2 = K_{max2} \times KZ_2$$

Dabei ist der K_{max1} der maximale Ausschlag der Vorwelle zum Zeitpunkt KZ_1 (vom Beginn der Welle an), und K_{max2} ist der maximale Ausschlag der eigentlichen Verdünnungskurve zum Zeitpunkt KZ_2. Es lassen sich damit Rechts-links-Shunts von unter 5 % aufdecken, wobei ein solcher durch den Valsalva-Druckversuch demaskiert werden kann.

Wir benutzen für die Berechnung eines Rechts-links-Shunts eine modifizierte Carter-Formel nach *Swan, Zupata-Diaz* und *Wood* mit:

Rechts-links-Shunt $[\%] =$

$$= \frac{KZ_1 \times K_{max1} \times 100}{KZ_1 \times K_{max1} + 0{,}44 (EZ + KZ) \times K_{max2}}$$

Eine Klappeninsuffizienz zwischen Injektionsort (rechter Vorhof oder Pulmonalarterie) und Registrierort (hyperämisiertes Ohrläppchen), z. B. bei einer Mitral-, Trikuspidal- oder Pulmonalklappeninsuffizienz, führt zu einem verzögerten Abfall der Farbstoffverdünnungskurve mit falsch-positivem Ergebnis im Sinne eines Links-rechts-Shunts, ebenso eine schwere Herzinsuffizienz und pulmonale Hypertonie. Auch eine arteriovenöse Fistel, z. B. bei Dialysepatienten, muß ausgeschlossen sein.

Eine grobe quantitative Orientierung erlaubt auch die Bestimmung des Quotienten aus Verdünnungszeit (VZ) und Konzentrationszeit (KZ). Ein hämodynamisch bedeutsamer Links-rechts-Shunt ist anzunehmen bei einem Quotienten von über 2 (Tab. 76).

Gebräuchliche Abkürzungen und Normwerte in Ruhe

ZVD (CVP)	– Zentraler Venendruck: (central venous pressure)	5 mm Hg Mittel
RA	– Rechter Vorhofdruck:	4,5 mm Hg im Mittel (a-Welle 3 – 7 mm Hg)
RV	– Rechter Ventrikeldruck:	systolisch 15 – 30 mm Hg frühdiastolisch 0 mm Hg enddiastolisch 5 mm Hg
PA	– Pulmonalarteriendruck:	systolisch 25 (30) mm Hg diastolisch 10 – 15 mm Hg im Mittel 15 – 20 mm Hg
PCP (PCW)$_m$	– Pulmonalkapillardruck: (pulmonary capillary wedge pressure)	8 – 13 mm Hg (a-Welle 4 – 14 mm Hg, v-Welle 6 – 16 mm Hg)
LA	– Linker Vorhofdruck:	8 – 13 mm Hg
LV	– Linker Ventrikeldruck:	systolisch 90 – 140 mm Hg frühdiastolisch 0 mm Hg enddiastolisch 8 – 13 mm Hg
MAP	– Mittlerer Arteriendruck:	70 – 100 mm Hg
HMV (CO); Q	– Herzminutenvolumen: (cardiac output)	5 – 8 l/min
HI (CI)	– Herzindex = Herzminutenvolumen pro m^2 Körperoberfläche: (cardiac index)	2,5 – 4,5 l/min/m^2
KÖ (BSA)	– Körperoberfläche: (body surface area)	1,5 – 2,0 m^2
SVR	– Peripherer Widerstand im großen Kreislauf: (systemic vascular resistance)	1 170 ± 270 dyn × s × cm^{-5}
PVR	– Peripherer Gefäßwiderstand im Lungenkreislauf: (pulmonary vascular resistance)	67 ± 30 dyn × s × cm^{-5}
HF (HR)	– Herzfrequenz: (heart rate)	60 – 90 Schläge/min
SV	– Schlagvolumen:	60 – 90 l/min
SI	– Schlagvolumen-Index:	35 – 50 ml/min/m^2
EF	– Ejektionsfraktion: (ejection fraction)	0,7
LVEDV	– Enddiastolisches Volumen linker Ventrikel: 70 ml/m^2	
LVEDP	– Enddiastolischer Druck linker Ventrikel: 8 – 13 mm Hg	
dp/dt	– Druckanstieg über der Zeit: 1 500 – 1 800 mm Hg/s	
PaO$_2$	– Sauerstoffpartialdruck im arteriellen Blut: 80 – 95 mm Hg	
PaCO$_2$	– Kohlendioxydpartialdruck im arteriellen Blut: 40 mm Hg	
PvO$_2$	– Sauerstoffpartialdruck im zentralvenösen Blut: 32 – 40 mm Hg	
PvCO$_2$	– Kohlendioxydpartialdruck im zentralvenösen Blut: 41 – 51 mm Hg	
SaO$_2$	– Sauerstoffsättigung im arteriellen Blut: 97 %	
SvO$_2$	– Sauerstoffsättigung im zentralvenösen Blut: 75 %	
CaO$_2$	– Sauerstoffgehalt im Arterienblut: 19 – 20 ml/100 ml	
CvO$_2$	– Sauerstoffgehalt im gemischt-venösen Blut: 14 – 15 ml/100 ml	
AVDO$_2$	– Arteriovenöse Sauerstoffdifferenz: 4 – 6 ml/100 ml	
VO$_2$	– Sauerstoffaufnahme: 115 – 165 ml/min/m^2	
SW	– Schlagarbeit: (stroke work)	10 – 15 gm × m für rechten Ventrikel 60 – 180 gm × m für linken Ventrikel

Tab. 77   Abkürzungen und Normwerte (im englischen Sprachgebrauch übliche Abkürzungen in Klammern). Da sich die international empfohlene Maßeinheit kPa noch nicht durchgesetzt hat, verwenden wir noch mm Hg bei Angaben von Druckwerten.

Berechnungstabellen für gebräuchliche hämodynamische Parameter

MAP = Mittlerer Arteriendruck = diastolischer Druck + 1/3 der Pulsamplitude
oder = (systolischer Druck + 2 × diastolischer Druck) : 3

HI = Herzindex = $\dfrac{\text{Herzminutenvolumen [l/min]}}{\text{KÖ [m}^2\text{]}}$

SVR (R_S) = Peripherer Gefäßwiderstand im Großkreislauf = Systemwiderstand

$= \dfrac{Ao_m \text{ [mm Hg]} - RA_m \text{ [mm Hg]} \times 79{,}9}{\text{HMV [l/min]}}$

PVR (R_P) = Peripherer Lungengefäßwiderstand = pulmonaler Arteriolenwiderstand

$= \dfrac{PA_m \text{ [mm Hg]} - PCP_m \text{ [mm Hg]} \times 79{,}9}{\text{HMV [l/min]}}$

SV = Schlagvolumen = HMV [ml] : HF

SI = Schlagvolumenindex = Schlagvolumen : KÖ [m²]

CaO_2 = Sauerstoffgehalt des Arterienblutes = Hämoglobin [g %] × 1,34
× (SaO_2 + (PaO_2 × 0,0031))

CvO_2 = Sauerstoffgehalt venöses Blut = Hämoglobin [g %] × 1,34
× (SvO_2 + (PvO_2 × 0,0031))

$AVDO_2$ = Arteriovenöse Sauerstoffdifferenz = CaO_2 – CvO_2

EF = Ejektionsfraktion [%] = Schlagvolumen : enddiastolisches Volumen × 100

SW = Schlagarbeit (stroke work)

linker
Ventrikel = (MAP − LVEP) × SV × 0,0136

rechter
Ventrikel = (PA_m − RVEP) × SV × 0,0136

Druckumrechnung:
1 mm Hg	≙	1,36 cm H₂O	≙	0,133 kPa
1 cm H₂O	≙	0,735 mm Hg	≙	0,098 kPa
1 kPa	≙	7,5 mm Hg	≙	10,2 cm H₂O

Tab. 78   Berechnungstabellen.

Literatur

1. Armstrong, P. W., R. S. Baigrie: Hemodynamic monitoring in the critically ill. Harper and Row, New York 1980
2. Awan, N. A., D. T. Mason: Evaluation of left ventricular function by dynamic exercise in patients with congestive heart failure. Herz 3 (1982), 133
3. Baigrie, R. S., C. D. Morgan: Techniques of catheter insertion. In: Hemodynamic monitoring in the critically ill. Armstrong, P. W., R. S. Baigrie (eds.). Harper and Row, New York 1980

4. Balcon, R., E. D. Barnett, G. E. Sowton: Comparison of pulmonary artery diastolic and left ventricular enddiastolic pressures in patients with ischemic heart disease. Cardiovasc. Res. 6 (1972), 172
5. Barratt-Boyes, B. C., E. H. Wood: The oxygen saturation of blood in the venal cavae, right heart chambers, and pulmonary vessels of healthy subjects. J. Lab. clin. Med. 50 (1957), 93
6. Barry, W. H., W. Grossman: Cardiac catheterization. In: Heart disease, vol. 1. Braunwald, E. (ed.). W. B. Saunders, Philadelphia 1984
7. Batson, G., K. P. Chandrasekkar, Y. Payas, D. F. Richards: Comparison of pulmonary wedge pres-

sure by the flow directed Swan-Ganz catheter. Cardiovasc. Res. 6 (1972), 748

8. *Bayer, O., F. Loogen, H. Wolter:* Die Herzkatheterisierung bei angeborenen und erworbenen Herzfehlern. Thieme, Stuttgart 1967

9. *Bleifeld, W., C. W. Hamm:* Herz und Kreislauf. Klinische Pathophysiologie. Springer, Berlin–Heidelberg–New York 1987

10. *Blomquist, C. G.:* Similarity of the hemodynamic responses to static and dynamic exercise of small muscle groups. Circ. Res. II, 48 (1981), 1

11. *Blümchen, G., G. Hoffman, K. Battke:* Simultaner Vergleich radiokardiographischer Funktionsanalyse mit Farbstoffverdünnungsmethode. Verhalten des Schlagvolumens in Ruhe und während der Arbeit bei Normalpersonen. Z. Kardiol. 62 (1973), 638

12. *Bommersheim, H., H. W. Rautenberg, K. J. Hagel, H. Netz:* Erfahrungen mit der Mikroherzkatheterisierung zur Verlaufskontrolle bei angeborenen Herzfehlern im Kindesalter. Herz und Gefäße 6 (1986), 426

13. *Bonzel, T., H. Schmidt, U. Sigwart, M. Mertens, U. Gleichmann:* Beziehungen zwischen linksventrikulärem enddiastolischem Druck und Pulmonalarteriendruck in Ruhe und unter Belastung bei simultaner Messung. Med. Welt 26 (1975), 1724

14. *Braunwald, E.:* Heart diesease. A textbook of cardiovascular medicine. W. B. Saunders, Philadelphia 1980

15. *Braunwald, E., J. Ross:* Ventricular enddiastolic pressure: appraisal of its value in the recognition of ventricular failure in man. Am. J. Med. 34 (1963), 147

16. *Brauthwaite, M. A., R. D. Bradley:* Measurement of cardiac output by thermodilution in man. J. appl. Physiol. 24 (1968), 434

17. *Broustet, J. P., J. L. Pellegrim, J. L. Groulier, R. Barbiert, A. Pic:* General consideration on the advantages and pitfalls of exercise testing in the evaluation of cardiac failure. Eur. Heart J. 4 (1983), 107

18. *Buchbinder, N., W. Ganz:* Hemodynamic monitoring invasive techniques. Anesthesiology 45 (1976), 146

19. *Buchwalsky, R.:* Arterielle und venöse Druckmessungen. In: Herzkrankheiten. *Roskamm, H., H. Reindell* (Hrsg.). Springer, Berlin–Heidelberg–New York 1982

20. *Buchwalsky, R.:* Hemodynamics before and after physical endurance training in patients with myocardial infarction under various physical and psychomotoric stress tests. Clin. Cardiol. 5 (1982), 332

21. *Buchwalsky, R., E. Bauer, P. Klein:* Diagnostischer Stellenwert der Einschwemmkatheteruntersuchung bei der koronaren Herzkrankheit. In Vorbereitung

22. *Buchwalsky, R., E. Feldkamp, E. Bauer, E. Wirzbach:* Hämodynamischer Einfluß eines Tranquilizers auf die gestörte Myokardfunktion nach Herzinfarkt. Med. Welt 49 (1983), 1413

23. *Buchwalsky, R., E. Zeh:* Zentraler Venendruck und klinische Symptomatik des Herzinfarktes. Z. Kardiol. 61 (1972), 124

24. *Bücking, J., E. Dammann, H. Peters, G. Puls, H. Wiskirchen:* Die linksventrikuläre Vorlasterhöhung beim Schwimmen bei kardial kompensierten Herzinfarktpatienten. Herz/Kreislauf 22 (1990), 112

25. *Bücking, J., S. Krey:* Schwimmbelastung nach Herzinfarkt. Dtsch. med. Wschr. 111 (1986), 1838

26. Bundesärztekammer: Erste ärztliche Hilfe bei Notfallpatienten. Deutscher Ärzte-Verlag, Köln 1989

27. *Bungeroth, K. A.:* Die Einschwemmkatheteruntersuchung zur Erkennung einer gestörten Hämodynamik des Herzens in Ruhe und bei Belastung. Med. Techn. 1 (1976), 10

28. *Burkart, F., B. Heierli:* Hämodynamik, Koronardurchblutung und Sauerstoffbedarf des normalen und insuffizienten Herzens. In: Herzinsuffizienz. *Rieker, G.* (Hrsg.). Springer, Berlin–Heidelberg–New York–Tokyo 1984

29. *Carn, B., M. G. Riva, C. De Ponti, S. Pirelli:* The comparative value of dynamic isometric and pacing stresstests and their effects on central hemodynamics in patients with coronary heart disease. Adv. clin. Cardiol. 2 (1981), 23

30. *Carter, S. A., D. F. Bajec, E. Vannicelli, E. H. Wood:* Estimation of left-to-right shunt from arterial dilution curves. J. Lab. clin. Med. 55 (1960), 77

31. *Cayetano, T. D., W. A. Gezari, P. G. Barash, J. F. Crittenden:* Hand held thermodilution cardiac output injector. Crit. care Med. 5 (1977), 210

32. *Civetta, J. M.:* Das Legen des Pulmonalarterienkatheters. In: Pulmonalarterienkatheter. *Sprung, C. L.* (Hrsg.). Springer, Berlin–Heidelberg 1989

33. *Connally, D. C., J. W. Kirklen, E. H. Wood:* The relationship between pulmonary artery wedge pressure and left atrial pressure in man. Circulation Res. 2 (1954), 434

34. *Connors, A. F., D. R. McCaffree, B. A. Gray:* Evaluation of right heart catheterization in the critically ill patient without acute myocardial infarction. New Engl. J. Med. 308 (1983), 263

35. *Daily, P. O., R. B. Griepp, N. E. Shumway:* Percutaneous internal jugular venous cannulation. Archs. Surg. 101 (1970), 534–536

36. *De Burk, R., W. Pitts, W. Hashel:* Comparison of cardiovascular responses to static-dynamic effort and dynamic effort alone in patients with chronic ischemic heart disease. Circulation 59 (1979), 977

37. *Denolin, H., H. Schmutzler, H. J. C. Swan:* Hemodynamics and ventricular function during exercise. Adv. clin. Cardiology 2 (1981), 41

38. *Dexter, L.:* Effect of exercise on circulatory dynamics of normal individuals. J. appl. Physiol. 3 (1951), 439

39. *Ekelund, L. G.:* Central hemodynamics during exercise in normal subjects. In: Hemodynamics and ventricular function during exercise. *Denoli, H., A. Schmutzler, H. J. C. Swan* (eds.). Adv. clin. Cardiol. 2 (1981), 3

40. *Ekelund, L. G., A. Holmgren:* Central hemodynamics during exercise. Circulation Res. 20, Suppl. 1 (1967), 33

41. *Emirgil, C., B. J. Sobol, S. Campodonico, W. H. Herbert, R. Mechkati:* Pulmonary circulation in the aged. J. appl. Physiol. 23 (1967), 631

42. *English, J. C., R. M. Frew, J. F. Pigoo:* Percutaneous catheterization of internal jugular vein. Anesthesiology 24 (1969), 521

43. *Falicov, R. E., L. Resnekov:* Relationship of the pulmonary artery enddiastolic pressure to the left ventricular enddiastolic and mean filling pressures in patients with and without left ventricular dysfunction. Circulation 42 (1970), 65

44. *Filston, H. C., D. G. Johnson:* Percutaneous venous cannulation in neonates and infants: a method for catheter insertion without „cut-down". Pediatrics 48 (1971), 896

45. *Fisher, M., D. O. Nutter, W. Jacobs, R. C. Schlant:* Hemodynamic responses to isometric exercise (handgrip) in patients with heart disease. Br. Heart J. 35 (1973), 422

46. *Forrester, J., W. Ganz, G. Diamond, T. McHugh, D. Chonette, H. J. C. Swan:* Thermodilution cardiac output determination with a single flow-directed catheter. Am. Heart J. 83 (1972), 306

47. *Forsberg, S. A.:* Relations between pressure in pulmonary artery, left atrium and left ventricle with special reference to events at end diastole. Br. Heart J. 33 (1971), 494

48. *Fowler, N. O.:* The normal pulmonary arterial pressure-flow relationship by exercise. Am. J. Med. 47 (1969), 1

49. *Franz, J. W., H. Mellerowitsch:* Methoden und leistungsphysiologische Grundlagen der Ergometrie. Herz 7 (1982), 29

50. *Fronek, A., V. Ganz:* Measurement of flow in single blood vessels including cardiac output by local thermodilution. Circulation Res. 8, 1 (1960), 171

51. *Fudes, R. M., R. R. Heuser, F. C. P. Yin, J. A. Brinker:* Limitations of pulmonary wedge waves in diagnosing mitral regurgitation. Am. J. Cardiol. 49 (1982), 849

52. *Gabka, J.:* Injektions- und Infusionstechnik. Praxis, Komplikationen. Walter de Gruyter, Berlin–New York 1982

53. *Galdangelo, F., A. Giordano, L. Tavazsi:* Hemodynamic assessment by handgrip exercise of patients with recent myocardial infarction: Comparison with cycle ergometry. J. Cardiopul. Rehabil. 6 (1986), 519

54. *Ganz, P., H. J. C. Swan, W. Ganz:* Balloon-tipped flow-directed catheters. In: Cardiac catheterization and angiography. *Grossmann, W.* (ed.). Lea and Febiger, Philadelphia 1986

55. *Ganz, V., J. S. Forrester, D. Chonette:* A new flow-directed catheter technique for measurement of pulmonary artery and capillary wedge pressure without fluoroscopy. Am. J. Cardiol. 25 (1970), 96

56. *Ganz, W., H. J. C. Swan:* Measurement of blood flow by thermodilution. Am. J. Cardiol. 29 (1972), 241

57. *Gelberg, H. J., S. I. Rubin, T. A. Ports, B. H. Brundage, W. W. Parmley, K. Chatterjee:* Detection of left ventricular functional reserve by supine exercise, hemodynamics in patients with severe chronic heart failure. Am. J. Cardiol. 44 (1979), 1062

58. *Gohlke, C.,* et al.: Belastungshämodynamik bei Patienten mit angiographisch normalen Koronararterien und normaler Ventrikelfunktion; Ergebnisse in verschiedenen Altersgruppen. Z. Kardiol. 66 (1980), 1219

59. *Görnandt, L.:* Rechtsherz-Einschwemmkatheteruntersuchung. In: Herzkrankheiten. *Roskamm, H., H. Reindell* (Hrsg.). Springer, Berlin–Heidelberg–New York 1982

60. *Görnandt, L., H. Reindell:* Einschwemmkatheteruntersuchung. In: Funktionsdiagnostik des gesunden und kranken Herzens. *Reindell, H., P. Bubenheimer, H. H. Dickhuth, L. Görnandt* (Hrsg.). Thieme, Stuttgart–New York 1988

61. *Granath, A., B. Jonsson, T. Strandell:* Circulation in healthy old men studied by right heart catheterization at rest and during exercise in supine and sitting position. Acta med. scand. 176 (1964), 425

62. *Grandjean, T.:* Une microtechnique du cathéterisme cardiaque droit practicable au lit du malade sans controle radioscopique. Cardiologia 51 (1967), 184

63. *Grossman, W.:* Cardiac catheterization and angiography. Lea and Febiger, Philadelphia 1980

64. *Grossman, W.:* Clinical measurement of vascular resistence and assessment of vasodilator drugs. In: Cardiac catheterization and angiography, p. 135. *Grossman, W.* (ed.). Lea and Febiger, Philadelphia 1986

65. *Gurtner, H. P., P. Walser, B. Fässler:* Normal values for pulmonary hemodynamics at rest and during exercise in man. Prog. Resp. Res. 9 (1975), 195

66. *Hall, V. E.:* The interrelation between blood flow and metabolic rate: a graphic representation. Physiologist 11 (1968), 207

67. *Hamilton, W. F., J. W. Moore, J. M. Kinsman, R. G. Spurling:* Studies on the circulation. IV. Further analysis of the injection method and of changes in hemodynamics under physiological and pathological conditions. Am. J. Physiol. 99 (1932), 534

68. *Hanrath, P., W. Bleifeld:* Anwendungsmöglichkeiten von Balloneinschwemmkathetern im Rahmen der internistischen Intensivmedizin. Herz/Kreisl. 7 (1975), 171

69. *Harris, P., D. Heath:* The human pulmonary circulation. Churchill Livingstone, Edinburgh–London–New York 1977

70. *Helfant, R. H., M. De Villa, S. G. Meister:* Effect of sustained isometric handgrip exercise on left ventricular performance. Circulation 44 (1971), 982

71. *Holmgren, A., B. Jonsson, T. Sjöstrand:* Circulatory data in normal subjects at rest and during exercise in the recumbent position with special reference to the stroke volume at different work intensities. Acta physiol. scand. 49 (1960), 343

72. *Hurst, J. W.:* The heart, 5th ed. McGraw Hill, New York 1982

73. *Jenkins, B. S., R. D. Bradley, M. A. Brauthwaite:* Evaluation of pulmonary arterial enddiastolic pressure as an indirect estimate of left atrial mean pressure. Circulation 34 (1965), 377

74. *Jungmann, H., G. Stein, E. Steinhäuser, J. Szubi:* Untersuchungen zur Kälte-Angina pectoris. Herz/Kreislauf 7 (1984), 359

75. *Just, H.:* Herzkatheterdiagnostik. Boehringer, Mannheim 1976

76. *Kaltmann, A. J., W. H. Herbert, R. J. Comroy, C. E. Kossmann:* The gradient in pressure across the pulmonary vascular bed during diastole. Circulation 34 (1966), 377

77. *Kendrick, A. H., J. West, M. Papouchado, R. Rozkovec:* Direct Fick cardiac output: Are assumed values of oxygen consumption acceptable? Eur. Heart J. 9 (1988), 337

78. *Kerber, R., R. A. Miller, M. Najjars:* Myocardial ischemic effects of isometric, dynamic and combined exercise in coronary artery disease. Chest 67 (1975), 388

79. *King, E. G.:* Influence of mechanical ventilation and pulmonary disease. In: Hemodynamic monitoring in the critically ill. *Armstrong, P. W., R. S. Baigrie* (eds.). Harper and Row, New York 1980

80. *Klein, O.:* Zur Bestimmung des zirkulatorischen Minutenvolumens beim Menschen nach dem Fickschen Prinzip. Münch. med. Wschr. 77 (1930), 1311

81. *Klempt, H. W., G. Bachour, E. Most, D. Gradaus, E. Schmidt, F. Bender:* Ergebnisse der Ballon-Einschwemm-Herzkatheterisierung in den verschiedenen Anwendungsformen. Verh. dt. Ges. inn. Med. 80 (1974), 1169

82. *Klempt, H. W., F. Bender:* Lehrbuch und Atlas der Farbstoffverdünnungstechnik. Steinkopff, Darmstadt 1978

83. *Klempt, H. W., E. Most, J. Alexewicz, V. Sundrup, F. Bender:* Beziehungen zwischen Pulmonalarterien- und Pulmonalkapillardruck. Med. Klin. 69 (1974), 183

84. *Klempt, H. W., E. Most, G. Bauchour, U. F. Bender:* Probleme der Pulmonalartertiendruckmessung mit Einschwemmkathetern. Med. Welt 24 (1973), 1601

85. *Kottmann, W., M. Jette, M. Schrader, J. Claus, G. Blümchen:* Füllungsdrucke (PCP, Einschwemmkatheter) unter kombinierter statischer (Handgriff) und dynamischer (Fahrradergometer) Belastung bei Postinfarktpatienten. Z. Kardiol. 77 (1988), 291

86. *Krenaur, P., L. Toth, W. Koenig:* Erhöhter diastolischer Pulmonalarteriendruck, Herzfrequenz und Blutdruck bei koronarer Herzkrankheit und psychischer Belastung. Dt. Ges. Herz-Kreislaufforsch. 45 (1979), 18

87. *Kress, P.,* et al.: Einschwemmkatheter, praktische Durchführung, Komplikationen. Herz/Kreislauf 20 (1988), 511

88. *Kreymann, G., W. Rödiger, C. Gottschalk, S. Grosser, A. Radler, H. Greten:* Vergleichende Messung von Sauerstoffaufnahme und Herzzeitvolumen in Ruhe und bei Belastung. – Evaluierung eines neuen Monitors zur kontinuierlichen Bestimmung der Sauerstoffaufnahme und Kohlendioxydabgabe. Z. Kardiol. 79 (1990), 341

89. *Kubicek, F., H. Zwick:* Pulmonalarteriendruck unter ansteigender Ergometerbelastung. Med. Klin. 71 (1976), 409

90. *Kulik, T. J., J. L. Bass, B. P. Fuhrmann, J. H. Moller, J. Lock:* Exercise induced pulmonary vasoconstriction. Br. Heart J. 50 (1983), 59

91. *Laugh, M.:* Analysis of the heart dynamics. Medicosport, Gothenburg, Sweden 1974

92. *Löllgen, H., H.-V. Ulmer, P. Crane:* Recommendations and standard quicklines for exercise testing. Eur. Heart J. 9, Suppl. K (1988), 3

93. *McCallister, B. D., T. Yipintsoi, F. H. Hallermann, R. L. Frye:* Hemodynamic response of the left ventricle to exercise in patients with coronary heart disease. Circulation Suppl. II, 36 (1967), 177

94. *Müller-Plathe, O.:* Qualitätssicherung in der Blutgasanalyse. Dt. Ärztebl. 33 (1984), 2367

95. *Nechwatal, W., A. Eversmann, P. Bier, E. König:* Die Bestimmung des Herzzeitvolumens mit einer automatisierten Thermodilutionsmethode. Klin. Wschr. 54 (1976), 677

96. *Nechwatal, W., A. Eversmann, E. König:* Erfahrungen mit dem Einschwemmkatheter in der Funktionsdiagnostik des Herzens. Münch. med. Wschr. 39 (1975), 1565

97. *O'Brian, K. P., L. M. Higgs, D. L. Glancy, S. E. Epstein:* Hemodynamic accompaniments of angina: a comparison during angina induced by exercise and by atrial pacing. Circulation 39 (1969), 735

98. *Parker, J. O., J. R. Ledwich, R. O. West, R. B. Case:* Reversible cardiac failure during angina pectoris: hemodynamic effects of atrial pacing in coronary heart disease. Circulation 39 (1969), 745

99. *Poliner, L. R., G. J. Delmer, S. E. Lewis, R. W. Parkey, C. G. Blomquist, J. T. Willerson:* Left ventricular performance in normal subjects: A comparison of the response to exercise in the upright and supine position. Circulation 62 (1980), 528

100. *Reindell, H., K. König, H. Roskamm:* Funktionsdiagnostik des gesunden und kranken Herzens. Thieme, Stuttgart 1967

101. *Richards, D. W.:* Cardiac output by the catheterization technique in various clinical conditions. Fed. Proc. 4 (1945), 215

102. *Rieker, G.:* Klinische Kardiologie, Springer, Berlin–Heidelberg–New York 1982

103. *Roskamm, H.:* Funktionsprüfung von Herz und Kreislauf: Kurzmonographie. Sandoz, 1971

104. *Roskamm, H.:* Einschwemmkatheterisierung. In: Vom Belastungs-EKG zur Koronarangiographie. *Kaltenbach, M., H. Roskamm* (Hrsg.). Springer, Berlin–Heidelberg–New York 1980

105. *Roskamm, H., H. Reindell:* Belastungsprüfungen in der Kardiologie. Internist 11 (1970), 278

106. *Roskamm, H., H. Reindell:* Arbeitsweise des gesunden Herzens. In: Herzkrankheiten. *Roskamm, H., H. Reindell* (Hrsg.). Springer, Berlin–Heidelberg–New York 1989

107. *Saksena, F. B.:* Hemodynamics in cardiology: calculations and interpretations. Praeger special studies. Praeger Publishers, New York 1983

108. *Sauer, W., D. Luft, T. Risler, W. Renn, M. Eggsein:* Bedeutung der Sonographie für die Applikation zentralvenöser Katheter. Dtsch. med. Wschr. 113 (1988), 1423

109. *Scheimann, M. M., J. A. Abbott, E. Rapaport:* Clinical uses of a flow-directed right heart catheter. Archs. intern. Med. 124 (1969), 19

110. *Schnellbacher, K.:* Einschwemmkatheteruntersuchung. RHZ aktuell 11/89, Krozingen 1989

111. *Schumacher, G., K. Bühlmeyer:* Diagnostik und Therapie angeborener Herzfehler. perimed Fachbuch-Verlagsgesellschaft, Erlangen 1989

112. *Seldinger, S. I.:* Catheter replacement of the needle in percutaneous arteriography. Acta radiol. Diag. 39 (1953), 368

113. *Selzer, A., R. B. Sudrann:* Reliability of the determination of cardiac output in man by means of the Fick principle. Circulation Res. 6 (1958), 523

114. *Stanger, P., M. A. Heymann, J. E. Hoffman, A. M. Rudolph:* Use of the Swan-Ganz catheter in cardiac catheterization of infants and children. Am. Heart J. 83 (1972), 749

115. *Steele, P., H. Davies:* The Swan-Ganz catheter in the cardiac laboratory. Br. Heart J. 35 (1973), 647

116. *Swan, H. J. C., W. Ganz, J. Forrester, H. Marcus, G. Diamond, D. Chonette:* Catheterization of the heart in man with use of a flow-directed balloon-tipped catheter. New Engl. J. Med. 283 (1970), 447

117. *Taylor, J. L., R. B. Copeland, A. L. Cousins:* The effect of isometric exercise in patients with stable angina pectoris. J. Cardiac Rehabil. 1 (1981), 450

118. *Thadani, U., R. O. West, T. M. Mathew, J. O. Parker:* Hemodynamics at rest and during supine and sitting bicycle exercise in normal subjects. Am. J. Cardiol. 39 (1977), 776

119. *Thomassen, B.:* Cardiac output in normal subjects under standard conditions. The repeatability of measurements by the Fick method. Scand. J. clin. Lab. Invest. 9 (1957), 365

120. *Underberg, R., H. P. Gruber, O. Ickrath, W. Voelker, K. R. Karsch:* Bestimmung der rechtsventrikulären Ejektionsfraktion aus dem exponentiellen Abfall der Thermodilutionskurve – Ein Vergleich zur biplanen Cineventrikulographie. Z. Kardiol. 78 (1989), 313

121. *Upton, M. T.,* et al.: Effect of brief and prolonged exercise on left ventricular function. Am. J. Cardiol. 45 (1980), 1154

122. *Valdivieso, E., M. Busch, E. Plauker, G. Blümchen:* Linksventrikuläre Funktion mittels Einschwemmkatheter während dynamischer und isometrischer (Handgriff) Belastung bei Normalen und Herzinfarktpatienten. Z. Kardiol. 78 (1987), 239

123. *van Slyke, D. D., J. M. Neill:* The determination of gases in blood and other solution by vacuum extraction and manometric measurements. J. biol. Chem. 61 (1924), 523

124. *Verel, D., N. H. Stentiford:* Comparison of left atrial pressure and wedge pulmonary capillary pressure. Br. Heart J. 32 (1970), 99

125. *Vincent, J. L.:* Right ventricular ejection fraction. Intens. Care Med. 14 (1988), 447

126. *Westermann, K. W.:* Technik und klinische Bedeutung der Einschwemmkatheter-Methode. Med. Klin. 68 (1973), 1057

127. *Wood, E. H., J. R. Leusen, H. R. Warner, J. L. Wright:* Measurement of pressures in man by cardiac catheters. Circulation Res. 2 (1954), 294

128. *Zimmerman, H. A.:* Intravascular catheterization. 3rd ed. Charles C. Thomas, Springfield 1972

129. *Zohman, L. R., M. H. Williams jr.:* Percutaneous right heart catheterization using polyethylene tubing. Am. J. Cardiol. 4 (1959), 373

Komplikationen bei der Einschwemmkatheteruntersuchung

Konventionelle Herzkatheteruntersuchungen haben eine relativ hohe Komplikationsrate und Mortalität. Dies geht aus einer Zusammenstellung aus dem Jahre 1968 hervor, in der die Komplikationen an 16 amerikanischen kardiologischen Zentren erfaßt wurden. Bei 12 000 Untersuchungen registrierte man etwa 50 Todesfälle, also eine Mortalität von 0,45 %. Schwere, lebensgefährliche Komplikationen wurden mit 3,6 % angegeben. Diese Zahlen erklären sich teilweise aus dem hohen Anteil von Kindern mit angeborenem Vitium.

Durch die Verwendung von Balloneinschwemmkathetern und eine permanente Drucküberwachung während einer lückenlosen 24stündigen Monitorüberwachung nach der Herzkatheteruntersuchung konnte das Risiko im Kindesalter wesentlich gesenkt werden. Bei 462 Herzkatheteruntersuchungen (1990) trat keine letale Komplikation auf; allerdings waren bei 18 % der Untersuchungen bedrohliche und behandlungsbedürftige Situationen zu verzeichnen.

Einschwemmkatheteruntersuchungen haben eine sehr viel niedrigere Komplikationsrate, wie eine Befragung an 64 Zentren in Deutschland 1983 zeigte. So traten lebensbedrohliche Herzrhythmusstörungen, Kammerflimmern und Kammertachykardien sowie Vorhofflimmern nur in 44 Fällen bei insgesamt 6 400 Untersuchungen auf; das entspricht einer Komplikationsrate von 0,73 % mit 1 Todesfall durch Kammerflimmern. Nicht lebensbedrohliche Komplikationen wie Thrombophlebitis, Katheterschlingen- und -knotenbildungen und bakterielle Sepsis erhöhten die Gesamtkomplikations-

rate auf 2,56 %. Diese Einschwemmkatheteruntersuchungen wurden vorwiegend mit dem Mikrokatheter auf der Intensivstation durchgeführt.

Im Rahmen der Herzfunktionsdiagnostik in Rehabilitationszentren treten Komplikationen noch seltener auf. So wurde bei 36 035 Einschwemmkatheteruntersuchungen – vorwiegend mit dem Ballonkatheter nach *Swan-Ganz* – am Rehabilitationszentrum Bad Krozingen bis 1988 kein Todesfall beobachtet. Es trat lediglich 18mal Kammerflimmern auf, und 28mal wurden Knotenbildungen beobachtet. In der Klinik Roderbirken waren Einschwemmkatheteruntersuchungen mit Ergometrie durch keine höhere Komplikationsrate belastet als die Ergometrie allein, wobei durch Befragungen in der Bundesrepublik Deutschland die Komplikationsrate der Ergometrie für Kammerflimmern mit 1:15 000, für Lungenödem mit 1:29 000 und für Herzinfarkt mit 1:42 000 ermittelt wurde. An der Schüchtermann-Klinik lag bei über 20 000 Einschwemmkatheteruntersuchungen die Rate lebensbedrohlicher Komplikationen unter 1‰, ohne Todesfall (Tab. 79). Zu den lebensbedrohlichen Komplikationen gehörten vor allem Kammertachykardien und Kammerflimmern, die in 9 Fällen eine elektrische Defibrillation notwendig machten. An der Schüchtermann-Klinik werden die Einschwemmkatheteruntersuchungen auch vorwiegend mit 2- oder 3lumigem Ballonkatheter nach *Swan-Ganz*, regelmäßig in Verbindung mit einer Ergometrie, durchgeführt. In 3 % der Fälle mußte die Einschwemmkatheteruntersuchung wegen schlechter peripherer Venenverhältnis-

Gesamtzahl der Untersuchungen: 25 551		
Komplikationen	**Anzahl**	
1. Lokale Komplikationen (Hämatome, Phlebitis)	ca. 1 000	ca. 3,9 %
2. Katheterbedingte Komplikationen (Knoten- und Schleifenbildung)	33	0,13 %
3. Kardiale Komplikationen	167	0,74 %
– Vagovasale Reaktionen	105	
– Vorhofflimmern	9	
– Ventrikuläre Arrhythmien		
· beendet ohne Defibrillation	32	
· beendet mit Defibrillation	10	
– Totaler AV-Block	9	
4. Pulmonale Komplikationen (Embolie, Ruptur, Hämoptoe)	2	0,01
5. Allgemeine Komplikationen (Sepsis, Infektion, Verblutung)	0	0 %
6. Todesfälle	0	0 %

Tab. 79   Einschwemmkatheter-untersuchungen in der Schüchtermann-Klinik von 1973 bis 1991.

se, Venenspasmus oder Venenkomplikationen abgebrochen werden. In 96 % der Fälle erfolgte der venöse Zugang vom Arm aus, in 4 % über die Vena femoralis oder Vena jugularis. Die Punktion einer Schultervene war fast nie notwendig.

Die *Komplikationsrate* steigt also, wenn Einschwemmkatheteruntersuchungen unter den Bedingungen der kardiologischen Intensivstation bettseitig und mit den steiferen mehrlumigen Thermistor- oder Stimulationskathetern durchgeführt werden müssen. Unter diesen Bedingungen traten an einer Klinik über 350 lebensgefährliche Komplikationen mit einem tödlichen Ausgang bei insgesamt 2 500 Untersuchungen auf. Als Komplikationen wurden Lungeninfarkte, schwere Blutungen, Infektionen, Knoten- und Schleifenbildungen des Katheters, Ballonrupturen und insgesamt 10mal lebensbedrohliche Arrhythmien genannt. Der Todesfall trat durch Thrombosierung der Lungenarterie auf. Auffallend häufig wurden lokale Komplika-

tionen mit Pneumothorax und Hämatothorax verzeichnet, weil der venöse Zugang vorwiegend über die Vena subclavia gewählt worden war. Es muß deshalb vor einer allzu großzügigen Indikationsstellung zur Einschwemmkatheteruntersuchung in der kardiologischen Intensivmedizin gewarnt werden. Die Indikation sollte auf die Herzinfarktkranken begrenzt werden, bei denen hämodynamische Komplikationen während der intensivmedizinischen Überwachung auftreten, und wenn unklare Herz-Kreislauf-Versagenszustände vorliegen. Dabei ist der venöse Zugang über die Vena subclavia zu meiden und der über die Vena jugularis zu bevorzugen. In Rehabilitationskliniken kann dagegen die Indikation zur Einschwemmkatheteruntersuchung im Rahmen der Herzfunktionsdiagnostik in Hinblick auf die niedrige Komplikationsrate großzügiger gestellt werden.

In den folgenden Abschnitten sollen alle möglichen Komplikationen beschrieben und ihre Vermeidung, Erkennung und Überwindung ausführlich diskutiert werden.

Lokale Komplikationen

Fehlpunktionen

Lokale Komplikationen sind bedingt durch die Gefäßpunktion. Sie können direkt am venösen Gefäß auftreten oder durch Fehlpunktionen einer Arterie, eines Nervs, Lymphgefäßes oder Organs, z. B. der Pleurahöhle.

Bei Punktion im Bereich der Ellenbeuge kann durch Fehlpunktion die Arteria brachialis verletzt werden – mit nachfolgender Hämatombildung–, wenn nach sofortiger Entfernung der Punktionskanüle nicht lokal durch Fingerdruck über 3–5 Minuten die arterielle Blutung gestillt und ein ausreichender Kompressionsverband angelegt wird.

Bei der Punktion in der Ellenbeuge verletzt man u. U. den Nervus brachialis. Der Patient verspürt sofort einen elektrisierenden Schmerz, ausstrahlend in die Hand. Im allgemeinen bleiben dabei keine neurologischen Ausfälle zurück.

Beim Versuch der Punktion von Halsvenen kann die Arteria carotis punktiert werden. Die arterielle Blutung muß durch Fingerkompressionsdruck zum Stehen gebracht werden.

Besonders häufig sind *Arterienfehlpunktionen* im Bereich der Leiste, wenn die Vena femoralis sondiert werden soll. Die Kanüle wird sofort entfernt, die Blutung lokal gestillt und ein Kompressionsverband angelegt, mit dem der Patient 24 Stunden Bettruhe einhalten muß. Bei der Punktion des Nervus femoralis spürt der Patient einen elektrisierenden Schmerz im Oberschenkel.

Beim Punktionsversuch der Vena subclavia kann bei hochstehenden Pleuragrenzen die Pleurahöhle eröffnet und ein *Pneumothorax* gesetzt werden. Bei gleichzeitiger Verletzung der Arteria subclavia entsteht ein Hämatothorax. Nach sofortiger Entfernung der Kanüle müssen regelmäßige Röntgenkon-trollen erfolgen, um die Ausbildung eines Pneumo- bzw. Hämatothorax rechtzeitig zu erkennen. Bei zunehmender Dyspnoe ist die Punktion und Saugdrainage der Pleurahöhle notwendig.

Venöse Hämatome

Nach jeder Einschwemmkatheteruntersuchung kommt es zu einer mehr oder weniger leichten lokalen Hämatombildung. Zur Vorbeugung einer größeren venösen Blutung ist es notwendig, daß man nach der Katheteruntersuchung durch Fingerdruck die Blutung aus dem Einführungskanal zum Stillstand bringt, bevor man einen Kompressionsverband anlegt. Dieser Verband kann, wenn er zu fest angelegt wird, zu einer venösen Stauung des Armes führen und muß deshalb spätestens nach 3–4 Stunden gelockert werden. Nach 24 Stunden wird er durch ein Pflaster ersetzt. Im allgemeinen ist bei einem begrenzten Hämatom aus einer venösen Blutung eine lokale Behandlung nicht notwendig, bei größerer Ausdehnung tragen wir heparinhaltige Salben auf, um die Resorption des Hämatoms zu fördern. Dem Patienten muß die Bedeutungslosigkeit dieser Hämatombildung erklärt werden. Wir schildern ihm, daß sich diese Hämatome in den folgenden Wochen farblich verändern und eventuell auch in abhängige Partien absacken können.

Beim Punktionsversuch kann die Vene mit der Punktionskanüle perforiert werden. Dies führt zu umschriebenen venösen Blutungen im Bereich des Punktionskanales. Läßt sich der Untersucher verleiten, bei nicht einwandfreiem venösem Rückfluß aus der Punktionskanüle einen Führungsdraht oder ein Einführungsbesteck vorzuführen, so kann dies paravenös mit subkutaner Gewebsschädigung, Schmerzen und Hämatombildung geschehen.

Eine Vene kann auch durch den Führungsdraht, das Einführungsbesteck und den Katheter perforiert werden, wenn diese Instru-

mente an Venenklappen oder Venenverzwei-
gungen hängenbleiben und zu forciert vorgeschoben werden. Diese Hindernisse sind oftmals nur durch ein vorsichtiges Manipulie-
ren, durch mehrmaliges Hin- und Herführen
und Drehen des Führungsdrahtes bzw. des
Katheters zu überwinden. Dabei kann man
die Katheterspitze durch Fingerdruck führen
und die Venenklappen durch einen forcierten
venösen Blutstrom nach vorheriger Stauung
oder durch einen Infusionsstrom (Flush) im
Katheter öffnen. Die Venenperforation ist
schmerzhaft und führt häufig an der Innenseite des Oberarmes, beim venösen Zugang
von der Vena brachialis, zur Hämatombildung.

Thrombophlebitis

Die Thrombophlebitis geht einher mit Rö-
tung, Schwellung und Schmerzen. Als Folge
des Fremdkörperreizes ist sie nach längerer
Verweildauer des Katheters in der Vene häufig zu beobachten. Die Venenreizung bleibt
meist auf die oberflächlichen Venen be-
schränkt, sie kann aber auch aszendierend
auf tiefe Achsel- und Beckenvenen übergrei-
fen. So sahen wir in der Angiologischen Am-
bulanz der Medizinischen Universitätsklinik
Freiburg häufig *Axillarvenenthrombosen*
nach mehrtägiger intensivmedizinischer
Überwachung durch Einschwemmkatheter
mit Ausbildung einer venösen Stauung am
Arm und eines venösen Umgehungskreislau-
fes über Schultergürtelvenen, wenn der Einschwemmkatheter über Ellenbeugenvenen
eingeführt worden war.
Lungenembolien aus thrombosierten Armvenen wurden von uns nicht beobachtet, weil
die Thromben bzw. Emboli an den Venenklappen hängenblieben. Eventuell kann eine
Heparinbeschichtung der Katheteroberfläche
das Thromboserisiko, insbesondere bei
Langzeitüberwachung, vermindern.
Die Gefahr einer Lungenembolie ist
sicherlich größer, wenn für die Langzeitüberwachung als venöser Zugang die Vena

femoralis gewählt wird. Bei einer aszendierenden Thrombose können sich aus tiefen
Bein- und Beckenvenen leicht lebensgefährliche Embolie lösen. Für eine Langzeitüberwachung mit Einschwemmkatheter sollte
deshalb der Zugang über Beinvenen gemieden werden, die Sondierung der Vena femoralis kommt nur für eine kurzfristige, diagnostische Einschwemmkatheteruntersuchung in Frage. Unter diesen Bedingungen
haben wir in mehreren hundert Fällen noch
nie eine tiefe Bein- oder Beckenvenenthrombose gesehen. Selbstverständlich verbietet
sich der Zugang über die Vena femoralis,
wenn eine Anamnese von tiefen Bein-, Bek-
kenvenenthrombosen oder Lungenembolien
vorliegt.
Da die Thrombosen durch den Fremdkörper-
reiz allein entstehen, sind sie im allgemeinen
steril. Es kann aber sekundär zu einer bakteriellen Infektion kommen. Eine *bakterielle
Thrombophlebitis* läßt sich vermeiden, wenn
die Kathetereinführung unter sterilen Bedingungen erfolgt und wie nach einem chirurgischen Eingriff ein steriler Verband angelegt
wird. Bei der Einschwemmkatheterlangzeit-
überwachung hat sich das Abdecken der
Punktions- bzw. Einführungsstelle und Um-
gebung durch eine sterile, dicht abschließen-
de Kunststoffolie bewährt. Die Pflege venöser Zugänge ist ebenso wichtig wie die Vermeidung der Kontamination durch infizierte
Hände und Infusionsgeräte. Blutreste und
Thromben sind ein guter Nährboden für Keime. Deshalb müssen der Verband und die
Einstichstelle täglich inspiziert werden, bei
Durchbluten sollte ein Verbandwechsel erfolgen. Durch den zentralvenösen Katheter
sollte kein Blut entnommen werden.
Bei subkutaner entzündlicher Infiltration
muß der Katheter sofort entfernt werden.

Das Risiko einer *Venenkathetersepsis* beträgt
1 % bei einer Verweildauer von 1 Tag und
steigt auf 7 % bei 5–7 Tagen. Bei Verdacht
auf Kathetersepsis muß der Venenkatheter
sofort entfernt und die Katheterspitze bakte-
riologisch untersucht werden.

Daß lokale Venenreizungen bei der Wiederverwendung von Einschwemmkathetern häufiger auftreten sollen, entspricht nicht unserer eigenen Erfahrung. Eine Thrombophlebitis tritt nach einwandfreier Säuberung und Sterilisation des wiederverwendeten Katheters bei uns nicht häufiger auf als bei einmaliger Katheterverwendung, allerdings werden nach einer Langzeitüberwachung die Katheter vernichtet. Nach unseren Erfahrungen steigt die Häufigkeit der Thrombophlebitis mit der Verweildauer des Katheters in der Vene, insbesondere dann, wenn die Venenpunktionsstelle nicht durch einen Verband steril abgedeckt ist und wenn das paravenöse Gewebe bei der Einführung stark traumatisiert wurde.

Bei einer *oberflächlichen Thrombophlebitis* führen wir nur eine Lokalbehandlung mit heparinhaltigen Salben und Alkoholumschlägen durch; eventuell erhält der Patient zur Schmerzlinderung ein Analgetikum. Eine antibiotische Therapie erscheint uns nur bei einer fieberhaften bakteriellen Thrombophlebitis angezeigt. Unter der lokalen Behandlung klingen die thrombophlebitischen Erscheinungen in aller Regel innerhalb von 3–5 Tagen ab. Häufig bleibt danach ein derber thrombosierter Venenstrang zurück, der den Patienten allerdings noch monatelang in seinen Armbewegungen behindern kann, aber sonst ohne funktionelle Auswirkungen bleibt.

Bei Thrombosierung tiefer Arm- oder Beinvenen werden prophylaktisch eine antibiotische Therapie sowie eine Antikoagulation vorgenommen, eventuell auch eine Fibrinolyse erwogen. Zur Vermeidung einer venösen Stauung und einer weiteren Aszension der Thrombose werden zur Förderung des venösen Blutstroms der betroffene Arm bzw. das Bein hochgelagert, ein Kompressionsverband angelegt, aktive Atem- und Muskelübungen durchgeführt und der Patient mobilisiert, sobald der lokale Schmerz abgeklungen ist.

Venenspasmus

Der Venenspasmus ist ein Phänomen, das jede Herzkatheteruntersuchung wesentlich verzögern oder unmöglich machen kann. Es handelt sich dabei um ein schmerzhaftes, krampfartiges Zusammenziehen der Venenwand um den Fremdkörper „Herzkatheter". Besonders häufig muß man mit diesem Phänomen rechnen, wenn kleinkalibrige Venen am Arm sondiert werden. Die Neigung zum Venenspasmus wird gefördert, wenn der Patient nervös und ängstlich ist und ein wenig erfahrener Untersucher dem Patient nicht genügend Vertrauen einflößt. Sind Venenpunktion und -sondierung schmerzhaft und zieht sich die Untersuchung länger hin, treten Venenspasmen häufig auf.

Den *Venenspasmus* erkennt man daran, daß sich der Katheter nicht mehr oder nur unter starken Schmerzen vorführen oder zurückziehen läßt. Bei allen Kathetermanipulationen spürt man einen „wächsernen" Widerstand. Der Venenspasmus kann sich innerhalb von 3–5 Minuten spontan lösen, wenn man jede weitere Traumatisierung durch forcierte Kathetermanöver unterläßt. Das Abklingen des Spasmus kann man beschleunigen durch Anlegen warmer Kompressen am betroffenen Arm, durch besonders bequeme Lagerung des Armes, durch die intravenöse Gabe von Spasmolytika sowie die sublinguale Gabe von Nitroglycerin und die orale Verabreichung von Sedativa (z. B. Diazepam). Es hat sich auch die Injektion von Kontrastmitteln oder Lokalanästhetika (Xylocain®) durch den Katheter bewährt. Oftmals hält der Venenspasmus über viele Minuten und sogar Stunden an. Wichtig ist, daß der Untersucher dabei nicht die Geduld verliert und abwarten kann, bis der Spasmus endgültig abgeklungen ist. Oftmals ist dann auch die Entfernung des Katheters aus der Vene überhaupt erst möglich.
Zur Vorbeugung eines Venenspasmus bei besonders empfindlichen oder ängstlichen Patienten empfiehlt sich eine ausreichende medikamentöse Sedierung (Valium®, Tre-

Lokale Komplikationen und Schmerzen bei Einschwemmkatheteruntersuchungen lassen sich vermeiden durch:

1. Atraumatisches Vorgehen
2. Gute Lokalanästhesie
3. Steriles Vorgehen
4. Einwandfreie Punktions- und Einführungstechnik
5. Gute Kooperation und Entspannung des Patienten, evtl. nach medikamentöser Sedierung

Tab. 80 Vermeidung lokaler Komplikationen.

calmo®). Bei kleinkalibrigen Venen kann die Oberfläche des Katheters und des Einführungsbesteckes mit einem Lokalanästhetikum (Xylocain®) eingerieben werden. Man sollte bei allen Kathetermanipulationen behutsam und schmerzfrei vorgehen – nach ausreichender Lokalanästhesie der Venenpunktionsstelle (Tab. 80).

Katheterkomplikationen

Katheterkomplikationen sind meist durch Unerfahrenheit und Ungeschicklichkeit des Untersuchers bedingt.

Schleifen- und Knotenbildungen

Schleifenbildungen in den Armvenen sind häufig. Sie können entstehen, wenn der Katheter über periphere Armvenen nicht den Zugang in die intrathorakalen Venen findet, so an den anatomischen Engen zwischen der 1. Rippe und der Klavikula. Dies ist besonders häufig der Fall, wenn der Katheter über die Vena cephalica eingeführt wurde, da diese in einem scharfen Winkel in die Vena subclavia mündet und der Katheter an dieser Stelle oft hängenbleibt. Wird der Katheter dann zu forciert vorgeschoben, um auf diese Weise das Hindernis zu überwinden, kann er in diesem Bereich abknicken und sich unter Schlingenbildung aufrollen (Abb. 130–133). Eine *Schlingenbildung* des Katheters ist an-

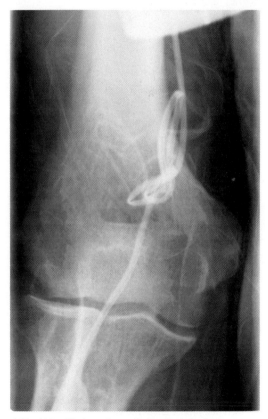

Abb. 130 Katheterkonvolut in der Ellenbeuge.

zunehmen, wenn nach 20–30 cm Katheterlänge von der Ellenbeuge aus noch keine zentralvenöse Druckkurve zu registrieren ist, also noch keine Vorhofoszillationen und Atemschwankungen zu sehen sind. Die Verlegung des Katheterlumens durch Anstoßen der Katheterspitze oder Abknickung des Ka-

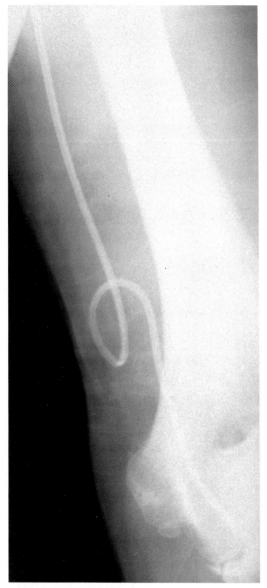

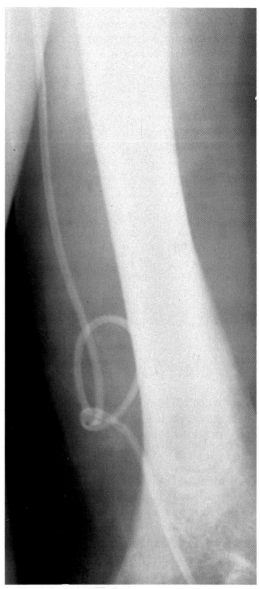

Abb. 131   Einfache Schleifenbildung am Oberarm, die sich fast immer leicht aufziehen läßt.

Abb. 132   Knoten- und Schleifenbildung am Oberarm (V. cubitalis), perkutan entfernt.

theters im Bereich einer anatomischen Enge ist daran zu erkennen, daß sich durch den kontinuierlichen Infusionsstrom langsam ein Druck aufbaut, der beim Rückzug des Katheters plötzlich wieder abfällt oder zu paradox verzerrten Druckkurven führt.

Schleifenbildungen sind auch möglich im Bereich des rechten Vorhofes, des rechten Ventrikels und der Pulmonalarterie (Abb. 134 und 135), insbesondere dann, wenn diese Herzabschnitte vergrößert sind (Tab. 81). Die Schleifenbildungen sind für den Unter-

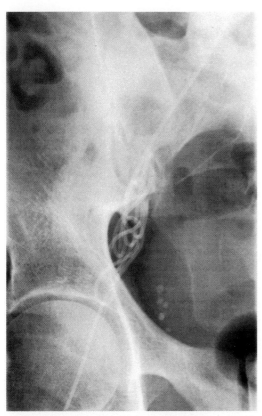

Abb. 133   Katheterkonvolut in der Leiste (Beckenvene), perkutan durch Aufschieben der einzelnen Schlingen entfernt.

sucher oftmals kaum zu erkennen, es sei denn, daß paradoxe Druckkurven und -sprünge auf *Katheterabknickungen* hinweisen (Tab. 82, Abb. 136 und 137).

Grundsätzlich muß man an eine Schleifenbildung denken, wenn nach einer bestimmten Katheterlänge die erwarteten Druckkurven nicht registriert werden. Um sich eine Vorstellung von der Distanz der Venenpunktionsstelle bis zur Pulmonalarterie machen zu können, empfiehlt es sich, den Katheter vor der Untersuchung in seinem Verlauf auf den Patienten zu legen und die Länge an den Kathetermarkierungen abzulesen. So weiß der Untersucher von vornherein, nach welchem Katheterabschnitt die Pulmonalarterie erreicht sein müßte (vgl. Tab. 81).

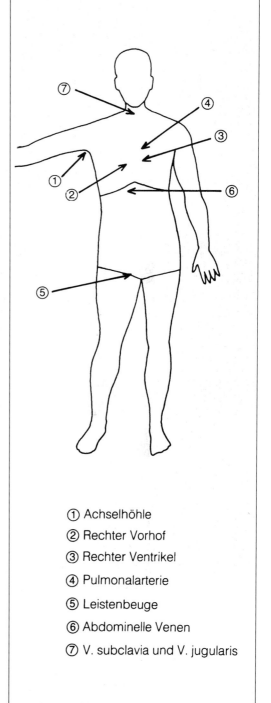

① Achselhöhle

② Rechter Vorhof

③ Rechter Ventrikel

④ Pulmonalarterie

⑤ Leistenbeuge

⑥ Abdominelle Venen

⑦ V. subclavia und V. jugularis

Abb. 134   Prädilektionsstellen für Katheterschlingenbildungen.

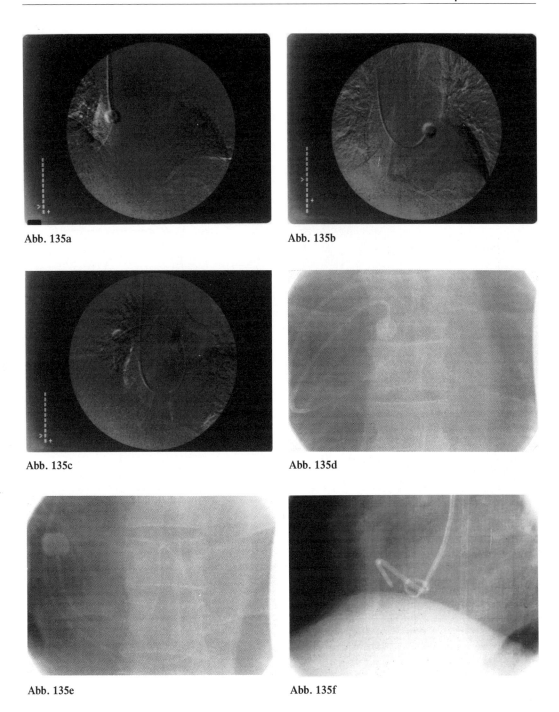

Abb. 135a

Abb. 135b

Abb. 135c

Abb. 135d

Abb. 135e

Abb. 135f

Abb. 135   Röntgenologische Kontrolle der Einschwemmkatheterlage. a) Ballonkatheterspitze im rechten Vorhof; b)Ballonkatheterspitze im rechten Ventrikel; c) Ballonkatheterspitze in „Pulmonalkapillarposition" in der Pulmonalarterie rechts; d) Schleifenbildung im rechten Vorhof; e) Schleifenbildung im rechten Ventrikel mit Ballonspitze im rechten Vorhof; f) Schleifen- und Knotenbildung um Trabekel der Trikuspidalklappe. (Einschwemmkatheter mußte durch thoraxchirurgischen Eingriff entfernt werden).

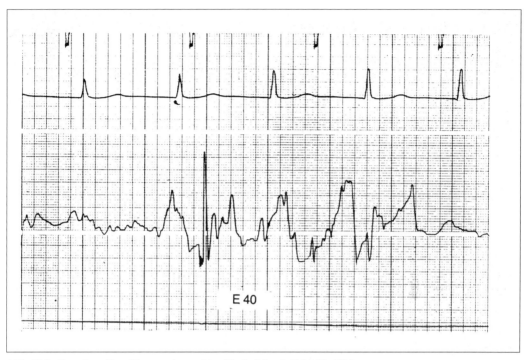

Abb. 136 Paradoxe Druckkurven im rechten Vorhof durch Schleifenbildung.

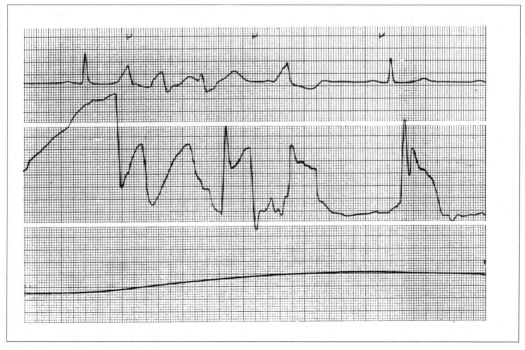

Abb. 137 Schleifenbildung des Herzkatheters mit verzerrten Druckkurven und Auslösung von Extrasystolen.

Schleifenbildungen sind anzunehmen:

1. **In der Achselhöhle,**
   wenn nach 20 cm Katheterlänge von der rechten Ellenbeuge bzw. 30 cm von der linken Ellenbeuge aus noch keine zentralvenöse Druckkurve registriert werden kann und Schmerzen im Schulterbereich geäußert werden

2. **Im rechten Vorhof,**
   wenn nach 40 cm von der rechten Ellenbeuge und 50 cm von der linken Ellenbeuge aus noch keine Ventrikeldruckkurve registriert wird oder wenn ständig zentralvenöse Druckkurven und supraventrikuläre Extrasystolen auf dem Monitor zu sehen sind. Von der Vena jugularis und subclavia aus beträgt der Katheterweg bis zum rechten Ventrikel 20 cm

3. **Im rechten Ventrikel,**
   wenn nach Registrierung einer Ventrikeldruckkurve nach weiteren 10 – 20 cm Katheterlänge keine Pulmonalarteriendruckkurve (60 – 70 cm von der Ellenbeuge bzw. 40 – 50 cm von der Vena jugularis aus) zu sehen ist und ventrikuläre Extrasystolen bei gleichzeitig verzerrten Druckkurven auftreten

4. **In der Pulmonalarterie,**
   wenn bei aufgeblasenem Ballon nach Registrierung einer Pulmonalarteriendruckkurve beim Vorschieben des Katheters um 10 cm keine Pulmonalkapillardruckkurve registriert wird, der Mitteldruck sich nicht ändert und nur Mischkurven bzw. verzerrte Druckkurven festzustellen sind

Tab. 81   Anzeichen für Katheterschleifenbildungen.

Der Einschwemmkatheter stößt an oder ist abgeknickt:

1. Bei plötzlich paradox ansteigenden Druckkurven
2. Bei verzerrten und bizarren Druckkurven

Tab. 82   Anzeichen für eine Katheterknickung.

Man muß eine *Schleifenbildung* im rechten Vorhof annehmen, wenn bei intrathorakalen Druckkurven nach 40 cm von der rechten und 50 cm von der linken Ellenbeuge aus noch immer keine Ventrikeldruckkurve registriert werden kann. Eine Schleifenbildung im rechten Ventrikel ist wahrscheinlich, wenn nach der Registrierung der Ventrikeldruckkurve nach weiteren 10–20 cm Katheterlänge nicht die Pulmonalarterie erreicht wird und wenn durch mechanische Endokardreizung durch Katheterschlingen gehäuft ventrikuläre Extrasystolen auftreten. Eine Schleifenbildung in der Pulmonalarterie oder im rechten Ventrikel ist anzunehmen, wenn nach Registrierung der Pulmonalarteriendruckkurve beim Vorschieben des Einschwemmkatheters um weitere 10–20 cm und nach Aufblasen des Ballons keine Pulmonalkapillardruckkurve registriert wird und der Mitteldruck nicht abfällt.

Schleifen- und Knotenbildungen lassen sich vermeiden, wenn der Ballon des Einschwemmkatheters in der Hohlvene bereits aufgeblasen wird, wenn der Katheter – bei abgelassenem Ballon – zurückgezogen wird, falls nach Registrierung einer Ventrikeldruckkurve nicht nach 15 cm Vorschieben des Katheters eine Pulmonalarteriendruckkurve zu registrieren ist, und wenn bei stark dilatiertem rechtem Ventrikel und Verdacht auf schwere pulmonale Hypertonie die Untersuchung unter Röntgenkontrolle fortgesetzt wird (Tab. 83).

Schleifen- und Knotenbildungen sind vermeidbar:

1. Durch Aufblasen des Einschwemmkatheterballons bereits in der zentralen Vene
2. Durch Rückzug des Einschwemmkatheters (bei abgelassenem Ballon) in den rechten Vorhof, wenn nach Registrierung einer Ventrikeldruckkurve nach Vorschieben von weiteren 15 cm keine Pulmonalarteriendruckkurve zu registrieren ist
3. Wenn die Untersuchung bei dilatiertem rechtem Herzen und pulmonaler Hypertonie unter Röntgenkontrolle erfolgt
4. Wenn der Katheter vorsichtig zurückgezogen wird beim Auftreten bizarrer Druckkurven unter fortlaufender Beobachtung von EKG- und Druckkurven

Tab. 83   Vermeidung von Schleifen- und Knotenbildungen.

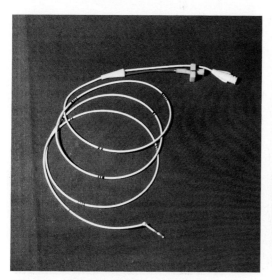 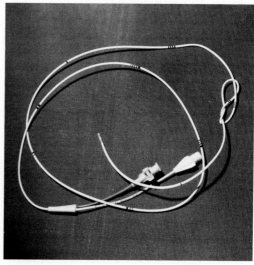

Abb. 138   Schleifen- und Knotenbildung eines Einschwemmkatheters.
a) Knotenbildung kurz nach der Katheterspitze, der Katheter ließ sich durch die Venenpunktionsstelle ohne Schwierigkeiten entfernen;
b) Knoten- und Schleifenbildung an der Katheterspitze, der Katheter mußte durch operative Venenfreilegung an der Innenseite des Oberarmes entfernt werden.

Sowohl die extra- als auch die intrathorakalen Schleifenbildungen lassen sich durch vorsichtiges Zurückziehen des Katheters wieder lösen. Dabei muß man aber die Druckkurve verfolgen. Kommt es zu plötzlichem Auswandern oder zu bizarren Verzerrungen der Druckkurve, knickt der Katheter ab, und es besteht die Gefahr der *Knotenbildung*. Wenn sich dem Zurückziehen des Katheters ein Widerstand entgegensetzt, müssen alle weiteren Kathetermanöver unter Röntgenkontrolle erfolgen (vgl. Abb. 135a–d). Bei Knotenbildungen in extrathorakalen Venen, wo dies am häufigsten geschieht, kann man unter Röntgenkontrolle den Katheter mit Knoten langsam in eine periphere Vene ziehen. Diese legt man durch eine Venae sectio frei und entfernt den Knoten durch Abschneiden. Oftmals genügt es, die Venenpunktionsstelle mit einer Schere oder Klemme etwas aufzuweiten, um den Katheter mit Knoten herausziehen zu können, da der Knoten dank der Elastizität des Katheters einen relativ geringen Durchmesser hat (Abb. 138a und b).

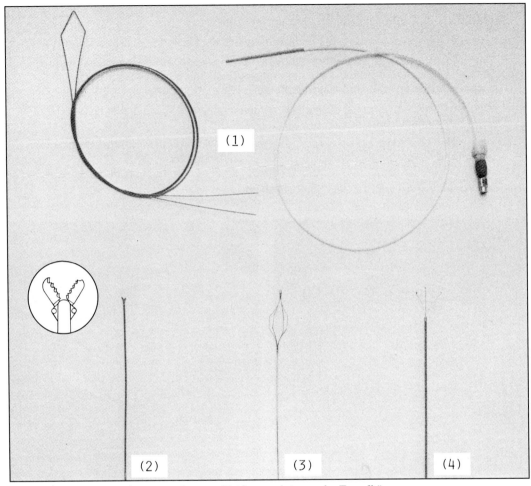

Abb. 139   Instrumentarium zur perkutanen Entfernung intravasaler Fremdkörper:
(1) = Entfernungsinstrumentarium komplett mit Einführungskatheter 7 F, Schleuse und Fangschlinge;
(2) = Entfernungszange, Alligatormaul, 6 F;
(3) = Fangkorbkatheter, 4-Zügel, 6 F;
(4) = Dreifußfaßzange, 6 F.

Da die Katheterschleifen im rechten Vorhof und rechten Ventrikel wesentlich größer sind, ist hier die Gefahr der Knotenbildung gering. Spürt man beim Katheterrückzug aus dem Herzen einen Widerstand, dürfen alle weiteren Kathetermanipulationen nur noch unter Röntgenkontrolle erfolgen. Uns wurde ein Fall von traumatischer Trikuspidalklappeninsuffizienz mitgeteilt, wo sich eine Schlinge um den Papillarmuskel der Trikuspidalklappe gebildet hatte. Diese Schlinge kann sich bei forciertem Rückzug zuziehen und den Papillarmuskel abreißen.

Bei intrakardialer Knotenbildung des Katheters kann man versuchen, den Knoten durch einen feinen Führungsdraht zu lösen, den man im Katheterlumen vorführt, oder den Katheter mit Knoten in eine periphere Vene zu ziehen. Gelingt die Entfernung so nicht, muß der Katheterknoten durch einen thoraxchirurgischen Eingriff entfernt werden, wie in einem Fall in einem auswärtigen Krankenhaus (s. Abb. 138), wo sich beim Legen eines Einschwemmkatheters bei einem Patienten im kardiogenen Schock ein Knoten mit Schlinge an der Trikuspidalklappe gebildet hatte.

Nach jeder Schlingen- und Knotenbildung ist der Katheter am Ende der Untersuchung auf seine Vollständigkeit zu prüfen. Sollten Katheterteile fehlen, müssen diese sofort operativ entfernt werden. Intrathorakale Katheterreste führen in der Folgezeit mit größter Wahrscheinlichkeit zu Sepsis und Abszeßbildung. Heute bieten sich auch perkutane, transvenöse Verfahren zur Entfernung von Katheterteilen an (Abb. 139 und 140).

Schlingen- und insbesondere Knotenbildungen lassen sich vermeiden, wenn man die Kathetermanöver bei ständiger Beachtung der Druckkurven vorsichtig und kontrolliert durchführt. Die Knotenbildungen sind bei zu schnellem und forciertem Vorschieben und Zurückziehen des Katheters möglich und sind frühzeitig an verzerrten Druckkurven und paradoxen Druckanstiegen durch die Verlegung des Katheterlumens erkennbar. Besonders häufig treten Verknotungen mit dem Mikrokatheter auf.

Katheterabschneidungen

Als noch scharfe Kanülen zur Einführung von Venenkathetern benutzt wurden, sah man diese Komplikation häufiger. Die Abschneidung erfolgte, wenn der Katheter durch die scharfe Punktionskanüle zurückgezogen wurde. Der Katheterrest wurde dann mit dem Blutstrom fortgespült und setzte sich nicht selten in einer Lungenarterienaufzweigung fest. Hier mußten die Katheterreste durch einen thoraxchirurgischen Eingriff entfernt werden, da sie andernfalls zur septischen Pneumonie und zum Lungenabszeß führten.

Um der Gefahr einer *Katheterabschneidung* zu begegnen, werden heute die Herzkatheter nur noch durch stumpfe Einführungsschleusen, meist nach einer modifizierten Seldin-

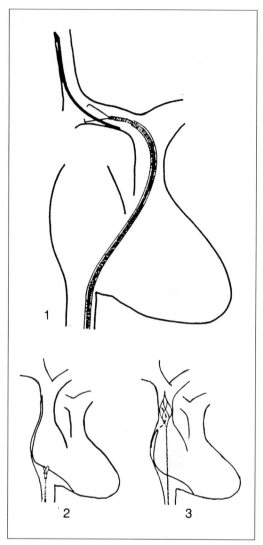

Abb. 140 Instrumente, transfemoral eingeführt, zur Entfernung von Katheterfragmenten aus der Pulmonalarterie mit der Faßzange (1), aus dem rechten Vorhof mit der Alligatormaulzange (2) bzw. dem Fangkorbkatheter (3).

ger-Technik, eingeführt (Tab. 84). Die scharfe Kanüle wird dabei nach Venenpunktion und Einschieben des Führungsdrahtes sofort entfernt. Es gilt heute als Kunstfehler, wenn ein Herzkatheter durch eine scharfe Kanüle eingeführt und zurückgezogen wird und es dabei zu einer Katheterabschneidung

---

Katheterabschneidungen und Verschleppung von Katheterresten lassen sich vermeiden durch:

1. Benutzung eines stumpfen Plastikeinführungstubus
2. Vorsichtigen Rückzug des Einschwemmkatheters mit abgelassenem Ballon
3. Rückzug des Katheters bei Widerstand nur unter Röntgenkontrolle
4. Überprüfung der Intaktheit des Ballons vor jeder Einschwemmkatheteruntersuchung
5. Die sofortige Entfernung von abgerissenen Katheterteilen im Herzen und Lungenarteriensystem muß durch perkutane, transvenöse oder herzchirurgische Methoden erwogen werden

Tab. 84   Vermeidung von Katheterabschneidungen.

---

kommt. Auch bei Verwendung der Mikrokatheter nach *Grandjean* muß man stumpfe Schleusen benutzen, z. B. in Form einer Braunüle®, da bei diesem schmallumigen Katheter Abschneidungen besonders leicht auftreten.

Grundsätzlich ist bei zu forciertem Rückzug gegen einen Widerstand der Abriß von Katheterteilen möglich. Bei einem Fall an unserer Klinik riß bei einem langanhaltenden Venenspasmus bei dem Versuch der Katheterentfernung die Katheterspitze im Bereich der Achsel ab. Sie wurde sofort durch einen Stauschlauch in der Vene fixiert. So konnte verhindert werden, daß der verbliebene Katheterrest nach Lösen des Venenspasmus mit dem Blutstrom in die Lunge fortgeschwemmt wurde. Es gelang, den Katheterrest durch eine Venae sectio im Oberarm zu entfernen. Alle *Katheterreste* müssen sofort operativ entfernt werden, da sie sonst Ausgangsherd einer Lungenembolie, einer Sepsis oder Abszeßbildung werden. Zur Entfernung von Katheterresten werden verschiedene Kathetermanöver und perkutane transvenöse Verfahren beschrieben.

An dieser Stelle sei noch erwähnt, daß auch Führungsdrähte im Venensystem verlorengehen können.

Katheterballonruptur

Es ist möglich, daß der feine Latexballon des Einschwemmkatheters einreißt oder rupturiert, wenn er beschädigt ist oder mit zuviel Luft aufgeblasen wird. Man sollte ihn deshalb nie mit mehr Luft füllen als vom Hersteller angegeben, im allgemeinen mit 0,5–1,5 ml. Anstelle von Luft wird auch, insbesondere bei Verwendung eines Ballonkatheters im arteriellen System, Kohlendioxid benutzt, um bei einer Ballonruptur nicht die Gefahr der arteriellen *Luftembolie* einzugehen. Im venösen System sind die kleinen Luftmengen von maximal 1 ml ohne wesentliche Auswirkungen.

Vor Durchführung jeder Einschwemmkatheteruntersuchung sollte man sich von der Intaktheit des Ballons überzeugen. Er muß sich vollständig entfalten und die Katheterspitze umhüllen. Dazu bläst man den Ballon mit 0,5–1,5 ml Luft oder Kohlendioxid im Wasser eines Becherglases auf. Aufsteigende Blasen im Wasser weisen auf eine Undichtigkeit des Ballons hin. Der Ballon muß sich ohne Schwierigkeiten aufblasen und sich auch nach Absaugen der Luft wieder entleeren und zusammenfalten lassen. Bei einer *Ballonruptur* liegt die Gefahr weniger in einer Luftembolie als vielmehr in der Verschleppung von Ballonlatexresten.

Ballonrupturen lassen sich vermeiden:

1. Wenn vor Beginn der Untersuchung die Unversehrtheit des Ballons durch Aufblasen des Ballons unter Wasser (im Glas) geprüft wird

2. Wenn der Ballon nur mit der Luftmenge gefüllt wird, die vom Hersteller empfohlen wird (0,5–1,5 ml)

3. Wenn der Ballon grundsätzlich entleert ist, wenn der Katheter zurückgezogen wird

---

Tab. 85   Vermeidung von Ballonrupturen.

Eine Ballonruptur ist anzunehmen:

1. Wenn trotz vermuteter Lage des Einschwemmkatheters in einer Pulmonalarterienaufzweigung beim Aufblasen des Ballons keine eindeutige Pulmonalkapillar- oder Wedge-Kurve entsteht

2. Wenn Kochsalzlösung, die zuvor anstelle von Luft in den Ballon injiziert wurde, nicht wieder aspiriert werden kann

---

Tab. 86   Anzeichen für eine Ballonruptur.

Nach Prüfung der *Intaktheit des Ballons* muß man sich davon überzeugen, daß er beim Einführen des Einschwemmkatheters durch den Einführungstubus nicht lädiert wird. Bei jedem Katheterrückzug muß der Ballon luftleer sein, da es sonst in kleinen pulmonalen Gefäßabschnitten zu einer Balloninvagination kommen kann.

Wenn der Einschwemmkatheter aus der Pulmonalarterie in den rechten Ventrikel zurückgezogen wird, sollte der Katheterballon auf jeden Fall luftleer sein, um eine Schädigung der Herzklappe bzw. des Ballons zu vermeiden (Tab. 85).

Vor endgültiger Entfernung des Katheters aus der Vene muß der Einführungstubus herausgenommen werden, um Ballonbeschädigungen bei Rückzug durch den Tubus zu vermeiden.

Der Ballon darf auf keinen Fall aufgeblasen werden, wenn die Katheterspitze in einer kleinen Pulmonalarterienaufzweigung liegt, wenn also bereits eine Pulmonalkapillar- bzw. Wedge-Druckkurve registriert wird. Beim Aufblasen des Ballons spürt man dann einen Widerstand, den man auf keinen Fall überwinden darf. In dieser Situation besteht nicht nur die Gefahr der Ballonruptur, sondern auch der Pulmonalarterienverletzung mit Lungenblutung. In der Literatur sind *Pulmonalarterienrupturen* durch Einschwemmkatheter beschrieben worden.

Eine Ballonruptur ist anzunehmen, wenn trotz vermuteter Lage der Katheterspitze in einer kleinen Pulmonalarterienaufzweigung beim Aufblasen des Ballons keine eindeutige Pulmonalkapillardruckkurve mit entsprechendem Abfall des Arterienmitteldruckes registriert wird (Tab. 86). In diesem Fall kann man anstelle von Luft 0,6–0,8 ml physiologische Kochsalzlösung injizieren. Läßt sich diese danach nicht mehr aspirieren, sondern wird Blut angesaugt, ist der Ballon undicht oder rupturiert.

Nach Entfernen des Katheters muß man sich vergewissern, daß keine Teile des Latexballons fehlen. Sie können bei Verschleppung zur Lungeninfarzierung und Lungenabszeßbildung führen.

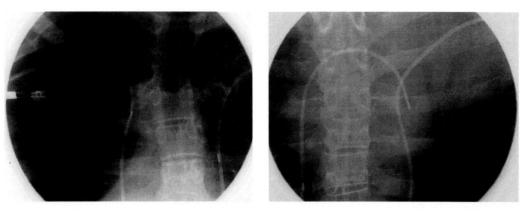

Abb. 141a und b   Einschwemmkatheter in linker persistierender oberer Hohlvene, vom linken Arm über die linke Vena axillaris vorgeführt. Ein zweiter Einschwemmkatheter wurde vom rechten Arm in die Vena cava superior vorgeführt.

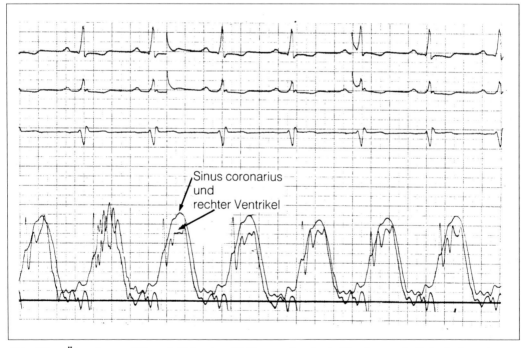

Abb. 141c   Über eine persistierende linke obere Hohlvene gelangte ein Einschwemmkatheter in den Koronarsinus in Wedge-Position mit indirekter Registrierung einer rechtsventrikulären Druckkurve; ein zweiter Einschwemmkatheter liegt im rechten Ventrikel mit direkter Druckkurvenregistrierung, vorgeführt vom rechten Arm aus.

Katheterfehllagen

Katheterfehllagen lassen sich vermeiden, wenn Katheterlänge und Druckkurven fort- laufend beobachtet und Schmerzangaben des Patienten berücksichtigt werden. Häufig gleitet der Einschwemmkatheter beim Zu- gang über Armvenen in Hals- und Thorax-

Katheterfehllagen sind zu vermeiden durch:

1. Beobachtung der Druckkurve
2. Abduktion des Armes, Neigung und Drehung des Kopfes zur ipsilateralen Seite
3. Forcierte Inspiration

Tab. 87   Vermeidung von Katheterfehllagen.

wandvenen und beim transfemoralen Zugang in abdominelle Venen ab. Katheterfehllagen beim Zugang vom Arm aus lassen sich bei Abduktion des Armes durch Drehen und Neigen des Kopfes zum ipsilateralen Arm und tiefe Inspiration vermeiden.

Beim Zugang über den linken Arm kann es in seltenen Fällen vorkommen, daß man zwar eine zentrale Venendruckkurve registriert, der Einschwemmkatheter sich aber nicht weiter bis zum rechten Ventrikel bzw. zur Pulmonalarterie vorführen läßt. Setzt man diese Untersuchung unter Röntgenkontrolle fort, erkennt man, daß der Einschwemmkatheter nicht rechts, sondern links von der Wirbelsäule zum Herzen heruntertritt (Abb. 141a). In diesen Fällen liegt eine *persistierende linke obere Hohlvene* vor, die häufig im Koronarsinus mündet (Abb. 141b). (Eine persistierende linke obere Hohlvene kann auch bei der Implantation von Schrittmacherelektroden unerwartete Probleme verursachen.) Beim Aufblasen des Ballons erhält man im Koronarsinus eine rechte Ventrikeldruckkurve als Wedge-Kurve, die die Lage des Einschwemmkatheters im rechten Ventrikel vortäuschen kann (Abb. 141c). In diesen Fällen muß die Einschwemmkatheteruntersuchung von einer rechten Arm- oder Halsvene aus durchgeführt werden. Beim Zugang von der Leiste aus wird die Katheterführung durch forcierte Ein- und Ausatmung erleichtert (Tab. 87).
Besonders häufig sind Katheterfehllagen beim venösen Zugang über die Vena cephalica und basilica, seltener, wenn der Katheter über eine Hals- oder Schultergürtelvene eingeführt wird (Abb. 142).

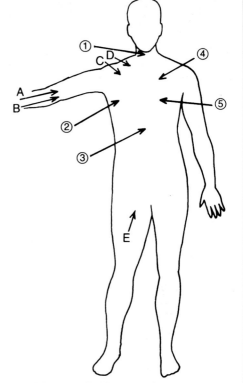

Häufigkeit der Fehllagen bei:

A. Zugang V. cephalica = 55 %
B. Zugang V. basilica = 30 %
C. Zugang V. jugularis externa = 10 %
D. Zugang V. jugularis interna = 1 %
E. Zugang V. femoralis = 20 %

Fehllagen bei Zugang vom rechten Arm:

① in der Vena jugularis interna und externa
② in der Thoraxwandvene ipsilateral
③ in der unteren Hohlvene
④ in der Vena subclavia kontralateral
⑤ in der Vena pericardiophrenica (selten)

Abb. 142   Prädilektionsstellen für Katheterfehllagen.

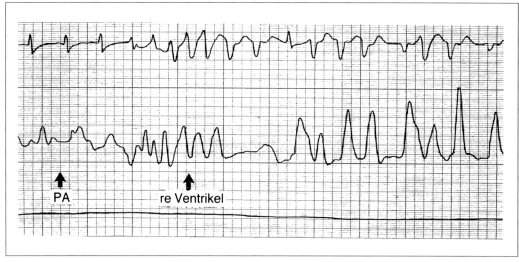

Abb. 143   Gefährliche Extrasystolen beim Herausziehen des Einschwemmkatheters unter ergometrischer Belastung, ausgelöst im rechten Ventrikel.

Kardiale Komplikationen

Unter den kardialen Komplikationen stehen die Herzrhythmusstörungen im Vordergrund. Lebensgefährliche ventrikuläre Tachyarrhythmien und Asystolien machen es notwendig, daß bei jeder Einschwemmkatheteruntersuchung eine Notfallausrüstung, einschließlich der Möglichkeit der elektrischen Defibrillation und der Schrittmacherstimulation, zur Verfügung steht. Der Untersucher muß mit Reanimationsmaßnahmen und den technischen Geräten vertraut sein und sich vor Beginn der Untersuchung von der technischen Betriebsbereitschaft der Geräte überzeugen.

Lebensbedrohliche ventrikuläre Herzrhythmusstörungen

Die mechanische Irritation des Endokards durch den Fremdkörper „Herzkatheter" im rechten Ventrikel löst *ventrikuläre Extrasystolen* aus (Abb. 143), die zu Kammertachykardie und Kammerflimmern führen können. Die peitschenschnurartigen Schleuderbewe-

gungen der sehr flexiblen Mikrokatheterspitze verursachen derartige Herzrhythmusstörungen häufiger als der Swan-Ganz-Katheter, bei dem die Katheterspitze durch den Ballon umhüllt ist und damit die mechanischen Einwirkungen am Endokard auf eine größere Oberfläche verteilt sind. Dazu muß der Ballon mit der vom Hersteller vorgeschriebenen Luftmenge gefüllt werden, da bei zu geringem Volumen die Katheterspitze nicht vom Ballon umhüllt wird und die freiliegende Katheterspitze zur Traumatisierung des Endokards führen kann. Dennoch sind auch bei der Verwendung des Swan-Ganz-Ballonkatheters Extrasystolen nicht zu vermeiden, und in 1 von 1 000 Fällen treten ventrikuläre Tachyarrhythmien auf, die eine elektrische Defibrillation notwendig machen (Abb. 144).

Besonders häufig kommt es zum *Kammerflimmern*, wenn der Einschwemmkatheter während der Belastung durch den rechten Ventrikel gezogen wird. Wir verzichten deshalb auf die Druckmessung im rechten Ventrikel während einer körperlichen Belastung und ziehen den Katheter so schnell wie möglich aus der Pulmonalarterie in den rechten

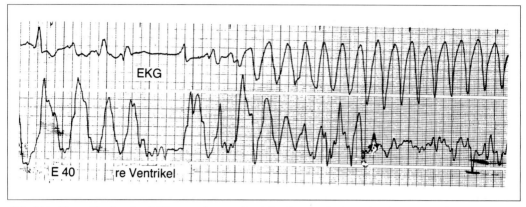

Abb. 144 Komplikation durch Kammerflattern. Der Einschwemmkatheter löst im rechten Ventrikel zunächst Extrasystolen aus, die in ein Kammerflattern übergehen. Zusammenbruch des Ventrikeldrucks.

Vorhof zurück. Die Druckwerte des rechten Vorhofes sofort nach Belastung reichen zur Funktionsbeurteilung des rechten Ventrikels aus.

Grundsätzlich muß man mit Kammerflimmern in 1 Fall auf 3 000 Einschwemmkatheteruntersuchungen rechnen, bei der Ergometrie in 1 Fall auf 20 000 Untersuchungen. Während bei gesunden Probanden Kammerarrhythmien bei der Ergometrie praktisch nicht beobachtet werden, muß man bei Einschwemmkatheteruntersuchungen auch bei Herzgesunden auf ventrikuläre Herzrhythmusstörungen gefaßt sein. Bei 800 Einschwemmkatheteruntersuchungen an Gesunden traten 2mal eine Kammertachykardie und 1mal Kammerflimmern auf.

Bei Kammerflimmern tritt durch den Zusammenbruch des Kreislaufs sekundenschnell Bewußtlosigkeit des Patienten ein. Der Untersucher muß den Einschwemmkatheter sofort in den rechten Vorhof zurückziehen. Er wird aber nicht vollständig entfernt, um den für Reanimationsmaßnahmen wichtigen venösen Zugang zu erhalten. Zunächst versucht man, mit einem kräftigen Faustschlag auf den Brustkorb unter EKG-Monitorkontrolle das Kammerflimmern zu beenden. Gelingt dies nicht, erfolgt sofort eine elektrische Defibrillation. Ein Defibrillator muß stets betriebsbereit im Untersuchungsraum

vorhanden sein. Der Kreislauf und die Atmung werden durch äußere Herzmassage und künstliche Beatmung unterstützt, wobei der Untersucher mit den Maßnahmen der Reanimation vertraut sein muß.

Bei Auftreten ventrikulärer Extrasystolen, insbesondere bei Salven, muß die Katheterlage im rechten Ventrikel sofort geändert werden. Im allgemeinen wird man den Katheter in den rechten Vorhof zurückziehen und den Versuch der Sondierung wiederholen (Tab. 88).

Häufig lassen sich vereinzelte ventrikuläre Extrasystolen bei der Katheterpassage durch den rechten Ventrikel nicht vermeiden, auch kurzfristige Kammertachykardien sind meist ohne hämodynamische Auswirkungen. Der Patient spürt lediglich ein „Herzstolpern" oder „Herzpoltern", oftmals nimmt er die Herzrhythmusstörungen auch gar nicht wahr.

Vorhofrhythmusstörungen

Bei der Passage des Katheters durch den rechten Vorhof werden in 1 Fall auf 1 000 Untersuchungen *supraventrikuläre Extrasystolen* und Arrhythmien mit Vorhofflimmern ausgelöst. Auch diese Rhythmusstörungen werden mechanisch durch den Katheter am

Zur Vermeidung und Beherrschung lebensbedrohlicher Herzrhythmusstörungen muß bei der Einschwemmkatheteruntersuchung folgendes beachtet werden:

1. Während der Katheterpassage durch den rechten Ventrikel muß das EKG fortlaufend am Monitor beobachtet werden

2. Beim Auftreten gehäufter ventrikulärer Extrasystolen oder kurzer ventrikulärer Tachykardien Katheterlage sofort ändern bzw. den Katheter aus dem rechten Ventrikel entfernen

3. Grundsätzlich (bei Verwendung des Ballonkatheters) bei der Katheterpassage durch den rechten Ventrikel den Ballon aufblasen

4. Die Verweildauer des Einschwemmkatheters im rechten Ventrikel so kurz wie möglich halten. Nach einer ergometrischen Belastung den Einschwemmkatheter aus der Pulmonalarterie schnell durch den rechten Ventrikel in den rechten Vorhof ziehen

5. Ein elektrischer Defibrillator muß in der Nähe des Einschwemmkathetermeßplatzes betriebsbereit zur Verfügung stehen, ebenso sind Lidocain-Ampullen und -Infusionen bereitzuhalten

6. Nach lebensbedrohlicher Kammerarrhythmie und elektrischer Defibrillation wird eventuell unter mehrstündiger Monitorüberwachung auf der Intensivstation eine antiarrhythmische Therapie fortgesetzt

Tab. 88   Vermeidung von Herzrhythmusstörungen.

Endokard des rechten Vorhofes verursacht, insbesondere bei Schleifenbildungen im rechten Vorhof. Sie sind bei der Verwendung des Swan-Ganz-Ballonkatheters seltener als beim Grandjean-Mikrokatheter oder dem steifen Cournand-Katheter.

Ein *Vorhofflimmern* mit absoluter Tachyarrhythmie und Kammerfrequenzen zwischen 100 und 120 Schlägen pro Minute hat keine schwerwiegenden hämodynamischen Auswirkungen. Auch wenn diese absolute Tachyarrhythmie anhält, führen wir die Untersuchung wie geplant durch. Häufig sistiert das Vorhofflimmern spontan noch während der Einschwemmkatheteruntersuchung, meistens aber 1–2 Stunden nach Beendigung der Untersuchung. Hält es an, dann geben wir alle 2 Stunden 0,2 g Chinidinsulfat bis zu einer maximalen Dosis von 1,4 g und erzielen in der Regel die Konversion des Vorhofflimmerns in einen Sinusrhythmus. Nur wenn die Kammerfrequenz über 140/min liegt und hämodynamische Auswirkungen hat, führen wir sofort die Konversion durch

intravenöse Verapamilgaben und/oder durch synchrone elektrische Defibrillation in intravenöser Kurznarkose durch (Tab. 89).
Bei uns wurde die elektrische Defibrillation eines Vorhofflimmerns bisher nicht notwendig, in keinem Falle hielt es nach der Einschwemmkatheteruntersuchung länger als 1 Tag an.
Arterielle Embolien bei Vorhofflimmern wurden von uns bisher nicht beobachtet.

Sinusbradykardie und Sinusknotenstillstand

Durch *vagovasale Reaktionen*, die bei jedem invasiven Eingriff beobachtet werden, kann es zu Sinusbradykardien bis hin zum Sinusknotenstillstand kommen (Abb. 145), oftmals schon bei den Vorbereitungen, gelegentlich aber auch noch nach Beendigung der Katheteruntersuchung. Es treten dabei Pulsfrequenz- und Blutdruckabfall mit kurzfristigen Bewußtseinsstörungen auf (Abb. 146).

1. Bei der Katheterpassage durch den rechten Vorhof den EKG-Monitor fortlaufend beobachten

2. Beim Auftreten gehäufter supraventrikulärer Extrasystolen oder kurzer Phasen von Vorhofflimmern Katheter sofort in die Vena cava zurückziehen

3. Bei Verwendung des Swan-Ganz-Katheters den rechten Vorhof nur mit aufgeblasenem Ballon passieren. Dabei wird der Ballon in der Vena subclavia aufgeblasen, also beim Eintritt der Katheterspitze in eine großlumige intrathorakale Vene

4. Chinidin, Digitalisampullen, Verapamilampullen und betriebsbereiten Defibrillator bereithalten

5. Falls das Vorhofflimmern nicht spontan endet, Therapie mit Chinidin sulphuricum bis zu einer Maximaldosis von 1,4 g oral einleiten, eventuell bei gleichzeitiger intravenöser Gabe von Verapamil und Digitalis. Nur im Ausnahmefall ist eine elektrische synchronisierte Defibrillation in intravenöser Kurznarkose notwendig, z. B. bei zu hoher Kammerfrequenz mit der Gefahr einer Herzinsuffizienz

Tab. 89   Maßnahmen zur Vermeidung von Vorhofflimmern.

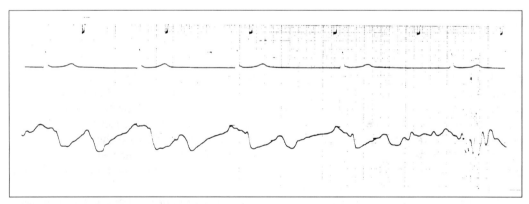

Abb. 145   Vagovasale Reaktion mit Pulsfrequenz- und Blutdruckabfall sowie Bewußtseinstrübung bei Sinusknotenstillstand und AV-Knoten-Ersatzrhythmus.

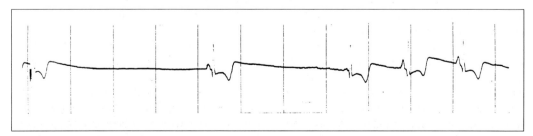

Abb. 146   Vagovasale Reaktion 4 Stunden nach Einschwemmkatheteruntersuchung mit ausgeprägter Sinusbradykardie und kurzfristiger Synkope.

Bei vagovasalen Reaktionen im Rahmen einer Einschwemmkatheteruntersuchung ist folgendes zu beachten:

1. Da vagovasale Reaktionen Ausdruck einer übersteigerten vegetativen Erregbarkeit sind, sollte 30 Minuten vor Durchführung einer Einschwemmkatheteruntersuchung eine Sedierung mit 5 mg eines Benzodiazepins (Valium®, Trecalmo®) erfolgen, eventuell auch prophylaktische Atropingabe (0,5–1 mg s.c. oder 10 mg Itrop® oral)

2. Der Untersucher sollte Vertrauen durch ein sicheres Auftreten und entsprechenden Zuspruch einflößen, im Labor muß eine ruhige und entspannte Atmosphäre herrschen

3. Die Untersuchung selbst sollte möglichst schmerzfrei sein, z. B. durch ausreichende Lokalanästhesie an der Venenpunktionsstelle

4. Bei Pulsfrequenz- und Blutdruckabfall sofort 1–2 Ampullen Atropin durch den Katheter parenteral verabreichen

5. Bei anhaltender vagovasaler Reaktion mit Asystolie sofort Herzmassage, Beatmung, wiederholte Atropin- und Alupent®-Gaben und eventuell Ventrikelstimulation durch Schrittmachersonde

Tab. 90   Vagovasale Reaktionen.

Da die vagovasalen Reaktionen Ausdruck einer gesteigerten vegetativen Erregbarkeit sind, treten sie besonders häufig bei psychisch labilen und ängstlichen Patienten auf, insbesondere dann, wenn der Laborbetrieb auf den Patienten einschüchternd wirkt, der Untersucher nicht genügend Vertrauen ausstrahlt und die Venenpunktion schmerzhaft ist. Vagovasale Reaktionen sind deshalb weitgehend unabhängig von der Schwere der Grunderkrankung und werden mehr durch psychische Faktoren wie Angst, Schmerz und Überempfindlichkeit ausgelöst. Ein erfahrener Untersucher, der durch entsprechenden Zuspruch, sicheres Auftreten und durch seine geübten Handhabungen dem Patienten Vertrauen einflößt, wird solche Reaktionen selten erleben (Tab. 90).

Die meist harmlosen vagovasalen Mechanismen können aber über eine langandauernde *Asystolie* zum plötzlichen Herztod führen. Plötzlicher Pulsfrequenz- und Blutdruckabfall mit Bewußtseinstrübung erfordern deshalb sofortiges therapeutisches Handeln. So werden bei Pulsfrequenzabfall auf 30–40 Schläge pro Minute und bei Blutdruckabfall auf systolische Werte unter 100 mm Hg 1–2

Ampullen Atropin durch den Katheter injiziert. Schon innerhalb von 30–60 Sekunden steigen dann Pulsfrequenz und Blutdruck an, und der Patient erlangt sofort wieder sein volles Bewußtsein, hat oftmals kaum registriert, was um ihn herum geschah und ist beschwerdefrei. Nur selten sind zusätzliche adrenergene Substanzen wie Alupent®, Suprarenin®, Arterenol® notwendig. Bei länger anhaltender Asystolie müssen sofort Herzmassage und Beatmung eingeleitet werden, um den Kreislauf zu stabilisieren. Wir sahen in einem Fall 2 Stunden nach Beendigung einer Einschwemmkatheteruntersuchung eine ungewöhnlich lang anhaltende und schwere vagovasale Reaktion mit Asystolie, eventuell durch einen zu straffen Kompressionsverband bedingt, der zu einer schmerzhaften venösen Stauung des Armes geführt hatte (Abb. 146). Mehrmalige Atropin- und Alupent®-Gaben waren parenteral bei gleichzeitiger 10minütiger Herzmassage und Beatmung notwendig, bis sich Herzfrequenz und Blutdruck wieder normalisierten.

Da also auch noch Stunden nach einer Einschwemmkatheteruntersuchung vagovasale Reaktionen möglich sind, werden alle unsere

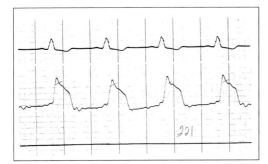

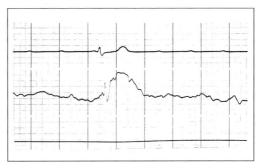

Abb. 147a　Rechtsventrikuläre Druckkurve kurz vor Auftreten des AV-Blocks.

Abb. 147b　Einschwemmkatheter bei Linksschenkelblock mit Auslösen eines totalen AV-Blocks mit langsamem Ersatzrhythmus.

Patienten für 2–3 Stunden nachbeobachtet, häufig über EKG-Monitor, bevor wir sie nach einer ambulant durchgeführten Einschwemmkatheteruntersuchung nach Hause entlassen.

Da schwere, langanhaltende vagovasale Reaktionen zum Herzstillstand führen können, sollte bei Einschwemmkatheteruntersuchungen die technische Möglichkeit der Schrittmacherstimulation vorhanden sein. Dabei kann nach Entfernung des Einschwemmkatheters die Schrittmacherelektrode durch den schon liegenden Veneneinführungstubus ins Herz gelegt werden. Bei noch bestehender Herzaktion informiert das intrathorakal über die Stimulationselektrode abgeleitete EKG über die Lage des Katheters. Bei Asystolie nimmt man das Vorschieben und Plazieren des Katheters unter Röntgenkontrolle vor. Die elektrische Stimulation erfolgt, wenn die Elektrodenspitze im rechten Ventrikel liegt, bei gleichzeitiger Unterstützung durch äußere Herzmassage und Beatmung.

Bei vegetativ labilen Patienten mit spontaner Neigung zur Sinusbradykardie geben wir prophylaktisch Atropin 0,5–1 mg subkutan oder das länger und oral wirkende atropinähnliche Medikament Itrop® 5–15 mg bei gleichzeitiger medikamentöser Sedierung durch Diazepamverbindungen (Valium®, Trecalmo®).

Erregungsleitungsstörungen

Erregungsleitungsstörungen im Aschoff-Tawara-Knoten können mit allen Graden der AV-Blockierung durch direkte traumatische Einwirkungen des Katheters auftreten. Häufiger (3–6 % der Fälle) sind Blockierungen des rechten Erregungsleitungsschenkels, erkennbar im Oberflächen-EKG am Auftreten eines *Rechtsschenkelblockes*. Sowohl die AV-Blockierungen als auch der Rechtsschenkelblock sind vorübergehende elektrokardiographische Phänomene, die für den Patienten unbemerkt bleiben. Meistens halten sie nur kurzfristig an und verschwinden noch während der Untersuchung. Nur einmal hielt ein Rechtsschenkelblock länger als 30 Minuten an.

Liegt bereits ein *Linksschenkelblock* vor, besteht die Gefahr des totalen AV-Blockes bei einem katheterinduzierten Rechtsschenkelblock (Abb. 147a und b). Wir legen deshalb bei Linksschenkelblock und höhergradigen AV-Blockierungen vor Durchführung der Einschwemmkatheteruntersuchung prophylaktisch eine Schrittmachersonde in den rechten Ventrikel oder benutzen von vornherein einen 5lumigen Einschwemmkatheter (Paceport [TM]), durch den im Notfall eine Stimulationselektrode (Chandler [TM]) in den rechten Ventrikel vorgeführt werden kann, über die eine Schrittmacherstimulation möglich ist.

Bei Blockierung des Reizleitungssystems muß bei der Einschwemmkatheter-untersuchung folgendes beachtet werden:

1. Bei primär vorhandenen AV-Blockierungen 2. und 3. Grades oder bei Vorliegen eines Linksschenkelblocks sollte vor der Durchführung der Einschwemmkatheteruntersuchung prophylaktisch eine Schrittmacherelektrode in die Spitze des rechten Ventrikels gelegt oder ein Einschwemmkatheter benutzt werden, der im Notfall durch eine zusätzliche Elektrode eine Ventrikelstimulation zuläßt. Dabei informiert man sich über die Elektrodenlage anhand des intrakardial abgeleiteten EKGs; nur selten ist eine Röntgenkontrolle notwendig

2. Bei jeder Einschwemmkatheteruntersuchung müssen wegen der Gefahr von Erregungsleitungsstörungen eine betriebsbereite Schrittmacherbatterie sowie eine Schrittmacherelektrode zur Verfügung stehen

3. Beim Auftreten von höhergradigen AV-Blockierungen sofort parenteral Atropin und Alupent® verabfolgen

4. Das Auftreten eines Rechtsschenkelblocks allein erfordert keine Therapie

Tab. 91 Blockierung des Reizleitungssystems.

Bei *totaler Blockierung* des Reizleitungssystems während der Einschwemmkatheteruntersuchung ist es damit sofort möglich, zu einer Schrittmacherstimulation überzugehen (Tab. 91).

Da bei jeder Einschwemmkatheteruntersuchung hochgradige Blockierungen des Reizleitungssystems auftreten können, sollte der Untersucher mit dem Umgang von Schrittmacherelektroden und Schrittmacherbatterien vertraut sein und diese Einrichtungen in der Nähe des Einschwemmkathetermeßplatzes betriebsbereit zur Verfügung haben. Treten während der Untersuchung höhergradige AV-Blockierungen auf, geben wir zunächst parenteral Atropin oder Alupent®, was meist zur Beseitigung der Blockierung und Anhebung der Grundfrequenz führt. Erst wenn diese Maßnahmen nicht ausreichen, wird der Einschwemmkatheter entfernt und über den Veneneinführungstubus eine Schrittmacherelektrode zur Ventrikelstimulation gelegt.

Herzinfarkt

Bei einer Einschwemmkatheteruntersuchung mit ergometrischer Belastung können wie bei jeder körperlichen Anstrengung Angina-pectoris-Beschwerden mit deutlichen Zeichen der myokardialen Ischämie im Elektrokardiogramm (ST-Senkung) auftreten. Diese Ischämie kann so ausgeprägt sein, daß es zu Myokardnekrosen bis hin zum Herzinfarkt kommt. Wir sahen bei einem Patienten, der schon auf der niedrigsten Belastungsstufe von 25 Watt eine schwere Angina pectoris entwickelte, 3 Stunden nach Durchführung der Einschwemmkatheteruntersuchung einen ausgedehnten transmuralen Infarkt. Derartige *Herzinfarkte* sind nie Folge einer direkten traumatischen Herzschädigung, sondern werden eher durch die Ergometrie bei schwerer koronarer Herzkrankheit provoziert, oder sie treten in einem zufälligen zeitlichen Zusammenhang mit der Einschwemmkatheteruntersuchung auf (Tab. 92).

Zur Vermeidung derartiger Komplikationen beenden wir die ergometrische Belastung bei der Einschwemmkatheteruntersuchung beim Auftreten von Angina-pectoris-Beschwerden, von elektrokardiographischen ST-Streckensenkungen von mehr als 0,3 mV und Pulmonalkapillardrücken von über 40 mm Hg. Wir geben sofort Nitropräpara-

---

Um eine Herzüberlastung (Herzinfarkt, Lungenödem) bei der ergometrischen Belastung im Rahmen der Einschwemmkatheteruntersuchung zu vermeiden, sollte folgendes beachtet werden:

1. Abbruch der ergometrischen Belastung bei der Einschwemmkatheteruntersuchung beim Auftreten von Angina-pectoris-Beschwerden und/oder einer ST-Streckensenkung im Oberflächen-EKG von mehr als 0,3 mV

2. Abbruch der ergometrischen Belastung bei der Einschwemmkatheteruntersuchung beim mittleren Druckanstieg in der Pulmonalkapillare auf über 40 mm Hg, in der Pulmonalarterie auf über 60 mm Hg

3. Beim Auftreten von Angina pectoris und Lungenödem sofortige Gabe kurzwirkender Nitroverbindungen (Nitrolingual®, Isoket®-Spray). Bei Lungenstauung Patient sofort aufsetzen, parenterale Digitalis- und Diuretika-Gabe, Sauerstoffinsufflation und medikamentöse Sedierung (5–10 mg Diazepam i. v. oder 10 mg Morphiumsulfat i. v. [Valium®, Trecalmo®, L-Polamidon®], gelöst in 10 ml physiologischer Kochsalzlösung)

Tab. 92 Vermeidung einer Herzüberlastung bei ergometrischer Belastung.

---

te, bei anhaltender Angina pectoris auch intravenös. Bei länger dauernden Angina-pectoris-Beschwerden erfolgen nach der Einschwemmkatheteruntersuchung mehrmalige EKG- und Herzenzymkontrollen und eine EKG-Monitorüberwachung auf der Intensivstation – bis zum sicheren Ausschluß eines Herzinfarktes.

Lungenödem

Bei Einschwemmkatheteruntersuchungen können unter ergometrischer Belastung Pulmonalkapillardruckanstiege bis auf 30–60 mm Hg auftreten, ohne daß sich Zeichen einer akuten Lungenstauung entwickeln, obwohl bei diesen Druckwerten der kolloidosmotische Druck des Blutes überschritten wird. In Einzelfällen sahen wir sogar Pulmonalkapillardruckanstiege über 60 mm Hg, ohne daß der Patient Symptome der Dyspnoe, der Hämoptoe oder des Atemrasselns zeigte.
Klinisch eindeutige Zeichen einer Lungenstauung mit Lungenödem sahen wir in 2 Fällen von 7 000 Untersuchungen. Diese Lungenstauungen bildeten sich innerhalb weniger Minuten durch Aufsetzen der Patienten,

durch orale Nitro- und intravenöse Lasix®-Gaben, durch Sauerstoff und medikamentöse Sedierung zurück.
Um nicht das Risiko eines akuten Lungenödems einzugehen, führen wir die ergometrische Belastung bei der Einschwemmkatheteruntersuchung nur bis zu Pulmonalkapillarmitteldruckwerten von 40 mm Hg bzw. Pulmonalarterienmitteldruckwerten von 60 mm Hg durch (Tab. 92).

Traumatische Herzschädigungen

Die Katheterspitze kann zu traumatischen Endokardläsionen führen, die oft klinisch stumm bleiben. Fieberanstiege nach einer Einschwemmkatheteruntersuchung könnten Ausdruck einer Endokardschädigung sein und auf die Entwicklung einer Endokarditis hinweisen. In diesen Fällen empfiehlt sich die Einleitung einer antibiotischen Therapie mit einem Breitbandantibiotikum, das auch gramnegative Keime erfaßt, nachdem zuvor Blutkulturen abgenommen wurden. Um einer *bakteriellen Endokarditis* vorzubeugen, wird grundsätzlich keine Einschwemmkatheteruntersuchung bei Verdacht auf Bakteriämie durchgeführt, also bei Entzündun-

gen der oberen Halswege und des Urogeni-
taltraktes oder anderen fieberhaften Infekten. In der Literatur werden Fälle beschrieben, bei denen nach längerer Verweildauer
des Einschwemmkatheters endokarditische
Veränderungen an der Trikuspidalklappe
nachgewiesen wurden.

Myokardpenetrationen oder *-perforationen*
durch den Katheter im rechten Vorhof oder
rechten Ventrikel wurden bei Verwendung
des flexiblen Mikrokatheters nach *Grand-*
jean und des weichen Ballonkatheters nach
Swan-Ganz von uns nicht beobachtet. In der
Literatur sind aber über 40 Fälle einer Herzperforation durch Vena-cava-Katheter beschrieben worden, die oft unerkannt in 77 %
der Fälle zum Tode führten. Auf der Intensivstation beobachteten wir vor fast 20 Jahren einen Fall, bei dem es durch einen relativ
steifen Venenkatheter nach mehrtägiger hämodynamischer Überwachung zur Perforation des rechten Ventrikels gekommen war,
nachdem der Katheter von der oberen Hohlvene aus in den rechten Vorhof und rechten
Ventrikel vorgedrungen war. Die Katheterspitze lag frei in der Perikardhöhle, hatte
aber außer einer umschriebenen lokalen Pe-
rikardreaktion keine wesentlichen Veränderungen verursacht, insbesondere keinen Perikarderguß und keine Perikardtamponade.
Der Patient war an einem Nierenversagen
gestorben, die Katheterperforation war ein
Nebenbefund der Sektion.

Es ist theoretisch vorstellbar, daß sich ein
Einschwemmkatheter im Trabekelwerk des
rechten Ventrikels verfängt, Schlingen und
Knoten bildet und bei forciertem Rückzug
des Katheters ein Trabekel abgerissen wird.
Eine hämodynamisch bedeutsame *Trikuspi-*
dalklappeninsuffizienz kann die Folge sein.
Derartige Komplikationen wurden von uns
noch nicht beobachtet, aber in der Literatur
mitgeteilt. Durch forcierte Kathetermanöver
kann auch die Pulmonalklappe verletzt werden mit nachfolgender *Pulmonalklappenin-*
suffizienz, vor allem, wenn der Einschwemmkatheter mit aufgeblasenem Ballon
durch das rechte Herz zurückgezogen wird.

Traumatische Herzklappenschädigungen lassen sich vermeiden, wenn man den Einschwemmkatheter grundsätzlich nur mit abgelassenem Ballon zurückzieht und das Manöver bei Widerstand unter Röntgenkontrolle zu Ende führt.

Bei sehr hochgradigen Pulmonalklappenstenosen kann der Einschwemmkatheterballon
das Restlumen der Klappe obturieren; das
gleiche gilt für die infundibulären Stenosen
des rechten Ventrikels. Eine Synkope kann
als Folge der Unterbrechung der Blutzirkulation auftreten.

Insbesondere bei Verwendung des steifen
konventionellen Cournand-Katheters wurden immer wieder unbeabsichtigte Sondierungen und Perforationen des Koronarsinus
mit nachfolgendem Perikarderguß und -tam-
ponade beschrieben. Diese Komplikation ist
bei der Verwendung der weichen und flexiblen Einschwemmkatheter nicht möglich
(Tab. 93).

Pulmonale Komplikationen

Mit dem Einschwemmkatheter dringen wir
in die Lungenstrombahn ein; deshalb sind
pulmonale Komplikationen denkbar. Sie
werden aber im Vergleich zu den kardialen
Komplikationen außerordentlich selten beobachtet und traten in der Schüchtermann-Klinik bisher nur zweimal in Form einer Hämoptoe und einer Luftembolie bei transjugu-
larem Zugang auf.

Lungenembolie

Durch Katheterabschneidung und durch Ballonruptur können Kathetermaterialreste mit
dem Blutstrom fortgeschleppt werden, sich
in einer Lungenarterienaufzweigung festsetzen und damit zum klinischen Bild der Lungenembolie führen. Seit der Verwendung des
stumpfen Kathetereinführungstubus sollten
Katheterabschneidungen nicht mehr auftreten. Von der Intaktheit des Katheterballons

Um traumatische Herzschädigungen zu vermeiden, sollte folgendes beachtet werden:

1. Für die Passage des rechten Vorhofes und rechten Ventrikels sollten nur weiche, flexible Katheter verwendet werden. Besonders günstig ist der Swan-Ganz-Ballonkatheter, bei dem durch den aufgeblasenen Ballon die Katheterspitze umhüllt wird

2. Bei Langzeitüberwachung sollte sich der Katheter weder im rechten Vorhof noch im rechten Ventrikel befinden, um eine Myokardpenetration durch die Katheterspitze zu vermeiden. Durch Röntgenkontrolle muß eventuell überprüft werden, ob er entweder in der Hohlvene oder in der Pulmonalarterie liegt

3. Spürt man beim Rückzug des Katheters aus dem rechten Ventrikel einen Widerstand, so ist eine Schlingen- und Knotenbildung um einen Trabekel des rechten Ventrikels mit der Gefahr des Trabekelabrisses denkbar. In diesem Falle dürfen die Kathetermanöver nur unter Röntgenkontrolle fortgesetzt werden

4. Der Swan-Ganz-Katheter darf nur bei entleertem Ballon aus dem rechten Ventrikel und aus der Pulmonalarterie zurückgezogen werden, um einen Trabekelabriß und eine Balloninvagination zu vermeiden

Tab. 93   Vermeidung traumatischer Herzschädigungen.

muß man sich vor jeder Untersuchung durch Aufblasen des Ballons überzeugen.

Auf der anderen Seite können die geringen Luftmengen, die bei Ruptur eines Ballons frei werden, keine hämodynamisch bedeutsamen Luftembolien im venösen System verursachen. Wir sind deshalb nicht der Meinung, daß man zum Aufblasen des Ballons Kohlendioxidgas verwenden muß. Diese Empfehlung ist nur bei Verwendung der Einschwemmkatheter im arteriellen System zu beachten.

Die Gefahr einer hämodynamisch bedeutsamen *Luftembolie* ist größer, wenn über den venösen Zugang der Vena subclavia oder Vena jugularis größere Luftmengen eindringen können. Hier muß durch Abdecken bzw. Abdichten der Punktionskanüle bzw. des Einführungstubus durch Mull, ein Tuch oder eine Gummidichtung eines hämostatischen Ventils die Aspiration von Luft vermieden werden. Außerdem muß der Schultergürtel des Patienten durch ein Kissen hochgelegt werden, so daß der Kopf tiefer liegt. Der Patient wird aufgefordert, oberflächlich gegen Widerstand (Valsalva) zu atmen, während der Einschwemmkatheter eingeführt wird. Eine Luftembolie bei Zugang über eine Halsvene führte bei einem unserer Patienten zur akuten Atemnot und Zyanose. Röntgenologisch war im Truncus pulmonalis und in seinen Aufzweigungen eine pulsierende Aufhellung (Luftblase) zu erkennen. Durch langsame, spontane Resorption der Luft klang bei dem Patienten die Atemnot innerhalb von 30–60 Minuten nach und nach ab. Es blieben keine Folgeerscheinungen. Die akute lebensgefährliche Situation wurde mit Sauerstoff, Beatmung und Sedierung überwunden.

Die Gefahr der Lungenembolie durch einen Gerinnungsthrombus, der sich auf oder von dem Katheter löst, ist wesentlich höher einzuschätzen. In jeden Herzkatheter kann Blut von der Katheterspitze aus eindringen und sich so ein Gerinnungsthrombus bilden. Diese Gefahr ist besonders groß, wenn der Katheter nicht regelmäßig mit heparinhaltiger Kochsalzlösung gespült wird und wenn nach Blutentnahmen das Katheterlumen nicht ausreichend von Blutresten freigespült wird. Eine Thrombosierung des Katheterlumens ist zu vermuten, wenn keine einwandfreien Wechseldruckkurven mehr registriert werden und sich kein Blut mehr frei aspirieren

Um Lungenarterienembolien zu vermeiden, muß folgendes beachtet werden:

1. Vor jeder Untersuchung muß man sich von der guten Durchgängigkeit des Katheters und der Intaktheit des Ballons überzeugen

2. Beim Verdacht der Ballonruptur wegen der Gefahr der Luftembolie keinen Versuch machen, den Ballon mit Luft aufzublasen. Dichtigkeit des Ballons mit Kochsalzlösung prüfen, die in den Ballon injiziert und anschließend wieder aspiriert wird. Beim Zugang über Hals- oder Schultergürtelvenen Punktionskanüle oder Einführungstubus abdecken, damit nicht durch atembedingten Druckabfall im Brustkorb und in den zentralen Venen Luft angesaugt werden kann

3. Die Einschwemmkatheter sollen während der Untersuchung regelmäßig mit heparinisierter Kochsalzlösung gespült oder durch eine Infusion dauernd durchströmt werden, um das Eindringen von Blut und damit eine thrombotische Verlegung des Katheterlumens zu vermeiden, insbesondere ist der Spülvorgang nach Blutentnahme durch den Katheter wichtig

4. Bei fehlender Wechseldruckkurve und nicht gelingender Blutaspiration muß der Einschwemmkatheter wegen des Verdachtes der Katheterthrombosierung sofort entfernt werden. Nicht versuchen, den Katheter durch forcierten Druck freizuspülen

5. Bei technisch nicht einwandfreien Druckkurven („Ausdämpfung") zunächst Blut aspirieren, bevor der Katheter durchgespült wird, um einen eventuellen Thrombus aus dem Katheter in die Spritze zu saugen

6. Bei Langzeitüberwachung mit Einschwemmkathetern den Zugang über Beckenvenen wegen der größeren Gefahr der Beckenvenenthrombose und Lungenembolie meiden, Patienten zur Thromboseprophylaxe antikoagulieren oder heparinisieren und den Katheter durch kontinuierlichen Infusionsstrom von Blut freispülen

7. Bei einer Anamnese von Lungenembolien und Beckenvenenthrombose und für die Langzeitüberwachung den Zugang für die Einschwemmkatheteruntersuchung nicht transfemoral wählen

Tab. 94 Vermeidung von Lungenarterienembolien.

läßt. In diesem Fall sollte man sich nicht dazu verführen lassen, den Katheter unter forciertem Druck freizuspülen. Ein Thrombus könnte aus dem Katheterlumen herausgedrückt, mit der Blutbahn fortgeschwemmt werden und zur Lungenembolie führen. Der thrombosierte Katheter wird sofort aus der Blutbahn entfernt und durch einen neuen ersetzt (Tab. 94).

Bei Langzeitüberwachung muß der Einschwemmkatheter durch kontinuierlichen Infusionsstrom freigespült werden. Bei mehrtätiger Verweildauer des Katheters kann es bei nicht antikoagulierten oder heparinisier-

ten Patienten durch mechanische Reizung zur Thrombose größerer Venen oder sogar der Lungenarterie kommen. Die Thrombosierung großer Venen kann Ausgangsherd rezidivierender Lungenembolien sein, insbesondere wenn Beckenvenen betroffen sind. Eine Thrombosierung der Pulmonalarterie endet tödlich. Von einer thrombosierten Vena brachialis oder Vena subclavia aus entwickeln sich nur äußerst selten Lungenembolien. Bei Lungenembolie und Beckenvenenthrombose in der Anamnese ist der venöse Zugang über die Femoralvene kontraindiziert. Ebenso verbietet sich der transfemorale Zugang für eine Langzeitüberwachung.

Die Gefahr einer Lungenarterienruptur ist zu vermeiden, wenn man folgendes beachtet:

1. Vorschieben des Einschwemmkatheters in der Lungenarterie nur mit aufgeblasenem Ballon

2. Der Einschwemmkatheter sollte mit aufgeblasenem Ballon nie über den Meßvorgang hinaus in der Wedge-Position verbleiben. Nach Durchführung der Pulmonalkapillardruckmessung muß der Katheter bei abgelassenem Ballon eine Pulmonalarteriendruckkurve zeigen oder in den Pulmonalarterienstamm zurückgezogen werden

3. Wenn sich der Einschwemmkatheter beim Vorschieben bereits in Wedge-Position befindet – erkennbar an einer Pulmonalkapillardruckkurve – dann darf der Ballon nicht mehr forciert aufgeblasen werden. Beim Ablassen des Ballons sollte sofort die Pulmonalarteriendruckkurve erscheinen, sonst liegt die Spitze des Einschwemmkatheters zu peripher. Den Ballon stets nur mit Luft, nicht mit Flüssigkeit füllen, außer wenn der Ballon auf Intaktheit geprüft wird (siehe oben)

4. Insbesondere im Rahmen einer mehrtägigen Langzeitbeobachtung muß man darauf achten, daß der Einschwemmkatheter nicht unbeabsichtigt mit dem Blutstrom in die Wedge-Position geschwemmt wird und dort mehrere Stunden oder Tage verbleibt, da sonst die Gefahr der Lungengefäßobliteration und Drucknekrosen der Gefäßwand besteht

5. Der Swan-Ganz-Ballonkatheter sollte nur bei abgelassenem Ballon zurückgezogen werden, um eine Balloninvagination und eine Läsion der Lungenarterienwand zu vermeiden

Tab. 95   Vermeidung einer Lungenarterienruptur.

Lungenarterienruptur

In der Literatur werden bei der Verwendung des Ballonkatheters Traumatisierungen der Lungenarterien bis hin zur *Lungenarterienruptur* mit tödlicher pulmonaler Blutung beschrieben. In unserem Patientengut haben wir eine derartige Komplikation noch nicht gesichert beobachtet. Wir sahen aber einmal eine Hämoptoe ohne bleibende Folgen, die eventuell darauf zurückzuführen war.

Diese Probleme sind denkbar, wenn der Einschwemmkatheter mit aufgeblasenem Ballon in einer kleinen Lungenarterienaufzweigung in der Wedge-Position längerfristig verbleibt und zu Drucknekrosen der Gefäßintima führt. Sie treten bei der Langzeitüberwachung in der Intensivstation auf, wenn die Katheterspitze nicht frei im Hauptstamm der Pulmonalarterie, sondern „eingewedged" in einer Lungenarterienaufzweigung über mehrere Tage verweilt. Um diese Komplikation zu vermeiden, sollte der Katheter nur kurzfristig zur Messung des Pulmonalkapillardruckes in die Wedge-Position vorgeführt werden. Ansonsten sollte sich die Katheterspitze mit abgelassenem Ballon in einer größeren Pulmonalarterienaufzweigung befinden, erkennbar an der Registrierung einer Pulmonalarterienwechseldruckkurve. Liegt die Einschwemmkatheterspitze bereits in der Wedge-Position, wird also bereits eine Pulmonalkapillardruckkurve aufgezeichnet, dann darf der Ballon nicht mehr aufgeblasen werden.

Wird der Katheter aus der Wedge-Position in die Pulmonalarterie zurückgezogen, muß der Ballon vorher luftleer sein, um Traumatisierungen der Pulmonalarterienwand und eine Beschädigung des Ballons zu vermeiden (Tab. 95).

Die Lungenarterienrupturen führen zu intrapulmonalen Blutungen, die klinisch Hämoptoen und röntgenologisch Lungeninfiltrate verursachen, die, je nach Ausdehnung, den Patienten in eine lebensgefährliche Situation bringen und eventuell einen thoraxchirurgischen Eingriff (Lungenteilresektion) notwendig machen. Im allgemeinen sistieren die Hämoptoen nach einigen Stunden, und das röntgenologische Infiltrat (Hämatom) bildet sich langsam in den folgenden Wochen zurück. Lungenarterienrupturen sind besonders häufig bei schwerer pulmonaler Hypertonie, vermutlich infolge der schon vorhandenen Gefäßschädigung.

Ischämische Lungeninfarzierung

Es ist grundsätzlich denkbar, daß der Einschwemmkatheter bei längerer Verweildauer mit aufgeblasenem Ballon in einer Lungenarterienaufzweigung den Blutstrom so unterbricht, daß das nachgeschaltete Lungengewebe nicht durchblutet wird und sich eine *ischämische Infarzierung* ausbildet. Obwohl wir oftmals Einschwemmkatheter für den Meßvorgang mehrere Minuten im Pulmonalkapillarposition belassen, ist eine derartige Komplikation von uns nie beobachtet und auch in der Literatur nicht beschrieben worden. Grundsätzlich gilt aber, daß der Einschwemmkatheter nur für den Augenblick der Druckregistrierung in Wedge-Position verbleiben sollte. Falls nach Ablassen des Ballons nicht sofort eine Pulmonalarteriendruckkurve zu sehen ist, sollte die Katheterspitze in die Pulmonalarterie zurückgezogen werden, um damit einer ischämischen Lungeninfarzierung vorzubeugen.

Bakterielle Pneumonie

Es ist möglich, daß durch den Katheter Bakterien, z. B. von der Haut oder im Rahmen einer Bakteriämie, fortgeschleppt werden, sich in der Lunge festsetzen und schließlich zur umschriebenen *Pneumonie* bis hin zum *Abszeß* führen. Diese Komplikation, die von uns noch nie beobachtet wurde, aber in der Literatur beschrieben wird, ist durch strenge Beachtung der Kontraindikationen und Sterilität zu vermeiden. Insbesondere sollte die Venenpunktionsstelle durch eine intensive Hautdesinfektion keimfrei und nicht durch eine bakterielle Hauterkrankung (Furunkel) infiziert sein. Selbstverständlich müssen Katheterführungsbestecke, Katheter, Abdecktücher etc. steril sein. Lungenabszesse bilden sich aus, wenn Kathetermaterialreste in die Lunge geschwemmt werden. Bei fieberhaften Infekten wird die Einschwemmkatheteruntersuchung zurückgestellt, außer es besteht eine vitale Indikation.

Allgemeine Komplikationen

In diesem Kapitel haben wir alle Komplikationen zusammengefaßt, die nicht in einem unmittelbaren Zusammenhang mit der Einschwemmkatheteruntersuchung stehen, mit der Untersuchung eventuell aber doch in einen kausalen Zusammenhang zu bringen sind.

Sepsis

Bei infiziertem Kathetermaterial und nicht einwandfreiem sterilem Vorgehen ist eine bakterielle Sepsis durch Keimverschleppung möglich. Daran sollte man bei Auftreten septischer Temperatur nach der Katheteruntersuchung denken. Durch venöse Blutkulturen sollte der Verdacht einer Bakteriämie entkräftet oder erhärtet werden. Bei uns ist eine derartige Komplikation bei kurzer Verweildauer des Katheters noch nicht beobachtet worden. Bei einer Liegedauer des Einschwemmkatheters von mehr als 3 Tagen liegt das Risiko einer Sepsis bei 1,7 %.
Eine katheterinduzierte Sepsis ist anzunehmen, wenn der Patient nach Entfernung des

---

Um Sepsis, anaphylaktische Reaktionen und Hepatitis zu vermeiden, muß folgendes beachtet werden:

1. Steriles Vorgehen bei der Durchführung der Katheteruntersuchung wie bei jedem chirurgischen Eingriff, insbesondere intensive Hautdesinfektion

2. Bei Wiederverwendung von Herzkathetermaterial gründliches Entfernen aller Blutreste durch intensiven Wasch- und Spülvorgang

3. Bei Wiederverwendung von Kathetermaterial Einhaltung einer Waschvorschrift mit Desinfektionsmitteln, die neben Bakterien auch Hepatitisviren abtöten

4. Bei Verdacht auf eine floride oder durchgemachte Hepatitis Herzkatheter und Einführungsbestecke nach der Untersuchung vernichten

5. Herzkatheter, die im Rahmen einer hämodynamischen Überwachung länger als 4 Stunden im Patienten verweilten, werden nach der Untersuchung vernichtet

Tab. 96 Vermeidung von Sepsis, Anaphylaxie und Hepatitis.

Katheters innerhalb von 24 Stunden entfiebert und an der Katheterspitze der bakteriologische Nachweis fakultativ oder obligat pathogener Keime gelingt. Zur Prophylaxe einer Kathetersepsis wird der routinemäßige Wechsel des Einschwemmkatheters nach 3–4 Tagen empfohlen. Eine bakterielle Sepsis wird vermieden, wenn man, wie bei jedem chirurgischen Eingriff, bei der Vorbereitung und Durchführung der Einschwemmkatheteruntersuchung die Anforderungen der Sterilität beachtet. Für die Untersucher bedeutet dies ein chirurgisches Waschen der Hände, das Tragen eines sterilen Kittels, einer Mütze, eventuell auch eines Mundschutzes, die gründliche Desinfektion der Venenpunktionsstelle und die Verwendung von sterilen Tüchern, sterilem Kathetermaterial und sterilen Instrumenten. Die wichtigste Infektionsquelle ist die Haut des Patienten. Von hier aus können Keime bei der Punktion in den Kreislauf verschleppt werden und so eine Bakteriämie verursachen. Eine *infektiöse Endokarditis* der Trikuspidalklappe wurde nach Einschwemmkatheter-Monitoring bei einer größeren Anzahl von Patienten, häufig ohne septische Temperaturen, autoptisch nachgewiesen.

Sollte es nach einer Einschwemmkatheteruntersuchung zur bakteriellen Sepsis kommen, muß sofort nach vorheriger Abnahme von Blutkulturen und sofortiger Entfernung des infizierten Einschwemmkatheters eine hochdosierte Therapie mit Breitbandantibiotika und Penicillin begonnen werden, um einer Endokarditis vorzubeugen (Tab. 96).

Anaphylaktische Reaktionen

Wir sahen vereinzelt einige Stunden nach Durchführung einer Einschwemmkatheteruntersuchung Fieberschübe mit Schüttelfrost und Temperaturanstieg bis auf 40 °C, Blutkulturen waren aber stets steril. Das Fieber klang nach Gabe von Kortison und Analgetika ohne weitere Nachwirkungen für den Patienten innerhalb weniger Stunden ab. Bei allen diesen Patienten hatten wir Einschwemmkatheter verwendet, die schon einige Male zuvor benutzt und wieder aufgearbeitet worden waren. Wir vermuten, daß es sich bei diesen Fieberschüben um anaphylaktische Reaktionen auf artfremdes Eiweiß handelt. Wahrscheinlich waren Blutreste von der vorhergehenden Katheteruntersuchung trotz mehrstündiger Spülung nicht restlos entfernt worden. Seitdem jeder Einschwemmkatheter sofort nach der Untersuchung mit kaltem Wasser gereinigt und anschließend durch einen intensiven, mehrstündigen Spül- und Waschvorgang behandelt wird, sind derartige Reaktionen bei uns nicht mehr aufgetreten (vgl. Tab. 96).

Serumhepatitis

Grundsätzlich besteht bei Wiederverwendung von Geräten die Gefahr der Hepatitisübertragung. Am sichersten kann einer Hepatitis durch eine nur einmalige Verwendung von Kathetern und Einführungsbestecken vorgebeugt werden. Dies ist aus finanziellen Gründen an Instituten, in denen mehrere hundert Katheteruntersuchungen pro Jahr durchgeführt werden, nicht immer möglich. Wir begegnen dieser Gefahr bei Wiederverwendung der Katheter durch einen sehr gründlichen Spül- und Waschvorgang mit Desinfektionslösungen, die Hepatitisviren sicher abtöten (Gigasept®). Beim geringsten Verdacht auf eine floride oder chronische Hepatitis (erhöhte Leberenzymwerte, Anamnese) werden die verwendeten Herzkatheter und Einführungsbestecke nach der Untersuchung vernichtet. Dasselbe gilt für Herzkatheter von Patienten, die durch gehäufte Bluttransfusionen, z. B. bei einer Herzoperation, als potentiell hepatitisinfiziert gelten. Grundsätzlich vernichten wir Kathetermaterial, das im Rahmen einer hämodynamischen Langzeitüberwachung über mehrere Stunden im Patienten verweilte (vgl. Tab. 96).

Elektrische Zwischenfälle

Im Rahmen jeder Katheteruntersuchung kann der Patient durch elektrische Zwischenfälle gefährdet werden, denn er befindet sich in verschiedenen Stromkreisen, wenn er an mehrere elektrische Geräte gleichzeitig angeschlossen ist. Diese Situation ist z. B. gegeben, wenn während einer Einschwemmkatheteruntersuchung ein Thermodilutionscomputer und eine Schrittmacherbatterie über entsprechende Katheter mit ihm verbunden sind. Sind diese Geräte nicht ausreichend geerdet und verfügen sie noch nicht über den nach DIN-Norm geforderten Floating-Input, können zwischen den verschiedenen Stromkreisen Kriechströme entstehen, die bei Entladung zu lebensgefährlichen Herzrhythmusstörungen führen können. Derartige elektrische Zwischenfälle sind außerordentlich selten und bei Verwendung moderner Geräte kaum noch denkbar.

Notfallausrüstung des Einschwemmkatheterlabors

Die Zusammenstellung der Komplikationen (Tab. 97) zeigt, daß lebensbedrohliche Ereignisse bei einer Einschwemmkatheteruntersuchung selten sind. Die Komplikationsrate hängt ab von der Situation, in der die Einschwemmkatheteruntersuchung vorgenommen wird. So sind Untersuchungen im Rahmen der kardiologischen Intensivmedizin durch eine höhere Komplikationsrate belastet als solche in einem Einschwemmkatheterlabor. Gegen alle denkbaren Probleme muß der Untersucher apparativ und medikamentös gewappnet sein.

Herzrhythmusstörungen stehen unter den lebensbedrohlichen kardialen Komplikationen im Vordergrund (Tab. 98). Sie erfordern ein EKG-Monitoring während der Untersuchung und einen betriebsbereiten elektrischen *Defibrillator* für synchrone und asynchrone Defibrillation. Bei höhergradigen AV-Blockierungen und Asystolien kann auch eine Schrittmacherstimulation notwendig werden. Der Untersucher muß sich von dem betriebsbereiten Zustand sowohl des Defibrillators als auch einer *Schrittmacher-*

batterie vor Beginn der Untersuchung überzeugen und in der Lage sein, die notwendigen Maßnahmen selbständig und eigenverantwortlich vorzunehmen. Er muß auch mit den wichtigsten *Notfallmedikamenten* (Tab. 99) vertraut sein, zum Teil sollten sie – schon in der Spritze aufgezogen – sofort zur Verfügung stehen. Am besten klebt man die wichtigsten Medikamente mit Spritzen und Kanülen griffbereit an den Monitor.

Für den Einsatz der oben genannten Notfallmedikamente sollte im Einschwemmkatheterlabor gut sichtbar eine Tabelle über Dosierung und Verdünnung angebracht sein.

In der Nähe des Einschwemmkatheterlabors sollte eine *Röntgeneinrichtung* zur Verfügung stehen, um bei Komplikationen und Schwierigkeiten der Kathetereinführung oder des Katheterrückzuges dieses Manöver unter Röntgenkontrolle vornehmen zu können. Hierbei hat der Swan-Ganz-Katheter den Vorteil, daß er, im Unterschied zu dem Grandjean-Katheter, röntgenschattengebend ist. Den Grandjean-Katheter kann man aber durch Kontrastmittelauffüllung sichtbar machen, neuere Mikrokatheter haben einen röntgenschattengebenden Streifen.

Schulung des Personals im Einschwemmkatheterlabor

Viele Komplikationen werden durch gute *Schulung* des Untersuchers und des ärztliches Hilfspersonals vermeidbar. Jeder Arzt an der Schüchtermann-Klinik, der Einschwemmkatheteruntersuchungen selbstverantwortlich durchführen möchte, muß bei 20–40 Einschwemmkatheteruntersuchungen einem erfahrenen Untersucher assistiert haben. Er führt dann seine ersten Einschwemmkatheteruntersuchungen unter Aufsicht des Chefarztes oder eines Oberarztes durch. In regelmäßigen Abständen werden die Ärzte durch Vorträge theoretisch in der Kathetertechnik unterwiesen.

Bevor ein Arzt Einschwemmkatheteruntersuchungen selbständig durchführt, muß er

---

1. Lokale Komplikationen

  a) Fehlpunktionen
  b) Hämatome
  c) Thrombophlebitis
  d) Venenspasmus

2. Katheterkomplikationen

  a) Schleifen- und Knotenbildungen
  b) Katheterabschneidungen
  c) Ballonruptur
  d) Katheterfehllagen

3. Kardiale Komplikationen

  a) Lebensbedrohliche ventrikuläre Herzrhythmusstörungen
  b) Vorhofflimmern
  c) Vagovasale Reaktionen mit Bradykardie und Asystolie
  d) Erregungsleitungsstörungen
  e) Herzinfarkt
  f) Lungenödem
  g) Traumatische Herzschädigung

4. Pulmonale Komplikationen

  a) Lungenarterienembolie
  b) Lungenarterienruptur
  c) Lungeninfarkt
  d) Lungenabszeß

5. Allgemeine Komplikationen

  a) Bakterielle Sepsis
  b) Anaphylaktische Reaktion
  c) Serumhepatitis
  d) Elektrischer Zwischenfall

Tab. 97 Zusammenfassung aller denkbaren Komplikationen bei Einschwemmkatheteruntersuchungen.

---

sich mit allen Maßnahmen der Reanimation vertraut gemacht haben, die Notfallmedikamente kennen und Erfahrung auf dem Gebiet der Defibrillation und Schrittmacherstimulation haben. Bei jeder Komplikation oder Schwierigkeit im Rahmen einer Einschwemmkatheteruntersuchung muß der Untersucher den verantwortlichen Oberarzt

1. **Sekundenherztod**	– Bewußtlosigkeit – Kreislaufstillstand	Herzmassage Beatmung Elektroschock Lidocain 100 mg i. v., dann 1 – 5 mg/min Infusion und Sympathikomimetika
2. **Vagovasale Reaktion**	– Bradykardie – Asystolie – Hypotonie – Bewußtseinstrübung	Herzmassage, evtl. Beatmung Atropin 0,5 – 1 mg i. v. Itrop® 5 – 15 mg p. o. Alupent® 0,5 mg i. v.
3. **AV-Block III. Grades**	– Adams-Stokes-Anfall	Atropin 0,5 – 1 mg i. v. Alupent® 0,5 mg langsam i. v. Alupent®-Infusion 10 – 20 mg/min Schrittmacherstimulation
4. **Herzinsuffizienz** (Lungenödem)	– Dyspnoe – Husten – Rostbraunes Sputum	Aufsetzen Nitrolingual® 1 – 2 Kps. Lasix® 20 – 40 mg i. v. Lanitop® 0,2 – 0,4 mg i. v. Morphin 3 – 5 mg langsam i. v. O_2-Insufflation 4 – 6 l/min
5. **Myokardischämie** (Herzinfarkt)	– Retrosternaler Schmerz	Nitrolingual® 1 – 2 Kps. Nitro-Infusion 1 – 3 mg/min Valium® 5 – 10 mg i. v. Morphin 3 – 5 mg i. v.
6. **Traumatische** **Herzschädigung** (Perforation, Klappenschädigung)	– Akutes Rechtsherz- versagen – Akute Einfluß- stauung	Perikardpunktion Herzoperation

Tab. 98 Erkennung und Behandlung lebensbedrohlicher kardialer Komplikationen bei der Einschwemm-katheteruntersuchung.

oder den Chefarzt hinzuziehen. Die Indikation zur Einschwemmkatheteruntersuchung wird erst nach ausführlicher Würdigung aller Vorbefunde (EKG, Ergometrie, Röntgen) zusammen mit einem erfahrenen Arzt (Dienstvorgesetzter) gestellt.

Neben dem Arzt als Untersucher gehört zur Einschwemmkatheteruntersuchung im Herzfunktionslabor die medizinisch-technische Assistentin, die Druckkurven registriert und auswertet, Blutgasanalysen durchführt und Geräte (Thermodilutionscomputer) bedient, ferner die Schwester (Hygiene- oder Operationsschwester), die für das Richten des Herzkathetertisches, die Wiederaufarbeitung des Kathetermaterials und für die Überwachung der Desinfektion und Sterilisation verantwortlich ist. Auf der Intensivstation werden die medizinisch-technischen Aufgaben im allgemeinen von der Intensivschwester wahrgenommen.

Durch *Schulungskurse*, z. B. an den staatlichen Gesundheitsämtern, werden Ärzte und Schwestern in die Grundlagen der Hygiene,

1. Lidocain Xylocain® Corafusin® Cave: AV-Block II. und III. Grades N.W.: Asystolien, Bradykardien	5 ml 2 % Amp.	100 mg als Bolus initial i. v., dann Dauertropfinfusion 1 – 5 mg/min (500 mg [5 ml à 10 %] in 500 ml Infusionslösung [Laevulose], 20 – 100 Tropfen/min)
2. Verapamil Isoptin® Cave: Herzinsuffizienz und kardiogener Schock N.W.: AV-Block, Asystolie, Kreislaufkollaps	5 mg (2 ml Amp.)	2,5 – 5 mg langsam i. v.
3. Chinidin sulfuricum Cave: AV-Block II. und III. Grades N.W.: Durchfall, Erbrechen		0,2 mg alle 2 Stunden p. o. Maximaldosis 1,4 – 1,6 mg
4. Atropin (Atropinum sulfuricum) Itrop® N.W.: Obstipation, trockener Mund, Tachykardie	0,5/1 ml Amp. 5 – 15 mg Tbl.	0,5 – 1 mg i. v. (kurz wirksam) 10 – 20 mg p. o. (länger anhaltend wirksam)
5. Digoxin Lanitop® N.W.: Rhythmusstörungen, AV-Blockierungen, Kammerflimmern bei Kaliummangel	0,2 mg/2 ml Amp.	0,2 (– 0,4) mg i. v.
6. Furosemid Lasix® N.W.: Dehydration	20 mg/2 ml Amp.	20 – 40 mg i. v. (evtl. Erhöhung bis auf die 10fache Dosis)
7. Orciprenalin Alupent® N.W.: Tachykardie, Rhythmusstörungen, Kammerflimmern		0,5 mg/1 ml Amp. auf 5 ml verdünnt i.v.; 5 mg/10 ml Amp. zu 500 ml als Infusion mit Dauertropf 20 Tropfen/min = 10 mg/min
8. Theophyllin Euphyllin® N.W.: Rhythmusstörungen, Tachykardie, Unruhe	0,24 mg/10 ml Amp.	0,12 – 0,24 mg langsam i. v. als Infusion

Tab. 99 Fortsetzung nächste Seite

9. Dopamin Dopamin Giulini®	50 mg/5 ml Amp.	100 mg auf 500 ml 5 %-Glukose- oder Laevulose-Lösung 40 – 60 Tropfen/min i. v.
Dobutamin Dobutrex®		
10. Adrenalin Suprarenin® N.W.: Tachykardien, Extra- systolie, Kammerflimmern	1 mg/1 ml Amp.	0,5 – 1 mg i. v. unverdünnt oder 1 mg auf 10 ml verdünnt als Infusion, 0,1 mg bis zu 0,5 mg i. v. oder intrakardial
11. Nitroglycerin Nitrolingual® Isoket®-Spray Perlinganit®-Infusionen N.W.: Kopfschmerz, Blutdruckabfall	0,8 mg Kapseln 0,4 mg Hub	1 Kapsel 2 Hübe oder Infusion mit 20 – 60 Tropfen/min
12. Metamizol Novalgin® N.W.: Blutdruckabfall	2,5 g/5 ml Amp.	3 – 5 ml i. v.
13. Morphinum hydrochloricum Polamidon® Morphin® N.W.: Depression des Atemzentrums	10 mg/1 ml Amp.	3 – 5 mg (– 10 mg) in 10 ml gelöst, langsam i. v.
14. Diazepam und Derivate Valium® Tranxillium® Trecalmo® N.W.: Atemdepression, Blutdruckabfall	10 mg/2 ml Amp.	10 – 20 mg i. v.
15. Cortison Solu-Decortin®	1000 mg/10 ml Amp.	100 mg – 1 g i. v.
16. Natriumbicarbonat 8,4 % N.W.: Alkalose, Atemdepression	20 mmol/20 ml Amp.	1 mmol/kg i. v., nach 10 Minuten Wiederholung mit 0,5 mmol/kg bei erfolgloser Reanimation
17. Kaliumchlorid N.W.: Herzrhythmusstörungen	20 mval Amp.	1 mval/kg als Infusion langsam i. v.

Tab. 99 Fortsetzung nächste Seite

18. Kaliumchlorid 7,45 %   10 ml (4,5 mmol)/   10 ml i. v.
10 ml Amp.

N.W.: Provokation der Asystolie
und Herzkontraktur

19. Narkosemittel   200 mg/2 ml Amp.   0,5 – 1,5 mg/kg i. v.
Ketanest®

N.W.: Atemstillstand,
Atemdepression

Tab. 99   Wichtigste Notfallmedikamente für die Einschwemmkatheteruntersuchung – Dosierungs- und Verdünnungsrichtlinien (ohne Gewähr für Vollständigkeit und Richtigkeit).

der Desinfektion und Sterilisation einge-führt. Für den Umgang mit Ethylenoxid zur Durchführung der Gassterilisation muß die verantwortliche Person an einem Lehrgang (z. B. am Institut für chemische Analytik/Verfahrenstechnik in 2800 Bremen 33, Fahrenheitstr. 1) teilnehmen und durch eine Prüfung Kenntnisse nachweisen in „Grundlagen der Kaltsterilisation, Gefahrenpotential des Wirkgases, Wirkung auf den menschlichen Organismus, Rechtsvorschriften, Schutzmaßnahmen und praktische Durchführung". Aufgrund der erfolgreich abgelegten Prüfung stellt das örtlich zuständige Gesundheitsamt einen Befähigungsschein nach § 25 Abs. 4 der Gefahrstoff-Verordnung vom 26.8.1986 aus. Für medizinisch-technisches Assistenzpersonal ist ein Ausbildungsweg in Form von Aufbaukursen zum Kardiologie-Assistenten geplant. (Bundesarbeitsgemeinschaft des Assistenzpersonals in der Kardiologie e. V., c/o Max Hugge, Medizinische Klinik I, Klinikum Großhadern, Postfach 701260, 8000 München 70).

Die Schwestern und medizinisch-technischen Assistenten werden ihren Aufgaben im Einschwemmkatheterlabor nur gerecht, wenn sie ein ausreichendes Fachwissen über die Bedienung von Untersuchungsgeräten haben, zur Erkennung von technischen Fehlfunktionen und -messungen sowie von Kom-

plikationen. Ärztliche Hilfspersonen können dazu beitragen, daß Meßdaten korrekt erhoben und Risiken des Eingriffs vermindert werden. Dabei sollte sich jeder der an der Einschwemmkatheteruntersuchung Beteiligten darüber im klaren sein, daß falsche Daten schlechter sind als gar keine, da sich die weitere Entscheidung des Arztes eventuell auf fehlerhafte Informationen stützen und er damit den Patienten in lebensgefährliche Situationen bringen kann.

Notfallmaßnahmen

Beim akuten Herz-Kreislauf-Stillstand muß vom Untersucher und dem assistierenden Hilfspersonal sofort die *Reanimation* eingeleitet werden (Tab. 100) mit:
– Extrathorakaler Herzmassage (evtl. präkordialer Faustschlag)
– Beatmung mit Sauerstoff (Ambu®-Beutel)
– Elektrischer Defibrillation

Mit *medikamentösen* Maßnahmen sollen die spontane Zirkulation wiederhergestellt und vitale Organe geschützt werden:
– Sympathikomimetika (Adrenalin, Orciprenalin, Dopamin und Dobutamin)
– Azidoseausgleich (Natriumbicarbonat)
– Nichtadrenerge positiv-inotrope Substanzen (Digitalis)
– Antiarrhythmika (Lidocain)

Reanimation bei akutem Herz-Kreislauf-Stillstand
(Bewußtlosigkeit, kein Puls und Blutdruck meßbar, Atemstillstand)

1. Präkordialer Faustschlag (erfolgreich bei akutem Kammerflattern und -flimmern, nur unter EKG-Monitoring anwenden). Der präkordiale Faustschlag als Sofortmaßnahme der Reanimation, der früher von amerikanischen Kardiologen empfohlen wurde, ist heute wieder umstritten, da er auch lebensbedrohliche Herzrhythmusstörungen provozieren kann. Er sollte nur unter EKG-Kontrolle erfolgen

2. Kardiale, transthorakale Herzmassage durch ca. 5 cm tiefen Druck auf die untere Sternumhälfte, wobei Druck und Entlastung etwa zeitlich gleich lang sein sollen. Reanimiert der Untersucher allein, dann sind auf 15 Herzmassagen 2 Atemspenden, wenn gemeinsam mit einem Helfer, auf 60 Herzmassagen 12 Atemspenden zu geben

3. Beim Kammerflattern oder -flimmern möglichst rasch elektrische Defibrillation

4. Beatmung mit Sauerstoff über Ambu®-Beutel, nachdem Atemwege freigemacht (Guerltubus® oder Intubation), Kopf nach hinten überstreckt und Unterkiefer angehoben wurden

5. Adrenalin 0,5–1 mg langsam i. v., Wiederholung alle 3–5 Minuten

6. $NaHCO_3$, 1 mmol/kg i. v., langsame Infusion, Wiederholung nach 5–10 Minuten mit 0,5 mmol/kg. Adrenalin und $NaHCO_3$ dürfen nicht gemeinsam injiziert werden

7. Schrittmacherstimulation bei Asystolie transvenös oder auch transthorakal. Die Schrittmacherstimulation kann durch transthorakale Elektroden erfolgen, die nach Direktpunktion des linken Ventrikels über die Punktionskanüle eingeführt werden und sich über einen „Widerhaken" im Myokard verankern

Tab. 100   Wiederbelebungsmaßnahmen (Angaben ohne Gewähr).

Bei akutem Herz-Kreislauf-Stillstand wird heute wieder Adrenalin als Medikament der ersten Wahl angesehen, erst dann folgen die anderen Sympathikomimetika. Orciprenalin ist das Mittel der ersten Wahl bei totalem AV-Block, um einen schnelleren Ersatzrhythmus in Gang zu bringen. Dopamin und Dobutamin, oft kombiniert gegeben, werden heute an erster Stelle eingesetzt, wenn sich ein kardiogener Schock zu entwickeln droht. Natriumbicarbonat wurde früher oftmals zu schnell und wiederholt bei akutem Herz-Kreislauf-Stillstand gegeben, so daß nicht nur eine Azidose ausgeglichen, sondern eine Alkalose erzeugt wurde, die für den Patienten noch gefährlicher ist. Primär sollte nur 1 mmol/kg $NaHCO_3$ in Form einer Infusion gegeben werden mit Wiederholung der Hälfte dieser Dosis frühestens nach 10 Minuten erfolgloser Reanimation. Die weitere Dosierung hat nach dem Säure-Basen-Status zu erfolgen, der blutgasanalytisch bestimmt wird. Kalzium- und Digitalisgaben im Rahmen der Reanimation sind umstritten und nur in verzweifelten Fällen bei bis dahin erfolglos reanimierten Patienten indiziert. Diese Medikamente provozieren Rhythmusstörungen, führen zur Herzkontraktur, oder der Wirkungseintritt ist zu langsam.

Unter den Antiarrhythmika ist bei ventrikulären Arrhythmien Lidocain das Mittel der ersten Wahl, nur ersatzweise sind Propafenon, Lorcainid und Ajmalin zu diskutieren. Nach elektrischer Defibrillation muß zur Prophylaxe sofort Lidocain als Bolus und anschließend als Infusion gegeben werden.

Im einzelnen sollten die in Tabelle 101 geforderten Geräte und Medikamente in jedem Einschwemmkatheterlabor zur Verfügung stehen.

Notfallausrüstung

1. EKG-Monitor, Blutdruckmeßgerät, Stethoskop, Taschenlampe

2. Elektrischer Defibrillator für synchronen und asynchronen Betrieb

3. Schrittmacher, einschließlich Stimulationselektrode und Schrittmacherbatterie

4. Ambu®-Beatmungsbeutel, Guerltubus®

5. Laryngoskop und Endotrachealtubus, Tracheotomiebesteck

6. Sauerstoffausstattung (hauszentrale Versorgung oder 2-l-Flasche mit 400 l O_2-Vorrat)

7. Sekretabsaugvorrichtung mit Absaugkatheter, Naso- und Ösopharyngealtuben, Kornzange

8. Notfallmedikamente (mit Spritzen, Kanülen etc.)
   - Antiarrhythmika (Xylocain®, Isoptin®, Kaliumchlorid, Chinidin)
   - Parasympathikolytika (Atropinum sulfuricum, Itrop®)
   - Sympathikomimetika (Alupent®, Suprarenin®, Akrinor®, Dopamin®)
   - Glykoside (Lanitop®)
   - Diuretika (Lasix®)
   - 10 %ige Kaliumchloridlösung
   - Kortison (Urbason solubile®)
   - Sedativa (Valium®, Tranxilium®, auch in Ampullenform)
   - Analgetika (Novalgin®, Dolantin®, Morphium)
   - Nitrate (Nitrolingual®, Isoket®-Spray)
   - Kurznarkotika (Ketanest®)

9. Notfallinfusionen
   - 2 x 500 ml kolloidales 4,5 %iges Volumenersatzmittel (Macrodex®)
   - 2 x 500 ml Vollelektrolytlösung 0,9 % (Ringer-Laktat-Lösung)
   - 1 x 250 ml 8,4 %ige Natriumbicarbonat-Lösung
   - 1 x 500 ml Nitro-Infusion
   - 1 x 500 ml Lidocain-Infusion (Corafusin®, Xylocain®)
   - 1 x 500 ml Lösung zum Beimischen von Medikamenten, z. B. Glukose 5 % oder Fruktose 5 %

Lagerungszeit für Medikamente und Infusion maximal 2 Jahre, Verfallsdatum beachten!

Tab. 101 Notfallausrüstung (Angaben ohne Gewähr).

Literatur

1. *Abernathy, W. S.:* Complete heart block caused by the Swan-Ganz catheter. Chest Dis. Index 65 (1974), 349

2. *Ader, R., M. Mozes:* Fatal complications of central venous catheters. Br. med. J. 3 (1971), 746

3. *Ahnefeld, F. W.:* Sekunden entscheiden. Springer, Berlin–Heidelberg–New York 1981

4. *Aldridge, H. E.:* Transvascular removal of catheter fragments from the great vessels and the heart. Can. Med. Ass. J. 117 (1977), 1300

5. American Heart Association: Standards and guidelines for cardiac-pulmonary resuscitation. J. Am. med. Ass. 244 (1980), 453

6. *Baigrie, R. S., C. D. Morgan:* Techniques of catheter insertion. In: Hemodynamic monitoring in the critically ill. *Armstrong, P. W., R. S. Baigrie* (eds.). Harper and Row, New York 1980

7. *Barash, P. G.,* et al.: Catheter-induced pulmonary artery perforation – mechanisms, managements, and modifications. J. thorac. cardiovasc. Surg. 82 (1981), 5

8. *Bashour, T. T., T. Banks, T. O. Cheng:* Retrieval of lost catheters by a myocardial biopsy catheter device. Chest 66 (1974), 395–6

9. *Bloomfield, D. A.:* Techniques of nonsurgical removal of iatrogenic foreign bodies from the heart.
Am. J. Cardiol. 27 (1971), 538–45

10. *Blümchen, G.:* Komplikationen der Einschwemmkatheteruntersuchung im Vergleich zur Ergometrie.
Persönliche Mitteilung, 1983

11. *Böhrer, H., D. R. Wehlage, E. E. A. Stuth:* Komplikationen der Swan-Ganz-Katheterisierung. Intensivmed. 27 (1990), 155

12. *Boscoe, M. J., S. de Lange:* Damage to the tricuspi-
dal valve with a Swan-Ganz catheter. Br. Med. J.
283 (1981), 346

13. *Both, A., U. Gleichmann, F. Loogen, W. Maurer, J.
Ressl:* Erfahrungen bei der Anwendung von Mikro-
kathetern in der kardiologischen Diagnostik. Z.
Kreislaufforsch. 58 (1969), 1212

14. *Brandstetter, R. D., M. Alarakhia, L. Coli, B. Gitler:* Distal kinking of a pulmonary artery catheter as
a cause of fatal hemoptysis. N. Y. State J. Med. 84
(1984), 521

15. *Braunwald, E., H. J. C. Swan:* Cooperative study
on cardiac catherization. Circulation 37 (1968), 98

16. *Buchwalsky, R., E. Zeh:* Zentraler Venendruck und
klinische Symptomatik des Herzinfarktes. Z. Kardiol. 61 (1974), 124

17. *Buss, J., H. Neuss, Y. Bilgin, M. Gottwik, M.
Schlepper:* Mechanisch ausgelöste intraventrikuläre
Blockierungen durch Rechtsherzeinschwemmkathe-
ter – Häufigkeit und elektrophysiologische Befunde.
Z. Kardiol. 73 (1984), 679

18. *Chun, G. M., M. H. Elestad:* Perforation of the
pulmonary artery by a Swan-Ganz catheter. New
Engl. J. Med. 284 (1971), 1041–1042

19. *Criley, J.:* Coughing to keep up the flow. Emergen-
cy Med. 12 (1980), 61

20. *Dalen, J. E.:* Bedside hemodynamic monitoring.
New Engl. J. Med. 22 (1979), 1176

21. *DeBoyd, K., S. J. Thomas, J. Gold, A. deBoyd:* A
prospective study of complications of pulmonary
artery catheterization in 500 consecutive patients.
Chest 3 (1983), 245

22. *Deming, W. M.:* Hazards of pulmonary artery catheterization. New Engl. J. Med. 302 (1989), 808

23. *Döln, R., R. W. Ahnefeld:* Methoden der mechanischen Herzwiederbelebung. Dt. med. Wschr. 47
(1983), 1783–1785

24. *Dye, L. E.,* et al.: Deep venous thrombous of the
upper extremity associated with the use of the Swan-
Ganz-catheter. Chest 73 (1978), 673

25. *Elliott, C. G., G. A. Zimmermann, T. P. Clemmer:*
Complications of pulmonary artery catheterization
in the care of critically ill patients. Chest 76 (1979),
647

26. *Eneukel, W., H. P. Schuster, P. Suter:* Die praktische Anwendung der erweiterten lebensrettenden
Sofortmaßnahmen bei Patienten mit akutem Myokardinfarkt. Notfallmedizin 9 (1983), 23

27. *Fischer, W.:* Zentralvenöse Punktion: Risiken und
Komplikationen. Dt. Ärztebl. 8 (1986), 470

28. *Foote, G. A., S. Schabel, M. Hodges:* Pulmonary
complications of the flow-directed balloon-tipped
catheter. New Engl. J. Med. 290 (1974), 927–931

29. *Frei, U., W. D. Bussmann:* Die Herzbeuteltamponade, eine meist tödliche Komplikation zentraler Venenkatheter. Dt. med. Wschr. 106 (1981), 835

30. *Ganz, W., H. J. C. Swan:* Balloon-tipped flow-directed catheters. In: Cardiac catheterization and angiography. *Grossmann, W.* (ed.). Lea and Febiger,
Philadelphia 1980

31. *Geha, D. G., N. J. Davis, D. C. Lappas:* Persistant
atrial arrhythmias associated with placement of a
Swan-Ganz catheter. Anaesthesiology 39 (1973),
651

32. *Goldon, M. S., T. Pinder, W. T. Anderson, M. D.
Cheitlin:* Fatal pulmonary hemorrhage complicating
use of a flow-directed balloon-tipped catheter in a
patient receiving anticoagulant therapy. Am. J. Cardiol. 32 (1973), 865

33. *Goodman, D. J., A. K. Rider, M. E. Billingham, J.
S. Schweder:* Thromboembolic complications with
the indwelling balloon-tipped pulmonary arterial catheter. New Engl. J. Med. 291 (1974), 777

34. *Görnandt, L.:* Rechtsherz-Einschwemmkatheterun-
tersuchung. In: Herzkrankheiten. *Roskamm, H., H.
Reindell* (Hrsg.). Springer, Berlin–Heidelberg–
New York 1982

35. *Greene, J. F., J. E. Fitzwater, T. P. Clemener:*
Septic endocarditis and indwelling pulmonary artery
catheters. J. Am. med. Ass. 233 (1975), 891

36. *Grossmann, W.:* Cardiac catheterization and angiography. Lea and Febiger, Philadelphia 1980

37. *Haapaniemie, J., R. Gadowski, M. Naini:* Massive
hemoptysis secondary to flow-directed thermodilution catheters. Cath. cardiovasc. Diagn. 5 (1979),
151

38. *Hanrath, P., W. Bleifeld:* Anwendungsmöglichkeiten von Balloneinschwemmkathetern im Rahmen
der internistischen Intensivmedizin. Herz/Kreisl. 7
(1975), 171

39. *Henzel, J. H., M. S. De Weese:* Morbid and mortal
complications associated with prolonged central venous cannulation. Am. J. Surg. 121 (1971), 600

40. *Hölscher, A. H., G. Rahlf, H. H. Wölfsen, H. Bur-
chardi:* Herzbeuteltamponade nach Ventrikelperfo-
ration durch zentrale Venenkatheter und Reizson-
den. Anaesthesie 27 (1978), 570

41. *Hugenholtz, P.:* Komplikationen der Einschwemmkatheteruntersuchung auf der kardiologischen Intensivstation. Mitteilung, Höhenrieder Symposium
1982

42. *Hunt, D., J. Pombp, C. Potamin, R. O. Russell, C.
E. Rackley:* Intravascular monitoring in acute myocardial infarction. Am. J. Cardiol. 25 (1970), 104

43. *Kelly, T. F., G. C. Morris, E. S. Crawford, R.
Espada, J. F. Howell:* Perforation of the pulmonary
artery with Swan-Ganz catheters. Ann. Surg. 193
(1980), 686

44. *Klempt, H. W., W. Noder:* Erfahrungen mit dem Einschwemmkatheter Pulmocath. Dt. med. Wschr. 94 (1969), 2345

45. *Kouwenhoven, W. B., J. R. Jude, G. Krickenbacher:* Clost-chest cardiac massage. J. Am. med. Ass. 173 (1960), 1064

46. *Kress, P.,* et al.: Einschwemmkatheter: Praktische Durchführung und Komplikationen. Herz/Kreisl. 20 (1988), 511

47. *Kuhn, F. M., A. Klaus, A. Hemmen:* Echokardiographischer Nachweis einer persistierenden linken oberen Hohlvene: Routineverfahren vor Schrittmacherimplantation. Herz/Kreisl. 21 (1989), 293

48. *Lang, E.* (Hrsg.): Kardiovaskuläre Notfälle. Beiträge zur Kardiologie, 16. perimed, Erlangen 1980

49. *Langer, H. E., F. Borchard, W. Lenz, D. A. Loose, I. Podlesch, J. Jürgens:* Das Infusionsperikard. Med. Welt 33 (1982), 48

50. *Lapin, E. S., J. A. Murray:* Hemoptysis with flow-directed cardiac catheterization. J. Am. med. Ass. 29 (1972), 1246

51. *Lehr, L., W. Brandmair, J. Kovacs, S. V. Sommogy:* Erfahrungen mit 3151 zentralen Venenkathetern an einer chirurgischen Klinik. Dt. med. Wschr. 113 (1988), 1218

52. *Lemen, R., J. G. Jones, G. Cowan:* A mechanism of pulmonary artery perforation by a Swan-Ganz catheter. New Engl. J. Med. 292 (1973), 211

53. *Lemke, B., A. Machraoui, F. Melz, J. Barmeyer:* Ruhe- und Belastungshämodynamik nach Mitralklappenersatz unter besonderer Berücksichtigung von Bioprothesen. Herz/Kreisl. 20 (1988), 364

54. *Linderer, T., H.-P. Schuster, P. Suster, K. Schlichting, W. Prellwitz:* Das Instrumentarium der Intensivstation. Dt. med. Wschr. 105 (1980), 672

55. *Lipp, H., K. O'Donoghue, L. Resnekow:* Intracardiac knotting of a flow-directed balloon catheter. New Engl. J. Med. 284 (1971), 220

56. *Machraoui, A., K. J. Altmaier, W. Jaedicke, J. Barmeyer:* Komplikationen bei Herzkatheteruntersuchungen. Herzmedizin 7 (1984), 175

57. *Mathias, K.:* Fehllagen von Venenkathetern. Dt. med. Wschr. 101 (1976), 612

58. *Mendel, D.:* A practice of cardiac catheterization, 2nd ed. Blackwell Scientific Publication, Oxford–London–Edingburgh–Melbourne 1974

59. *Meuret, G. H., H. Löllgen, K. Wiemers:* Neue Aspekte der medikamentösen Therapie in der Reanimation. Dt. med. Wschr. 109 (1984), 350

60. *Michel, L., M. Marsh, J. C. McMichan, P. A. Southorn, N. S. Brewer:* Infection of pulmonary artery catheters. J. Am. med. Ass. 245 (1971), 1032

61. *Mond, H. G., D. W. Clark:* Technique for unknotting an intracardiac flow-directed balloon catheter. Chest 67 (1975), 731

62. *Mostbeck, G., A. Gassner, G. Sommer, E. Minor, M. Pichler:* Komplette AV-Blockierung während einer Einschwemmkatheteruntersuchung mittels Swan-Ganz-Katheter. Z. Kardiol. 75 (1986), 700

63. *Müller, K. M., B. Blaeser:* Tödliche thromboembolische Komplikationen nach zentralem Venenkatheter. Dt. med. Wschr. 101 (1976), 411

64. *Müller, K. M., N. Hartmann:* Herzverletzungen durch zentrale Venenkatheter. Dt. med. Wschr. 103 (1978), 349

65. *Müller, U. S., G. Gräwe, F. Bender:* Transvenöse Bergung zentral embolisierter Venenkatheterfragmente. Z. Kardiol. 68 (1979), 180

66. *Pace, N. L.:* A critique of flow directed pulmonary arterial catheterization. Anaesthesiology 47 (1977), 455

67. *Page, D. W., D. Teres, J. W. Hartshorn:* Fatal hemorrhage from Swan-Ganz catheter. New Engl. J. Med. 291 (1974), 260

68. *Panning, B.:* Zentrale Venenkatheter. Dt. med. Wschr. 49 (1988), 1218

69. *Pope, L. A.,* et al.: Fatal pulmonary hemorrhage after use of the flow-directed balloon-tipped catheter. Ann. intern. Med. 90 (1979), 344

70. *Roskamm, H., H. Weidemann, B. Meinecke, J. Petersen, H. Reindell:* Diagnostik einer beginnenden Herzinsuffizienz mit Hilfe des Einschwemmkatheterverfahrens. Z. Kreislaufforsch. 59 (1970), 119

71. *Rossi, R., F. W. Ahnefeld, G. Jäger:* Wie muß die Ausrüstung zur Erstversorgung aussehen? Klinikarzt 18 (1989), 605

72. *Rowley, K. M., K. S. Clubb, G. J. W. Smith, M. S. Cabin:* Right-sided infective endocarditis as a consequence of flow-directed pulmonary artery catheterization: a clinico-pathological study of 55 autopsied patients. New Engl. J. Med. 311 (1984), 1152

73. *Sande, M. A., M. E. Levinson, D. S. Lukas, D. Kaye:* Bacteremia associated with cardiac catheterization. New Engl. J. Med. 281 (1969), 1104

74. *Scheimann, M. M., J. A. Abbott, E. Rapaport:* Clinical uses of a flow-directed right heart catheter. Archs. intern. Med. 124 (1969), 19

75. *Schnellbacher, K., L. Görnand, H. Roskamm:* Komplikationen bei 23 000 Einschwemmkatheteruntersuchungen. Z. Kardiol. 72, Suppl. 2 (1983), 143

76. *Schnellbacher, K., H. Roskamm, E. Lösel, B. Niehl, H. Reindell:* Zur Aussagekraft des diastolischen Pulmonalarteriendruckes für die Beurteilung der Dynamik des linken Ventrikels. Therapiewoche 21 (1971), 3985

77. *Schumacher, G., T. Genz, H. P. Lorenz, K. Bühlmeyer:* Aktuelles Risiko der Herzkatheteruntersuchung und Angiographie im Kindesalter. Z. Kardiol. 79 (1990),324

78. *Schwarzmann, G., H. Grohmann, T. Neundorfer:* Ungewöhnliche Fehllage eines Jugularis-interna-Katheters. Dt. med. Wschr. 112 (1987), 1338

79. *Shaw, T. J. K.:* The Swan-Ganz pulmonary artery catheter. Anaesthesia 34 (1979), 651

80. *Shaw, T. R. D.:* Removal of embolised catheters using flexible endoscopy forceps. Br. Heart J. 48 (1982), 497

81. *Shin, B., C. McAslen, J. Ayella:* Problems with measurement using the Swan-Ganz catheter. Anaesthesiology 41 (1975), 474

82. *Sise, M. J., P. Hollingsworth, J. E. Brimm, R. M. Peters, R. W. Virgilio, S. R. Shackford:* Complications of the flow-directed pulmonary artery catheter. Crit. Care Med. 9 (1981), 315

83. *Smith, W. R., F. L. Glanser, P. Jennison:* Ruptured chordae of the tricuspid valve: the consequence of flow-directed Swan-Ganz catheterization. Chest 70 (1976), 790

84. *Spiss, C., W. Maurith, E. Zadrobilek, P. Sporn:* Komplikationsrisiko des Pulmonaliskatheters bei abdomineller Sepsis. Anästh. Intensivther. Notfallmed. 17 (1982), 228

85. *Sprung, C. L.:* Komplikationen beim Legen des Pulmonalarterienkatheters. In: Pulmonalarterienkatheter. *Sprung, C. L.* (Hrsg.). Springer, Berlin–Heidelberg–New York 1989

86. *Sprung, C. L., L. J. Jacobs, P. V. Caralis, M. Karpf:* Ventricular arrhythmias during Swan-Ganz catheterization of the critically ill. Chest 79 (1981), 413

87. *Sprung, C. L., R. C. Pozen, J. J. Rozanski, J. R. Pinero, B. R. Eisler, A. Castellanos:* Ventriculäre Arrhythmien während Pulmonalarterienkatheterisierung. Inn. Med. 10 (1983), 325

88. *Stellpflug, H., H. Huth, H. Hertenauer:* Komplikationen durch Venenkatheterfehllage zunehmend häufiger. Klinikarzt 5 (1983), 400

89. *Swan, H. J. C., W. Ganz, J. Forrester, H. Marcus, G. Diamond, D. Chonette:* Catheterization of the heart in man with use of a flow-directed balloon-tipped catheter. New Engl. J. Med. 283 (1970), 447

90. *O'Toole, J. D., J. J. Wurzbacher, N. E. Wearner, A. C. Jain:* Pulmonary-valve injury and insufficiency during pulmonary catheterization. New Engl. J. Med. 301 (1979), 1167

91. *Verel, D., R. G. Grasinger:* Cardiac catheterization and angiocardiography. Churchill Livingstone, Edingburgh–London–New York 1978

92. *Vonkydis, P. C., S. I. Cohn:* Catheter-induced arrhythmias. Am. Heart J. 88 (1974), 588

93. *Werk, R., L. Schneider:* Rasterelektronenmikroskopische Studie eines mit Candida infizierten Venenkatheters. Dt. med. Wschr. 108 (1983), 197

94. *Westermann, K. W.:* Technik und klinische Bedeutung der Einschwemmkatheter-Methode. Med. Klin. 68 (1973), 1057

95. *Wollinsky, K. H.,* et al.: Katheter läßt sich nicht weiter vorschieben. Notfallmedizin 9 (1983), 371

96. *Yorru, F. H.:* Massive thrombosis associated with the use of the Swan-Ganz catheter. Chest 65 (1974), 682

97. *Zohman, L. R., M. H. Williams jr.:* Percutaneous right heart catheterization using polyethylene tubing. Am. J. Cardiol. 4 (1959), 373

Stellenwert der Einschwemmkatheteruntersuchung

Während die technische Durchführung einer Einschwemmkatheteruntersuchung im Vergleich zu anderen invasiven diagnostischen Eingriffen kein besonderes technisches Geschick erfordert, gehören zur richtigen Bewertung von Einschwemmkatheterbefunden pathophysiologisches Verständnis und ausreichende Erfahrung. Von Unerfahrenen werden deshalb Einschwemmkatheterbefunde oftmals überbewertet und voreilig falsche diagnostische und therapeutische Rückschlüsse gezogen, oder es wird aus Unkenntnis der Grenzen dieser Methode die Indikation zur Einschwemmkatheteruntersuchung falsch gestellt. Auf der anderen Seite kann man heute auf der kardiologischen Intensivstation und in der kardiologischen Rehabilitationsklinik kaum noch auf Einschwemmkatheteruntersuchungen verzichten, weil sie wie keine andere Methode Einblick in die Pathophysiologie einer kardiopulmonalen Erkrankung und ihre hämodynamischen Auswirkungen gibt, auf deren Grundlage eine differenzierte Therapie oftmals erst möglich wird.

In diesem Kapitel soll der klinische Stellenwert der Einschwemmkatheteruntersuchung in der kardiologischen und pulmonologischen Diagnostik, in der Intensivmedizin, Rehabilitation und der Verlaufsbeobachtung von kardiopulmonalen Erkrankungen anhand von eigenen Erfahrungen und Kasuistiken dargestellt werden.

Stellenwert der Einschwemmkatheteruntersuchung in der kardiologischen und pulmonologischen Diagnostik

Finden wir bei der Einschwemmkatheteruntersuchung erhöhte Druckwerte in der Lungenarterie in Ruhe oder bei körperlicher Belastung, so können wir zwischen einer prä- und einer postkapillären Form der pulmonalen Hypertonie differenzieren, wenn wir neben dem diastolischen Pulmonalarteriendruck auch den Pulmonalkapillardruck messen (Tab. 102).

Die *präkapilläre Form* entsteht durch eine Erhöhung des peripheren Lungengefäßwiderstandes. Wir messen bei der Einschwemmkatheteruntersuchung erhöhte mittlere und diastolische Pulmonalarteriendrücke bei normalen oder nur geringgradig erhöhten mittleren Druckwerten im Pulmonalkapillarbereich, wobei die Differenz zwischen diastolischem Pulmonalarteriendruck (PAP) und Pulmonalkapillardruck (PCP) in Ruhe größer als 3 mm Hg, unter Belastung größer als 4 mm Hg ist. Ursache der präkapillären Form einer pulmonalen Hypertonie sind pulmonale Erkrankungen, die zu einer Reduktion der Lungenstrombahn (Lungenparenchymerkrankungen), zu einer Vasokonstriktion (Hypoxie) oder Vasoobstruktion (Lungenembolie) führen.

Die *postkapilläre Form* der pulmonalen Hypertonie hat dagegen kardiale Ursachen und

1. PAm ↑; PCPm normal

Präkapilläre Form:
a) Abnahme der Gesamtstrombahn (Lungenparenchymerkrankungen)
b) Vasokonstriktion (Hypoxie)
c) Vasoobstruktion oder -obliteration (Lungenembolien, Angiitis)

2. PAm ↑; PCPm ↑

Postkapilläre Form:
a) Störung im linken Vorhof (vor dem linken Ventrikel)
   (Tumor, Thrombus, Mitralstenose, Perikardschwiele)
b) Relaxations- und Compliance-Störung des linken
   Ventrikels (Ischämie, Narben, Hypertrophie des
   Myokards)
c) Kontraktionsinsuffizienz des linken Ventrikels
   (Narben, Aneurysma, Entzündung des Myokards)

Tab. 102 Ursachen der Pulmonalarteriendruckerhöhung bei der Einschwemmkatheteruntersuchung.

entsteht durch eine Einflußbehinderung vor oder in der linken Herzkammer. Bei der Einschwemmkatheteruntersuchung finden wir erhöhte mittlere Pulmonalkapillardruckwerte bei entsprechend angehobenen mittleren und diastolischen Pulmonalarteriendrücken, wobei sich ein normaler peripherer Lungengefäßwiderstand errechnet. Aufgrund einer Einschwemmkatheteruntersuchung allein kann man aber nicht entscheiden, auf welcher Basis diese postkapilläre Hypertonie entstanden ist. So kann für die Einflußbehinderung vor dem linken Ventrikel ein Thrombus oder Tumor im linken Vorhof oder eine Mitralstenose verantwortlich sein. Auch eine Perikardschwiele (Panzerherz) führt durch die verminderte diastolische Erschlaffung zu einer Einflußbehinderung im linken Ventrikel. Bei der koronaren Herzkrankheit kommt es bei einer Ischämie des Myokards zu vermehrter Steifigkeit der Ventrikelwand (Compliance-Störung), die ebenfalls zu einer diastolischen Einflußbehinderung des Blutes in den linken Ventrikel führt, genauso wie die Compliance-Störung bei starker Muskelhypertrophie der linken Ventrikelwand im Rahmen einer Hypertonie, einer Kardiomyopathie oder eines Aortenklappenfehlers. Der

Ausfall von kontraktilem Myokard infolge einer Herzinfarktnarbe oder eines entzündlichen Myokardprozesses bewirkt kompensatorisch – nach dem Frank-Starling-Gesetz – eine Anhebung der enddiastolischen Ventrikeldrücke, die sich ebenfalls über den linken Vorhof in die Pulmonalkapillare und Pulmonalarterie fortpflanzt.

Bei der postkapillären pulmonalen Hypertonie kann man deshalb allein anhand von Einschwemmkatheterbefunden nicht differenzieren, ob die Pulmonalkapillardruckerhöhung durch eine Einflußbehinderung vor dem linken Ventrikel, durch eine Compliance-Störung oder eine Kontraktionsinsuffizienz des linken Ventrikels bedingt ist. Eine zusätzliche Information liefert die Herzminutenvolumenbestimmung, wobei das Pumpvolumen in den beiden erstgenannten Fällen in Ruhe noch normal ist und oftmals erst unter Belastung nicht mehr adäquat ansteigt, während es im Falle einer wesentlichen Kontraktionsinsuffizienz bereits in Ruhe pathologisch erniedrigt ist. Eine exakte ätiologische Differenzierung der Ventrikelfunktionsstörung ist deshalb häufig erst unter Einbeziehung zusätzlicher kardiologischer Untersuchungen wie Elektrokardiographie,

Ergometrie, Echokardiographie, Röntgen-Thorax, Koronarangiographie oder Ventrikulographie möglich. Dies zeigt zwar die Grenzen einer Einschwemmkatheteruntersuchung, auf der anderen Seite dokumentiert aber die Einschwemmkatheteruntersuchung die funktionellen Auswirkungen einer koronarangiographisch dargestellten Gefäßstenose, eines ventrikulographisch gefundenen Herzwandaneurysmas, einer echokardiographisch festgestellten Kardiomyopathie oder eines Herzklappenfehlers, auch unter körperlichen Belastungsbedingungen, und ergänzt damit die Diagnostik um eine weitere Dimension, die für die prognostische und therapeutische Einschätzung der Herzkrankheit von Bedeutung sein kann.

Stellenwert der Einschwemmkatheteruntersuchung bei der koronaren Herzkrankheit

In der Diagnostik der koronaren Herzkrankheit rangiert die Einschwemmkatheteruntersuchung als semiinvasives Verfahren zwischen Ergometrie und Koronarangiographie. Da bei koronarer Herzkrankheit die Druck-Fluß-Beziehungen des linken Ventrikels in Ruhe meist normal sind, gewinnt die Einschwemmkatheteruntersuchung durch eine ergometrische Belastung an Aussagekraft und liefert mit dem Pulmonalkapillardruckanstieg einen zusätzlichen *Ischämieindikator* neben der Angina pectoris und der ST-Streckensenkung im Belastungs-EKG. Dabei tritt der Pulmonalkapillardruckanstieg oftmals mehrere Sekunden bis Minuten vor dem Angina-pectoris-Schmerz auf. Dies beweist, daß die Erhöhung der linksventrikulären Füllungsdrücke durch die unter Belastung einsetzende Ischämie des Myokards und nicht durch den Angina-pectoris-Schmerz verursacht wird.
Die Ischämie führt zu einer vermehrten Ventrikelwandsteifigkeit bzw. zu einer Abnahme der Ventrikeldehnbarkeit (Compliance), was die Ventrikelfüllung in der Diastole behin-

dert. Die enddiastolische Ventrikeldruckerhöhung bewirkt zusammen mit den verschlechterten Blutperfusionsbedingungen eine Zunahme der Ischämie, insbesondere in den subendokardialen Myokardschichten.
Bei einem Krankengut von 4 000 Patienten wurde eine enge Beziehung zwischen dem belastungsinduzierten Anstieg des Pulmonalkapillardruckes und der *Ausdehnung des koronaren Gefäßbefalls* gefunden (Abb. 148). Stieg der Pulmonalkapillardruck unter körperlicher Belastung um weniger als 4 mm Hg an und war damit normal, dann konnte man durch die Koronarangiographie in 50 % der Fälle eine koronare Herzkrankheit ausschließen; bei den übrigen Patienten überwog die prognostisch günstige koronare Eingefäßerkrankung. Auf der anderen Seite sprach ein Pulmonalkapillardruckanstieg um mehr als 30 mm Hg für einen schweren koronarangiographischen Befund, denn in 85 % der Fälle lag eine koronare Mehrgefäßerkrankung vor, in über 10 % der Fälle sogar eine Stenose des linken Hauptstammes mit Lumeneinengung von mehr als 50 %.
Stellt man aufgrund von Einschwemmkatheteruntersuchungsbefunden die *Indikation zu einer Koronarangiographie*, so ist festzustellen, daß bei normalem Ruhe- und Belastungsbefund eine schwere koronare Herzkrankheit unwahrscheinlich und deshalb eine Koronarangiographie im allgemeinen nicht indiziert ist (Tab. 103). Auf der anderen Seite sollte aber bei einem erheblichen Pulmonalkapillardruckanstieg unter körperlicher Belastung die Indikation zur koronarangiographischen Abklärung auch unabhängig von kardialen Beschwerden gestellt werden, da mit pathologischen koronarangiographischen Befunden und Operationsindikationen zu rechnen ist.
In Einzelfällen findet man aber auch bei ausgedehnter koronarer Herzkrankheit normale Einschwemmkatheterbefunde (Abb. 149).
Damit hat die Einschwemmkatheteruntersuchung ähnliche methodische Grenzen wie die Ergometrie und die Myokardszintigraphie. Grundsätzlich kann man feststellen, daß die

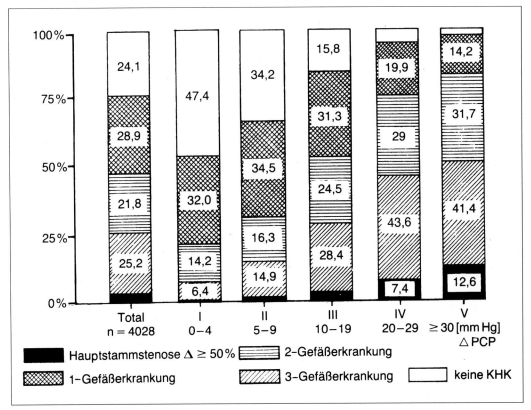

Abb. 148 Verteilung der KHK-Typen bei verschiedenem maximalem PCP-Anstieg unter Belastung (ΔPCP = PCP$_{max}$ – PCP$_{Ruhe}$) (nach *Gohlke, Roskamm* 1979).

1. Feststellung der hämodynamischen Auswirkung einer Koronararterienstenose und eines Herzwandaneurysmas
2. Präoperative Beurteilung der Erfolgsaussichten einer koronaren Bypass-Operation
3. Postoperative Beurteilung des Revaskularisationsgrades und der hämodynamischen Verbesserung als Verlaufsbeobachtung

Tab. 103 Einschwemmkatheteruntersuchung zur Ergänzung der Koronarangiographie.

koronare Mehrgefäßerkrankung durch die Einschwemmkatheteruntersuchung, die koronare Eingefäßerkrankung mit guter Ventrikelfunktion dagegen durch die Myokardszintigraphie sicherer erfaßt wird.

Die Einschwemmkatheteruntersuchung ergänzt die Koronarangiographie (vgl.

Tab. 103), da sie die *hämodynamischen Auswirkungen* einer angiographisch dargestellten Koronararterienstenose oder eines Herzwandaneurysmas besser abschätzen läßt. Die Erfolgsaussichten einer Herzoperation im Hinblick auf spätere Beschwerdefreiheit sind um so günstiger zu beurteilen, je

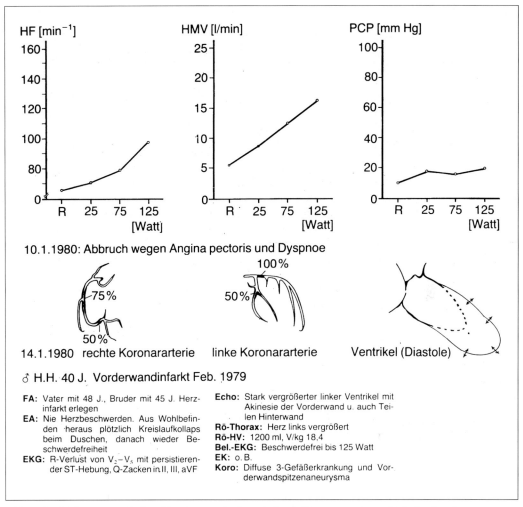

Abb. 149 Diskrepanz zwischen Einschwemmkatheterbefund, Koronarangiographiebefund und Herzbeschwerden.

ausgeprägter der Pulmonalkapillardruckanstieg präoperativ ist. Die postoperative Normalisierung des Einschwemmkatheterbefundes korreliert mit der Komplettheit der operativen Revaskularisation. In vielen Kliniken wird deshalb die Einschwemmkatheteruntersuchung der Koronarangiographie und Ventrikulographie routinemäßig vorgeschaltet, um die Indikation für die Koronarangiographie zu präzisieren und die morphologischen Befunde durch funktionelle hämodynamische Daten zu ergänzen.

Die Einschwemmkatheteruntersuchung ergänzt aber auch das *Belastungs-EKG*, wenn es um die Bestätigung oder um den Ausschluß einer koronaren Herzkrankheit geht (Tab. 104). Dies gilt insbesondere für die Fälle, in denen das Belastungs-EKG aufgrund von primär vorliegenden Veränderungen des Ruhe-EKGs nur eingeschränkte Aussagekraft besitzt, wie beim Linksschenkelblock, beim WPW-Syndrom, bei der Digitalisimprägnation oder bei unspezifischen Repolarisationsstörungen.

1. Belastungs-EKG ist wegen eines pathologischen
   Ruhe-EKGs nicht verwertbar: Linksschenkelblock,
   WPW, Digitalisimprägnation, Repolarisationsstörungen
2. ST-Streckensenkung bei Frauen ohne typische
   Angina pectoris
3. Deutliche Angina pectoris ohne typisches Belastungs-
   EKG

**Tab. 104   Einschwemmkatheter-
untersuchung zur Ergänzung des
Belastungs-EKGs.**

Auch wenn unter Belastung eine für die Koronarinsuffizienz typische ST-Streckensenkung auftritt, ohne daß die Anamnese und die Symptomatik an eine koronare Herzkrankheit denken lassen, wie dies häufig bei Frauen im mittleren Lebensalter der Fall ist, kann durch einen normalen Einschwemmkatheterbefund eine koronare Herzkrankheit mit großer Sicherheit ausgeschlossen werden. Bei sonst klinisch gesunden Frauen werden in 20–50 % pathologische Belastungs-EKGs festgestellt, wobei als Ursache der Einfluß der Östrogene auf den elektrokardiographischen Ablauf diskutiert wird, vergleichbar mit dem Digitaliseffekt (beide Substanzen haben eine ähnlich chemische Strukturformel). Aufgrund der großen Häufigkeit falsch pathologischer ST-Senkungen im Belastungs-EKG muß bei Frauen ein anderer ischämischer Parameter, z. B. in Form des belastungsinduzierten Pulmonalkapillardruckanstieges, zur Absicherung der Diagnose herangezogen werden. Zur Abklärung unklarer pektanginöser Beschwerden bei Frauen im noch gebärfähigen Alter wird man sich auch aus Gründen der Röntgenstrahlenbelastung dabei eher zu einer Einschwemmkatheteruntersuchung entschließen als zur Myokardszintigraphie oder zur Koronarangiographie.

Treten auf der anderen Seite bei Belastung typische Angina-pectoris-Beschwerden auf, ohne daß entsprechende elektrokardiographische ST-Streckensenkungen auf eine Koronarinsuffizienz hinweisen, dann ist bei einem pathologischen Einschwemmkatheterbefund eine koronare Herzkrankheit als Ursache der kardialen Beschwerden sehr wahrscheinlich. Die Sensitivität in der Vorhersage von signifikanten Gefäßstenosen wird von 82 % bei positivem Belastungs-EKG mit Angina pectoris und ST-Senkung auf 96 % bei gleichzeitig pathologischem Pulmonalkapillardruckanstieg unter Belastung gesteigert. Somit hat die Einschwemmkatheteruntersuchung zwar eine hohe Sensitivität in der Aufdeckung einer Herzkrankheit, der PC-Druckanstieg ist aber wenig spezifisch für eine koronare Herzkrankheit, da auch Kardiomyopathien und das Hypertonieherz eine ähnliche pathologische Belastungshämodynamik verursachen. Erst in der Kombination mit dem Belastungs-EKG gewinnt die Einschwemmkatheteruntersuchung einen hohen Stellenwert in der Voraussage einer koronaren Herzkrankheit, da der positive und negative prädikative Wert auf über 90 % ansteigt (Abb. 150). Sind also alle 3 Ischämieindikatoren (PCP-Anstieg + ST-Senkung + Angina pectoris) positiv, dann ist eine koronare Herzkrankheit fast gesichert, bei 2 positiven Indikatoren nur wahrscheinlich.

Oftmals wird eine Einschwemmkatheteruntersuchung durchgeführt, um bei Verdacht auf eine schwere myokardiale Insuffizienz eine *Belastungsprüfung unter hämodynamischem Monitoring* gefahrloser vorzunehmen. Dann verzichten wir u. U. auf ein Belastungs-EKG und führen sofort eine Einschwemmkatheteruntersuchung durch, wenn z. B. röntgenologisch eine pathologische Herzvergrößerung oder elektrokardiographisch eine Rieseninfarktnarbe oder ein Aneurysmaverdacht vorliegen und somit bei

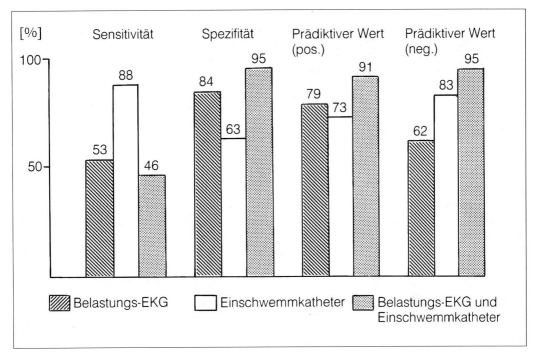

Abb. 150 Vergleichende Darstellung von Sensitivität, Spezifität und prädikativem Wert von Belastungs-EKG, Einschwemmkatheteruntersuchung und Kombination beider Untersuchungsmethoden bei Frauen (nach *Bauer* et al. 1984).

einer hämodynamisch unkontrollierten Belastung die Gefahr des akuten Lungenödems besteht. Bei spontan auftretenden Angina-pectoris-Anfällen durch Koronarspasmus (Prinzmetal-Angina) dokumentiert ein Pulmonalkapillardruckanstieg in Ruhe die Myokardischämie, wie ein mehrtägiges Monitoring per Einschwemmkatheter an vielen Fällen nachwies (Abb. 151).

Während die Ischämie bei der koronaren Herzkrankheit zu einer Veränderung der *früh- und spätdiastolischen Compliance* und damit zu einer diastolischen Ventrikelfunktionsstörung führt, bewirken Myokardnarben und Aneurysmen durch die verminderte *Myokardkontraktilität* primär eine Beeinträchtigung der systolischen Ventrikelfunktion. Auch bei ausgedehnten Narben und Aneurysmen können aber bei der Einschwemmkatheteruntersuchung noch norma-

le Füllungsdruckverhältnisse in Ruhe und auf niedrigen Belastungsstufen vorliegen, wenn das Restmyokard noch funktionstüchtig ist und den Ausfall kontraktiler Substanz kompensiert. Bei umschriebenen Herzinfarktnarben ohne Ischämie des Restmyokards ist nur die *spätdiastolische Dehnbarkeit* beeinträchtigt. Dies führt zur Anhebung des enddiastolischen Ventrikeldruckes, der durch eine verstärkte Vorhofkontraktion ausgeglichen wird. Die verstärkte Vorhofkontraktion bewirkt eine funktionelle Trennung zwischen linkem Ventrikel und Vorhof, so daß sich die enddiastolische Druckerhöhung nicht auf die Pulmonalarterie überträgt und auch unter Belastung kein PCP-Anstieg registriert wird. Auf der anderen Seite weisen pathologisch erhöhte Füllungsdrücke in Ruhe mit deutlich pathologischem Druckanstieg bei Volumenbelastung durch Anheben der Beine auf eine schwere Myokardschädigung bei ausgedehn-

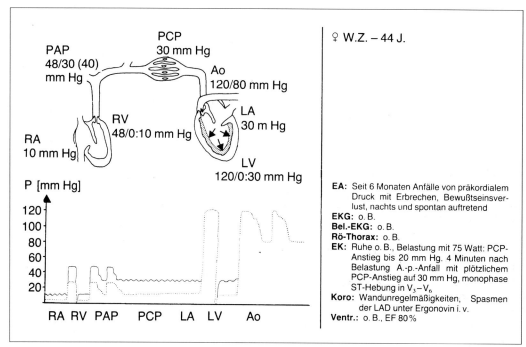

Abb. 151   Prinzmetal-Angina.

ten Herzinfarktnarben und Ventrikelan-eurysma hin.

Bei Verlust von kontraktiler Substanz durch Infarzierung kommt es kompensatorisch zunächst zu einem Anstieg der Füllungsdrücke und erst sekundär zu einem Abfall bzw. einem nicht mehr adäquaten Anstieg des Herzminutenvolumens unter Belastung. Dabei können in der Pulmonalkapillardruckkurve hohe v-Wellen wie bei einer Mitralklappeninsuffizienz auftreten. Verantwortlich für diese v-Wellen können eine Papillarmuskelischämie oder eine akute Ventrikeldilatation sein, die zur passageren Mitralklappeninsuffizienz führen. Die schwerste Form einer Myokardschädigung liegt vor, wenn neben erhöhten Füllungsdrücken das Herzminutenvolumen bereits in Ruhe pathologisch erniedrigt ist bzw. unter Belastung nicht mehr ansteigt, sondern sogar abfällt (*Ruheherzinsuffizienz*).

Nachdem man erst in den letzten Jahren erkannt hat, daß der rechte Ventrikel mit erheblichen hämodynamischen und prognostischen Auswirkungen isoliert infarzieren kann, gingen wir gezielt der Frage nach, inwieweit der rechte Ventrikel im chronischen Infarktstadium in Abhängigkeit von Infarktlokalisation und Koronargefäßbefall in seiner Funktion beeinträchtigt ist. Dieser Frage wurde bisher wenig Beachtung geschenkt, da sich die Stadieneinteilung für die Funktionseinschränkungen nach Herzinfarkt vorwiegend auf den linken Ventrikel bezieht.

Der Anstieg des rechten Vorhofdrucks unter Belastung korrelierte mit dem Anstieg des Pulmonalkapillardrucks und dem Herzminutenvolumenverhalten. Der rechte Vorhofdruck lag unter Belastung über 11 mm Hg, wenn der Pulmonalkapillardruck über 30 mm Hg stieg und das Herzminutenvolumen nicht mehr adäquat gesteigert wurde. Ein isolierter Anstieg der rechtsventrikulären Füllungsdrücke bei normalem Druckverhalten in der Pulmonalarterie als Hinweis auf eine umschriebene Schädigung des rech-

	RCA	RIVA	CX	HWI	VWI
PCP	29,1	31,4	26,8	29,8	31,9
RAP	10,5	10,3	7,7	10,4	10,4

Tab. 105 Links- und rechtsventrikuläres Füllungsdruckverhalten. Pulmonalkapillardrücke (PCP) und rechtsatriale Drücke (RAP) unter Belastung in Abhängigkeit vom Koronargefäßverschlußtyp und der Infarktlokalisation (nach *Buchwalsky* und *Heeger* 1990).

ten Ventrikels wurde äußerst selten beobachtet. Der Druckanstieg im rechten Vorhof war unabhängig von der Verschlußlokalisation (rechte oder linke Koronararterie) und Infarktlokalisation (Vorder- oder Hinterwand [Tab. 105]), hing aber ab vom Ausmaß des Gefäßbefalls (2- oder 3-Gefäßerkrankung) und dem Grad der Funktionsstörung des linken Ventrikels.

Wie schon an anderer Stelle hervorgehoben, läßt die Einschwemmkatheteruntersuchung keine Differenzierung zu, ob die Ventrikelfunktionsstörung primär auf *ischämischer oder auf myokardialer Basis* entstanden ist. Auch aus der Steilheit des Rückganges der belastungsinduzierten Pulmonaldruckerhöhungen durch den Einfluß von sublingualen Nitro- oder Nifedipingaben lassen sich keine Aussagen zur ischämischen bzw. myokardialen Genese des Druckanstieges gewinnen. Bei einer Ischämie (koronarangiographisch nachgewiesener Mehrgefäßerkrankung ohne Myokardnarbe) lagen die Drücke bei Belastung höher als bei einem Myokardschaden (1-Gefäßerkrankung mit Myokardnarbe), aber der Druckabfall verlief unter Medikamenteneinwirkung in den folgenden 10 Minuten bei allen Patienten parallel (Abb. 152).

Es müssen deshalb bei der Beurteilung von Einschwemmkatheterbefunden die Anamnese, das Ruhe- und Belastungs-EKG, die röntgenologische Herzgröße und das Echokardiogramm berücksichtigt werden, wenn man mit dem Einschwemmkatheter im Vergleich zur Koronarangiographie und Ventrikulographie zu ähnlich zuverlässigen Aussagen kommen möchte.

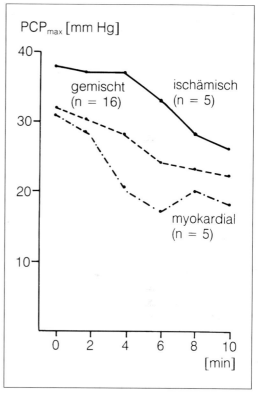

Abb. 152 Rückgang der Pulmonalkapillardruckerhöhung nach einer ergometrischen Belastung unter Nitrogabe. Ischämisch = 3-Gefäßerkrankung ohne Narbe, myokardial = 1-Gefäßerkrankung mit Narbe, gemischt = Mehrgefäßerkrankung mit Narben.

Bei einer typischen Angina pectoris, bei ST-Streckensenkung im Belastung-EKG und bei normaler röntgenologischer Herzgröße spricht ein pathologischer Druckanstieg in der Pulmonalkapillare für eine *Ventrikelfunktionsstörung vorwiegend auf ischämi-*

	Belastungs-EKG			Rö	EK			
	Dys-pnoe	A.p.	ST	HV	PCP Ruhe	PCP Bel.	HMV Ruhe	HMV Bel.
Vorwiegend Ischämie	–	+ +	+	–	–	+ +	–	–
Vorwiegend Myokard-insuffizienz	+ +	–	–	+	(+)	+	(+)	+

+ + = Stark pathologisch   + = Pathologisch   – = Negativ oder normal

Tab. 106   Einordnung der Einschwemmkatheterbefunde (EK) bei koronarer Herzkrankheit.

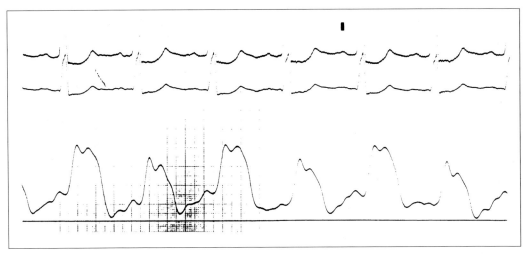

Abb. 153   Pulsus alternans der rechten Ventrikeldruckkurve bei schwerer globaler Herzinsuffizienz im Endstadium einer koronaren Herzkrankheit.

scher Basis. Ein pathologischer PC-Druckanstieg darf also nur in Verbindung mit einem zweiten Ischämieindikator (Angina pectoris, ST-Streckensenkung) als Ischämieparameter verwandt werden, da auch Infarktnarben, Myokardhypertrophie (Hypertonieherz) zu vergleichbaren PC-Druckanstiegen führen können.

Bei Dyspnoe, großer Infarktnarbe im Ruhe-EKG und pathologischer Herzgröße im Röntgenbild spricht ein pathologischer Einschwemmkatheterbefund für eine ausgedehnte Myokardschädigung durch Narben und Aneurysma und damit für eine *Funktionsstörung auf myokardialer Basis*. Eine besonders schwere Ventrikelschädigung ist anzunehmen, wenn die Druckwerte bei einem erniedrigten Herzminutenvolumen bereits in Ruhe erhöht sind (Tab. 106) und ein Pulsus alternans der rechten Ventrikeldruckkurve (Abb. 153) bei regelmäßigem Sinusrhythmus zu registrieren ist.

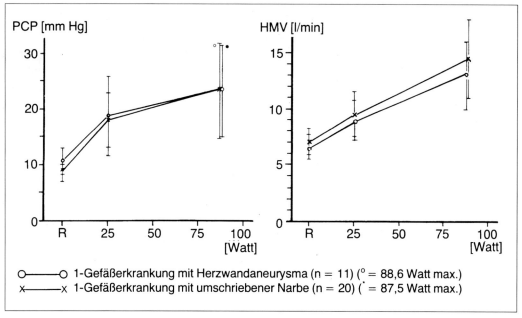

Abb. 154   Koronare 1-Gefäßerkrankung mit und ohne Herzwandaneurysma.

Wie die Gegenüberstellung (Abb. 154) hämodynamischer Befunde in Ruhe und unter Belastung bei koronarer 1-Gefäßerkrankung mit und ohne Herzwandaneurysma demonstriert, finden wir auch beim *Aneurysma* im Vergleich zur umschriebenen Narbe nur eine Tendenz zu höheren Füllungsdrücken in Ruhe und bei geringen körperlichen Belastungen. Die Unterteilung zwischen *primär ischämischer* Koronarkrankheit (koronare 3-Gefäßerkrankung mit normalem Ventrikel) und *primär myokardinsuffizienter Koronarkrankheit* (ausgedehnte Ventrikelschädigung bei koronarer 1-Gefäßerkrankung) (Abb. 155) zeigt, daß eine sichere Differenzierung zwischen diesen Gruppen durch die Einschwemmkatheteruntersuchung nicht möglich ist, denn weder der Pulmonalkapillardruckanstieg noch das Herzminutenvolumenverhalten unterschieden sich in Ruhe und unter körperlicher Belastung signifikant. Bemerkenswert ist, daß auch bei ausgeprägter Myokardischämie mit erheblichem Pulmonalkapillardruckanstieg unter Belastung eine Angina pectoris fehlen kann, also eine „stumme Ischämie" (silent ischemia) vorliegt, die durch eine Einschwemmkatheteruntersuchung aufgedeckt wird und der meist schwere Koronarveränderungen zugrunde liegen, die die Prognose einschränken. Auch bei ausgeprägter Ventrikelschädigung mit erheblichen hämodynamischen Störungen in Ruhe und unter Belastung können klinische Zeichen einer Herzinsuffizienz, insbesondere die Dyspnoe, fehlen. In diesen Fällen muß die körperliche Belastbarkeit trotz subjektiver Beschwerdefreiheit aufgrund der pathologischen Hämodynamik als eingeschränkt gelten. Diese Beispiele unterstreichen den Stellenwert der Einschwemmkathetermethode auch bei kardial beschwerdefreien Patienten, da durch sie „stumme Ischämie" und „stumme Insuffizienz" aufgedeckt werden können.

Bei der Einschätzung des Stellenwertes der verschiedenen kardiologischen Untersuchungsmethoden für die Diagnostik der Herzkrankheit muß man differenzieren zwi-

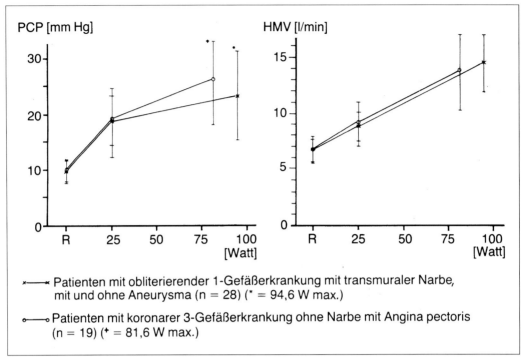

x——x Patienten mit obliterierender 1-Gefäßerkrankung mit transmuraler Narbe, mit und ohne Aneurysma (n = 28) (* = 94,6 W max.)

o——o Patienten mit koronarer 3-Gefäßerkrankung ohne Narbe mit Angina pectoris (n = 19) (+ = 81,6 W max.)

Abb. 155 Koronare 1-Gefäßerkrankung ohne, koronare 3-Gefäßerkrankung mit Angina pectoris.

schen der Koronarinsuffizienz ohne und mit Myokardnarbe (Tab. 107 und 108). Bei der Koronarinsuffizienz *ohne Myokardnarbe* (Tab. 107) korreliert der Pulmonalkapillardruckanstieg mit dem Schweregrad der Myokardischämie. Der Nachweis der Ischämielokalisation gelingt aber nur durch die Myokardszintigraphie und, eingeschränkt, durch das Belastungs-EKG. Der Stellenwert der Echokardiographie ist bei der koronaren Herzkrankheit gering, da sie ohne ergometrische Belastung nur die Situation in Ruhe darstellt und lediglich eine grobe Einschätzung des Myokardschadens und der daraus resultierenden Ventrikelfunktionsstörung zuläßt.

Bei der koronaren Herzkrankheit *mit Myokardnarben* zeigt die Myokardszintigraphie und mit Einschränkung auch die Echokardiographie die Ausdehnung des Myokardschadens (Tab. 108). Die Fragen der körperlichen Belastbarkeit und Prognose lassen sich aber am sichersten beantworten durch Einschwemmkatheterdaten und nukleidangiographische Untersuchungen, denn Pulmonalarteriendrücke, Herzminutenvolumina und Ejektionsfraktionen unter Belastung korrelieren mit der Postinfarktmortalität am besten (vgl. auch S. 343 ff.).

Zur Klärung des Stellenwertes der Einschwemmkatheteruntersuchung in der *Diagnostik der koronaren Herzkrankheit* wurden an einem heterogenen Krankheitsgut mit unterschiedlichen kardialen Erkrankungen (koronare Herzkrankheiten, Kardiomyopathien, Herzfehler) Untersuchungen mit dem Mikrokatheter nach *Grandjean* durchgeführt. Erwartungsgemäß konnte die isolierte Messung des Pulmonalarteriendruckes keine für die koronare Herzkrankheit spezifischen Befunde erbringen. Die Untersucher schlossen daraus, daß die Einschwemmkatheteruntersuchung bei der koronaren Herzkrankheit keine wesentliche Information liefert. Bei

	Ischämie-nachweis	Ischämie-lokalisation	Belastbarkeit
Einschwemmkatheter	+ +	∅	+ +
Belastungs-EKG	+	(+)	+
Myokardszintigraphie	+	+ +	(+)
Echokardiographie	∅	∅	∅

+ + = Hoher Stellenwert   + = Eingeschränkter Stellenwert
(+) = Geringer Stellenwert   ∅ = Keine Aussage

Tab. 107   Stellenwert der Einschwemmkatheteruntersuchung bei Koronarinsuffizienz ohne Myokardnarbe.

	Narben-größe	Rand-ischämie	Belastbarkeit	Prognose
Einschwemmkatheter	(+)	(+)	+ +	+ +
Belastungs-EKG	∅	(+)	∅	+
Myokardszintigraphie, Nukleidangiographie	+ +	+ +	(+)	+
Echokardiographie	+	∅	∅	(+)

+ + = Hoher Stellenwert   + = Eingeschränkter Stellenwert
(+) = Geringer Stellenwert   ∅ = Keine Aussage

Tab. 108   Stellenwert der Einschwemmkatheteruntersuchung im chronischen Herzinfarktstadium.

diesen Arbeiten ist zu bedenken, daß bei Verwendung eines Mikrokatheters die Pulmonalkapillardruckmessung in der Regel nicht möglich ist, so daß man keine direkten Aussagen über die Füllungsverhältnisse des linken Ventrikels erhält. Verzichtet man auch noch auf die Herzminutenvolumenbestimmung und arbeitet nur mit kleinen Patientenkollektiven, werden die Aussagen derartiger Untersuchungen noch fragwürdiger. Keine kardiologische Untersuchungsmethode darf isoliert betrachtet werden; immer müssen zur korrekten Bewertung eines Befundes Klinik, Symptomatik und andere Daten mit einbezogen werden. Kritisch zur Einschwemmkatheteruntersuchung äußern sich vor allem die Kardiologen, die die Indikation zur Koronarangiographie und Myokardszintigraphie großzügig stellen können, weil sie über die entsprechenden apparativen Einrichtungen verfügen. In der Regel haben diese Kollegen die Einschwemmkatheteruntersuchung in der kardiologischen Routinediagnostik nie eingesetzt und konnten deshalb mit dieser Methode keine entsprechenden Erfahrungen in der Herzfunktionsdiagnostik sammeln. Dabei steht außer jeden Zweifels, daß die Koronarangiographie unentbehrlich ist, wenn es um die Fragen der technischen Machbarkeit einer aortokoronaren Bypass-Operation oder der transluminalen Angioplastie geht. Zum Ausschluß oder zur Bestätigung einer relevanten koronaren Herzkrankheit reichen meist aber ein Belastungs-EKG und eine ergänzende Einschwemmkatheteruntersuchung aus.

Zusammenfassend ist also festzustellen, daß die Einschwemmkatheteruntersuchung den morphologischen Befund einer Koronarangiographie und Ventrikulographie ergänzt, weil sie die funktionellen Auswirkungen einer Koronararterienstenose und eines Aneurysmas auch unter Belastungsbedingungen dokumentiert. Die Einschwemmkatheteruntersuchung vervollständigt die Aussage einer Ergometrie, wenn ein Belastungs-EKG wegen eines primär pathologischen Ruhe-EKGs nicht verwertet werden kann oder wenn elektrokardiographische Veränderungen unter Belastung ohne typische Angina-pectoris-Beschwerden auftreten oder umgekehrt typische Angina-pectoris-Beschwerden ohne entsprechenden pathologischen Belastungs-EKG-Befund angegeben werden. In diesen Fällen ist der Pulmonalkapillardruckanstieg unter Belastung ein dritter wertvoller Ischämieindikator, der auch für die Indikationsstellung zur Koronarangiographie und Bypass-Operation herangezogen werden kann. Die Einschwemmkatheteruntersuchung allein läßt eine Differenzierung zwischen primär ischämischer und primär myokardial bedingter Ventrikelfunktionsstörung nicht zu, hierzu müssen die anderen kardiologischen Untersuchungsbefunde (Elektrokardiogramme in Ruhe und unter Belastung, röntgenologische Herzgrößenbestimmung, Echokardiographie) herangezogen werden.
Bei der koronaren Herzkrankheit dient die Einschwemmkatheteruntersuchung also weniger der Diagnosefindung als vielmehr der Funktionsdiagnostik des rechten und linken Ventrikels. Der PC-Druckanstieg unter Belastung ist zwar unspezifisch, dokumentiert aber die hämodynamischen Auswirkungen der koronaren Herzkrankheit, was zur Beurteilung von Prognose, Verlauf, körperlicher Belastbarkeit und für gutachterliche Fragestellungen von Bedeutung ist. Die Einschwemmkatheteruntersuchung allein ist ungeeignet zum Screening auf eine koronare Herzkrankheit, obwohl ein normaler Befund eine hochgradige Koronarinsuffizienz ausschließt und ein pathologischer Befund immer beweisend ist für eine organische Herzkrankheit, ohne spezifisch zu sein für eine koronare Herzkrankheit.

Stellenwert der Einschwemmkatheteruntersuchung bei degenerativen Herzmuskelerkrankungen

Eine Differenzierung der verschiedenen Herzmuskelerkrankungsformen in den dilatativen, hypertrophen, hypertroph-obstruktiven und restriktiven Typ ist durch die Einschwemmkatheteruntersuchung allein nicht möglich; diese basiert auf echokardiographischen und ventrikulographischen Untersuchungen (Abb. 156). Für die verschiedenen Kardiomyopathieformen sind aber bestimmte Einschwemmkatheterbefunde typisch, die diagnostisch und prognostisch weiterhelfen können: Bei der dilatativen Kardiomyopathie ist die systolische Ventrikelfunktion durch die verminderte Kontraktionskraft (Kontraktilität) gestört. Bei der hypertrophen Kardiomyopathie ist dagegen die diastolische Erschlaffung durch die vermehrte Steifigkeit der Ventrikelwand (Compliance) verändert. Bei den restriktiven Formen der Kardiomyopathie behindert die Infiltration des Myokards die diastolische Erschlaffung der Vorhöfe und Ventrikel, wodurch sich hämodynamisch dieselbe Situation wie bei der Pericarditis constrictiva (Panzerherz) ergibt.

Die dilatative Kardiomyopathie ist echokardiographisch und ventrikulographisch durch eine Vergrößerung des enddiastolischen und endsystolischen Ventrikelvolumens bei normaler Wanddicke charakterisiert, wobei die Relation von Auswurfvolumen und enddiastolischem Ventrikelvolumen pathologisch verändert ist. Bei den Frühformen dieser Er-

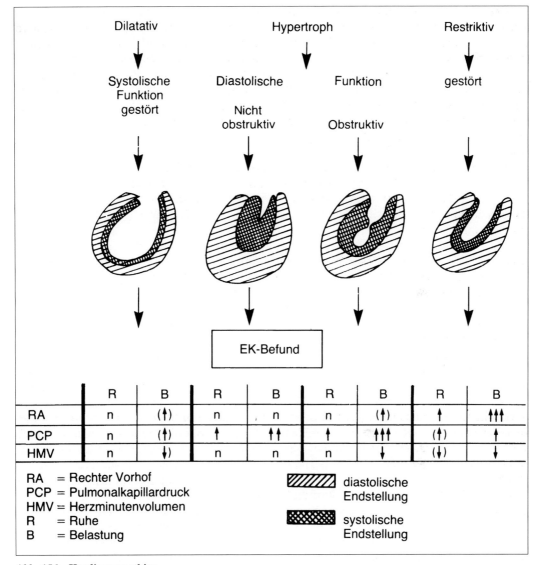

Abb. 156   Kardiomyopathien.

krankung findet man oft normale Einschwemmkatheterbefunde sowohl in Ruhe als auch unter Belastung. Erst mit der Entwicklung einer Pumpinsuffizienz registriert man einen nicht mehr adäquaten Anstieg des Herzminutenvolumens unter Belastung und eine Anhebung der linksventrikulären Füllungsdrücke. Bei zunehmender Dilatation der Ventrikel entwickelt sich eine relative Mitral- oder Trikuspidalklappeninsuffizienz, die sich in der Pulmonalkapillar- und rechten Vorhofdruckkurve durch eine Anhebung der v-Welle und Ausfüllung des x-Tales dokumentiert, wobei diese Druckkurven sogar die Charakteristika einer Ventrikeldruckkurve annehmen können. In diesen fortgeschrittenen Fällen finden sich bereits in Ruhe pathologische Druckerhöhungen (Abb. 157). Ein

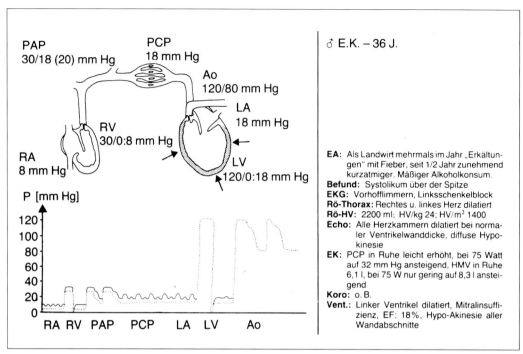

PAP
30/18 (20) mm Hg

PCP
18 mm Hg

Ao
120/80 mm Hg

LA
18 mm Hg

RV
30/0:8 mm Hg

RA
8 mm Hg

LV
120/0:18 mm Hg

P [mm Hg]

120
100
80
60
40
20
0

RA RV PAP PCP LA LV Ao

♂ E.K. – 36 J.

EA: Als Landwirt mehrmals im Jahr „Erkältun-
gen" mit Fieber, seit 1/2 Jahr zunehmend
kurzatmiger. Mäßiger Alkoholkonsum.
Befund: Systolikum über der Spitze
EKG: Vorhofflimmern, Linksschenkelblock
Rö-Thorax: Rechtes u. linkes Herz dilatiert
Rö-HV: 2200 ml; HV/kg 24; HV/m² 1400
Echo: Alle Herzkammern dilatiert bei norma-
ler Ventrikelwanddicke, diffuse Hypo-
kinesie
EK: PCP in Ruhe leicht erhöht, bei 75 Watt
auf 32 mm Hg ansteigend, HMV in Ruhe
6,1 l, bei 75 W nur gering auf 8,3 l anstei-
gend
Koro: o. B.
Vent.: Linker Ventrikel dilatiert, Mitralinsuffi-
zienz, EF: 18%, Hypo-Akinesie aller
Wandabschnitte

Abb. 157   Dilatative Kardiomyopathie.

stark erhöhter Pulmonalkapillardruck in Ruhe bei nicht ausgeprägter Dilatation des Herzens spricht eher für eine kardiomyopa-
thische Verlaufsform der koronaren Herzkrankheit.

Der Einschwemmkatheterbefund korreliert
bei der dilatativen Kardiomyopathie mit den
subjektiven Beschwerden des Patienten. Solange die Füllungsdrücke in Ruhe und bei
Belastung noch normal sind, ist der Patient
beschwerdefrei oder leidet infolge des nicht
adäquaten Herzminutenvolumens an leichter
körperlicher Erschöpfbarkeit. Im fortgeschrittenen Stadium entwickeln sich durch
die ansteigenden Füllungsdrücke eine Dyspnoe und ein Oppressionsgefühl am Herzen.

Im Unterschied zur dilatativen Kardiomyopathie führt die *hypertrophe Kardiomyopathie* schon im Frühstadium zu pathologischen
Einschwemmkatheterbefunden und kardialen Beschwerden. Dies ist bedingt durch die

verminderte früh- und spätdiastolische Erschlaffung der hypertrophen Ventrikelwand,
die die diastolische Ventrikelfüllung behindert. Eine ähnliche Situation liegt auch bei
starker Ventrikelwandhypertrophie im Rahmen einer arteriellen Hypertonie oder eines
Aortenklappenfehlers vor. Die Pulmonalkapillardrücke steigen schon bei geringer ergometrischer Belastung pathologisch an und
sind in Spätstadien auch in Ruhe erhöht. Im
Frühstadium können echokardiographische
und ventrikulographische Befunde bei der
hypertrophen Kardiomyopathie noch normal
sein, nur durch die Einschwemmkatheteruntersuchung mit Belastung wird bereits eine
hämodynamische Störung aufgedeckt.

Neben der pathologischen Anhebung des
Mitteldrucks findet man bei der hypertrophen Kardiomyopathie auch charakteristische Deformierungen der Pulmonalkapil-
lar- und der Ventrikeldruckkurven. An der
Pulmonalkapillardruckkurve fällt der träge

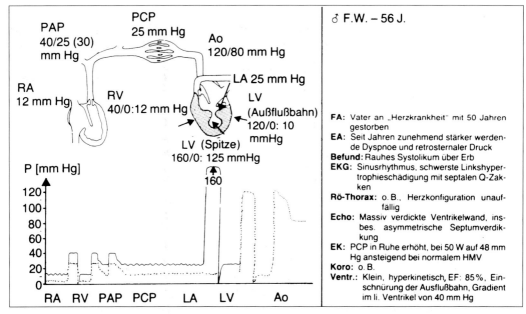

Abb. 158 Obstruktive hypertrophe Kardiomyopathie.

Abfall der v-Welle als Ausdruck der verzögerten diastolischen Ventrikelfüllung auf, an der rechten Ventrikeldruckkurve der träge Abfall der systolischen Welle als Hinweis auf die träge frühdiastolische Erschlaffung (Abb. 158). Außerdem ist durch eine verstärkte Vorhofkontraktion die a-Welle in den Vorhofdruckkurven oft betont. Die rechte Ventrikeldruckkurve, die durch eine Einschwemmkatheteruntersuchung direkt registriert werden kann, ist aber nur deformiert, wenn der rechte Ventrikel in die Hypertrophie mit einbezogen ist. Man findet bei asymmetrischer Hypertrophie mit Obstruktion der rechtsventrikulären Ausflußbahn auch einen systolischen Gradienten innerhalb des rechten Ventrikels. Nach *Goodwin* ist bei einer obstruktiven hypertrophen Kardiomyopathie nicht der intraventrikuläre Gradient für kardiale Beschwerden und für die Prognose der Erkrankung entscheidend, sondern die Störung der diastolischen Erschlaffung. Für die Diagnose und funktionelle Schweregradeinteilung genügen deshalb der echokardiographische Befund und die Einschwemm-

katheteruntersuchung in Ruhe und bei Belastung. Im allgemeinen kann man deshalb auf die Linksherzkatheteruntersuchung und Ventrikulographie verzichten, da sie keine weiteren bedeutsamen Informationen liefern. Eine Ausnahme bilden die schweren Formen, bei denen eine operative Septumresektion erwogen werden muß.

Zur Verlaufskontrolle und Beurteilung therapeutischer Maßnahmen haben sich wiederholte Einschwemmkatheteruntersuchungen bewährt. Der Grad der hämodynamischen Funktionsstörung korreliert mit der Langzeitprognose der hypertrophen Kardiomyopathie.

Bei der sog. Small-vessel-Disease, Syndrom X oder *latenten Kardiomyopathie* handelt es sich vielleicht um eine Frühform der hypertrophen Kardiomyopathie, bei der typische, belastungsabhängige Angina-pectoris-Beschwerden bei normalen echokardiographischen, koronarangiographischen und ventrikulographischen Untersuchungsbefunden

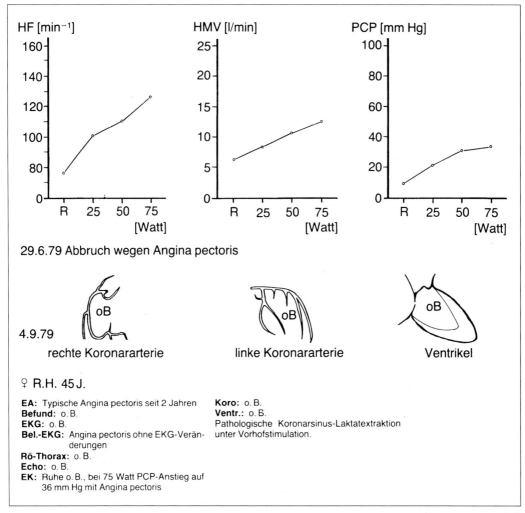

Abb. 159   Latente Kardiomyopathie.

auftreten. Häufig weist nur ein pathologischer Einschwemmkatheterbefund auf die organische Ursache der Herzbeschwerden hin (Abb. 159). Die Diagnose dieser Herzmuskelerkrankung kann durch Laktatspiegelbestimmung im Koronarsinus während elektrischer Stimulation des Herzens bestätigt werden. Dieser Fall zeigt, daß durch die Einschwemmkatheteruntersuchung organische Herzerkrankungen aufgedeckt werden können, die den anderen kardiologischen Methoden (Ergometrie, Echokardiographie,

Ventrikulographie und Koronarangiographie) entgangen sind.

Die *restriktiven Kardiomyopathieformen* sind selten und entstehen durch eine Infiltration der Herzmuskulatur mit Bindegewebe oder Speichersubstanzen. Dadurch wird die spätdiastolische Dehnung behindert, was zu einer charakteristischen Deformierung der Vorhof- und Ventrikeldruckkurven führt. Die frühe diastolische Füllung des steifen Ventrikels ist noch normal; in der mittleren

	Diagnose-findung	Belastbar-keit	Verlaufs-beobachtung
Einschwemmkatheter	(+)	+ +	+ +
Echokardiographie	+ +	+	+
Elektrokardiogramm	+	∅	(+)
Röntgen (Herzvolumen)	(+)	(+)	+

+ + = Hoher Stellenwert	+ = Eingeschränkter Stellenwert
(+) = Geringer Stellenwert	∅ = Keine Aussage

Tab. 109   Stellenwert der Einschwemmkatheteruntersuchung bei Kardiomyopathien.

und späten Diastole muß die Füllung aber gegen zunehmenden Widerstand erfolgen. Das führt durch Sogwirkung in der frühen Diastole zu einem frühdiastolischen Druckabfall, oft unter das Nullpunktniveau (diastolischer Dip), mit anschließender Entwicklung eines pathologisch angehobenen Druckplateaus zwischen der a- und v-Welle in der linken Vorhofdruckkurve bzw. in der Pulmonalkapillardruckkurve durch die diastolische Einflußbehinderung des Blutstromes. Bei körperlicher Belastung kommt es zu einem erheblichen Anstieg des linken und rechten Vorhofdruckes und bei verminderter diastolischer Ventrikelfüllung zu einem nicht mehr adäquaten Anstieg bzw. zu einem Abfall des Herzminutenvolumens. Die Füllungsdruckhöhe sowohl des rechten als auch des linken Ventrikels korreliert mit dem Ausmaß der Restriktion der Ventrikel, den kardialen Beschwerden und der Prognose der Herzmuskelerkrankung.

Zusammenfassend ist festzustellen, daß heute die Diagnose und Differenzierung der Kardiomyopathie vorwiegend durch die Echokardiographie erfolgt (Tab. 109). Die Einschwemmkatheteruntersuchung liefert für die verschiedenen Kardiomyopathieformen charakteristische Befunde und zeigt die funktionellen Auswirkungen, vor allem unter Belastungsbedingungen. Da die kardialen Beschwerden und die Prognose der einzelnen

Kardiomyopathieformen vom Ausmaß der hämodynamischen Störungen abhängen, ist die Einschwemmkatheteruntersuchung zur Einschätzung des Schweregrades, der Belastbarkeit, Prognose und des Verlaufs einer Kardiomyopathie besser geeignet als jede andere kardiologische Untersuchungsmethode.

Stellenwert der Einschwemmkatheteruntersuchung bei arterieller Hypertonie

Die arterielle Hypertonie führt über die periphere arterielle Widerstandserhöhung zur Steigerung der Nachlast des linken Ventrikels, die im Anpassungsstadium mit einer konzentrischen Hypertrophie beantwortet wird (Tab. 110). Wie bei der hypertrophen Kardiomyopathie kommt es dadurch zu einer vermehrten Steifigkeit der linken Ventrikelwand und zu einer diastolischen Einflußbehinderung in den linken Ventrikel. In Ruhe liegen die Pulmonalarterien- bzw. Pulmonalkapillardrücke noch im Normbereich, unter ergometrischer Belastung mit entsprechend erhöhtem Blutangebot können sie aber dadurch pathologisch ansteigen. Überschreitet die Herzhypertrophie das kritische Herzgewicht, dann reicht die Koronarperfusion wegen der längeren Diffusionsstrecken zwischen den Koronararterien und den hypertrophierten Muskelfasern nicht mehr aus. Hinzu

| Stadium | Herz- | | Einschwemmkatheterbefund |
	Morphologie	Pathophysiologie	
I	Normal	Hyperkinesie	Normal, evtl. erhöhtes HMV und erhöhte PA-Drücke in Ruhe
II	Konzentrische Hypertrophie	Compliance-störung	Pathologischer PA- und PC-Druck-anstieg unter Belastung, HMV normal
III	Exzentrische Hypertrophie	Kontraktilitäts-störung	PA- und PC-Druck erhöht in Ruhe und bei Belastung, HMV erniedrigt unter Belastung, im Spätstadium auch in Ruhe

Tab. 110   Arterielle Hypertonie und Einschwemmkatheterbefunde.

kommt eine Einschränkung der Koronarreserven durch Mikroangiopathie (small vessel disease) und der Koronardurchblutung durch eine Makroangiopathie. Dadurch wird in diesem Stadium das Myokard morphologisch umgebaut mit Gefügedilatation durch Mikronarben und nachfolgender exzentrischer Hypertrophie. Als Hinweis auf die zunehmende Pumpinsuffizienz des linken Herzens sind in diesem Stadium die Pulmonalkapillardruckwerte oft schon in Ruhe erhöht, und das Herzminutenvolumen steigt unter Belastung nicht mehr adäquat an. Aufgrund von Einschwemmkatheterbefunden kann man nicht entscheiden, ob der *Myokardfaktor* oder der *Koronarfaktor* für die Störung der Hämodynamik entscheidend ist.

Das pathologische Füllungsdruckverhalten bei Hypertonie schränkt die Aussagekraft der Einschwemmkatheteruntersuchung für die Abklärung anderer Herzerkrankungen, z. B. der koronaren Herzkrankheit, ein. Bei Hypertonikern mit pektanginösen Beschwerden kann man anhand des Druckverhaltens in der Pulmonalarterie nicht differenzieren, ob der Pulmonalkapillardruckanstieg unter Belastung durch eine Myokardischämie auf dem Boden einer koronaren Herzkrankheit oder durch die Myokardhypertrophie infolge der Hypertonie bedingt ist, denn beide Zustände

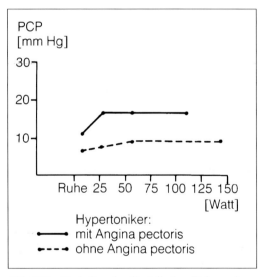

Abb. 160   Verhalten des diastolischen Pulmonalarteriendrucks in Ruhe und bei Belastung bei Hypertonikern mit und ohne Angina pectoris (nach *Tittmann* et al. 1989).

führen zur Störung der diastolischen linken Ventrikelfunktion.

Im Unterschied zu Hypertonikern ohne Angina pectoris steigt der diastolische Pulmonalarteriendruck bei Hypertonikern mit Angina pectoris auf niedrigen Belastungsstufen von nur 25 Watt deutlich an und bleibt auf höheren Belastungsstufen auf einem plateauartigen Niveau (Abb. 160)

1. Festlegung des Grades der Funktionseinschränkung des linken Ventrikels (Stadium) bei Hypertonie
2. Beurteilung der Prognose und körperlichen Belastbarkeit des Hypertoniepatienten
3. Beurteilung der Effektivität einer antihypertensiven Therapie

Tab. 111   Stellenwert der Einschwemmkatheterdiagnostik bei arterieller Hypertonie.

Auf der anderen Seite läßt sich mit Hilfe von Einschwemmkatheterverlaufsbeobachtungen die Effektivität einer antihypertensiven Therapie beurteilen, denn mit Rückbildung der Myokardhypertrophie kommt es zur Normalisierung der zentralen Hämodynamik. Bei den oft schwer objektivierbaren Beschwerden der Hypertoniker liefert die Einschwemmkatheteruntersuchung Kriterien, anhand derer die Beurteilung der Funktionseinschränkung des linken Ventrikels, der Prognose und der körperlichen Belastbarkeit möglich ist (Tab. 111).

Stellenwert der Einschwemmkatheteruntersuchung bei entzündlichen Myokard- und Perikarderkrankungen

Entzündliche Herzerkrankungen führen erst dann zu hämodynamischen Auswirkungen, wenn sich bei einer Myokarditis eine Herzinsuffizienz entwickelt oder wenn sich bei einer Perikarditis ein Erguß oder eine Schwiele im Herzbeutel bildet.
Bei der *Myokarditis* kommt es zum Kontraktilitätsverlust durch eine entzündliche Nekrose der Myokardfasern oder eine entzündliche Infiltration des Interstitiums. Je nach Ausmaß dieser Veränderungen resultieren daraus eine Abnahme der Pumpleistung (Herzminutenvolumen) und ein Anstieg der Füllungsdrücke, die durch die Einschwemmkatheteruntersuchung erfaßt werden können. Trotzdem wird man mit der Indikationsstellung zu einer Einschwemmkatheteruntersuchung bei akut entzündlichen Myokarder-

krankungen zurückhaltend sein und die Diagnose eher aufgrund des klinischen Verlaufs, elektrokardiographischer, echokardiographischer, serologischer und immunologischer Befunde stellen. Nach Abklingen der akut-entzündlichen Zeichen wird man mit dem Einschwemmkatheter prüfen, ob die Myokarditis bleibende hämodynamische Auswirkungen hat, was nur selten der Fall ist.

Bei der *Perikarditis* mit Erguß- oder Schwielenbildungen kommt es durch eine behinderte diastolische Füllung der rechten und linken Herzkammer zu einer Einflußstauung vor dem rechten und linken Herzen mit pathologischer Anhebung der Füllungsdrücke und charakteristischer Deformierung der Druckkurven.
Für die *Herzbeuteltamponade* durch Ergußbildung ist die gleiche diastolische Druckanhebung im linken und rechten Ventrikel und in den Vorhöfen typisch (Abb. 161), da sich die Druckerhöhung im Perikardbeutel auf alle Herzabschnitte gleichförmig fortpflanzt. Tierexperimentelle Untersuchungen zeigten, daß eine intrakardiale Druckerhöhung erst bei mehr als 200 ml Volumen im Herzbeutel zu erwarten ist. Geringere Perikardergüsse führen also noch nicht zu hämodynamischen Veränderungen; ab einem kritischen Schwellenwert kommt es aber zur massiven Einflußstauung vor dem linken und rechten Herzen mit Kreislaufkollaps und abdominellen Beschwerden. Eine Entlastung um nur 50–100 ml durch Perikardpunktion kann sofort zur Normalisierung der Drücke führen und diese Symptomatik bessern.

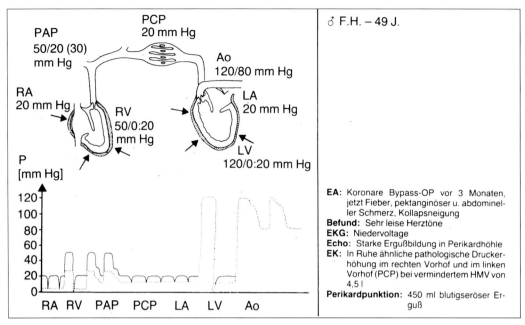

PAP
50/20 (30)
mm Hg

PCP
20 mm Hg

Ao
120/80 mm Hg

RA
20 mm Hg

RV
50/0:20
mm Hg

LA
20 mm Hg

LV
120/0:20 mm Hg

P
[mm Hg]

120
100
80
60
40
20
0

RA   RV   PAP   PCP   LA   LV   Ao

♂ F.H. – 49 J.

EA: Koronare Bypass-OP vor 3 Monaten, jetzt Fieber, pektanginöser u. abdomineller Schmerz, Kollapsneigung
Befund: Sehr leise Herztöne
EKG: Niedervoltage
Echo: Starke Ergußbildung in Perikardhöhle
EK: In Ruhe ähnliche pathologische Druckerhöhung im rechten Vorhof und im linken Vorhof (PCP) bei vermindertem HMV von 4,5 l
Perikardpunktion: 450 ml blutigseröser Erguß

Abb. 161   Herzbeuteltamponade.

Bei einer *Perikardschwiele*, z. B. bei einem Panzerherz durch eine Pericarditis constrictiva tuberculosa, ist die frühdiastolische Füllung nicht behindert, erst in der mittleren und späten Diastole verhindert die Schwiele die diastolische Ausdehnung der Herzkammern. Es kommt zur charakteristischen Deformierung der Vorhofdruckkurven, wie sie bereits für die restriktive Kardiomyopathie beschrieben wurde, mit einem frühdiastolischen Druckabfall oftmals unter den Nullpunkt und einer spätdiastolischen Druckplateaubildung zwischen der a- und v-Welle in der Vorhofdruckkurven (Abb. 162). Auch die Ventrikeldruckkurven zeigen in der frühen Diastole einen kurzzeitigen Druckabfall, oft unter das Nullniveau, auch als „Dip" bezeichnet. Dieses „Dip-plateau"-Phänomen der Vorhof- und Ventrikeldruckkurven bei konstriktiver Perikarditis ähnelt dem mathematischen Wurzel-Zeichen. Die Angelsachsen sprechen deshalb auch von einer „Square-root"-Kurve (Abb. 163).
Selten entwickelt sich nach einer entzündlichen Perikarderkrankung eine Herzbeutel-

tamponade oder eine Perikardschwiele; durch die Einschwemmkatheterkontrollen kann man diese Komplikationen aber feststellen. Dabei korrelieren die diastolischen Druckerhöhungen in den Vorhöfen und Ventrikeln mit den Symptomen der Einflußstauung wie Dyspnoe und periphere Ödeme. Die Entlastung durch eine Perikardpunktion zeigt sich in einem sofortigen diastolischen Druckabfall in allen Herzabschnitten.
Eine Herzbeuteltamponade entsteht häufiger traumatisch (Unfall, Myokardperforation durch Katheter), durch Einblutung (Urämie, Tumor, Dressler-Syndrom, Postkardiotomie-Syndrom), bei Antikoagulation und Myokardruptur im akuten Infarktstadium.
Grundsätzlich lassen sich Perikardergüsse, auch wenn sie nur gering ausgeprägt sind, heute am zuverlässigsten mit der Echokardiographie aufdecken. Perikardschwielen, auch mit ausgedehnten Verkalkungen im Röntgenbild, können der Echokardiographie aber entgehen, und die hämodynamischen Auswirkungen können nur über die Einschwemmkatheteruntersuchung   aufgezeigt

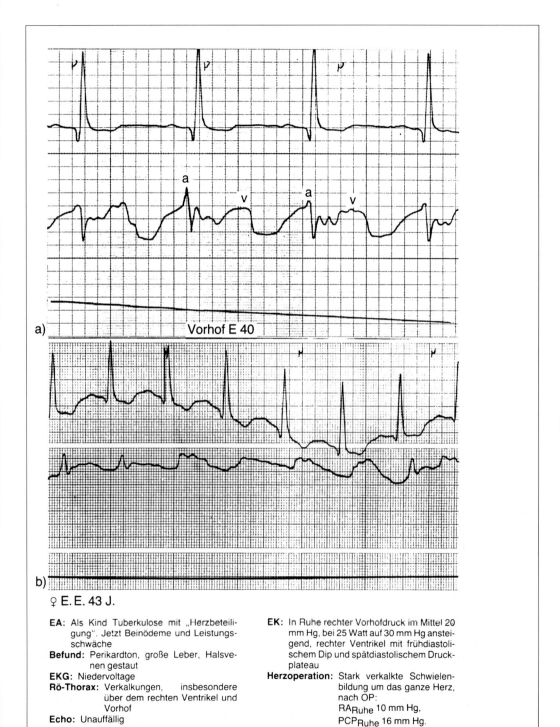

§ E. E. 43 J.

EA: Als Kind Tuberkulose mit „Herzbeteiligung". Jetzt Beinödeme und Leistungsschwäche

Befund: Perikardton, große Leber, Halsvenen gestaut

EKG: Niedervoltage

Rö-Thorax: Verkalkungen, insbesondere über dem rechten Ventrikel und Vorhof

Echo: Unauffällig

EK: In Ruhe rechter Vorhofdruck im Mittel 20 mm Hg, bei 25 Watt auf 30 mm Hg ansteigend, rechter Ventrikel mit frühdiastolischem Dip und spätdiastolischem Druckplateau

Herzoperation: Stark verkalkte Schwielenbildung um das ganze Herz, nach OP:
RA_{Ruhe} 10 mm Hg,
PCP_{Ruhe} 16 mm Hg.

Abb. 162 Druckkurve des rechten Vorhofs beim Panzerherz. a) in Ruhe (Mitteldruck 20 mm Hg); b) bei Belastung (Mitteldruck 30 mm Hg).

	Perikarderguß	Perikardschwiele (Panzerherz)	Funktions-einschränkung
Einschwemmkatheter	(+)	+ +	+ +
Echokardiographie	+ +	∅	(+)
Elektrokardiogramm	+	(+)	∅
Röntgen (Kalk)	(+)	+	∅

+ + = Hoher Stellenwert	+ = Eingeschränkter Stellenwert
(+) = Geringer Stellenwert	∅ = Keine Aussage

Tab. 112　Stellenwert der Einschwemmkatheteruntersuchung bei Perikarderkrankungen.

werden (Tab. 112). Das EKG ist recht unzu-
verlässig mit uncharakteristischen Erre-
gungsrückbildungsstörungen und peripherer
Niedervoltage.

Stellenwert der Einschwemmkatheteruntersuchung in der Diagnostik angeborener Herzfehler

In der Diagnostik angeborener Herzfehler
hat die Einschwemmkatheteruntersuchung
nur einen begrenzten Stellenwert, vor allem
dann, wenn herzchirurgische Konsequenzen
erwogen werden. In diesen Fällen ist die
Sondierung der verschiedenen Herz- und Gefäßabschnitte mit angiographischen Darstellungen unter Röntgenkontrolle durch den
konventionellen Cournand-Katheter notwendig. Die Einschwemmkatheteruntersuchung
mit dem schmalkalibrigen Pulmocath-(TM-)
Katheter wird wegen der geringen Belastung
und des niedrigen Risikos gerne ambulant bei
Kindern zur Verlaufskontrolle angeborener
Herzfehler durchgeführt.
Bei Verdacht auf einen angeborenen Herzfehler wird man sich nur dann mit einer Einschwemmkatheteruntersuchung begnügen,
wenn es bei verdächtigen Auskultations-
oder kardiologischen Untersuchungsbefunden um den Ausschluß eines Septumdefektes
oder einer Trikuspidal- oder Pulmonalklap-

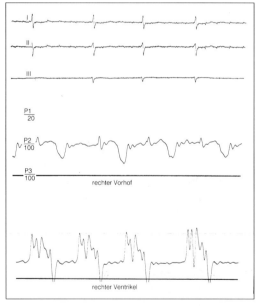

Abb. 163　Rechte Vorhof- und Ventrikeldruckkurve
bei Pericarditis constrictiva (Panzerherz).

penstenose geht, falls eine dopplerechokar-
diographische Untersuchung aus technischen
Gründen nicht durchgeführt werden kann
oder nicht zuverlässig genug erscheint.
Bei einem *Vorhof- oder Ventrikelseptumdefekt* findet man auf Vorhof- bzw. Ventrikel-
ebene einen Sauerstoffsättigungszuwachs,
den man durch Blutentnahmen über den Einschwemmkatheter aus der oberen Hohlvene,

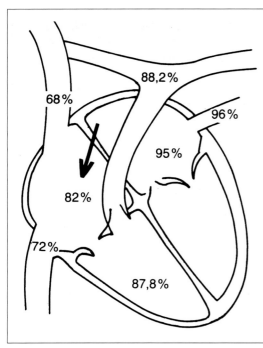

Kleinkreislauf-Minutenvolumen 13,1 l/min
Großkreislauf-Minutenvolumen 5,07 l/min
Links-Rechts-Shunt 66% vom Primumtyp

88,2%
68%
96%
95%
82%
72%
87,8%

♀ J.Sch. – 22 J.

EA: Leistungsportlerin, jetzt leichte Dyspnoe
Befund: Systolikum über Pulmonalklappe, fixierte Spaltung 2. Herzton
EKG: LAHB, inkompletter Rechtsschenkelblock mit hoher R-Zacke
Rö-Thorax: Betonter Pulmonalbogen, vermehrte Lungengefäßzeichnung
Rö-HV: Rö-HV: 180 ml, HV/kg 22
Echo: Rechter Ventrikel groß, Vorhofseptum unterbrochen
EK: O_2-Sättigungssprung in Vorhofebene, Drücke in Ruhe noch normal, PA_m steigt auf 36 mm Hg bei 125 Watt an

Abb. 164   Vorhofseptumdefekt.

dem rechten Vorhof, dem rechten Ventrikel und der Pulmonalarterie ermitteln kann (Abb. 164). Bei einer Sauerstoffsättigung von über 80 % in der Pulmonalarterie besteht grundsätzlich Verdacht auf eine Links-rechts-Shuntverbindung. Ein Anstieg der Sauerstoffsättigung zwischen den zentralen Venen und der Pulmonalarterie um mehr als 6 Vol% spricht für einen hämodynamisch signifikanten und bedeutsamen Links-rechts-Shunt auf Vorhof-, Ventrikel- oder Pulmonalarterienebene. Eine exakte Lokalisation der Shuntverbindung, wie sie präoperativ gefordert wird, ist allerdings nicht anhand von Druckkurven und arterieller Sauerstoffzumischung, sondern nur durch Sondierung der Defekte mit halbsteifem Herzkatheter (Cournand-Katheter) unter Röntgenkontrolle und durch angiographische Darstellungen möglich. Aus den Sauerstoffsättigungsänderungen kann man das Shuntvolumen berechnen. Über den Einschwemmkatheter läßt sich auch Farbstoff (Cardiogreen®) in die Hohl-

vene injizieren und über eine Photoelektrode am hyperämisierten Ohrläppchen eine Verdünnungskurve aufzeichnen. Dabei ergeben sich für Rechts-links- und Links-rechts-Shunts charakteristische Deformierungen der Farbstoffverdünnungskurve (Abb. 165). Trotz der Erhöhung des Blutflusses oft auf das 2- bis 4fache sind die Pulmonalarteriendrücke beim Vorhofseptumdefekt in der Regel nur leicht erhöht; es errechnet sich ein erniedrigter Lungenarteriolenwiderstand infolge der Lungengefäßdilatation. Die Lungengefäßwand ist morphologisch zunächst nicht verändert, denn die Mediahypertrophie der Arteriolen entwickelt sich erst im 3. bis 4. Lebensjahr. Anders ist die Situation beim Ventrikelseptumdefekt. Bei gleich stark erhöhtem Blutfluß ist von Beginn an der Pulmonalarteriendruck durch die Kontraktionskraft des linken Ventrikels erhöht, der das Shuntblut in der Lungenstrombahn pumpt. Es entwickelt sich schnell ein erhöhter Arteriolenwiderstand durch eine Mediahypertro-

	Shuntvolumen	Rp	PA	Eisenmenger-Reaktion
Vorhofseptumdefekt	↑↑	n oder ↓	(↑)	spät
Ventrikelseptumdefekt	↑↑	↑↑	↑↑	früh

↑↑ = Erhöht   ↓ = Erniedrigt   n = Normal

Tab. 113 Septumdefekte und ihre Auswirkungen auf Lungenstrombahn und Befunde der Einschwemm-katheteruntersuchung.

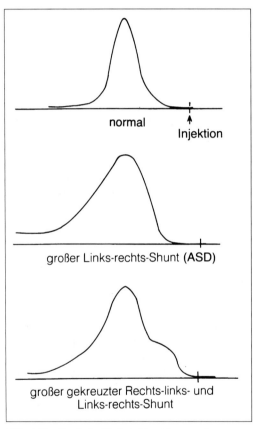

Abb. 165 Typische Farbstoffverdünnungskurven bei Shuntverbindungen (nach Injektion von Cardio-green® über den Einschwemmkatheter in die obere Hohlvene).

phie der Gefäße, um das Lungenkapillarbett zu schützen. Entsprechend tritt eine sog. Eisenmenger-Reaktion beim Vorhofseptumdefekt spät, aber beim gleich großen Ventrikelseptumdefekt früh auf (Tab. 113).

Ein operationsbedürftiges Shunt-Vitium liegt vor, wenn mehr als 20–30 % des Großkreislauf-Minutenvolumens durch einen Vorhof- oder Ventrikelseptumdefekt oder den Ductus Botalli geshuntet werden und zusätzlich durch den kleinen Kreislauf fließen. Der Operationszeitpunkt ist spätestens dann gekommen, wenn sich eine sekundäre pulmonale Hypertonie unter Belastung oder bereits in Ruhe (*Eisenmenger-Reaktion*) entwickelt, erkennbar am Anstieg des diastolischen und mittleren Pulmonalarteriendrucks bei normalem mittlerem Pulmonalkapillardruck. Es errechnet sich in diesem Fall ein pathologisch erhöhter Lungengefäßwiderstand, der sonst bei dem hohen Volumen, das durch die Lungen fließt, niedrig sein muß und bei Belastung abfällt.

Eine *Pulmonalklappenstenose,* die stets angeboren ist, kann durch Zurückziehen des Einschwemmkatheters aus der Pulmonalarterie in den rechten Ventrikel mit gleichzeitiger Druckregistrierung anhand des plötzlichen systolischen Drucksprungs an der Pulmonalklappe dokumentiert werden (Abb. 166). Für diese Untersuchung sollte der Katheter in leichter Exspirationsstellung bei geöffnetem Mund zurückgezogen werden, um Fehlmessungen aufgrund von Atemschwankungen oder Valsalvadruck zu vermeiden. Der frühsystolische Druck kann bei schwerer Pulmonalklappenstenose durch einen Venturi-Effekt negativ sein (Abb. 166). Die Höhe des Drucksprungs korreliert dabei mit dem Grad der Klappeneinengung.

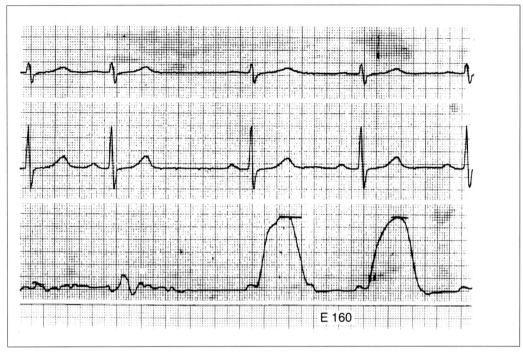

E 160

Abb. 166 Rückzug des Einschwemmkatheters aus der Pulmonalarterie in den rechten Ventrikel bei schwerer Pulmonalklappenstenose.

Bei der *infundibulären* Pulmonalklappenstenose findet sich dagegen der Druckgradient intraventrikulär. Bei der supravalvulären Pulmonalarterienstenose findet sich bei Rückzug des Einschwemmkatheters aus der peripheren Pulmonalarterienaufzweigung ein systolischer Druckgradient im Bereich des Pulmonalarterienhauptstammes. Flußgradienten von 10 mm Hg in Ruhe und bis zu 20 mm Hg unter Belastung sind an der Pulmonalklappe noch physiologisch und weisen noch nicht auf morphologische Veränderungen dieser Klappe hin.

Bei einem systolischen Gradienten von unter 25 mm Hg spricht man von einer unbedeutenden Stenose, die bei einem Shuntvitium auch relativ bedingt sein kann durch den erhöhten Blutdurchfluß. Bei 25–49 mm Hg liegt eine leichte, bei 50–79 mm Hg eine mäßige und bei über 80 mm Hg eine schwere Pulmonalklappenstenose vor (Abb. 167).

Eine Operationsindikation ergibt sich bei Gradienten von über 50 mm Hg.

Bei einer sehr hochgradigen Pulmonalklappenstenose kann der Einschwemmkatheter mit seinem Ballon das Ostium verschließen, es resultiert dann ein Kreislaufzusammenbruch. Dies gilt auch für infundibuläre Stenosen, wenn der Einschwemmkatheterballon im rechten Ausflußtrakt liegt. Auch eine ergometrische Belastung, die zur Einschätzung des Schweregrades einer Pulmonalklappenstenose sinnvoll sein kann, verbietet sich bei schweren Pulmonalklappenstenosen mit Ruhegradienten von über 80–100 mm Hg wegen der Gefahr der Synkope.

Bei *Pulmonalklappeninsuffizienz*, die meist Folge einer schweren pulmonalen Hypertonie oder Eisenmenger-Reaktion ist, wird durch die diastolische Regurgitationswelle die Ventrikeldruckkurve durch die Anhebung des diastolischen Druckniveaus so de-

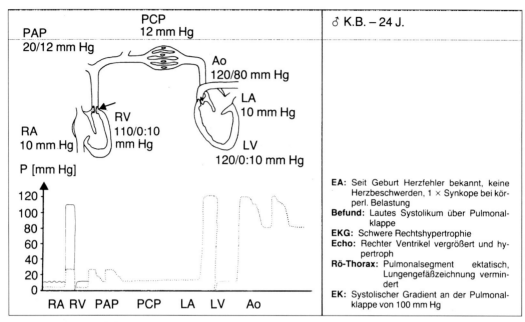

Abb. 167 Pulmonalklappenstenose.

formiert, daß die Differenzierung zwischen Ventrikel- und Pulmonalarteriendruckkurve schwierig und oft nur durch Röntgenkontrolle der Katheterlage möglich ist. In der Pulmonalarteriendruckkurve fällt die hohe Druckamplitude bei niedrigen diastolischen Pulmonalarteriendrücken auf.

Sollte sich bei einer Einschwemmkatheteruntersuchung herausstellen, daß über einen *Vorhof- oder Ventrikelseptumdefekt* mehr als 30 % des Herzminutenvolumens vom linken zum rechten Herz geshuntet werden oder an der Pulmonalklappe ein systolischer Gradient von mehr als 50 mm Hg vorliegt, dann ist die zusätzliche Abklärung durch eine konventionelle Katheteruntersuchung erforderlich. Vor dem herzchirurgischen Eingriff ist die klare Dokumentation des Herzfehlers durch Sondierung des Septumdefektes, eventuell fehleinmündender Lungenvenen und durch angiographische Darstellung der rechten Ausflußbahn notwendig.

Die Einschwemmkatheteruntersuchung ist bei angeborenen Vitien zur *Verlaufskontrolle*

geeignet, um z. B. bei einem bekannten Septumdefekt mit Links-rechts-Shunt die Entwicklung einer sekundären pulmonalen Hypertonie – auch unter ergometrischen Belastungsbedingungen – rechtzeitig zu erkennen oder zu prüfen, inwieweit eine pulmonale Druckerhöhung nach einem operativen Eingriff reversibel war. Auch für die postoperative Überprüfung des systolischen Gradienten an der Pulmonalklappe nach einer Kommissurotomie bietet sich das Einschwemmkatheterverfahren an.

Bei Erkrankungen der Trikuspidalklappe, die häufig auch rheumatischer Ätiologie sind, führt die Einschwemmkatheteruntersuchung zur Diagnose (Abb. 168 und 169). Anhand der charakteristischen Deformierungen der rechten Vorhofdruckkurve mit hoher v-Welle und Zunahme des y-Tales bei Abflachung des x-Tales läßt sich die *Trikuspidalklappeninsuffizienz* erkennen (Abb. 170). Bei erhaltenem Sinusrhythmus ist eine hohe a-Welle als Ausdruck der verstärkten Kontraktion des rechten Vorhofs für die *Trikuspi-*

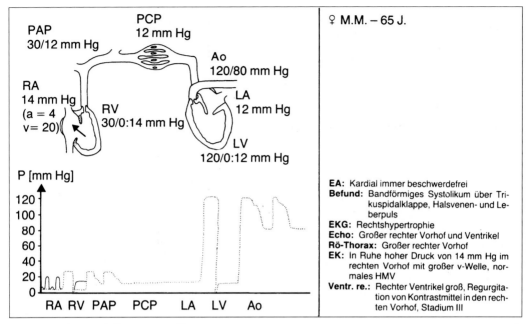

♀ M.M. – 65 J.

EA: Kardial immer beschwerdefrei
Befund: Bandförmiges Systolikum über Trikuspidalklappe, Halsvenen- und Leberpuls
EKG: Rechtshypertrophie
Echo: Großer rechter Vorhof und Ventrikel
Rö-Thorax: Großer rechter Vorhof
EK: In Ruhe hoher Druck von 14 mm Hg im rechten Vorhof mit großer v-Welle, normales HMV
Ventr. re.: Rechter Ventrikel groß, Regurgitation von Kontrastmittel in den rechten Vorhof, Stadium III

Abb. 168   Trikuspidalklappeninsuffizienz.

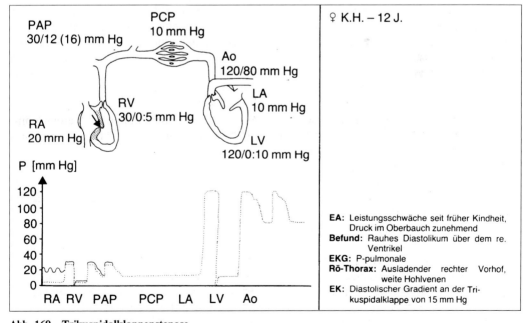

♀ K.H. – 12 J.

EA: Leistungsschwäche seit früher Kindheit, Druck im Oberbauch zunehmend
Befund: Rauhes Diastolikum über dem re. Ventrikel
EKG: P-pulmonale
Rö-Thorax: Ausladender rechter Vorhof, weite Hohlvenen
EK: Diastolischer Gradient an der Trikuspidalklappe von 15 mm Hg

Abb. 169   Trikuspidalklappenstenose.

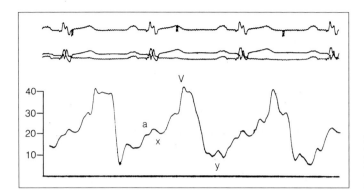

Abb. 170   Rechte Vorhofdruckkurve bei Trikuspidalklappeninsuffizienz infolge einer Endokarditis bei chronischer Bakteriämie nach Osteomyelitis.

dalklappenstenose charakteristisch mit diastolischem Druckgradienten an der Trikuspidalklappe beim Katheterauszug aus dem rechten Ventrikel in den Vorhof. Bei Vorhofflimmern zeigt die v-Welle bei Trikuspidalklappenstenose einen verzögerten Abfall zum y-Tal, und die a-Welle fehlt. Die a-Welle ist auch betont bei pulmonaler Hypertonie mit Rechtsherzhypertrophie.

Ein mittlerer diastolischer Druckgradient von mehr als 2 mm Hg zwischen rechtem Vorhof- und enddiastolischem Ventrikeldruck weist auf eine bedeutsame Trikuspidalklappenstenose hin. Bereits ein diastolischer Druckgradient von mehr als 5 mm Hg bedeutet eine schwere Trikuspidalklappenstenose mit klinischen Rechtsherzinsuffizienzerscheinungen. Eine simultane Messung der rechtsventrikulären und rechtsatrialen Drücke zur Bestimmung von diastolischen Druckgradienten ist möglich mit dem Paceport-(TM-)Einschwemmkatheter, bei dem durch die 3 Lumina bei Verwendung von 3 Druckwandlern die Drücke im rechten Vorhof, rechten Ventrikel und in der Pulmonalarterie simultan registriert werden können.

Bei schweren Trikuspidalklappeninsuffizienzen, die angeboren oder sekundär erworben sein können, ist die rechte Vorhofdruckkurve durch die Regurgitationswelle aus dem rechten Ventrikel oft so deformiert, daß die Differenzierung zwischen Vorhof- und Ventrikeldruckkurve schwierig ist und nur mit

Überprüfung der Einschwemmkatheterlage durch Röntgenkontrolle oder durch die Ableitung eines intrakardialen Elektrokardiogramms vorgenommen werden kann. Bei der Trikuspidalklappenstenose soll der Rückzug des Einschwemmkatheters in leichter Inspiration vorgenommen werden, da der diastolische Druckgradient an der Trikuspidalklappe dann exakter bestimmt wird.

Zusammenfassend ist festzustellen, daß bei angeborenen Herzfehlern Einschwemmkatheteruntersuchungen herangezogen werden können, um die Indikation zu einer Herzoperation bei einer Shuntverbindung oder rechtsseitigen Klappenstenose zu präzisieren, insbesondere auch unter ergometrischen Belastungsbedingungen. Sobald herzchirurgische Konsequenzen erwogen werden, wird man die konventionelle Herzkatheterdiagnostik unter Röntgenkontrolle der Einschwemmkatheteruntersuchung vorziehen. Die Einschwemmkatheteruntersuchung ist aber zur Verlaufskontrolle und Dokumentation operativer Ergebnisse wichtig. Zum Ausschluß dieser Vitien reicht heute die Echokardiographie mit Dopplerflußmessung und Farbkodierung aus (Tab. 114).
Gelegentlich bedient man sich des Einschwemmkatheters im Rahmen konventioneller Katheteruntersuchungen, wenn es bei einer schweren pulmonalen Hypertonie oder starken Pulmonalklappeneinengung nicht gelingt, die Pulmonalarterie mit dem halbstei-

1. Zum Nachweis bzw. Ausschluß eines Septumdefektes oder einer Trikuspidal- oder Pulmonalklappenveränderung reicht heute die farbkodierte Echokardiographie aus

2. Die Einschwemmkatheteruntersuchung ist nötig, um eine Shuntverbindung oder eine Klappeneinengung zu quantifizieren, um damit die Operationsindikation zu präzisieren

3. Der Einschwemmkatheter ist notwendig, um eine manifeste oder latente pulmonale Hypertonie unter ergometrischen Belastungsbedingungen aufzudecken

4. Die Einschwemmkatheteruntersuchung ist notwendig zur prä- und postoperativen Verlaufsbeobachtung, insbesondere im Hinblick auf die Entwicklung der pulmonalen Hypertonie

5. Der Einschwemmkatheter reicht nicht aus, wenn Defekte gezielt sondiert oder Herz- und Gefäßabschnitte präoperativ angiographisch dargestellt werden müssen

Tab. 114   Stellenwert der Einschwemmkatheteruntersuchung bei angeborenen Herzfehlern.

fen Cournand-Katheter zu sondieren. In diesen Fällen gelangt man mit dem Einschwemmballonkatheter oder dem Mikrokatheter nach *Grandjean*, den man auch über den Cournand-Katheter vorführen kann, leichter in die Pulmonalarterie und in den Pulmonalkapillarbereich.

Rechtsventrikuläre Angiographien und Pulmonalarterienangiographien können mit einem Balloneinschwemmkatheter mit seitlichen Löchern (Berman-[TM-]Katheter) durchgeführt werden. Dieser Katheter ist nicht nur schnell und sicher in der Pulmonalarterie und im Herzen zu plazieren, sondern liefert auch gute Übersichtsangiographien, da sich die Katheterspitze nicht in den Trabekeln des rechten Ventrikels oder in einem Seitenast der Pulmonalarterie verfangen kann und sich das Kontrastmittel gleichmäßig verteilt.

Stellenwert der Einschwemmkatheteruntersuchung in der Diagnostik erworbener Herzfehler

Während die angeborenen Herzfehler vorwiegend auf der venösen Seite des Kreislaufs lokalisiert und deshalb durch eine Einschwemmkatheteruntersuchung direkt zu er-

fassen sind, erhält man bei den vorwiegend auf der linken Kreislaufhälfte liegenden erworbenen Herzfehlern nur indirekte Aussagen über ihre hämodynamischen Auswirkungen auf den Lungenkreislauf. Druckgradienten und Regurgitationsvolumina an Aorten- und Mitralklappen werden vom linken Herzen kompensiert durch Hypertrophie und Dilatation des linken Ventrikels und Vorhofs, was zur Veränderung der Compliance der Herzhöhlen und damit zur Beeinflussung von Drücken führt. Hinzu kommt die Reaktion der Lungenstrombahn mit morphologischen Veränderungen, die zu einer Zunahme des Lungengefäßwiderstandes führen. Diese Anpassungsmechanismen sollen es ermöglichen, daß trotz der Herzklappenveränderungen ein normales Herzminutenvolumen gefördert und das Lungenkapillarbett vor der Druckvolumenüberlastung geschützt wird (Tab. 115).

Aufgrund dieser Anpassungsmechanismen korrelieren Einschwemmkatheterdaten zwar nicht mit den Stenose- oder Regurgitationsgraden von Aorten- und Mitralklappenfehlern, zeigen aber deren funktionelle Auswirkungen, was für Fragen der körperlichen Belastbarkeit und der Operationsindikation von Bedeutung sein kann.

Ein normaler Einschwemmkatheterbefund in Ruhe und bei Belastung schließt eine hämo-

---

Anpassungsmechanismen

1. Änderung der Ventrikel- und Vorhof-
compliance
2. Änderung der Ventrikelkontraktilität
3. Änderung des Lungengefäßwiderstandes

Tab. 115 Diese Anpassungsmechanismen be-
einflussen bei Aorten- und Mitralklappenfehlern die
Drücke in der Pulmonalarterie, so daß keine engen
Korrelationen zu Stenose- und Regurgitationsgraden
sowie Einschwemmkatheterdaten bestehen können
(Ausnahme Mitralklappenstenose).

dynamisch bedeutsame Mitralklappenstenose aus, nicht jedoch eine bedeutende Mitralklappeninsuffizienz oder einen Aortenklappenfehler. Diese Herzklappenfehler sind
aber asymptomatisch und im allgemeinen
noch nicht operationswürdig, solange die
Pulmonalarteriendrücke unter Belastung
normal sind.
Weil sich also mit der Einschwemmkatheteruntersuchung weder Druckgradienten noch
Regurgitationsvolumina korrekt einschätzen
lassen und präoperativ auch der Koronararte-
rienstatus abgeklärt werden muß, wird man
bei erworbenen Herzfehlern auf eine konventionelle Links- und Rechtsherzkatheteruntersuchung mit Angiographie nicht verzichten können, wenn es sich um operationsbedürftige Klappenfehler handelt. An einigen Instituten, so auch an der Schüchtermann-Klinik, wird aber heute für die Rechtsherzkatheteruntersuchung anstelle des halbsteifen Cournand-Katheters der flexible Einschwemmballonkatheter, meistens der Thermodilutionskatheter, verwendet, da er sich
schneller und mit geringerem Risiko der Ge-
fäß- oder Herzperforation und lebensbedrohlicher Rhythmusstörungen in der Pulmonalarterie bzw. im Pulmonalkapillarbereich
plazieren läßt. Man kann den Ballonkatheter
nach der Brockenbrough-Technik auch
transseptal vom rechten in den linken Vorhof
und linken Ventrikel leichter vorführen als
einen konventionellen Katheter.

Ist die komplette Abklärung bei einem Aor-
ten- und Mitralklappenfehler durch konventionelle Herzkatheter bereits erfolgt, dann
kann durch die Verlaufskontrolle mit dem
Einschwemmkatheter der optimale Zeitpunkt einer Herzoperation festgelegt werden.
So wird man eine *Aortenklappeninsuffizienz*
erst dann operieren, wenn sich eine Druckerhöhung im Lungenkreislauf unter Belastung entwickelt und damit hämodynamische
Auswirkungen erkennbar werden (Abb.
171). Gerade bei der Volumenbelastung
durch die Regurgitation bleibt der linke Ventrikel lange kompensiert, wie die Ein-
schwemmkatheterverlaufskontrollen bei der
Aortenklappeninsuffizienz zeigen. Der linke
Ventrikel kann das Regurgitationsvolumen
zusätzlich zu seiner normalen diastolischen
Füllung aufnehmen und wieder auswerfen.
Die körperlichen Belastungen werden bei
diesem Herzfehler deshalb so gut toleriert,
weil durch die Herzfrequenzanhebung mit
Verkürzung der Diastolendauer und durch
die periphere Gefäßdilatation bei körperlicher Belastung das Regurgitationsvolumen
bei der Aortenklappeninsuffizienz abnimmt.
Die Regurgitationswelle führt zur Anhebung
des enddiastolischen Ventrikeldrucks, die
sich aber nicht auf den linken Vorhof und die
Pulmonalarterien überträgt, da sich die Mitralklappe durch die Regurgitation vorzeitig
schließt. Daher kann die Höhe des enddiastolischen Ventrikeldrucks durch Messung des
Pulmonalkapillardrucks unterschätzt werden.
Solange die linke Herzkammer das zusätzliche Volumen völlig kompensiert, steigt der
Druck in der Pulmonalkapillare unter Belastung nur gering oder gar nicht an, und das
Herzminutenvolumen liegt im Normbereich.
Ein pathologischer Anstieg der Pulmonalarteriendrücke weist auf eine sich entwickeln-
de Kontraktionsinsuffizienz hin und zeigt die
Notwendigkeit eines operativen Aortenklap-
penersatzes an. Echokardiographisch und
röntgenologisch kommt es in diesem Stadium zur Ventrikeldurchmesser- bzw. Herz-

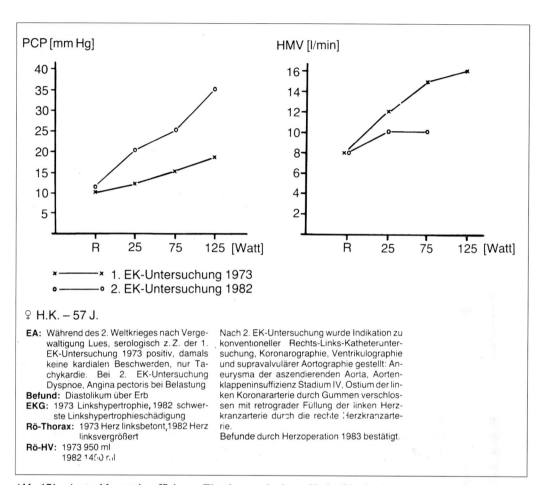

x————x 1. EK-Untersuchung 1973
o————o 2. EK-Untersuchung 1982

♀ H.K. – 57 J.

EA: Während des 2. Weltkrieges nach Verge-
waltigung Lues, serologisch z. Z. der 1.
EK-Untersuchung 1973 positiv, damals
keine kardialen Beschwerden, nur Tachykardie. Bei 2. EK-Untersuchung
Dyspnoe, Angina pectoris bei Belastung
Befund: Diastolikum über Erb
EKG: 1973 Linkshypertrophie, 1982 schwerste Linkshypertrophieschädigung
Rö-Thorax: 1973 Herz linksbetont, 1982 Herz
linksvergrößert
Rö-HV: 1973 950 ml
1982 1450 ml

Nach 2. EK-Untersuchung wurde Indikation zu
konventioneller Rechts-Links-Katheterunter-
suchung, Koronarographie, Ventrikulographie
und supravalvulärer Aortographie gestellt: Aneurysma der aszendierenden Aorta, Aortenklappeninsuffizienz Stadium IV, Ostium der linken Koronararterie durch Gummen verschlossen mit retrograder Füllung der linken Herzkranzarterie durch die rechte Herzkranzarterie.
Befunde durch Herzoperation 1983 bestätigt.

Abb. 171   Aortenklappeninsuffizienz – Einschwemmkatheter-Verlaufsbeobachtung.

volumenzunahme. Das angiographisch gemessene enddiastolische Volumen liegt über
400–500 ml. Bei der Einschwemmkatheteruntersuchung finden wir deshalb bei einer
Aortenklappeninsuffizienz zunächst normale
Pulmonalkapillardrücke in Ruhe und bei Belastung; der Patient ist in diesem Stadium
beschwerdefrei. Bei langem, asymptoma-
tischem Verlauf treten bei der Aortenklappeninsuffizienz die Symptome der Dyspnoe
und Angina pectoris oftmals plötzlich auf
und erhöhen das Risiko einer Herzoperation.
Da Herzgrößenbestimmung durch Echokardiographie oder Röntgen allein nicht ausreichen, um diesen kritischen Zeitpunkt zu er-

kennen, können Verlaufsbeobachtungen mit
dem Einschwemmkatheter hilfreich sein.

Bei der *Aortenklappenstenose* (Abb. 172)
führt die Druckbelastung des linken Ventrikels zu einer Muskelhypertrophie, die die
Compliance der Ventrikelwand herabsetzt.
Dadurch entwickelt sich bei einem normalen
diastolischen Ventrikelvolumen schon früh
eine Erhöhung der Füllungsdrücke unter Belastung, die man mit der Einschwemmkatheteruntersuchung anhand erhöhter Pulmonalkapillardruckwerte erfassen kann. Es besteht
aber nur eine geringe Korrelation zwischen
dem Grad der Aortenklappeneinengung, also

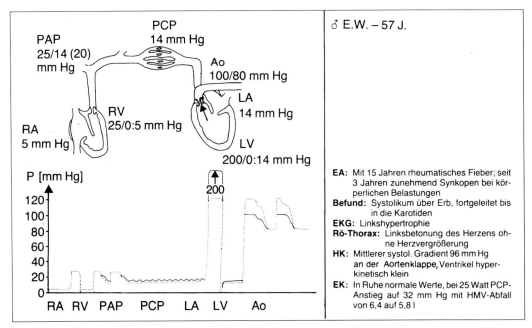

PCP
14 mm Hg

PAP
25/14 (20)
mm Hg

Ao
100/80 mm Hg

RV
25/0:5 mm Hg

LA
14 mm Hg

RA
5 mm Hg

LV
200/0:14 mm Hg

P [mm Hg]

200

120
100
80
60
40
20
0

RA   RV   PAP   PCP   LA   LV   Ao

♂ E.W. – 57 J.

EA: Mit 15 Jahren rheumatisches Fieber; seit 3 Jahren zunehmend Synkopen bei körperlichen Belastungen
Befund: Systolikum über Erb, fortgeleitet bis in die Karotiden
EKG: Linkshypertrophie
Rö-Thorax: Linksbetonung des Herzens ohne Herzvergrößerung
HK: Mittlerer systol. Gradient 96 mm Hg an der Aortenklappe, Ventrikel hyperkinetisch klein
EK: In Ruhe normale Werte, bei 25 Watt PCP-Anstieg auf 32 mm Hg mit HMV-Abfall von 6,4 auf 5,8 l

Abb. 172   Aortenklappenstenose.

dem systolischen Gradienten an der Aortenklappe, und diesen Pulmonalarteriendruckwerten. Eher korrelieren diese Druckwerte mit dem Ausmaß der Ventrikelhypertrophie. Steigt aber das Herzminutenvolumen unter Belastung nicht mehr an oder fällt es sogar ab, dann ist dies stets als Hinweis auf eine operationsbedürftige, schwere Aortenstenose zu werten. In diesen Fällen ist der Pulmonalkapillardruckanstieg einmal bedingt durch die Complianceminderung infolge der Myokardhypertrophie und zum anderen durch die eingeschränkte Kontraktionskraft des linken Ventrikels. An dieser Stelle sei nochmals darauf hingewiesen, daß bei hochgradigen Aortenstenosen mit echokardiographischem Hinweis auf einen systolischen Gradienten von über 50 mm Hg eine ergometrische Belastung im Rahmen der Einschwemmkatheteruntersuchung kontraindiziert ist.

Die Einschwemmkatheteruntersuchung zeigt also die *funktionellen Auswirkungen eines Aortenklappenfehlers* auf die Lungenstrombahn. Die klinische Symptomatik mit Dyspnoe und Angina pectoris korreliert deshalb mit den Einschwemmkatheteruntersuchungsbefunden. Die oft hochpathologischen Einschwemmkatheterbefunde machen es verständlich, warum es trotz normaler Herzgröße bei einer Aortenstenose unter körperlicher Belastung zur akuten Dekompensation (Lungenödem) kommen kann.

Auch formanalytisch ist die durch die Einschwemmkatheteruntersuchung registrierte Pulmonalkapillardruckkurve bei Aortenfehlern verändert. Es findet sich bei der Aortenstenose eine Anhebung der a-Welle, da sich zur Überwindung der vermehrten Ventrikel-Compliance der linke Vorhof stärker kontrahieren muß. Bei der Aortenklappeninsuffizienz ist sowohl die a- als auch die v-Welle akzentuiert. Die Anhebung der a-Welle ist die Folge eines vorzeitigen Mitralklappenschlusses durch die Regurgitation, was eine funktionelle Mitralstenose bewirkt. Die akzentuierte v-Welle entsteht durch Dilatation des linken Ventrikels mit Aufweitung des

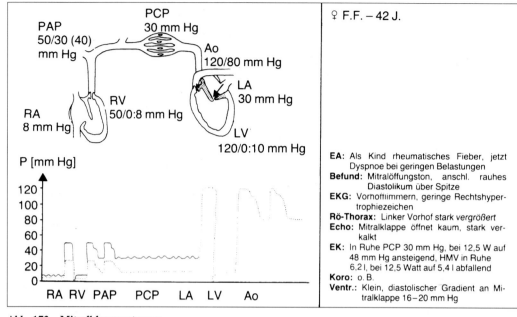

Abb. 173   Mitralklappenstenose.

Mitralringes, die zu einer relativen Mitralklappeninsuffizienz führt. Der frühe Mitralklappenschluß bei Aortenklappeninsuffizienz ist dafür verantwortlich, daß der linksventrikuläre enddiastolische Druck erheblich höher sein kann als der Pulmonalkapillardruck, denn der diastolische Ventrikeldruck kann sich wegen des vorzeitigen Klappenschlusses nicht vollständig auf die venöse Seite fortpflanzen.

Mitralklappenstenosen führen zu einer Einflußbehinderung in den linken Ventrikel, wodurch der Pulmonalkapillardruck bereits im Frühstadium in Ruhe und auf geringen Belastungsstufen von 12,5 bzw. 25 Watt ansteigt, was schnell zur Einschränkung der körperlichen Leistungsfähigkeit führt (Abb. 173). Durch Messung des mittleren Pulmonalarteriendrucks, Pulmonalkapillardrucks und des Herzminutenvolumens kann man den peripheren Lungengefäßwiderstand berechnen. Dies ist von Bedeutung für die Aufdeckung einer sekundären pulmonalen Hypertonie, die sich unter chronischer Druckbelastung des Lungenkreislaufs bei Mitral-

stenose frühzeitig entwickeln kann *(pulmonale Form der Mitralklappenstenose)*. In diesen Fällen liegt der diastolische Pulmonalarteriendruck deutlich höher als der mittlere Pulmonalkapillardruck. Das Auftreten klinischer Symptome wie Dyspnoe und Oppressionsgefühl ist bei der Mitralstenose eng korreliert mit der Erhöhung der Pulmonalkapillardruckwerte und des peripheren pulmonalen Lungengefäßwiderstandes.

Die Pulmonalkapillardruckkurve ist durch die Anhebung der a-Welle deformiert, die durch eine verstärkte linke Vorhofkontraktion entsteht, während die v-Welle durch die verzögerte diastolische Ventrikelfüllung einen trägen Abfall zum y-Tal zeigt. Das Herzminutenvolumen steigt bei schwerer Mitralstenose aufgrund der verzögerten und unvollständigen diastolischen Ventrikelfüllung auch bei intakter Ventrikelfunktion nicht adäquat an *(valvulärer Typ der Mitralstenose)* oder fällt sogar unter Belastung ab. Ein vermindertes Herzminutenvolumen kann aber auch Folge einer zusätzlichen myokardialen Schädigung sein *(myokardialer*

Typ	Hämodynamischer Befund	Operations-aussicht
Valvulär	Hoher diastolischer Gradient an Mitralklappe	Gut
Pulmonal	Erhöher Lungengefäß-widerstand und Rechts-herzbelastung	Fraglich
Myokardial	Herabgesetzte Ejektions-fraktion linker Ventrikel	Schlecht

Tab. 116   Typeneinteilung der Mitralklappenstenose.

1. Symptomatik NYHA-Stadium III

2. Pulmonalkapillarmitteldruck in Ruhe über 20 mm Hg

3. Belastungspulmonalarterienmitteldruck bei 25-Watt-Niveau über 40 mm Hg

4. Lungengefäßwiderstand (Rp) unter 500 dyn

Bei einem Pulmonalarterienmitteldruck unter Belastung von (25 Watt) unter 40 mm Hg bzw. Pulmonalkapillar-mitteldruck in Ruhe von unter 20 mm Hg wird die Operationsindikation zu früh gestellt

Tab. 117   Günstige Operations-indikation bei Mitralklappenvitien aufgrund von Einschwemm-katheterdaten.

Typ der Mitralstenose), wenn bei erhöhtem enddiastolischem linkem Ventrikelvolumen die Ejektionsfraktion vermindert ist. Die Höhe des Pulmonalkapillardrucks wird in diesem Falle nicht mehr allein durch die Mitralklappenstenose bestimmt, sondern überlagert von der enddiastolischen Druckerhöhung im linken Ventrikel. Dies ist aber nur echokardiographisch oder ventrikulographisch zu erkennen und durch die Einschwemmkatheteruntersuchung nicht zu differenzieren (Abb. 174 und 175, Tab. 116).

Für die Mitralstenose gilt das gleiche wie für die Aortenstenose: Die Einschwemmkatheteruntersuchung läßt eine exakte Einschätzung der Druckgradienten nicht zu, zeigt aber die funktionellen Auswirkungen. Von einer operationsbedürftigen Mitralklappenstenose kann man ausgehen, wenn der Pulmonalkapillardruck in Ruhe über 20 mm Hg liegt, bei geringer Belastung von 25 Watt der Pulmonalarterienmitteldruck über 40 mm Hg ansteigt und das Herzminutenvolumen unter dieser Belastung nicht mehr zunimmt, sondern abfällt.

Die Indikation zur Kommissurotomie oder zum Klappenersatz wird von den klinischen Symptomen, die nicht immer mit den hämodynamischen Befunden korrelieren, abhängig gemacht. Eine Operation sollte aber so frühzeitig erfolgen, daß sich noch keine organisch fixierte sekundäre pulmonale Hypertonie entwickelt hat, da von diesem Zeitpunkt an das Operationsrisiko beträchtlich ansteigt. Auch bei der Mitralklappenstenose können Einschwemmkatheterverlaufsbeobachtungen mit der frühzeitigen Aufdeckung einer sich entwickelnden sekundären pulmonalen Hypertonie den optimalen Operationszeitpunkt festlegen (Tab. 117).

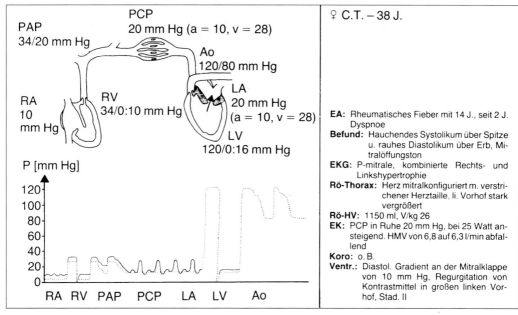

Abb. 174   Kombinierter Mitralfehler.

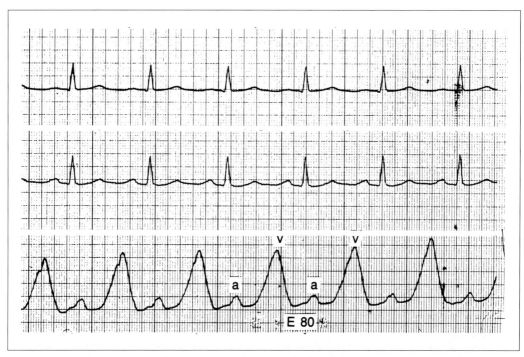

Abb. 175   Pulmonalkapillardruckkurve bei kombiniertem Mitralklappenfehler mit a-Welle 30 mm Hg, v-Welle 70 mm Hg.

Stadium	Morphologischer Befund	Hämodynamik und Symptome
Akut	Papillarmuskelabriß Chordaabriß	*Sofort* hoher Druck in der Pulmonalarterie und Dyspnoe
Chronisch	Rheumatisch Degenerativ (Prolaps)	*Spät* Druckerhöhung in der Pulmonalarterie *Spät* Dyspnoe
Relativ	Ventrikeldilatation	Druckerhöhung in der Pulmonalarterie, vor allem unter Belastung, mit Dyspnoe

Tab. 118   Mitralklappeninsuffizienz.

Während bei der Mitralklappenstenose der linke Vorhof vorwiegend druckbelastet wird, liegt bei *chronischer Mitralklappeninsuffizienz* durch die Regurgitation an der Mitralklappe eine Volumenbelastung des linken Vorhofes vor. An diese Volumenbelastung kann sich der linke Vorhof durch eine Zunahme seiner Compliance und seiner Größe adaptieren, ohne daß es zu einem Anstieg des linken Vorhofdruckes kommen muß. Die Regurgitationswelle, die hämodynamisch bedeutsam sein kann, verebbt in einem großen linken Vorhof, so daß sogar die betonte v-Welle in der Pulmonalkapillarkurve fehlen kann und die Regurgitation nur am steilen Abfall der v-Welle zum y-Tal zu erkennen ist.

Tritt allerdings die Mitralklappeninsuffizienz akut auf, durch einen Abriß der Chordae tendineae bei Endokarditis oder beim Herzinfarkt, dann kann sich der normal große linke Vorhof an die akute Volumenbelastung nicht schnell genug anpassen (Tab. 118). Die *akute Mitralklappenregurgitation* führt deshalb rasch zu einer Druckerhöhung im linken Vorhof, die sich auf die Lungenstrombahn fortpflanzt, was frühzeitig zur Dyspnoe mit Lungenödem führt. Die Pulmonalkapillardruckkurve ist durch eine Anhebung der v-Welle mit steilem Anstieg und Abfall so deformiert, daß die Pulmonalkapillardruckkurve einer Ventrikeldruckkurve ähnelt (Abb. 176). Bei der Einschwemm-

katheteruntersuchung kann es dann schwierig sein, die rechte Ventrikeldruckkurve von der ventrikularisierten Pulmonalkapillardruckkurve formanalytisch zu unterscheiden. Die zeitliche Zuordnung zum simultan mitgeschriebenen EKG zeigt, daß der Anstieg der systolischen Druckwelle im rechten Ventrikel direkt dem QRS-Komplex folgt, während sie in der Pulmonalkapillare zeitlich deutlich versetzt ist. Eine Fehlinterpretation der Pulmonalkapillardruckkurve birgt die Gefahr der Pulmonalarterienruptur, wenn der Einschwemmkatheter auf der Suche nach dem Pulmonalkapillarbereich bei aufgeblasenem Ballon weiter forciert vorgeführt wird.

Die Indikation zu einem operativem Ersatz der insuffizienten Mitralklappe wird in Abhängigkeit von den hämodynamischen Befunden und der Symptomatik gestellt (vgl. Tab. 117). Bei der akuten Mitralklappeninsuffizienz muß oft eine rasche Entscheidung zur Operation getroffen werden, da die Prognose ungünstig ist, denn der normal große und dehnbare linke Vorhof verkraftet die akute Volumenbelastung nicht, so daß sich die Regurgitationswelle in die Lungenstrombahn fortpflanzt. Auf der anderen Seite gibt es bei der chronischen Mitralklappeninsuffizienz lange einen asymptomatischen Verlauf, da der große linke Vorhof die Regurgitationswelle aufnimmt und die Pulmonalarteriendruckwerte sowohl in Ruhe als auch un-

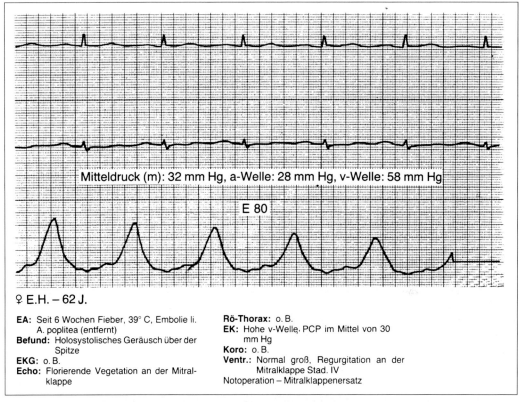

Mitteldruck (m): 32 mm Hg, a-Welle: 28 mm Hg, v-Welle: 58 mm Hg

E 80

♀ E.H. – 62 J.

EA: Seit 6 Wochen Fieber, 39° C, Embolie li.
A. poplitea (entfernt)
Befund: Holosystolisches Geräusch über der
Spitze
EKG: o. B.
Echo: Florierende Vegetation an der Mitral-
klappe

Rö-Thorax: o. B.
EK: Hohe v-Welle, PCP im Mittel von 30
mm Hg
Koro: o. B.
Ventr.: Normal groß, Regurgitation an der
Mitralklappe Stad. IV
Notoperation – Mitralklappenersatz

Abb. 176   Pulmonalkapillardruckkurve bei akuter Mitralklappeninsuffizienz.

ter Belastung lange normal bleiben oder nur leicht erhöht sind. Ein stark vergrößerter und dehnbarer linker Vorhof kann bis zu 50 % des Schlagvolumens des linken Ventrikels als zusätzliches Regurgitationsvolumen aufnehmen, ohne daß es zu einer wesentlichen Druckerhöhung kommt. Ein Anstieg des Ruhepulmonalkapillardruckes bedeutet in dieser Situation ein Versagen des linken Ventrikels mit Überlagerung des erhöhten enddiastolischen Druckes auf die Regurgitationswelle bei zunehmend ausgeprägterer v-Welle. Der Zeitpunkt für eine Operation ist in dieser hämodynamischen Situation gekommen.

Bei der *postoperativen Überprüfung* durch Einschwemmkatheteruntersuchungen nach Herzklappenoperationen wird man oftmals schon nach einigen Monaten eine Normali-

sierung der Hämodynamik feststellen, wenn präoperativ keine irreversible Myokardschädigung oder fixierte sekundäre pulmonale Hypertonie vorlag. Nach operativem Aortenklappenersatz ist die Normalisierung der pulmonalen Hämodynamik in Ruhe und bei Belastung die Regel, auch wenn an modernen, gut funktionierenden Aortenklappenprothesen noch systolische Blutdruckgradienten, vor allem unter Belastung, auftreten. Nach Mitralklappenoperationen wird man dagegen in der Pulmonalarterie fast immer pathologische Druckanstiege unter körperlicher Belastung registrieren, da sowohl die modernen Kippdeckelventile als auch die Bioprothesen diastolische Druckgradienten aufweisen, die sich bei körperlicher Belastung durch das vermehrte Herzminutenvolumen verstärken und zu einer Anhebung des

1. Mit der Echokardiographie lassen sich heute morphologische Veränderungen an Aorten- und Mitralklappen sicher feststellen und Regurgitations- und Stenosegrade einschätzen

2. Die Einschwemmkatheteruntersuchung mit ergometrischer Belastung zeigt die funktionellen Auswirkungen dieser Herzklappenfehler auf die Lungenstrombahn

3. Die Einschwemmkatheterdaten korrelieren mit der Symptomatik (Dyspnoe), nicht jedoch mit den Stenose- und Regurgitationsgraden

4. Einschwemmkatheterkontrolluntersuchungen können den richtigen Operationszeitpunkt präzisieren und dokumentieren das funktionelle Operationsergebnis

5. Einschwemmkatheteruntersuchungen liefern wichtige Aussagen über die prä- und postoperative körperliche Belastbarkeit

Tab. 119   Stellenwert der Einschwemmkatheteruntersuchung bei angeborenen Herzfehlern.

Pulmonalkapillardruckes führen. Das erklärt, warum sich mitralklappenoperierte Patienten oftmals nur um einen klinischen Schweregrad verbessern und nur selten beschwerdefrei werden. Nur nach der operativen Korrektur einer akuten Mitralklappeninsuffizienz, z. B. bei Chordaabriß, kann man davon ausgehen, daß sich die Belastungshämodynamik normalisiert und der Patient wieder körperlich voll belastbar ist. Bei der chronischen Mitralklappeninsuffizienz findet man nach operativer Korrektur nicht selten eine Abnahme der linksventrikulären Auswurffraktion, da die Nachlastsenkung durch den Wegfall der Regurgitation nicht mehr vorhanden ist.

Zusammenfassend kann man also feststellen, daß eine komplette Abklärung erworbener Herzklappenfehler mit dem Einschwemmkatheter nicht möglich ist, so daß man bei operationsbedürftigen Vitien auf die Linksherzkatheteruntersuchung und auf die Angiographie nicht verzichten kann. Anstelle des halbsteifen Cournand-Katheters kann man für die Rechtsherzkatheteruntersuchung aber auch den flexiblen Einschwemmkatheter verwenden.

Nach erfolgter Abklärung eines Aorten- oder Mitralklappenfehlers kann der weitere Verlauf durch wiederholte Einschwemmkatheteruntersuchungen beobachtet und der optimale Zeitpunkt für einen herzchirurgischen Eingriff festgelegt werden. Postoperative Einschwemmkatheterkontrollen zeigen das hämodynamische Ergebnis von Herzklappenoperationen. Die Einschwemmkatheteruntersuchung unter Belastung dokumentiert die hämodynamische Relevanz eines Herzfehlers. Ein normales Druckverhalten in der Pulmonalarterie in Ruhe und bei Belastung schließt eine hämodynamisch relevante Mitralklappenstenose aus, nicht jedoch eine bedeutende Mitralklappeninsuffizienz oder einen Aortenfehler. Mit der Einschwemmkatheteruntersuchung kann geprüft werden, ob ein echokardiographisch nachweisbarer Mitralklappenprolaps von hämodynamischer Bedeutung ist. Somit hat die Einschwemmkatheteruntersuchung auch bei erworbenen Herzfehlern einen gewissen Stellenwert (Tab. 119).

Stellenwert der Einschwemmkatheteruntersuchung in der Pulmonologie

Alle Lungenerkrankungen können mit einer Erhöhung des Pulmonalarteriendruckes einhergehen. Die Entwicklung einer pulmonalen Hypertonie entscheidet über die Progno-

	Aufdeckung der pulmonalen Hypertonie	Beurteilung der körperlichen Belastbarkeit	Prognostische Einschätzung	Therapiekontrolle
Einschwemmkatheter	+ +	+ +	+ +	+ +
Lungenfunktionsprüfung	(+)	+	+ +	+ +
Elektrokardiogramm	(+)	∅	(+)	(+)
Röntgen–Thorax	(+)	∅	(+)	+
Echokardiographie	(+)	∅	(+)	(+)
Lungenszintigraphie	(+)	∅	(+)	(+)

+ + = Hoher Stellenwert   + = Eingeschränkter Stellenwert
(+) = Geringer Stellenwert   ∅ = Keine Aussage

Tab. 120   Stellenwert der Einschwemmkatheteruntersuchung in der Pulmonologie (Lungenerkrankungen mit pulmonaler Hypertonie).

se der Lungenerkrankung. Die nichtinvasiven Untersuchungsverfahren wie das Elektrokardiogramm, das Röntgenbild des Thorax, das Echokardiogramm und die Lungenszintigraphie reichen nicht aus, um die Existenz und das Ausmaß einer pulmonalen Hypertonie richtig einzuschätzen, da sie mit einer hohen Rate falsch-positive und falschnegative Aussagen liefern. Es bestehen nur lockere Beziehungen von EKG-Kriterien einer Rechtsbelastung und den echokardiographischen Zeichen einer Rechtsherzhypertrophie zu einer pulmonalen Hypertonie (Tab. 120).

In der Pulmonologie will man durch die Einschwemmkatheteruntersuchung folgende Fragen klären:

1. Liegt eine pulmonale Hypertonie vor?
2. Welches Ausmaß hat eine pulmonale Hypertonie in Ruhe und bei körperlicher Belastung?
3. Welche Form der pulmonalen Hypertonie liegt vor: prä- oder postkapillär?
4. Findet sich eine latente oder manifeste Insuffizienz des rechten Herzens infolge der pulmonalen Hypertonie?

Für die Klärung dieser Fragen ist die direkte Druckmessung im rechten Vorhof, im rech-

ten Ventrikel, in der Pulmonalarterie und vor allem im Pulmonalkapillarbereich unerläßlich. Den Pulmonalkapillardruck kann man nur mit dem halbsteifen Cournand-Katheter oder mit dem flexiblen Balloneinschwemmkatheter zuverlässig messen. Zur Berechnung des peripheren Lungengefäßwiderstandes, an dessen Höhe man eine pulmonale Hypertonie erst einschätzen kann, ist neben der Messung des Pulmonalarterien- und Pulmonalkapillarmitteldruckes noch die Bestimmung des Herzminutenvolumens nach dem Fickschen Prinzip oder nach dem Thermodilutionsverfahren notwendig.

Voraussetzung für eine exakte Ermittlung nach dem Fickschen Prinzip ist aber die spirometrische Messung der Sauerstoffaufnahme, da diese bei partiellen Lungenfunktionsstörungen vermindert ist und nicht mehr mit den empirisch ermittelten tabellarischen Werten übereinstimmt. Wenn man die methodisch aufwendige Spirometrie bei der Einschwemmkatheteruntersuchung vermeiden möchte, sollte man bei Lungenerkrankungen das Herzminutenvolumen nach dem Thermodilutionsverfahren bestimmen (Tab. 121).

Bei einer *manifesten pulmonalen Hypertonie* finden sich schon in Ruhe pathologisch er-

1. Latente pulmonale Hypertonie

   Normaler Druck in Ruhe (PA_m < 20 mm Hg)
   Pathologischer Druck unter Belastung
   (PA_m > 30 mm Hg)
   Normaler Druck im rechten Vorhof
   (RA_m < 5 mm Hg)

2. Manifeste pulmonale Hypertonie

   Pathologischer Druck in Ruhe (PA_m > 20 mm Hg,
   $PA_{syst.}$ > 30 mm Hg, $PA_{diast.}$ > 14 mm Hg)
   Stark pathologischer Druck unter Belastung
   (PA_m > 50 mm Hg)

3. Latente Rechtsherzinsuffizienz

   Pathologischer Druckanstieg im rechten Vorhof
   unter Belastung (RA_m > 10 mm Hg)

4. Manifeste Rechtsherzinsuffizienz

   Pathologische Druckerhöhung in Ruhe im rechten
   Vorhof (RA_m > 10 mm Hg)

Tab. 121   Stadien der pulmonalen Hypertonie und Rechtsherzinsuffizienz.

höhte Druckwerte in der Pulmonalarterie bei erhöhtem peripherem Lungengefäßwiderstand. Wichtig für die Einschätzung einer Lungenerkrankung ist aber auch die Aufdeckung einer *latenten pulmonalen Hypertonie* durch eine ergometrische Belastung, bei der es erst durch den Anstieg des Herzminutenvolumens zu einer pathologischen Erhöhung des Lungengefäßwiderstandes kommt. Auch eine Langzeitregistrierung der Pulmonalarteriendrücke unter Alltagsbelastungen ist aufschlußreich, denn sie zeigt, daß die Drücke im kleinen Kreislauf vorwiegend bei körperlichen Belastungen und weniger beim Essen, bei Hypoxie oder beim Rauchen pathologisch ansteigen.

Auch eine *latente Rechtsherzinsuffizienz* mit Anstieg des rechten Vorhofdruckes und des enddiastolischen Ventrikeldruckes unter Belastung wird erst durch eine Ergometrie festgestellt.

Durch Sauerstoffatmung kann man klären, ob eine in Ruhe vorliegende pulmonale Hypertonie fixiert ist: Bei anatomisch-morphologisch *fixierter pulmonaler Hypertonie* durch Obstruktion oder Obliteration der Lungenarteriolen wird durch eine 5minütige Atmung von reinem Sauerstoff der mittlere Pulmonalarteriendruck nicht wesentlich gesenkt. Findet sich dagegen eine funktionelle Komponente durch Vasokonstriktion der Arteriolen infolge alveolärer Hypoxie, dann sinken der Pulmonalarteriendruck und der Lungengefäßwiderstand unter Sauerstoffatmung. Bei solchen Lungenerkrankungen ist von einer Sauerstofftherapie ein günstiger Effekt zu erwarten, denn im Unterschied zur arteriellen Hypertonie sind die therapeutischen Möglichkeiten bei pulmonaler Hypertonie begrenzt und der Effekt einer vasodilatorischen Therapie nicht kalkulierbar und durch erneute Einschwemmkatheteruntersuchungen kontrollbedürftig.

Eine *Funktionsstörung des rechten Ventrikels* dokumentiert sich primär in einer Dilatation seiner Ventrikelhöhle aufgrund seiner hohen Compliance, erst später in einer Anhebung des mittleren rechten Vorhofdruckes

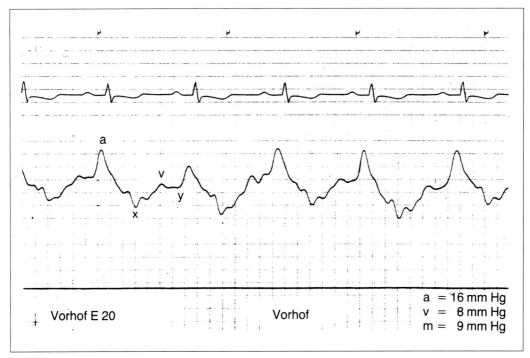

Abb. 177   Druckkurve des rechten Vorhofs bei pulmonaler Hypertonie.

und des enddiastolischen Ventrikeldruckes, erst sekundär und viel später in einer Abnahme des Herzminutenvolumens, da der rechte Ventrikel trotz Abnahme seiner Ejektionsfraktion sein Schlagvolumen lange in normaler Höhe fördern kann. Eine betonte a-Welle (Abb. 177) in der rechten Vorhofdruckkurve weist auf eine manifeste pulmonale Hypertonie und Rechtsherzhypertrophie hin. Sie entsteht durch eine verstärkte rechte Vorhofkontraktion, die notwendig ist, um den rechten Ventrikel bei eingeschränkter diastolischer Dehnbarkeit infolge der Ventrikelwandhypertrophie optimal zu füllen. Eine betonte v-Welle mit Aufhebung des x-Tales und steilem Abfall zum y-Tal ist dagegen ein Hinweis auf eine Insuffizienz der Trikuspidalklappe, die z. B. durch die Dilatation des rechten Ventrikels und des Klappenringes entstehen kann. Dadurch nimmt die rechte Vorhofdruckkurve die Charakteristika einer Ventrikelkurve an (Abb. 178).

Bei *Lungenparenchymerkrankungen* entsteht die präkapilläre pulmonale Hypertonie durch die Abnahme des Gesamtquerschnittes der Lungenstrombahn infolge des Parenchymschwundes bzw. der Narbenbildungen. Hinzu kommt eine Arteriolenkonstriktion, die sich nach dem Euler-Liljestrand-Reflex durch die alveoläre Hypoxie, z. B. bei chronisch-rezidivierender Bronchitis, entwickelt. Neben diesen anatomischen obliterierenden und funktionellen vasokonstriktorischen Komponenten spielen aber noch die Polyzythämie (Hämatokriterhöhung), die Hypervolämie und eine hyperkinetische Kreislaufsituation bei der Entstehung der pulmonalen Hypertonie eine Rolle.

Grundsätzlich muß eine Lungenerkrankung schon sehr weit fortgeschritten sein, bevor sich eine *manifeste pulmonale Hypertonie* in Ruhe entwickelt, da der Lungenkreislauf durch Eröffnung von Reservekapillaren und

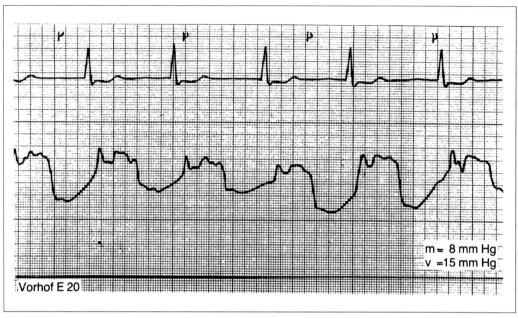

m = 8 mm Hg
v = 15 mm Hg

Vorhof E 20

Abb. 178 Druckkurve des rechten Vorhofs bei leichter Trikuspidalklappeninsuffizienz mit absoluter Arrhythmie bei Vorhofflimmern.

Abnahme des Strömungswiderstandes gute Kompensationsmöglichkeiten hat. Oftmals wird deshalb erst durch eine ergometrische Belastung mit entsprechenden Herzminutenvolumensteigerungen eine Einschränkung des Lungengefäßquerschnittes und damit eine *latente pulmonale Hypertonie* aufgedeckt. Bei normalen Werten in Ruhe kommt es dann zu einem pathologischen Anstieg des Lungengefäßwiderstandes und des Pulmonalarteriendruckes bei normalem Pulmonalkapillardruck (Abb. 179). Auch eine nur unter Belastung auftretende pulmonale Hypertonie mit Anstieg der mittleren Pulmonaldruckwerte über 30 mm Hg schränkt bereits die Prognose ein, da über die Hälfte der lungenkranken Patienten nach 6 Jahren verstorben sind.

Die manifeste pulmonale Hypertonie vermindert die Lebenserwartung z. B. bei der *Tuberkulose*: Lagen die Pulmonalarteriendruckwerte in Ruhe im Normbereich, dann waren nach 6 Jahren nur 15 % der Patienten verstorben; lagen die Ruhe-Pulmonalarteriendruckwerte jedoch über 20 mm Hg, stieg die Mortalität in 6 Jahren auf 65 %; lagen sie über 30 mm Hg, dann überlebte kein Patient. Besonders deutlich reduziert wird die Lebenserwartung durch eine Rechtsherzdekompensation, denn 80 % dieser Patienten verstarben innerhalb eines Jahres. Diese Einschränkung der Prognose durch die Entwicklung einer pulmonalen Hypertonie gilt auch für die anderen Lungenerkrankungen, wie z. B. für die Silikose, bei der nach 10 Jahren nur noch 7 % der Patienten lebten, wenn eine pulmonale Hypertonie in Ruhe aufgetreten war, während es bei normalen Pulmonalarteriendruckverhältnissen 70 % waren (Tab. 122).

Bei der *Silikose* (Abb. 180) ist die Entwicklung der pulmonalen Hypertonie von den Erkrankungsstadien A, B und C abhängig (Tab. 123). Grundsätzlich treten aber pulmonale Hypertonie und Rechtsherzdekompensation erst im Endstadium dieser Erkran-

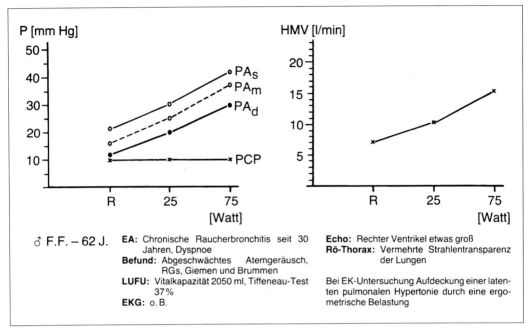

♂ F.F. – 62 J.

EA: Chronische Raucherbronchitis seit 30 Jahren, Dyspnoe
Befund: Abgeschwächtes Atemgeräusch, RGs, Giemen und Brummen
LUFU: Vitalkapazität 2050 ml, Tiffeneau-Test 37%
EKG: o. B.

Echo: Rechter Ventrikel etwas groß
Rö-Thorax: Vermehrte Strahlentransparenz der Lungen

Bei EK-Untersuchung Aufdeckung einer latenten pulmonalen Hypertonie durch eine ergometrische Belastung

Abb. 179   Chronische Emphysembronchitis – Einschwemmkatheterbefund.

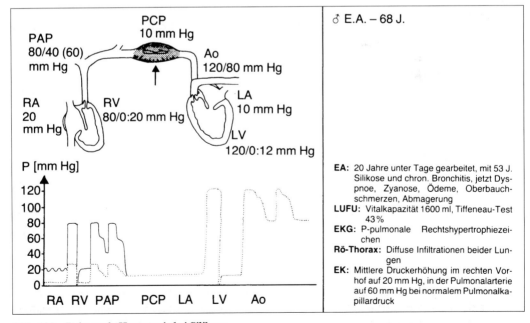

♂ E.A. – 68 J.

EA: 20 Jahre unter Tage gearbeitet, mit 53 J. Silikose und chron. Bronchitis, jetzt Dyspnoe, Zyanose, Ödeme, Oberbauchschmerzen, Abmagerung
LUFU: Vitalkapazität 1600 ml, Tiffeneau-Test 43%
EKG: P-pulmonale Rechtshypertrophiezeichen
Rö-Thorax: Diffuse Infiltrationen beider Lungen
EK: Mittlere Druckerhöhung im rechten Vorhof auf 20 mm Hg, in der Pulmonalarterie auf 60 mm Hg bei normalem Pulmonalkapillardruck

Abb. 180   Pulmonale Hypertonie bei Silikose.

PA$_m$ (in Ruhe)	Verstorbene Patienten nach 6 Jahren
> 30 mm Hg	100 %
> 20 mm Hg	65 %
< 20 mm Hg	15 %

Tab. 122   Prognose der pulmonalen Hypertonie nach Lungentuberkulose (nach *Widimsky* 1981).

PA$_m$ (in Ruhe)	Verstorbene Patienten
> 30 mm Hg	70 % in 1 Jahr
20 – 30 mm Hg	60 % in 5 Jahren
< 15 mm Hg	10 % in 5 Jahren

Tab. 123   Prognose der pulmonalen Hypertonie bei Silikose (nach *Widimsky* 1981).

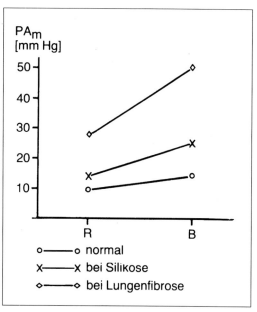

Abb. 181   Mittleres Pulmonalarteriendruckverhalten in Ruhe und bei Belastung (nach *Widimsky* 1981).

Pneumonektomie (n = 19)	Präoperativ	Postoperativ (nach 6 Monaten)
Vitalkapazität (IVC)	3,6 ± 0,8 l	2,4 ± 0,5 l
Atemstoß (FEV$_1$)	2,3 ± 0,7 l	1,5 ± 0,4 l
Sauerstoffdruck (PA$_{O_2}$, 60 Watt), (mm Hg)	78 ± 9	72 ± 10
Pulmonalarteriendruck (PA$_m$, 60 Watt), (mm Hg)	26 ± 6	30 ± 6

Tab. 124   Manifestation der pulmonalen Hypertonie nach Lungenresektion (nach *Konietzko* 1981).

kung auf. Besonders bei der *Sarkoidose* und *Lungenfibrose* ist die rechtzeitige Durchführung einer Einschwemmkatheteruntersuchung mit Belastung zur Aufdeckung einer latenten pulmonalen Hypertonie wegen der therapeutischen Konsequenzen wichtig, z. B. im Hinblick auf eine Kortikoidbehandlung zur Beeinflussung der Progredienz der Grundkrankheit (Abb. 181).

Bei einem *Lungenemphysem* entwickelt sich eine pulmonale Hypertonie erst, wenn das Residualvolumen um das 2,5fache angestiegen ist. Bei *Pleuraschwarten* und bei der *Kyphoskoliose* muß die Vitalkapazität auf unter 50 % eingeschränkt sein. Nach einer *Pneumektomie* gibt es nur eine geringe Tendenz zur Entwicklung einer pulmonalen Hypertonie, auch in den folgenden Jahren (Tab. 124).

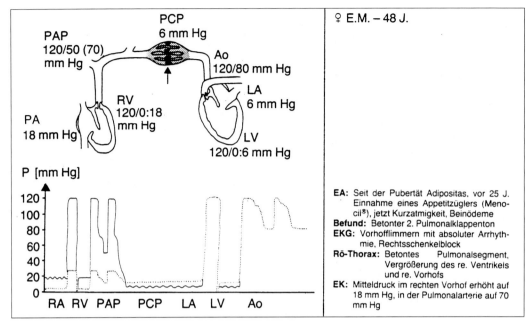

Abb. 182 Medikamentös induzierte pulmonale Hypertonie.

Frühzeitig manifestieren sich ungewöhnlich hohe Pulmonalarteriendruckwerte bei der *interstitiellen idiopathischen Lungenfibrose* und bei der medikamentös-toxisch induzierten pulmonalen Hypertonie (Abb. 182), weil das alveoläre Kapillarbett durch die Hypertrophie der Gefäßwandmediaschicht obliteriert. Die Diagnose wird durch eine Lungenbiopsie gestellt, die bei einem Drittel der Fälle vorliegende pulmonale Hypertonie durch Einschwemmkatheteruntersuchung aufgedeckt. Die Prognose ist abhängig von den Pulmonalarteriendruckwerten (Abb. 183), und der Tod tritt bei diesen Erkrankungen durch Rechtsherzversagen ein.

Bei der *chronisch-obstruktiven Bronchitis* entsteht, wie bereits erwähnt, die pulmonale Hypertonie primär durch die alveoläre Hypoxie, die reflektorisch zu einer Arteriolenkonstriktion und zur funktionellen Lungengefäßwiderstandserhöhung führt. Bei akuter Exazerbation eines bronchitischen Infektes oder bei einem *Asthmaanfall* entwickelt sich durch die Hypoxie eine pulmonale Hypertonie mit akuter Rechtsherzdekompensation, u. U. innerhalb weniger Stunden. Diese akute pulmonale Hypertonie kann sich bei Beatmung mit Sauerstoff und durch bronchodilatierende Substanzen in Stunden wieder zurückbilden. Auch eine antibiotische Therapie des akuten bronchitischen Infektes führt nach einigen Tagen und Wochen zur Normalisierung der Pulmonalarteriendruckwerte und zur kardialen Rekompensation. Gemessen am Füllungsdruckverhalten des rechten Ventrikels ist eine Rekompensation des akuten Cor pulmonale durch Digitalis-Gabe allein kaum zu erzielen, cher durch Sauerstoffbeatmung und Beseitigung der entzündlichen Veränderungen der Bronchien.

Bei *chronischer Emphysembronchitis* findet man bei der Einschwemmkatheteruntersuchung normale Pulmonalkapillardruckwerte in Ruhe und bei Belastung, lediglich der diastolische Pulmonalarteriendruck ist erhöht, wobei die Differenz zwischen diastolischem

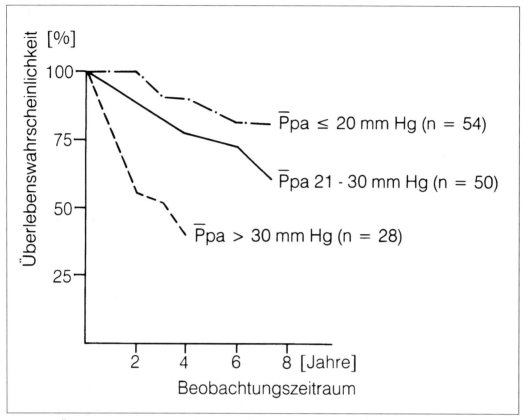

Abb. 183   Überlebenswahrscheinlichkeit bei 132 Patienten mit idiopathischer Lungenfibrose in Abhängigkeit vom pulmonalarteriellen Mitteldruck (nach *Kaukel* 1988).

Pulmonalarteriendruck und PCP-Mitteldruck mehr als 5 mm Hg in Ruhe und 10 mm Hg bei Belastung beträgt. Das Herzminutenvolumen in Ruhe und bei Belastung ist im allgemeinen normal. Der zyanotische, adipöse *bronchitische Patiententyp* (blue bloater) entwickelt in einem frühen Krankheitsstadium eine pulmonale Hypertonie, während beim blassen, asthenischen *emphysematösen Typ* (pink puffer) die Atemnot dominiert und sich eine pulmonale Hypertonie erst spät entwickelt.

Obstruktive Atemwegserkrankungen sind die häufigsten Ursachen einer pulmonalen Hypertonie, wobei das Auftreten einer Druckerhöhung im Lungenkreislauf die Lebenser-

wartung der Patienten wesentlich einschränkt. Verlaufsbeobachtungen über 8–10 Jahre zeigten, daß die in dieser Zeit verstorbenen Patienten einen mittleren Pulmonalarteriendruck von 29,8 mm Hg in Ruhe hatten, die überlebenden Patienten dagegen nur einen gering erhöhten Pulmonalarteriendruck von 17,2 mm Hg. Zwischen diesen beiden Gruppen ergaben sich auch Unterschiede in der arteriellen Sauerstoff- und Kohlendioxidsättigung und in der Vitalkapazität, die aber prognostisch nicht so bedeutsam waren wie die Pulmonalarteriendrücke. In der Verlaufsbeobachtung fand sich nur eine geringe Tendenz zu weiteren Pulmonalarteriendruckanstiegen, und Pulmonalarteriendruckerhöhungen von über 40 mm Hg im Mittel sind bei Atemwegserkrankungen äußerst selten.

Grundsätzlich kann man davon ausgehen, daß die *5-Jahres-Sterblichkeit* bei den Bronchitikern nur 10 % beträgt, wenn die Pulmonalarteriendrücke primär normal sind, aber auf 50 % ansteigt, wenn die Mitteldruckwerte zwischen 25 und 30 mm Hg liegen. 90 % der Patienten sterben in den folgenden Jahren an einer Rechtsherzdekompensation, wenn die Pulmonalarteriendrücke in Ruhe über 45 mm Hg liegen (Tab. 125). Die durchschnittliche Lebenserwartung nach der erstmaligen Rechtsherzdekompensation beläuft sich im Mittel nur auf 2 Jahre. Bemerkenswert ist, daß sich diese pulmonale Hypertonie nur diskret in elektrokardiographischen Zeichen der Rechtsherzbelastung und -hypertrophie dokumentiert und daß die pulmonale Hypertonie besonders bei den Patienten eine ungünstige Prognose aufwies, bei denen das EKG normal blieb.

Die Einschwemmkatheteruntersuchung ist bei *chronischen Bronchitikern* wichtig, weil dem Patienten bei Feststellung einer pulmonalen Hypertonie körperliche Schonung angeraten werden muß. Bei normalen Pulmonalarteriendruckverhältnissen führt dagegen ein Ausdauertraining zur Verbesserung der Atemfunktion und des Kranheitsverlaufs.

Die extreme *Adipositas* (Pickwick-Syndrom) mit Einschränkung der Lungenventilationsfläche durch den Zerchfellhochstand führt, wie der *Sauerstoffmangel in großen Höhen*, zu einer alveolären Hypoxie mit Entwicklung einer pulmonalen Hypertonie durch Lungengefäßkonstriktion. Diese ist durch Gewichtsreduktion oder Rückkehr in Meeresspiegelhöhe reversibel.

Das Einschwemmkathetermonitoring während der Nacht hat auch aufgedeckt, daß während einer *Apnoe bei Schnarchern* erhebliche Pulmonalarteriendrucksteigerungen auftreten, die langfristig zur Entwicklung einer manifesten pulmonalen Hypertonie und Rechtsherzdekompensation führen sollen.

PA_m (in Ruhe)	Verstorbene Patienten nach 5 Jahren
normal	10 %
25 – 30 mm Hg	50 %
> 45 mm Hg	90 %

Tab. 125   Prognose der pulmonalen Hypertonie bei chronischer Emphysembronchitis (nach *Widimsky* 1981).

Zusammenfassend ist also festzustellen, daß Lungenparenchymerkrankungen, insbesondere die chronisch-obstruktive Bronchitis, durch anatomisch-morphologische Veränderungen und durch hypoxiebedingte Vasokonstriktion der Lungenstrombahn eine pulmonale Hypertonie verursachen können, die die Prognose der Lungenerkrankung wesentlich einschränkt. Eine pulmonale Hypertonie wird oftmals erst durch Einschwemmkatheteruntersuchungen in Ruhe und bei Belastung aufgedeckt, denn das Elektrokardiogramm, die Echokardiographie und die Röntgenuntersuchungen weisen nicht immer auf das Vorliegen einer pulmonalen Hypertonie hin. Diese entwickelt sich aber erst in fortgeschrittenen Stadien einer Lungenerkrankung. Bei leichteren Formen liegen die Pulmonalarteriendruckwerte in Ruhe meistens im Normbereich und steigen erst bei Belastung leicht an. Die Prognose ist in diesen Fällen noch als günstig einzuschätzen. Sie verschlechtert sich, wenn unter Belastung die Pulmonalarteriendruckwerte stark ansteigen, auch wenn Rechtsbelastungs- und Hypertrophiezeichen im Elektrokardiogramm noch fehlen. Die Prognose wird infaust, wenn eine pulmonale Hypertonie bereits in Ruhe vorliegt mit den elektrokardiographischen Zeichen der Rechtshypertrophie und Rechtsherzbelastung. Die Einschwemmkatheteruntersuchung liefert also eine wichtige diagnostische Hilfe, um Lungenerkrankungen nach ihrem Schweregrad und ihrer Prognose richtig einzuschätzen. Dies kann von

Ursache	HMV (CI)	RA (ZVD)	PAP$_m$	PCP$_m$
Herzinfarkt, Herzinsuffizienz	↓	(↑) n	↑	↑↑
Lungenembolie, Status asthmaticus	n	↑	↑↑	oder (↓) n
Herztamponade, Perikarderguß	(↓)	↑↑	(↑)	↑↑

HMV (CI)	= Herzminutenvolumen	PAP$_m$	= Pulmonalarteriendruck
RA (ZVD)	= Rechter Vorhofdruck	PCP$_m$	= Pulmonalkapillardruck
↑ = Erhöht	↓ = Erniedrigt	n = Normal	

Tab. 126   Differentialdiagnose bei „Dyspnoe" durch die Einschwemmkatheteruntersuchung.

ausschlaggebender Bedeutung für die Begutachtung und präoperative Funktionsbeurteilung sein. Patienten mit Pulmonalarterienmitteldruckwerten über 40 mm Hg unter körperlicher Belastung müssen als inoperabel für eine Lungenresektion angesehen werden.

Stellenwert der Einschwemmkatheteruntersuchung bei pulmonaler Hypertonie

Bei der dritten, *primär vaskulären Form* entsteht die präkapilläre pulmonale Hypertonie durch die Verlegung der Lungenstrombahn infolge von akuten, häufiger von chronisch rezidivierenden *Lungenembolien* oder durch eine *Lungengefäßerkrankung* mit Obliteration des Gefäßlumens. Bei rezidivierenden Episoden von Dyspnoe und Synkopen sollte deshalb rechtzeitig eine Einschwemmkatheteruntersuchung durchgeführt werden. Durch sie wird nicht selten eine pulmonale Hypertonie aufgrund rezidivierender Lungenembolien festgestellt, die allen anderen Untersuchungen wie Echokardiogramm, Röntgenuntersuchungen und Lungenfunktionsprüfungen entgangen sind. Auch bei begleitenden Lungengefäßerkrankungen im Rahmen einer generalisierten Erkrankung

wie Thrombangiitis obliterans, Polyarteriitis nodosa, Lupus erythematodes disseminatus und rheumatoider Arthritis wird oftmals erst durch die Einschwemmkatheteruntersuchung eine pulmonale Hypertonie diagnoziert, die diese Erkrankungen in einem anderen diagnostischen und therapeutischen Licht erscheinen läßt.

Auch die angeborene oder erworbene *primäre pulmonale Hypertonie* führt bei Kindern und Erwachsenen oftmals zu schwer einzuordnenden klinischen Symptomen und Befunden, bis durch eine Einschwemmkatheteruntersuchung die richtige Diagnose gestellt wird. Wegen des erhöhten Risikos einer konventionellen Katheteruntersuchung sollte die Diagnose einer pulmonalen Hypertonie vorwiegend durch eine Einschwemmkatheteruntersuchung gesichert werden. Zur Einschwemmkatheteruntersuchung muß man sich frühzeitig entschließen, wenn unklare Zustände von Dyspnoe (Tab. 126) und Synkopen, unsichere Rechtsbelastungs- oder Hypertrophiezeichen im Echokardiogramm und im Röntgenbild den Verdacht auf eine pulmonale Hypertonie ergeben.

Die Einschwemmkatheterbefunde haben therapeutische Konsequenzen wie Daueranti- koagulation bei pulmonaler Hypertonie durch Lungenembolien oder immunsuppressive Therapie bei pulmonaler Hypertonie durch eine generalisierte Erkrankung.

Gerade bei der pulmonalen Hypertonie infolge *rezidivierender Lungenembolien* wird heute immer noch in mehr als 50 % der Fälle die richtige Diagnose erst bei der Autopsie gestellt. In Frühstadien ist eine Pulmonalarteriendruckerhöhung erst unter Belastung – bei normalen elektrokardiographischen und röntgenologischen Befunden – nachweisbar. Bis zu einem Pulmonalarteriendruck von 30 mm Hg in Ruhe können klinische Zeichen der pulmonalen Hypertonie fehlen. Die Prognose ist infaust bei mittleren Pulmonalarteriendrücken von über 40 mm Hg, mit einer Rechtsherzdekompensation ist bei Werten von über 60 mm Hg zu rechnen. Grundsätzlich kommt es nach Lungenembolien erst bei wesentlich höheren Pulmonalarteriendruckwerten als bei Lungenerkrankungen zu einer Rechtsherzdekompensation, weil die Hypoxie zur Entwicklung der Herzinsuffizienz wesentlich beiträgt. Häufig bildet sich eine durch Lungenembolien ausgelöste pulmonale Hypertonie wieder zurück. Eine Antikoagulation dient zur Prophylaxe neuer Emboliereignisse. Kontrolleinschwemmkatheteruntersuchungen empfehlen sich, um anhand von Pulmonalarteriendruckveränderungen Embolierezidive zu erkennen (Abb. 184).

Grundsätzlich kann man die *Funktion der rechten Herzkammer* aufgrund von Einschwemmkatheterbefunden in 4 Stadien gliedern, vergleichbar dem Einteilungsprinzip für die linke Herzkammerfunktion nach *Reindell* und *Roskamm*. Man spricht von *rechtsventrikulärer Dysfunktion* unter Belastung (Stadium I) und/oder in Ruhe (Stadium II), wenn das Herzminutenvolumen in Ruhe und bei Belastung noch im Normbereich liegt, aber der rechte Vorhofdruck bzw. der enddiastolische rechte Ventrikeldruck unter Belastung und/oder in Ruhe pathologisch erhöht ist. Eine *latente Rechtsherzinsuffizienz* erkennt man an der pathologischen Erhöhung dieser Drücke und am inadäquaten Anstieg des Herzminutenvolumens unter Bela-

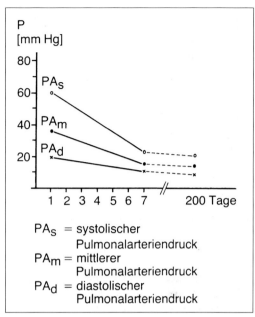

Abb. 184 Einschwemmkatheterbefund nach massiver Lungenembolie (nach *Widimsky* 1981).

stung (Stadium III). Eine *manifeste Rechtsherzinsuffizienz* liegt vor, wenn die Drücke erhöht und das Herzminutenvolumen in Ruhe und bei Belastung erniedrigt sind (Stadium IV). Im Unterschied zum linken Ventrikel lassen sich diese Stadien aber nicht so eindeutig abgrenzen und berücksichtigen nicht, daß sich das rechte Herz an eine Druckbelastung zunächst mit einer Ventrikeldilatation anpaßt bei normalen Füllungsdrücken und Schlagvolumina, aber bei Abnahme der Ejektionsfraktion. Dieses frühe Stadium einer Funktionsstörung der rechten Herzkammer ist mit der üblichen Einschwemmkatheteruntersuchung nicht zu erfassen, sondern erfordert die Messung rechtsventrikulärer Volumina, z. B. mit dem schnellen Ejektionsfraktions-Thermodilutionskatheter (vgl. Tab. 24, S. 79).

Die WHO-Definition des *Cor pulmonale*, bei der man von der Rechtsherzhypertrophie als Folge einer Lungenerkrankung ausgeht, ist nach heutigen Vorstellungen zu ungenau. Die Rechtsherzhypertrophie ist weder pathologisch-anatomisch noch durch Röntgen-Thorax oder Echokardiographie sicher zu erfassen. Auch die indirekte Pulmonalarteriendruckmessung durch die Dopplerechokardiographie ist noch mit vielen Fehlerquellen belastet und bisher nur unter Ruhebedingungen möglich. Man sollte die Diagnose deshalb heute noch durch einen Einschwemmkatheterbefund stützen, denn der Nachweis einer pulmonalen Hypertonie beweist die Entwicklung eines Cor pulmonale, wobei latente Formen durch die ergometrische Belastung aufgedeckt werden.

Bisher ist nicht eindeutig geklärt, warum es bei ausgeprägter pulmonaler Hypertonie auch zu einem Anstieg der Pulmonalkapillardruckwerte und der enddiastolischen linken Ventrikeldrücke in Ruhe und bei körperlicher Belastung kommen kann. Man diskutiert als Ursache die arterielle Hypoxie bei globaler Ateminsuffizienz, die zu einer Ischämie des linken Ventrikels führt, eventuell zusammen mit einer begleitenden koronaren Herzkrankheit. Außerdem findet man bei pulmonaler Hypertonie oftmals auch eine linksventrikuläre Hypertrophie, deren Genese nicht klar ist, die aber über eine Compliance-Störung zu einem Anstieg der Pulmonalkapillardruckwerte führen kann. Es ist auch nicht auszuschließen, daß sich die Druckerhöhung in den Alveolen auf den Pulmonalkapillardruck überträgt und ein erhöhter Blutzufluß aus Brochialkollateralarterien den linksventrikulären Füllungsdruck steigert.

Auf der anderen Seite ist bekannt, daß bei einem chronischen Cor pulmonale ein Lungenödem bei normalen Pulmonalkapillardruckwerten entstehen kann, für das also keine Linksinsuffizienz, sondern toxische Einflüsse verantwortlich sind, die zu einer Permeabilitätsstörung der Lungenkapillargefäßwände führen. Zur Aufdeckung dieser Situation, die eine differenzierte Therapie erfordert, ist die Einschwemmkatheteruntersuchung notwendig, bei der trotz klinischer Zeichen eines Lungenödems normale Pulmonalkapillardruckwerte gefunden werden.

Zusammenfassend ist festzustellen, daß eine pulmonale Hypertonie infolge einer Gefäßobliteration durch rezidivierende Mikroembolien oder durch eine generalisierte Gefäßerkrankung oft erst durch eine Einschwemmkatheteruntersuchung aufgedeckt wird. Bei unklaren Zuständen von Dyspnoe und Synkopen sollte deshalb frühzeitig die Indikation zu einer solchen Untersuchung gestellt werden, da sich durch den Nachweis einer pulmonalen Hypertonie wesentliche therapeutische Konsequenzen ergeben können.

Stellenwert der Einschwemmkatheteruntersuchung in der kardiologischen Intensivmedizin

In der Intensivmedizin hat sich die Einschwemmkatheteruntersuchung durchgesetzt, weil sie bettseitig ohne Röntgenkontrolle auch bei schwerkranken Patienten vorgenommen werden kann. Sie erlaubt dabei eine differentialdiagnostische Abklärung der verschiedenen Ursachen eines plötzlichen Herz-Kreislauf-Versagens, das im Sinne des Schocks vorliegt, wenn bei aufeinanderfolgenden Messungen der systolische Blutdruck unter 90 mm Hg liegt bzw. 50 mm Hg unter dem Ausgangswert bei Hypertonikern, einhergehend mit Zeichen der peripheren Minderperfusion in Form der kaltschweißigen Hand, der Oligurie (Urinproduktion unter 20 ml/h) und Bewußtseinstrübung. Mit der Einschwemmkatheteruntersuchung ist nach Tabelle 127 eine ätiologische Zuordnung in kardiogene, pulmonale oder hypovolämische Ursachen möglich.

Mit dem Einschwemmkatheter kann man ein *hämodynamisches Monitoring* über Stunden und Tage durchführen. Die Kenntnis von Einschwemmkatheterbefunden ist heute oft unentbehrlich für eine moderne, differenzierte Therapie eines akuten Herz-Kreislauf-

	RA	PA	PCP	Rp	HMV
Kardial (Lungenödem)	↑	↑	↑↑	n	↓
Pulmonal (Lungenembolie)	↑	↑↑	n	↑↑	n
Toxisch (ARDS) (nichtkardiales Lungenödem)	n	(↑)	n	(↑)	n

RA = Rechter Vorhof
PA = Pulmonalarterie
PCP = Pulmonalkapillare
Rp = Lungengefäßwiderstand
HMV = Herzminutenvolumen

↑↑ = Stark erhöht   ↑ = Erhöht   ↓ = Erniedrigt   n = Normal

Tab. 127   Hämodynamische Differentialdiagnose der akuten Atemnot.

Versagens mit Vasodilatantien, positiv-inotropen Substanzen und Volumensubstitution. Durch die Einführung der Echokardiographie in die Intensivmedizin hat sich in den letzten Jahren der Stellenwert der Einschwemmkatheteruntersuchung verlagert von der primären Diagnostik zur Verlaufsbeobachtung und Therapiesteuerung (Tab. 128). Infarktlokalisation und -ausdehnung und Infarktkomplikationen lassen sich heute durch die Echokardiographie sicherer erfassen als mit der Einschwemmkatheteruntersuchung; Schockzustände unklarer Genese lassen sich dagegen eher beherrschen in Kenntnis von Einschwemmkatheterbefunden. In der Intensivmedizin ergänzen sich beide Untersuchungsmethoden in idealer Weise insofern, als die Echokardiographie den morphologischen Befund liefert und die Einschwemmkatheteruntersuchung die funktionellen Auswirkungen aufzeigt, wodurch z. B. bei Herzinfarktkomplikationen der Zeitpunkt einer Notfallherzoperation präzisiert werden kann.

Treten beim akuten Herzinfarkt höhergradige Erregungsleitungsstörungen auf (AV-Block III. Grades), dann kann über den Einschwemmkatheter eine *Schrittmacherstimulation* im rechten Ventrikel vorgenommen werden, wenn ein Paceport-(TM-)Katheter benutzt wurde, durch den eine Chandler-(TM-)Stimulationssonde in den rechten Ventrikel gelegt werden kann. Bei der Indikationsstellung zur Einschwemmkatheteruntersuchung ist außerdem zu berücksichtigen, daß man durch den Einschwemmkatheter einen sicheren zentralvenösen Zugang hat. Über das Vorhoflumen des Thermodilutionskatheters kann eine Dauerinfusion laufen, wenn nicht gerade eine Herzminutenvolumenbestimmung vorgenommen wird. Es gibt auch Einschwemmkatheter mit einem zusätzlichen Infusionslumen, so daß Druckmessungen und Herzminutenvolumenbestimmungen bei kontinuierlicher Infusion durchgeführt werden können.

Stellenwert der Einschwemmkatheteruntersuchung bei der hämodynamischen Differentialdiagnostik im Schock

Die Messung des Herzminutenvolumens und der Drücke im rechten Vorhof, in der Pulmonalarterie und in der Pulmonalkapillare ermöglicht beim akuten Herz-Kreislauf-Versagen die Aufklärung der Ursache (Tab. 129).

	Einschwemm-katheter	Echokardio-graphie
Herzinfarkt		
– Rechtsventrikulär	+ +	(+)
– Linksventrikulär	+ +	+
– Lokalisation	(+)	+ +
– Ausdehnung	(+)	+ +
Herzinfarkt-komplikationen		
– Septum-Myokardruptur	+	+ +
– Mitralklappeninsuffizienz	+	+ +
– Lungenödem	+ +	(+)
– Schock	+ +	Ø
Lungenembolie	+ +	(+)
Volumenmangel	+ +	Ø

Stellenwert für Diagnostik und Therapie:
+ + = Hoch
+ = Niedrig
(+) = Eingeschränkt
Ø = Kein

Tab. 128 Diagnostischer Stellenwert der Einschwemmkatheteruntersuchung in der Intensivmedizin im Vergleich zur Echokardiographie.

Ursache	HMV	RA (ZVD)	PAP$_m$	PCP$_m$
Herzinfarkt, linksventrikulär	↓	↑↓	↑	↑↑
Herzinfarkt, rechtsventrikulär	↓	↑↑	↓	↓
Herzinfarkt, Schock	↓↓	↑↑	↑↑	↑↑
Herzinfarkt, Kollaps	↓	↓	(↓)	↓
Herzinfarkt, Lungenödem	↓	↑	↑↑	↑↑
Kardiale Tamponade (Perikarderguß)	↓	↑↑	↑	↑↑
Lungenembolie	(↓)	↑	↑↑	↑↓
Hypovolämie (Blutverlust)	↓↓	↓	(↓)	↓

HMV   = Herzminutenvolumen
RA (ZVD)   = Rechter Vorhofdruck
PAP$_m$ = mittlerer Pulmonalarteriendruck
PCP$_m$ = mittlerer Pulmonalkapillardruck

↑↑ = Stark erhöht   ↑ = Erhöht   ↑↓ = Unterschiedlich
↓↓ = Stark erniedrigt   ↓ = Erniedrigt   (↓) = Leicht erniedrigt

Tab. 129 Hämodynamische Differentialdiagnose des Schocks anhand zentralhämodynamischer Parameter.

Ist die Ursache ein *akuter Herzinfarkt*, so finden wir in Ruhe maximal erhöhte Pulmonalkapillardruckwerte auf über 30 mm Hg und eine Erniedrigung des Herzminutenvolumens auf unter 3,5 l/min bzw. des Cardiac-Index auf unter 2,5. In den meisten Fällen ist auch der Druck im rechten Vorhof auf über 20 mm Hg angehoben. Dabei besteht zwischen dem Pulmonalkapillardruck und dem rechten Vorhofdruck nur eine lockere Beziehung, so daß die Messung des zentralvenösen Druckes allein nicht ausreicht, um die Funktion des linken Ventrikels richtig einzuschätzen. Zur Klärung der Frage, ob sich der Herzinfarkt vorwiegend auf die linke oder rechte Herzkammer erstreckt, ist die gleichzeitige Messung des Pulmonalkapillardruckes und des rechten Vorhofdruckes erforderlich, denn beim linksventrikulären Herzinfarkt ist vorwiegend der Pulmonalkapillardruck, beim rechtsventrikulären der rechte Vorhofdruck pathologisch erhöht.

Bei inferiorem Herzinfarkt ist der rechte Ventrikel in 20–30 % der Fälle mitinfarziert, ohne daß sichere klinische, elektrokardiographische oder echokardiographische Kriterien darauf hinweisen. Die Diagnose ist nur durch die Einschwemmkatheteruntersuchung sicher zu stellen, bei der in den zentralen Venen und im rechten Vorhof höhere Druckwerte gefunden werden als in der Pulmonalkapillare bzw. im linken Vorhof. Die Druckkurve im rechten Vorhof und Ventrikel kann dabei einen frühdiastolischen Abfall und ein spätdiastolisches Plateau aufweisen, wie bei der Herzbeuteltamponade. Dies ist bedingt durch eine akute Dilatation des rechten Ventrikels, der in einer weiteren Ausdehnung nur noch durch den Herzbeutel begrenzt wird. Die Aufdeckung der *Infarzierung des rechten Ventrikels* hat entscheidende prognostische und therapeutische Konsequenzen. Eine Volumensubstitution darf nur vorsichtig erfolgen, und eine Vasodilatation führt oft nicht zum Anstieg des erniedrigten Herzminutenvolumens, sondern zum weiteren Abfall, wenn nicht ausreichend Volumen substituiert wird.

Für die Aufdeckung von Herzinfarktkomplikationen wie der *Septumruptur* ist zusätzlich die Sauerstoffsättigungsbestimmung im Blut des rechten Vorhofes und der Pulmonalarterie notwendig.

Kommt es nach einem Herzinfarkt zur *Myokardruptur* mit Perikardtamponade, dann findet sich die gleiche diastolische Druckerhöhung im rechten Ventrikel und Vorhof wie im linken Ventrikel und Vorhof, mit Angleichung von rechtem Vorhofdruck und Pulmonalkapillardruck.

Beim *Lungenödem* liegen bei erniedrigtem Herzminutenvolumen erhöhte Lungenkapillar- und Pulmonalarteriendrücke vor, häufig aber auch, durch das gleichzeitige Versagen des rechten Ventrikels, erhöhte rechtsventrikuläre Füllungsdrücke. Ein Lungenödem mit Erhöhung des extravaskulären Lungenwassers ist beim Linksherzversagen hydrostatisch bedingt. Der Druck in den Lungenkapillaren übersteigt den kolloidosmotischen Druck von 28 mm Hg über einen längeren Zeitraum.

Ein Lungenödem kann aber auch nichtkardial bedingt sein durch Permeabilitätsstörungen der Lungenkapillare, z. B. bei Sepsis und schweren Verletzungen. Dieses sog. *Atemnotsyndrom* des Erwachsenen (adult respiratory distress syndrome = ARDS) ist oft nur durch die Pulmonalarteriendruckmessung von den anderen Ursachen der akuten Atemnot zu differenzieren (vgl. Tab. 127).

Ist die Ursache eines Herz-Kreislauf-Versagens eine *akute Lungenembolie*, dann finden wir bei kaum beeinträchtigtem Herzminutenvolumen eine massive Anhebung des mittleren und diastolischen Pulmonalarteriendruckes bei normalem oder eher niedrigem Pulmonalkapillardruck. Der pathologisch erhöhte Lungengefäßwiderstand korreliert mit dem Ausmaß der Lungenembolie. Die Höhe des rechten Vorhofdruckes bzw. des enddiastolischen rechten Ventrikeldruckes erlaubt Aussagen über die Funktion des rechten Ventrikels (Tab. 129).

| Hämodynamische Störung | Therapeutische Maßnahme | | | |
	Volumen-substitution	Inotrope Substanzen	Vasodilato-rische Substanzen	Diuretika
CI ↓ PCP ↓ ZVD ↓	+ +	(+)	∅	∅
CI ↓ PCP n ZVD n	(+)	+ +	∅	∅
CI ↓ PCP ↑ ZVD ↑	∅	+	+ +	+
	↑	↑	↓	↓
Hämodynamische Wirkung	Vorlast	Kontraktilität	Nachlast	Vorlast

CI = Cardiac-Index   PCP = Pulmonalkapillardruck   ZVD = Zentraler Venendruck
↑ = Erhöht   ↓ = Erniedrigt   n = Normal
+ + = Sehr wirksam   + = Wirksam   (+) = Gering wirksam   ∅ = Unwirksam

Tab. 130   Differentialtherapie durch Einschwemmkatheterbefunde.

Ist das Herz-Kreislauf-Versagen durch einen akuten Blutverlust oder einen *Volumenmangel* anderer Genese bedingt, finden wir eine Erniedrigung des Herzminutenvolumens bei gleichzeitig erniedrigten Druckwerten im rechten Vorhof, in der Pulmonalarterie und in der Pulmonalkapillare.

Stellenwert der Einschwemmkatheteruntersuchung bei der hämodynamischen Differentialtherapie im Schock

Die Kenntnis des Herzminutenvolumens (Cardiac-Index) und der rechts- und linksventrikulären Füllungsdrücke ermöglicht eine differenzierte Therapie mit Vasodilatantien, Diuretika, positiv-inotropen Substanzen und Volumensubstitution (Tab. 130). An der Änderung dieser Kreislaufparameter kann man ablesen, ob die eingeschlagene Therapie zu den erwünschten Herz-Kreislauf-Wirkungen führt, so daß ein hämodynamisches Monitoring mit Einschwemmkatheter über Stunden und Tage eine Steuerung der Therapie ermöglicht.

Findet sich bei einem akuten Herz-Kreislauf-Versagen eine verminderte Pumpfunktion des Herzens mit erniedrigtem Herzminutenvolumen (Cardiac-Index), dann wird anhand der rechts- und linksventrikulären Füllungsdrücke, also des zentralen Venendruckes und des Pulmonalkapillardruckes, über das weitere therapeutische Vorgehen entschieden. Liegt der zentrale Venendruck unter 3 mm Hg und der Pulmonalkapillardruck unter 10 mm Hg, dann wird zunächst versucht, durch eine *Volumensubstitution*, z. B. mit niedermolekularen Lösungen (Hydroxyethylstärke), den Kreislauf aufzufüllen und damit das Herzminutenvolumen anzuheben. Optimale Füllungsverhältnisse liegen für den rechten Ventrikel vor, wenn der zentrale Venendruck auf 7–10 mm Hg und für den linken Ventrikel, wenn der Pulmonalkapillardruck auf 13–18 mm Hg angehoben worden ist, entsprechend dem Verlauf der Ventrikelfunktionskurve (Abb. 185). Durch ein hämodynamisches Monitoring wird eine Volumenüberfüllung und damit ein Lungenödem bei wenig dehnbarem Herzmuskel verhindert, z. B. im Rahmen einer akuten Myokardischämie.

Erst wenn trotz Anhebung dieser Füllungsdrücke durch eine Volumensubstitution keine ausreichende Herzminutenvolumenstei-
gerung zu erzielen ist, sind zusätzlich *positiv-inotrope Substanzen* (Adrenalinabkömm-
linge, Digitalis) indiziert. Wenn adrenerge
Medikamente vor ausreichender Auffüllung
des Kreislaufs eingesetzt werden, kann bei
Volumenmangel die ungünstige Zentralisation des Kreislaufs gefördert und die Entwicklung eines Volumenmangelschocks provoziert werden.

Liegen bei einem verminderten Herzminutenvolumen (Cardiac-Index) erhöhte rechts-
und linksventrikuläre Füllungsdrücke vor,
dann steht eine Entlastung der linken und
rechten Herzkammer durch eine *Vasodilatation* im Vordergrund. Gegen den herabgesetzten peripheren System- und Lungengefäßwiderstand kann die Herzkammer pro
Herzschlag mehr Blut fördern und damit das
Herzminutenvolumen steigern. Diese Therapie kann aber nur eingeleitet werden, wenn
der arterielle Systemblutdruck systolisch
über 100 mm Hg liegt und wenn durch Einschwemmkatheteruntersuchung festgestellt
wurde, daß erhöhte Füllungsdrücke vorliegen. Dabei werden Füllungsdruckwerte für
den Pumonalkapillardruck (PCP) zwischen
13 und 18 mm Hg angestrebt und für den
zentralvenösen Druck von 7–10 mm Hg.
Erst wenn bei diesen Werten nach Volumenzufuhr und Vasodilatation kein Herzminutenvolumenanstieg erzielt wird, werden positiv-inotrope Substanzen notwendig.

Sollte nach einer Vasodilatation das Herzminutenvolumen nicht ansteigen, dann darf diese Therapie nur fortgeführt werden in Kenntnis der rechts- und linksventrikulären Füllungsdrücke mittels einer Einschwemmkatheteruntersuchung. Bei normalen oder sogar erniedrigten Füllungsdrücken könnte
sich eine Vasodilatation verheerend auf das
Herzminutenvolumen auswirken. Durch die
Vasodilatation darf der arterielle Systemblutdruck systolisch nicht unter 80 mm Hg abfallen, da sonst eine ausreichende Nierendurchblutung nicht mehr gewährleistet ist. Es ist

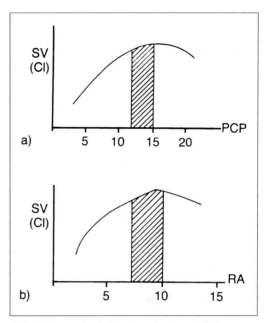

Abb. 185 Optimale Füllungsdruckverhältnisse.
a) für den linken Ventrikel; b) für den rechten
Ventrikel.

deshalb zusätzlich ein Monitoring des arteriellen Systemdruckes notwendig.

Bewährt hat sich die parenterale vasodilatatorische Therapie mit Nitroprussid-Natrium
(Richtdosis 15 bis maximal 25 mg/min) oder
Nitroglycerin (Richtdosis 8–15 µg/min),
wobei man die Behandlung mit einer niedrigen Dosierung beginnt und unter fortlaufender hämodynamischer Kontrolle die Dosis
stufenweise erhöht, bis die rechts- und linksventrikulären Füllungsdrücke in einen optimalen Bereich gesenkt werden. Wird das
Schlagvolumen bzw. Herzminutenvolumen
(Cardiac-Index) unter dieser Therapie ausreichend gesteigert, bleibt der systemarterielle Blutdruck konstant oder steigt an.

Nur wenn die Kontraktilitätsreserven des
Herzens erschöpft sind, wird das Herzminutenvolumen durch die Vasodilatation nicht
mehr gesteigert, und der systolische Druck
fällt unter 100 mm Hg ab. *Adrenerge Substanzen* sind dann zusätzlich indiziert. Heute
werden die sympathikomimetischen Amine

Dopamin und Dobutamin bevorzugt, weil sie keine wesentlichen chronotropen oder vasokonstriktorischen Nebenwirkungen haben. Die hämodynamischen Effekte dieser Katecholamine sind dosisabhängig, wobei man zunächst mit minimalen Dosierungen beginnt.

Das halbsynthetische Dopamin führt neben der Blutdrucksteigerung zur Verbesserung der Nierendurchblutung. Dabei genügt schon eine Dosierung von 0,5–2 µg/kg/min, um eine maximale Wirkung auf die Nierendurchblutung und Diurese zu erzielen. Eine Steigerung der kardialen Auswurfleistung tritt bei Dopamin mit einer Dosierung von 5µg/kg ein. Bei einer Gabe von über 5–10 µg/kg zeigen sich zunehmend unerwünschte Nebenwirkungen mit Erhöhung des peripheren Gefäßwiderstandes. Deshalb kombiniert man Dopamin gern mit den o. g. vasodilatatorischen Substanzen.

Durch das synthetische Katecholamin Dobutamin kommt es ebenfalls zu einer dosisabhängigen Zunahme des Schlagvolumens, wobei diese Substanz aber durch Senkung des peripheren Widerstandes zusätzlich zu einem Abfall der rechts- und linksventrikulären Füllungsdrücke führt. Der arterielle Blutdruckanstieg ist die Folge der Herzminutenvolumenzunahme. Die Dosierung von Dobutamin liegt bei 5–7,5 µg/kg/min, bei höheren Gaben kommt es zu einer unerwünschten Herzfrequenzsteigerung.

Noradrenalin (Arterenol®) und Orciprenalin (Alupent®) werden bei akutem Herz-Kreislauf-Versagen heute nicht mehr gegeben, weil sie neben ihrer positiv-inotropen Wirkung den peripheren Strömungswiderstand und die Herzfrequenz steigern. Eine Ausnahme ist das akute Kreislaufversagen bei herabgesetztem peripherem Gefäßwiderstand, wo eine Volumensubstitution allein nicht ausreicht, um den arteriellen Blutdruck und die Füllungsdrücke zu normalisieren. Schon in einer niedrigen Dosierung von 1–5 µg/min kann durch Noradrenalin ein Anstieg des mittleren arteriellen, des systolischen und diastolischen Blutdruckes bewirkt werden.

Bei akutem Herz-Kreislauf-Versagen mit ausgeprägter Bradykardie kann durch eine vorsichtige Dosierung von Orciprenalin (0,1–9,5 µg/kg/min) eine Blutdruck- und Herzfrequenzanhebung erzielt werden.

Unter den adrenergen Medikamenten kommt es aber oftmals zu überschießendem Anstieg der Herzfrequenz, zu Herzrhythmusstörungen und zur Auslösung von Angina pectoris durch die Steigerung des myokardialen Sauerstoffbedarfs. Diese unerwünschten Nebenwirkungen treten unter *Phosphodiesterasehemmern* (Vincoram®, Perfan®) nicht oder nur in geringer Ausprägung auf. Neben einem positiv-inotropen Effekt wirken diese neuen Substanzen auch stark vasodilatatorisch, was aber allein die ausgeprägte Steigerung des Herzindex und die Senkung der rechten Vorhof- und Pulmonalkapillardrücke bei weitgehender Konstanz der Herzfrequenz nicht erklären kann (Abb. 186 und 187). Diese Wirkungen halten bei Dauerinfusion der o. g. Substanzen über 24 Stunden an.

Digitalis als positiv-inotrope Substanz wird in diesen Situationen oft gegeben, obwohl akute positive Wirkungen auf das Herzminutenvolumen (Cardiac-Index) und die Füllungsdrücke nicht nachgewiesen wurden.

Kommt es trotz Vasodilatation nicht zur ausreichenden Senkung der Füllungsdrücke, werden zusätzlich *Diuretika* verabreicht. Die Diurese führt zu einer Blutvolumenverminderung und Senkung der Vorlast des Herzens. Besonders bewährt hat sich Furosemid (Lasix®), da es neben seiner rasch einsetzenden und ausgeprägten diuretischen Wirkung durch eine sofort einsetzende Venenerweiterung zusätzlich akut vorlastvermindernd wirkt. Besonders auf dem venendilatatorischen Effekt beruht der günstige Akuteffekt von Furosemid beim Lungenödem.

Zusammenfassend ist festzustellen, daß sich unter einem hämodynamischen Monitoring mit Einschwemmkatheter Vorlast und Nachlast bei akuten Herz-Kreislauf-Zuständen medikamentös steuern lassen. Eine vasodila-

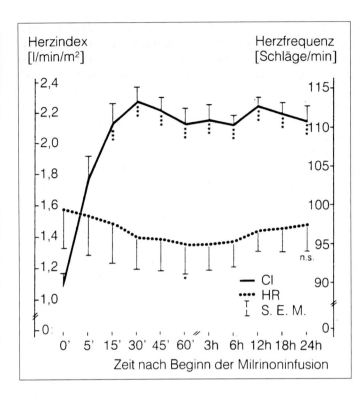

Abb. 186 Entwicklung von Herzindex (CI) und Herzfrequenz (HR) unter Phosphodiesterase-Infusion (n = 18) (nach *Mager* et al. 1990). n. s. = nicht signifikant, * = p ≤ 0,05, ** = p ≤ 0,01, *** = p ≤ 0,001.

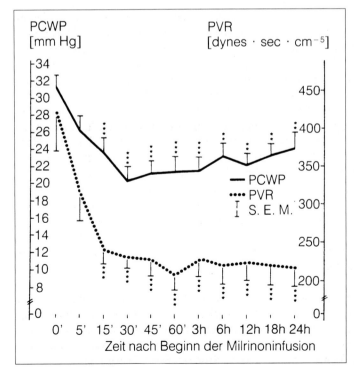

Abb. 187 Entwicklung von pulmonalarteriellem Gefäßwiderstand (PVR) und PCW-Druck unter Phosphodiesterase-Infusion (n = 18) (nach *Mager* et al. 1990). n. s. = nicht signifikant, * = p ≤ 0,05, ** = p ≤ 0,01, *** = p ≤ 0,001.

tatorische Therapie ist nur indiziert, wenn die Füllungsdrücke pathologisch erhöht sind und der arterielle Systemdruck über 100 mm Hg liegt. Wird der arterielle Mitteldruck unter einen kritischen Wert von 70 mm Hg gesenkt, droht die renale und myokardiale Minderperfusion. Die vasodilatatorische Therapie muß so dosiert werden, daß immer optimale Füllungsdruckverhältnisse für den rechten und linken Ventrikel vorliegen, denn nur bei einem ausreichenden diastolischen Blutangebot kann das Herzminutenvolumen bzw. der Cardiac-Index gesteigert werden. Bei pathologisch verminderten Füllungsdrücken muß deshalb der Kreislauf zunächst durch eine Volumensubstitution ausgefüllt werden, erkennbar beim Einschwemmkathetermonitoring an der Normalisierung von rechten Vorhof- und Pulmonalkapillardruckwerten.

Stellenwert der Einschwemmkatheteruntersuchung beim akuten Herzinfarkt

Durch Einschwemmkatheteruntersuchungen lassen sich beim akuten Herzinfarkt aufgrund der gestörten Druck-Fluß-Beziehungen Aussagen über Schweregrad, Prognose und therapeutische Konsequenzen machen.
Bei transmuralen, auch *unkompliziert verlaufenden Herzinfarkten* wird man in den ersten Tagen in über 60 % der Fälle erhöhte links- und rechtsventrikuläre Füllungsdrücke mit unterschiedlich ausgeprägter Abnahme des Pumpvolumens antreffen. Es besteht eine lockere Korrelation zwischen den Drücken im Pulmonalkapillarbereich und denen in den zentralen Venen. Es werden aber auch stark pathologisch erhöhte Pulmonalkapillardrücke bei normalen rechten Vorhofdrücken beobachtet; beim vorwiegend rechtsventrikulären Infarkt können umgekehrt stark pathologische rechte Vorhofdrücke bei normalen oder erniedrigten Drücken im Pulmonalkapillarbereich vorliegen. Beim akuten Herzinfarkt ist deshalb die Kenntnis der

Drücke in beiden Gefäßabschnitten notwendig. Mit dem Thermodilutionskatheter können simultan über die distale Katheteröffnung der Druck in der Pulmonalarterie und über die proximale Öffnung der Druck im rechten Vorhof kontinuierlich gemessen werden. Durch die Thermodilution wird intermittierend das Herzminutenvolumen bestimmt, indem die Kältelösung durch die proximale Öffnung injiziert und die Temperaturänderung mit dem Thermistor an der Katheterspitze gemessen wird.
Für die Füllungsdruckerhöhung bei einem akuten Herzinfarkt sind myokardiale und ischämische Faktoren verantwortlich. Die Drucksteigerung entsteht einmal durch den Verlust an kontraktiler Substanz infolge der Infarzierung, auf der anderen Seite führen aber die Ischämie und der Schmerz zu nervös- und hormonal-reflektorischer Tonuserhöhung der Ventrikelwand und der zentralen Gefäße mit Anstieg der intravasalen Drücke. Der *zentrale Venendruck* korreliert eng mit der Katecholaminproduktion und -urinausscheidung in den ersten Tagen nach dem akuten Infarktereignis. Es besteht eine spontane Tendenz zur Normalisierung in den ersten 48–72 Stunden, wie Verlaufsmessungen des zentralen Venendruckes zeigen (Abb. 188). Bleiben die Füllungsdrücke über diese Zeit hinaus erhöht, ist mit einem komplizierten Verlauf und mit einer hohen Mortalität zu rechnen.

Die Prognose ist nicht wesentlich beeinträchtigt, wenn sich beim akuten Infarkt normale Druck-Volumen-Verhältnisse vorfinden. Die Mortalität steigt aber auf 20 %, wenn der Pulmonalkapillardruck in den ersten Stunden nach dem Infarkt zwischen 12 und 20 mm Hg liegt, sie beträgt 50 % bei Druckwerten über 20 mm Hg. Im kardiogenen Schock mit einem Cardiac-Index unter 1,8 und einem Pulmonalkapillardruck über 25 mm Hg sterben über 80 % der Herzinfarktpatienten. Ein Cardiac-Index von unter 1,0 l/min/cm^2 ist nicht mit einem Leben über wenige Stunden hinaus vereinbar.

Der Quotient aus Cardiac-Index und Pulmonalkapillardruck ergibt einen *prognostischen Index*, der die Gefährdung der Infarktpatienten anzeigt. Eine ähnliche prognostische Aussage läßt der zentrale Venendruck zu, wobei bei primär normalem zentralvenösem Druck die Mortalität bei 0 %, bei mäßig erhöhtem zentralem Venendruck von 10–20 cm H_2O bei 10 % lag und bei stark erhöhtem zentralem Venendruck von über 20 cm H_2O auf 80 % anstieg.

Eine *hämodynamische Stadieneinteilung* des akuten Infarktes ermöglicht prognostische Aussagen und therapeutische Ansätze (Tab. 131). Im Stadium I ist die Prognose mit 3 % Mortalität günstig, weil die Pumpfunktion des Herzens durch das Infarktereignis nicht wesentlich beeinträchtigt ist.

Im Stadium II ist dagegen eine adäquate Förderleistung des Herzens nur durch eine Anhebung der Füllungsdrücke möglich, um den Verlust an kontraktiler Substanz zu kompensieren. Die Infarkte haben meist eine größere Ausdehnung, die Infarktmortalität liegt bei 10 %. Unter Einschwemmkathetermonitoring kann man durch eine dosierte Nitroinfusion die erhöhten Füllungsdrücke auf 15 mm Hg im Pulmonalkapillarbereich bzw. 10 mm Hg im zentralvenösen Bereich senken und damit vermutlich die Infarktausdehnung vermindern.

Reicht der Füllungsdruckanstieg zur Kompensation nicht mehr aus, dann ist das Herzminutenvolumen vermindert, und es kann sich ein kardiogener Schock entwickeln (Stadium IV). Diese Verminderung des Herzminutenvolumens bei gleichzeitiger Anhebung der Füllungsdrücke führt zu einer Infarktmortalität von über 50 %. Den Übergang in den kardiogenen Schock versucht man unter Monitoring der Füllungsdrücke und des Herzminutenvolumens durch eine kombinierte parenterale Therapie mit Vasodilatantien (Nitroverbindungen) und positiv-inotropen Substanzen (Dopamin, Dobutamin) zu verhindern.

Seltener trifft man ein vermindertes Herzminutenvolumen bei normalen oder erniedrig-

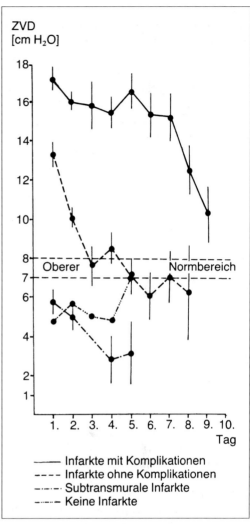

Abb. 188 Mittelwerte mit Standardfehlern für den zentralen Venendruck (ZVD) in cm H_2O in den ersten 8 Tagen nach dem Herzinfarktereignis (nach *Buchwalsky* 1972).

ten Füllungsdrücken an (Stadium III). Diese Situation ist therapeutisch durch Volumensubstitution günstig zu beeinflussen. Sie führt zu einer vergleichsweise niedrigen Mortalität von 20 %.

Gelegentlich liegt eine hyperkinetische Kreislauflage mit erhöhtem Herzminutenvolumen und nur gering erhöhtem Füllungsdruck vor. Man therapiert mit einer vorsich-

Stadium	Cardiac-Index	PCP	Häufigkeit	Mortalität
I	n	n	30 %	3 %
II	n	↑	30 %	10 %
III	↓	↓	10 %	20 %
IV	↓	↑	30 %	50 %
V	↑	↑	ca. 5 %	ca. 5 %

↑ = Erhöht   ↓ = Erniedrigt   n = Normal

Tab. 131   Hämodynamische Stadieneinteilung des akuten Herzinfarktes (nach *Bleifeld* et al. 1973).

tig dosierten medikamentösen Betablockade. Diese Situation hat eine gute Prognose.

Da eine Sinustachykardie nach Herzinfarkt auch Ausdruck der Hypovolämie oder des Herzversagens bei ausgedehntem Myokardschaden sein kann, deckt die Einschwemmkatheteruntersuchung die Ursachen der Tachykardie anhand der Druckverhältnisse im Lungenkreislauf auf. Bei Volumenmangel sind die Drücke im rechten Vorhof, in der Pulmonalarterie und Pulmonalkapillare niedrig, bei Herzversagen erhöht, und bei Hyperzirkulation sind Herzminutenvolumen und Füllungsdrücke leicht angehoben. Im ersten Fall ist die Volumensubstitution, im zweiten Fall die Vasodilatation und im dritten Fall die Betablockade die Therapie der Wahl.

Diese für prognostische und therapeutische Erwägungen wertvolle hämodynamische Stadieneinteilung des akuten Infarktgeschehens ist nur auf der Basis von Einschwemmkatheterbefunden möglich (Abb. 189). Eine gute Übereinstimmung zwischen dem linksventrikulären enddiastolischen Druck und dem diastolischen Pulmonalarteriendruck bzw. mittleren Pulmonalkapillardruck ist dabei Voraussetzung für die richtige Einschätzung der linksventrikulären Füllungsdruckverhältnisse. Simultanmessungen im linken Ventrikel und in der Pulmonalarterie zeigten, daß diese Bedingung beim akuten Infarkt erfüllt ist. Wurde zu Beginn der Messung festgestellt, daß der diastolische Pulmonalar-

teriendruck mit dem mittleren Pulmonalkapillardruck übereinstimmt, dann genügt das Druckmonitoring in der Pulmonalarterie, da die Pulmonalarteriendrücke ausreichend genau die enddiastolischen Drücke des linken Ventrikels widerspiegeln.

Die Bedeutung von Einschwemmkatheteruntersuchungen beim akuten Infarkt wird deutlich, wenn die klinischen und *röntgenologischen* Zeichen einer Linksherzinsuffizienz mit den direkt gemessenen hämodynamischen Daten verglichen werden. So findet sich nur eine lockere Beziehung zwischen den Pulmonalkapillardruckwerten und den röntgenologischen Zeichen einer Linksherzinsuffizienz. Im Einzelfall ist eine Aussage über das Vorliegen einer Linksinsuffizienz anhand der Thoraxübersichtsaufnahme nicht möglich, denn nur bei knapp der Hälfte der Patienten kann man die Pulmonalkapillardruckhöhe aufgrund des Röntgenbefundes richtig voraussagen, bei den übrigen wird der Pulmonalkapillardruck höher oder tiefer vermutet. Die Lungenvenenerweiterung und die Zeichen des interstitiellen und alveolären Ödems entwickeln sich erst ab Pulmonalkapillardruckwerten von 25–30 mm Hg. Es können röntgenologisch noch Zeichen der Linksherzinsuffizienz vorliegen, obwohl sich die Pulmonalarteriendruckwerte schon seit mehreren Stunden normalisiert haben, so daß aufgrund von Röntgenbefunden eine entsprechende Therapie zu lange und zu forciert

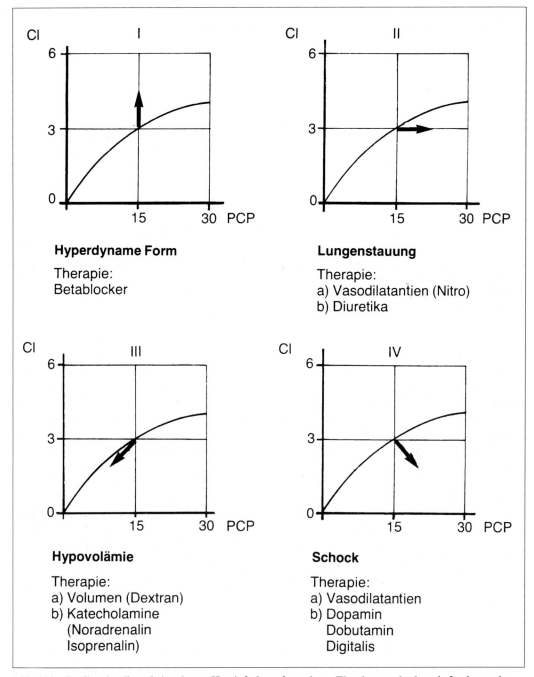

Abb. 189 Stadieneinteilung beim akuten Herzinfarkt aufgrund von Einschwemmkatheterbefunden und therapeutische Konsequenzen (Pfeilrichtung zeigt Abweichung der zentralen Hämodynamik von der normalen Ventrikelfunktionskurve; CI = Cardiac-Index; PCP = Pulmonalkapillardruck).

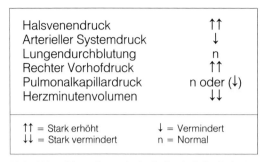

Halsvenendruck	↑↑
Arterieller Systemdruck	↓
Lungendurchblutung	n
Rechter Vorhofdruck	↑↑
Pulmonalkapillardruck	n oder (↓)
Herzminutenvolumen	↓↓

↑↑ = Stark erhöht   ↓ = Vermindert
↓↓ = Stark vermindert   n = Normal

Tab. 132   Hämodynamische Befunde beim Infarkt des rechten Ventrikels.

durchgeführt wird – mit ungünstigen Auswirkungen auf die Hämodynamik.
Auch die Höhe des rechten Vorhof- bzw. des
Zentralvenendruckes läßt sich an den Jugu-
larvenenpulsationen beim akuten Herzinfarkt nicht richtig einschätzen. Dies ist vermutlich bedingt durch den erhöhten Venen-
wandtonus, der die Pulsationen dämpft.
Beim akuten Infarkt gibt es eine lockere Korrelation zwischen dem Pulmonalarteriendruck und der Erniedrigung des arteriellen
Sauerstoffdruckes und der zentralvenösen
Sauerstoffsättigung.
Weder elektrokardiographische noch echokardiographische und röntgenologische Befunde lassen sicher erkennen, ob vorwiegend
der linke oder rechte Ventrikel infarziert ist
(Tab. 132). Zur Klärung dieser Frage ist die
Einschwemmkatheteruntersuchung mit Messung der rechts- und linksventrikulären Füllungsdrücke notwendig. Bei den elektrokardiographischen Zeichen eines Hinterwandin-
farktes mit deutlichen Zeichen einer Rechtsherzinsuffizienz, ohne Lungenstauung, aber
mit Hypotonie, muß an eine *rechtsventrikuläre Infarzierung* gedacht werden. Die Einschwemmkatheteruntersuchung bestätigt den
Verdacht, wenn erheblich erhöhte rechtsatriale Drücke bei normalen oder eher erniedrigten Drücken im Pulmonalkapillarbereich festgestellt werden.
Während man beim *linksventrikulären Herzinfarkt* die erhöhten Füllungsdrücke (PCP
oder PAP) durch eine Vasodilatation senkt

und das Herzminutenvolumen durch die Senkung der Nachlast ansteigt, kann sich diese
Therapie beim vorwiegend rechtsventrikulären Herzinfarkt ungünstig auswirken. Die
primär normalen oder erniedrigten linksventrikulären Füllungdrücke sinken weiter ab,
und die dadurch verminderte diastolische
Füllung des linken Ventrikels führt zum weiteren Herzminutenvolumen- und arteriellen
Blutdruckabfall.
Beim *rechtsventrikulären Herzinfarkt* infundiert man deshalb trotz des erhöhten rechten
Vorhofdruckes zunächst vorsichtig Volumen, bis der zentrale Venendruck auf 10–
14 mm Hg angestiegen ist und sich die linksventrikulären Füllungsdrücke normalisiert
haben. Die dadurch verbesserte diastolische
Füllung des linken Ventrikels führt zum Anstieg des Herzminutenvolumens und des arteriellen Druckes.
Durch Einschwemmkatheteruntersuchungen
beim akuten Herzinfarkt weiß man heute,
daß in 10 % der Fälle vorwiegend der rechte
Ventrikel von der Infarzierung betroffen ist,
was mit einer Infarktmortalität von 25 % einhergeht.
Beobachtet man beim Einschwemmkathetermonitoring nicht innerhalb der ersten 2–3
Tage eine Normalisierung der pathologisch
erhöhten Füllungsdrücke, dann liegen häufig
Herzinfarktkomplikationen vor (Abb. 190),
wobei die Druckhöhe, die Druckkurvenanalyse und die Sauerstoffsättigungsmessun-
gen in den verschiedenen Herz- und Gefäßabschnitten Art und Ausmaß der Komplikationen einschätzen lassen.
Kommt es bei einem Hinterwandinfarkt zu
einem Papillarmuskelabriß mit hämodynamisch wirksamer *Mitralklappeninsuffizienz*,
hört man dies an einem holosystolischen,
bandförmigen Geräusch über der Mitralklappe; die hämodynamische Bedeutung und
Auswirkung der Mitralklappeninsuffizienz
wird aber erst durch Messung des Pulmonalkapillardruckes erkannt. Die Pulmonalkapillardruckkurve weist eine Ventrikularisierung
auf mit Ausfüllung des x-Tales, ausgeprägter
v-Welle und steilem Abfall zum y-Tal. Diese

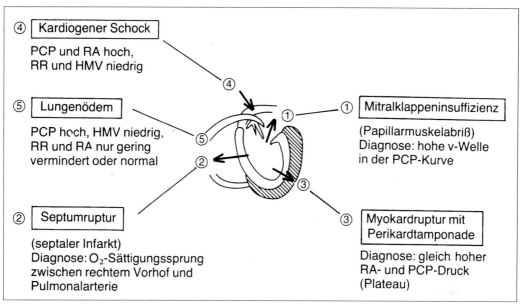

Abb. 190   Akute Herzinfarktkomplikationen.

Verformung der Pulmonalkapillardruckkurve entsteht durch die retrograd fortgeleitete Regurgitationswelle und überlagert sich auch der Pulmonalarteriendruckkurve. Die Druckhöhe korreliert mit dem Regurgitationsvolumen. Da die akute Mitralklappeninsuffizienz durch Papillarmuskelabriß die kardiale Situation des Patienten rasch verschlechtern kann, ist eine rechtzeitige diagnostische Klärung mittels Einschwemmkatheteruntersuchung nötig, um das Ausmaß der pulmonalen Druckerhöhung zu erfassen und gegebenenfalls den Patienten frühzeitig einem operativen Mitralklappenersatz zuzuführen.

Kommt es bei einem septal gelegenen Herzinfarkt zu einer *Ruptur des Kammerseptums*, so wird man linksparasternal ein systolisches Preßstrahlgeräusch hören und die Diagnose klinisch stellen können. Die hämodynamische Auswirkung und die Größe des Septumdefektes kann man aber erst richtig einschätzen, wenn man durch Blutentnahmen aus den Hohlvenen, dem rechten Vorhof, dem rechten Ventrikel und der Pulmonalarterie die Sauerstoffsättigung in diesen verschiedenen Gefäß- und Herzabschnitten bestimmt und anhand des Sättigungssprunges zwischen rechtem Vorhof und Pulmonalarterie die Größe des Links-rechts-Shunts festgestellt hat. Ein Anstieg der Sauerstoffsättigung im rechten Ventrikel, also zwischen rechtem Vorhof und Pulmonalarterie, von mehr als 5 Vol % ist signifikant für einen Links-rechts-Shunt und als Zeichen eines Ventrikelseptumdefektes zu werten. Shuntnachweis und -größenbestimmung sind auch möglich mit der Farbstoffverdünnungsmethode, indem der Farbstoff über den Einschwemmkatheter in den rechten Vorhof injiziert wird. Auch hier kann der akute operative Verschluß notwendig werden, wenn der Shunt z. B. über 50 % des Großkreislauf-Herzminutenvolumens ausmacht und sich die kardiale Situation des Patienten rasch verschlechtert.

Kommt es bei einem Herzinfarkt zu einer *Myokardruptur* oder einer *hämorrhagischen Perikarditis*, dann entwickelt sich durch Einblutung oder durch Ergußbildung eine *Herz-*

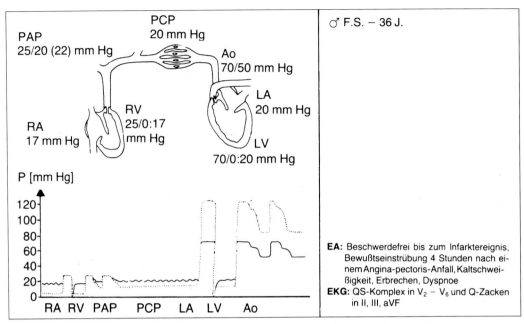

PAP
25/20 (22) mm Hg

PCP
20 mm Hg

Ao
70/50 mm Hg

LA
20 mm Hg

RV
25/0:17
mm Hg

RA
17 mm Hg

LV
70/0:20 mm Hg

♂ F.S. – 36 J.

P [mm Hg]

120
100
80
60
40
20
0

RA RV PAP   PCP   LA LV   Ao

EA: Beschwerdefrei bis zum Infarktereignis, Bewußtseinstrübung 4 Stunden nach einem Angina-pectoris-Anfall, Kaltschweißigkeit, Erbrechen, Dyspnoe
EKG: QS-Komplex in V_2 – V_6 und Q-Zacken in II, III, aVF

Abb. 191   Großer Vorderwandinfarkt mit kardiogenem Schock und folgendem Lungenödem.

beuteltamponade. Bei leiser werdenden Herztönen, bei Auftreten eines paradoxen Pulses, Abfallen des arteriellen Blutdrucks und zunehmender Niedervoltage des EKGs kann die Diagnose durch das Echokardiogramm gesichert werden. Die hämodynamischen Auswirkungen erfaßt man aber wiederum nur durch die Einschwemmkatheteruntersuchung. Dabei ist für einen Perikarderguß bzw. eine Herzbeuteltamponade typisch, daß sich die diastolischen Drücke in den rechten und linken Vorhöfen und Ventrikeln angleichen mit Ausbildung eines spätdiastolischen Druckplateaus zwischen der a- und v-Welle und einem frühdiastolischen Druckabfall (Dip) mit paradoxen Anstiegen bei Inspiration. Die mittlere Druckhöhe korreliert mit dem Ausmaß der Tamponade. Eine Perikardtamponade ist immer zu vermuten, wenn Pulmonalkapillardruck und zentralvenöser Druck auf der gleichen Höhe liegen, wobei sich auch bei Patienten mit vorwiegend rechtsventrikulärem Infarkt diese Drücke angleichen können. Eine akute

Entlastung durch Perikardpunktion um nur 50–100 ml Flüssigkeit führt oftmals zur sofortigen Normalisierung dieser Füllungsdrücke und zur Beseitigung der Einflußstauung und der Dyspnoe.
Ein schweres Myokardversagen durch den Verlust kontraktiler Substanz führt nach 4–6 Stunden zur Entwicklung eines kardiogenen Schocks. Durch das verminderte Herzminutenvolumen kommt es zur Störung der peripheren Blutzirkulation mit Entwicklung einer kaltschweißigen Haut und Reduktion der Nierenausscheidung auf unter 50 ml/h. Der arterielle Systemdruck ist vermindert, bei der Einschwemmkatheteruntersuchung findet man oftmals maximal erhöhte links- und auch rechtsventrikuläre Füllungsdrücke (Abb. 191). Früher war man der Meinung, daß alle Patienten mit einem Pulmonalkapillardruck von über 15 mm Hg und einem Herzindex von unter 2,3 l/min/m² im kardiogenen Schock sterben würden. Heute weiß man, daß eine differenzierte Therapie mit Einschwemmkatheterüberwachung   das

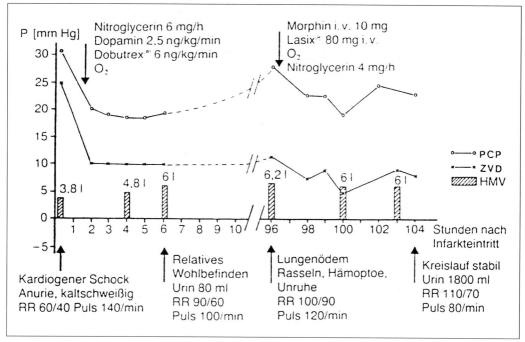

Abb. 192   Großer Vorderwandinfarkt mit kardiogenem Schock und folgendem Lungenödem.

Schicksal dieser Patienten begünstigt. Aus dem Ansprechen auf positiv-inotrope Substanzen kann man ableiten, ob der Patient mit konservativer Therapie eine Überlebenschance hat oder ob er schnell einer Notfallherzchirurgie, Notfallangioplastie oder Aortengegenpulsation zugeführt werden muß, um das Schicksal des Patienten zum Positiven zu wenden.

Entwickelt sich ein Myokardversagen langsamer, dann führt eine zunehmende Blutstauung in den Lungen zur Entwicklung eines *Lungenödems* am 2. oder 3. Tag nach dem akuten Infarktereignis. Dabei wird bei einem Pulmonalkapillardruck von über 30 mm Hg der kolloidosmotische Druck des Blutes überschritten, und Blutserum tritt in die Lungenalveolen. Die Transsudation wird durch die vermehrte Durchlässigkeit der Kapillarwände begünstigt, die durch Katecholamine bedingt ist. Da die Kapillarwandpermeabilität unterschiedlich ausgeprägt sein kann, kommt es u. U. auch bei niedrigeren Werten

zur Ödembildung. Umgekehrt können die Pulmonalkapillardrücke auch ohne Entwicklung eines Lungenödems auf 40–50 mm Hg ansteigen. Bei einer ergometrischen Belastung steigt der Pulmonalkapillardruck oft kurzfristig auf diese Werte, ohne daß sich Zeichen einer Lungenstauung oder eines Lungenödems entwickeln.

Beim kardiogenen Schock und Lungenödem ermöglicht erst ein Pulmonalarteriendruckmonitoring eine ausgewogene Therapie mit vasodilatatorischen, diuretischen und positiv-inotropen Substanzen (Abb. 192).

Zusammenfassend ist festzustellen, daß beim akuten Herzinfarkt Einschwemmkatheteruntersuchungen prognostische Aussagen, die Aufdeckung von rechtsventrikulärer Infarzierung und Infarktkomplikationen sowie eine differenzierte Therapie ermöglichen. Es sollte dshalb die Indikation zur Einschwemmkatheteruntersuchung bei allen großen und kompliziert verlaufenden Herzinfarkten rechtzeitig gestellt werden.

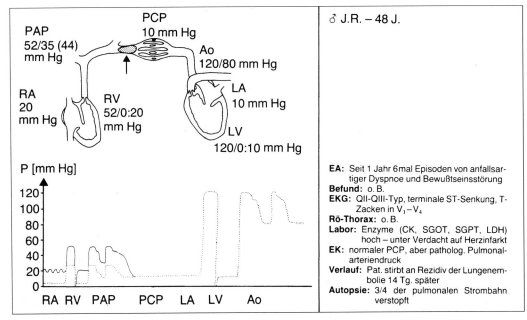

Abb. 193   Akute Lungenembolie.

Stellenwert der Einschwemmkatheteruntersuchung bei akuter Lungenembolie

Nur selten entwickelt sich bei einer akuten Lungenembolie die klassische Symptomatik mit atemabhängigem Schmerz, Dyspnoe, Hämoptoe und Tachykardie. Auch die charakteristischen elektrokardiographischen und röntgenologischen Veränderungen fehlen häufig. Die Diagnose der Lungenembolie wird deshalb in über 50 % der Fälle erst autoptisch gestellt.

Bei den elektrokardiographischen Veränderungen, die bei einer *akuten Lungenembolie* erst bei mittleren Pulmonalarteriendruckerhöhungen von über 30 mm Hg zu erwarten sind, muß man differentialdiagnostisch auch häufig an einen Hinterwandinfarkt denken. Die typische Konstellation mit S_I-Q_{III}-Typ, mit T_{III}-Inversionen, negativen T-Wellen von V1 bis V3, mit unvollständigem und vollständigem Rechtsschenkelblock und Vorhofflimmern ist bei der Lungenembolie selten. Häufiger sind breite, tiefe Q-

Zacken in II und III mit Repolarisationsstörungen, die gegen einen akuten Hinterwandinfarkt differentialdiagnostisch abgegrenzt werden müssen. Bei der Einschwemmkatheteruntersuchung wird bei der Lungenembolie eine *präkapilläre pulmonale Hypertonie* gefunden mit normalen oder nur leicht erhöhten Pulmonalkapillardruckwerten bei stark angehobenen Pulmonalarteriendrücken und erhöhtem Lungengefäßwiderstand. Beim akuten Hinterwandinfarkt wird eine postkapilläre pulmonale Hypertonie mit erhöhten Pulmonalkapillar- und Pulmonalarteriendruckwerten festgestellt (Tab. 133, Abb. 193).

Bei unklaren Zuständen von Dyspnoe, Kreislaufkollaps und Tachykardien kann die Einschwemmkatheteruntersuchung durch Aufdeckung einer präkapillären Hypertonie zur Diagnose der Lungenembolie führen. Eine pulmonale Hypertonie entwickelt sich bei ausgedehnten Lungenembolien erst, wenn mehr als 25 % der Lungenstrombahn verlegt wurden. Dabei steigt der mittlere Pulmonalarteriendruck nur selten über 40 mm Hg, da sich der muskelschwache rechte Ventrikel

	EKG	PA_m	PCP_m	HMV
Akute Lungenembolie	Q_{III} (Q_{II})	↑↑	n/↓	n/↓
Akuter Hinterwandinfarkt	Q_{III}, Q_{II} (Q_{AVF})	↑↑	↑↑	↓

↑↑ = Stark erhöht	↓ = Erniedrigt	n = Normal

Tab. 133 Hämodynamische Differentialdiagnose zwischen akuter Lungenembolie und Hinterwandinfarkt bei gleichem pathologischem EKG.

nicht so schnell an die akute Druckbelastung adaptieren und höhere Drücke erzeugen kann.

Ein Pulmonalarterienmitteldruck von über 70 mm Hg schließt deshalb eine *akute Lungenembolie* als alleinige Ursache der Druckerhöhung aus und spricht für die chronische Entwicklung der pulmonalen Hypertonie, z. B. auf dem Boden rezidivierender Lungenembolien, wobei sich der rechte Ventrikel an die Druckbelastung über einen längeren Zeitraum adaptieren konnte. Es entwickelt sich schnell eine *Rechtsherzinsuffizienz,* wenn der Pulmonalarterienmitteldruck auf über 30 mm Hg ansteigt. Als Hinweis auf die Druckbelastung des rechten Ventrikels kommt es zur Anhebung der a-Welle in der rechten Vorhofdruckkurve.

Kommt es zur akuten Dilatation des rechten Ventrikels bei Pulmonalarteriendrücken über 40 mm Hg, entsteht eine Trikuspidalklappeninsuffizienz durch die Aufweitung des Klappenringes mit Ausbildung einer hohen v-Welle in der rechten Vorhofdruckkurve, wobei der mittlere Vorhofdruck oft nur gering erhöht ist. Der rechte Ventrikel reagiert aufgrund seiner Compliance auf eine akute Druckbelastung primär mit einer Dilatation und erst später mit einem Anstieg seiner Füllungsdrücke. Bei Anstieg der Pulmonalarteriendrücke auf über 40 mm Hg sind 50–80 % der Lungenstrombahn embolisch verlegt, und 50 % der Patienten sterben am Rechtsherzversagen innerhalb weniger Stunden oder Tage.

Bei Verlegung segmentärer oder lobärer Pulmonalarterienäste durch kleine und mittelgroße Embolien steigen die mittleren Pulmonalarteriendruckwerte im allgemeinen nicht über 20–30 mm Hg an und normalisieren sich oftmals schon in den ersten 24 Stunden. Auch nach Verlegung großer Pulmonalarterienhauptäste kommt es innerhalb der ersten 7 Tage (s. Abb. 184) nach dem akuten Ereignis oftmals zur *Normalisierung der primär stark erhöhten Pulmonalarteriendruckwerte*. Die spontane Fibrinolyse, die in der Lunge besonders ausgeprägt stattfindet, führt zur allmählichen Auflösung des Embolus und zur Revaskularisation der Lungenarterien. Auch Monate und Jahre nach einem akuten Lungenembolieereignis liegen die Pulmonalarteriendrücke dann noch im Normbereich. Gelegentlich ist unter körperlicher Belastung nur ein leichter pathologischer Pulmonalarteriendruckanstieg nachweisbar (latente pulmonale Hypertonie). Der Wiederanstieg der Pulmonalarteriendruckwerte oder die Entwicklung einer manifesten pulmonalen Hypertonie spricht für rezidivierende, klinisch oft stumm bleibende Mikrolungenembolien. Für die Druckerhöhung in der Lungenarterie ist offensichtlich nicht allein die Gefäßobliteration verantwortlich, denn aus der Thoraxchirurgie weiß man, daß man ganze Lungenflügel resezieren kann, ohne daß der Pulmonalarteriendruck ansteigt. Man nimmt an, daß durch die akute Hypoxie vasoaktive Stoffe und neuroreflektorische Vorgänge in Gang gesetzt werden, die zusätzlich zur Gefäßkonstriktion und zum Druckanstieg führen. Infolge des verminderten Blutzuflusses zum linken Ventrikel durch die Verlegung der Lungenstrombahn kommt es zum arteriellen Blutdruckabfall mit reflektorischer Tachykardie und zur Entwicklung einer Kollaps- oder Schocksymptomatik. Die arterielle Hypoxie führt zur Beeinträchtigung der linken Ventrikelfunktion, die einen Anstieg des Pulmonalkapillardruckes und des diastolischen Ventrikeldruckes verursachen kann. Wird bei einem akuten Lungenembolieereignis durch die Einschwemmkatheteruntersuchung eine Pulmonalarteriendruckerhöhung von über 30 mm Hg gefunden, müssen eingreifende *therapeutische Maßnahmen* wie Fibrinolyse oder akute operative Embolektomie (Trendelenburg-Operation) erwogen werden. Zur Prophylaxe weiterer embolischer Ereignisse leitet man eine Antikoagulation mit Heparin und später Dicumarol ein. Durch eine Streptokinasetherapie über den in der Pulmonalarterie liegenden Einschwemmkatheter läßt sich auch eine *selektive intrapulmonale Fibrinolyse* durchführen und deren Erfolg am Pulmonalarteriendruckverhalten ablesen. Wenn man den Einschwemmkatheter durch einen Ballonkatheter mit Seitenlöchern (Berman-TM) auswechselt, kann man über eine Kontrastmittelinjektion die Pulmonalarterienaufzweigung mit Gefäßabbrüchen durch einen Blattfilmwechsler oder die digitale Subtraktionstechnik röntgenologisch darstellen. Der Berman-TM-Angiographiekatheter erlaubt allerdings keine Pulmonalkapillardruckmessung.

Ein hämodynamisches Monitoring durch die Einschwemmkatheteruntersuchung informiert über die weitere Entwicklung der pulmonalen Hypertonie. Eine rasche Normalisierung der Pulmonalarteriendruckwerte in den ersten Stunden und Tagen zeigt die spontane oder medikamentös bewirkte Fibronolyse des Embolus. Bei einer effektiven Lyse ist eine deutliche Senkung der Vorhof- und Pulmonalarteriendrücke nach 6, spätestens 12 Stunden zu erwarten. Ein Wiederanstieg der Pulmonalarteriendruckwerte weist auf ein Embolierezidiv hin. Durch die Erhöhung rechtsventrikulärer Füllungsdrücke erkennt man frühzeitig die *Entwicklung einer Rechtsherzinsuffizienz*.

Zusammenfassend ist festzustellen, daß bei unklaren Zuständen von Dyspnoe, Tachykardien und Kreislaufkollaps durch Einschwemmkatheteruntersuchungen oftmals Lungenembolieereignisse aufgedeckt werden bei sonst fehlenden oder uncharakteristischen elektrokardiographischen und röntgenologischen Befunden. Wird bei der Einschwemmkatheteruntersuchung bei normalen oder nur leicht erhöhten Pulmonalkapillardruckwerten eine deutliche Steigerung des mittleren Pulmonalarteriendruckes auf 30–40 mm Hg gefunden, dann kann man von einer massiven und fulminanten Lungenembolie ausgehen. Eine eingreifende Therapie durch Fibrinolyse oder operative Embolektomie muß erwogen werden, um die hohe Mortalität von über 50 % zu senken.

Als Zugang für die Einschwemmkatheteruntersuchung darf bei Verdacht auf Lungenembolien keine Bein- oder Leistenvene gewählt werden, da die Venen der unteren Körperhälfte häufig Ausgangspunkt der Embolien sind und weitere Embolien ausgelöst werden könnten.

Stellenwert der Einschwemmkatheteruntersuchung bei akutem Volumenmangel

Bei einem akuten Herz-Kreislauf-Versagen durch *Blut- oder Flüssigkeitsverlust* kommt es zu einer pathologischen Verminderung der rechts- und linksventrikulären Füllungsdrücke, wobei die zentralen Venendrücke unter 0 mm Hg und die Pulmonalkapillardrücke unter 5 mm Hg sinken können. Diese Verringerung der Füllungsdrücke führt zu einer herabgesetzten diastolischen Füllung der Ventrikel und damit zu einer Verminderung des Schlag- und Herzminutenvolumens. Das geringe Herzminutenvolumen ist verant-

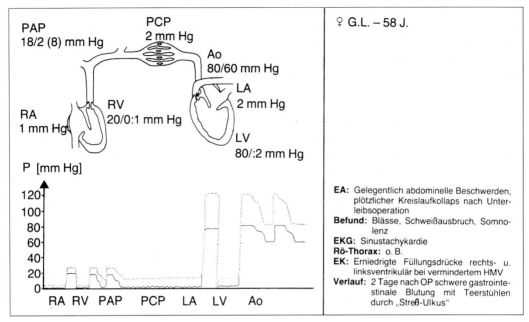

PAP
18/2 (8) mm Hg

PCP
2 mm Hg

Ao
80/60 mm Hg

LA
2 mm Hg

RV
20/0:1 mm Hg

RA
1 mm Hg

LV
80/:2 mm Hg

P [mm Hg]

120
100
80
60
40
20
0

RA RV PAP PCP LA LV Ao

♀ G.L. – 58 J.

EA: Gelegentlich abdominelle Beschwerden, plötzlicher Kreislaufkollaps nach Unterleibsoperation
Befund: Blässe, Schweißausbruch, Somnolenz
EKG: Sinustachykardie
Rö-Thorax: o. B.
EK: Erniedrigte Füllungsdrücke rechts- u. linksventrikulär bei vermindertem HMV
Verlauf: 2 Tage nach OP schwere gastrointestinale Blutung mit Teerstühlen durch „Streß-Ulkus"

Abb. 194   Akuter Blutverlust.

wortlich für den Abfall des arteriellen Systemdruckes und die Entwicklung der Schocksymptomatik (Abb. 194).

Ein akuter Volumenmangel führt also primär zur Verminderung der venösen Füllungsdrücke und erst sekundär zum Abfall arterieller Drücke. Dies beruht darauf, daß sich der größte Teil des Blutvolumens im venösen System befindet und der Organismus eine verminderte arterielle Blutfüllung zunächst mit einem Anstieg des peripheren Arteriolenwiderstandes kompensiert, so daß der arterielle Mitteldruck konstant bleibt. Während schon Volumenverluste von 200–500 ml zu deutlichem, registrierbarem venösem Druckabfall führen, müssen mehr als 20 % des Gesamtblutvolumens fehlen, bevor im arteriellen System der Druck abfällt und die Herzfrequenz steigt. Man kann in der Regel davon ausgehen, daß ein akuter Blut- oder Flüssigkeitsverlust von 1 ml/kg Körpergewicht bei sonst unbeeinflußter Kreislauflage zu einem Absinken des zentralen Venendruckes von 0,49 ± 0,12 cm H_2O führt. Durch die Messung des zentralvenö-

sen und des Pulmonalarteriendruckes mit dem Einschwemmkatheter sind akute Blut- oder Flüssigkeitsverluste schnell zu erfassen und in ihrem Ausmaß einzuschätzen. Entscheidend für die Meßgenauigkeit ist dabei die exakte Festlegung des Nullpunktes, d. h. die Eichung des Druckmanometers auf die rechte Vorhofdruckhöhe, die am sichersten mit Hilfe einer Thoraxschublehre erfolgt.

Wegen verschiedenster Störmöglichkeiten sollte man aber aus einer einmaligen Druckmessung noch keine voreiligen diagnostischen oder therapeutischen Rückschlüsse über das Ausmaß einer Blutung bzw. eines Flüssigkeitsverlustes ziehen. Erst wiederholte Messungen und Verlaufsbeobachtungen unter Volumensubstitution geben eine sichere Information über das tatsächliche Ausmaß des Volumenmangels. Im Zweifelsfall infundiert man rasch 50 ml eines Volumenexpanders (z. B. Dextranlösung) und beobachtet das Füllungsdruckverhalten. Steigen die Drücke nicht oder nur gering an, besteht ein Volumenmangel, der durch weitere Substitution ausgeglichen werden muß.

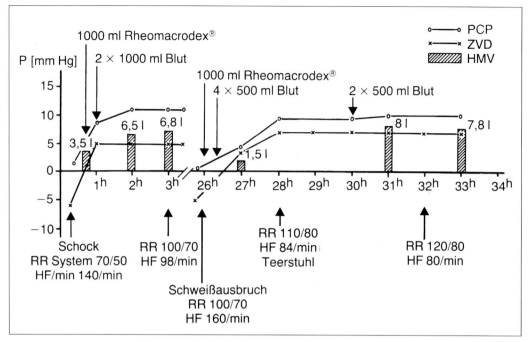

Abb. 195 Volumenmangelschock durch rezidivierende gastrointestinale Blutung (Streß-Ulkus nach Herzoperation).

Die *kontinuierliche Messung des zentralvenösen Druckes* oder *Pulmonalarteriendruckes* ermöglicht also die Steuerung der Volumenzufuhr durch Infusionen und Transfusionen unter Vermeidung einer Herz-Kreislauf-Überlastung. Eine vollständige Auffüllung des Kreislaufs ist anzunehmen, wenn der zentrale Venendruck bis auf 10 cm Wassersäule oder 7 mm Hg gestiegen ist und der Pulmonalkapillardruck bei 15 mm Hg liegt. Bei konstanten Drücken darf man davon ausgehen, daß der Volumenverlust, z. B. durch eine akute Blutung ausgelöst, sistiert, ein plötzlicher erneuter Abfall der Drücke dagegen spricht für eine weitere Blutung. So kann durch Monitoring der venösen Drücke ein Wiedereinsetzen einer gastrointestinalen Blutung frühzeitig erkannt werden, bevor es bereits sekundär zu arteriellem Blutdruckabfall, Herzfrequenzanstieg oder Schocksymptomen kommt (Abb. 195).

Grundsätzlich ist die *Registrierung des zentralen Venendruckes* technisch einfach und über ein flüssigkeitsgefülltes Steigrohr möglich, das über einen Dreiwegehahn mit einem zentral gelegenen Venenkatheter verbunden ist. Das Steigrohr wird über eine Infusion gefüllt. Der zentralvenöse Druck hält die Flüssigkeitssäule im Steigrohr in einer bestimmten Höhe, die auf einer Skala abgelesen werden kann. Mit diesem technisch wenig aufwendigen System läßt sich aber nur der mittlere zentralvenöse Venendruck bestimmen, eine Druckkurvenanalyse ist nicht möglich.

Wegen der technischen Störanfälligkeit ist diese Meßtechnik zugunsten der Einschwemmkatheteruntersuchung mit elektrischem Druckwandler aufgegeben worden, da dadurch zusätzliche Druckmessungen in der Pulmonalarterie und Pulmonalkapillare möglich sind.

1. Überwachung von Risikopatienten während chirurgischer Eingriffe (insbesondere Herzchirurgie)
2. Differenzierung und Therapiesteuerung bei plötzlichem Herz- und Kreislaufversagen
3. Verlaufsbeobachtung nach komplizierten chirurgischen Eingriffen und bei kardiopulmonalen Funktionsstörungen

Tab. 134   Stellenwert der Einschwemmkatheteruntersuchung in der Chirurgie und Anästhesie.

Optimal für ein hämodynamisches Monitoring ist der 3lumige Thermodilutionskatheter, angeschlossen an 2 Druckwandler. Durch die proximale Katheteröffnung kann der Druck im rechten Vorhof und über die distale Öffnung an der Katheterspitze der Druck in der Pulmonalarterie simultan gemessen werden. Außerdem ermöglicht das Temperaturverdünnungsverfahren Herzminutenvolumenbestimmungen in regelmäßigen Abständen.

Stellenwert der Einschwemmkatheteruntersuchung bei unterschiedlichen Schockformen

Bei einem *Endotoxinschock* treten ebenfalls hämodynamische Veränderungen auf, die durch die Einschwemmkatheteruntersuchung zu erfassen sind. Bei einem kontinuierlichen Abfall des PO_2 und einem Anstieg des PCO_2 im zentralvenösen Blut wird ein Abfall des Herzminutenvolumens bei gleichzeitigem Anstieg des Pulmonalarteriendruckes infolge der Erhöhung des peripheren Lungengefäßwiderstandes registriert. Dabei korreliert die Höhe des Pulmonalarteriendruckes mit dem Schweregrad des Endotoxinschocks und der Mortalität.

Beim *septischen Schock* können wir, ebenso wie beim akuten *Atemnotsyndrom des Erwachsenen* (ARDS = adult respiratory distress syndrome), sehr unterschiedliche hämodynamische Situationen antreffen, die nur sicher durch eine Einschwemmkatheteruntersuchung eingeschätzt werden können. Es

ergeben sich daraus unterschiedliche therapeutische Konsequenzen. So geht die primär hyperdyname Phase des septischen Schocks in eine hypodyname über, wenn der Volumenmangel infolge Flüssigkeitsaustritts in den verschiedenen Organen nicht rechtzeitig behoben wird. Beim *ARDS*, das durch Permeabilitätsstörung der Lungengefäßwände zum nichtkardialen Lungenödem führt, können hyperkinetische Situationen, neben Volumenmangel oder Überhydrierung, aber auch völlig normale hämodynamische Verhältnisse vorliegen. Jede dieser Situationen erfordert ein unterschiedliches therapeutisches Handeln. In der Regel liegen die Pulmonalkapillardrücke im Normbereich; die Pulmonalarterienmitteldrücke sind in der Hälfte der Fälle erhöht.

Stellenwert der Einschwemmkatheteruntersuchung in der Chirurgie und Anästhesie

Die Einschwemmkatheteruntersuchung setzt sich zunehmend in der Chirurgie und Anästhesie in der *prä-, peri- und postoperativen hämodynamischen Überwachung* von gefährdeten Patienten durch, denen größere abdominelle oder thorakale Operationen bevorstehen. Der Swan-Ganz-Katheter wird einen Tag vor der geplanten Operation, meist über die Vena jugularis interna rechts, gelegt, um die kardiopulmonale Ausgangssituation zu ermitteln und eventuell noch medikamentös zu stabilisieren (Tab. 134).

Während der Operation steuert man durch kontinuierliche Messung des Pulmonalarteriendruckes und des zentralvenösen Druckes die Flüssigkeits- bzw. Blutzufuhr. Dabei muß berücksichtigt werden, daß bei der Aortenabklemmung im Rahmen einer Herzoperation der zentralvenöse Druck und auch der Pulmonalkapillardruck immer pathologisch ansteigen.

Die für eine Narkose eingesetzten Medikamente führen zu einer Dämpfung des Sympathikus und damit zur Senkung der Kontraktilität und Nachlast des Herzens. Dies kann zum Kreislaufzusammenbruch führen, dem bei Kenntnis der zentralen Hämodynamik gegengesteuert werden kann. Die Operation selbst kann durch Blutverlust zur Senkung der Vorlast führen. Diese kann durch Volumenzufuhr bei Kenntnis der Füllungsdrücke des rechten und linken Herzens ausgeglichen werden. Auch kardiale Ischämien, Störungen des Säure-Basen-Haushalts und der Elektrolyte, Hypoxie und Hyperkapnie führen zu Funktionsstörungen des Herzens, die durch die Einschwemmkatheteruntersuchung rechtzeitig aufgedeckt und therapiert werden können.

Besonders wertvoll ist die hämodynamische Überwachung durch Einschwemmkatheteruntersuchung in den ersten 3 postoperativen Tagen. Dabei können Ursache und Ausmaß der verschiedenen Herz-Kreislauf-Störungen (Herzversagen, Lungenembolie und Volumenmangel) ermittelt werden. Es ergeben sich daraus therapeutische Konsequenzen, die davon abhängen, ob eine verminderte *Auswurfleistung des Herzens* (Low-Output-Failure) mit erhöhtem oder erniedrigtem peripherem arteriellem und pulmonalem Gefäßwiderstand einhergeht: Im ersten Fall substituiert man Volumen bei gleichzeitiger medikamentöser Vasodilatation zur Herabsetzung des erhöhten Gefäßwiderstandes, im zweiten Fall erfolgt dagegen der Volumenersatz mit gleichzeitiger Verabfolgung von adrenergen Substanzen, um durch eine Gefäßtonisierung den Blutdruck anzuheben.

Diese wichtigen therapeutischen Entscheidungen können nur bei Kenntnis der Einschwemmkatheterbefunde getroffen werden. Untersuchungen haben gezeigt, daß die behandelnden Ärzte vor dem Legen eines Einschwemmkatheters die hämodynamische Situation, d. h. das Herzminutenvolumen und die Pulmonalarteriendrücke, nur in 40 % der Fälle richtig eingeschätzt hatten und daß die Information über Einschwemmkatheterdaten in 50 % der Fälle die Therapiemaßnahmen beeinflußt hatte. Auf einer chirurgischen Intensivstation führte die Einschwemmkatheteruntersuchung in 26 % der Fälle zu einer Änderung der Therapie, und der Allgemeinzustand der Patienten besserte sich, nachdem bei Kenntnis der Pulmonalarteriendruckwerte gezielt behandelt wurde.

In geübter Hand sind Komplikationen auf der chirurgischen Intensivstation selten und vorwiegend durch die Einführungstechnik und die Verweildauer des Katheters bedingt.

Eine Einschwemmkatheteruntersuchung sollte erwogen werden, wenn bei Patienten mit *erhöhtem operativem Risiko* größere abdominelle oder thoraxchirurgische Eingriffe nötig sind. So wird die Einschwemmkatheteruntersuchung empfohlen bei Patienten mit einem Lebensalter von über 65 Jahren, bei Patienten mit anamnestischen Herzerkrankungen wie Herzklappenfehler und Herzmuskelerkrankungen und insbesondere bei Patienten mit einer koronaren Herzkrankheit, wenn eine Angina pectoris oder ein nicht länger als 4 Wochen zurückliegender Herzinfarkt besteht. Eine myokardiale Ischämie während eines operativen Eingriffs führt zu steilen Druckanstiegen in der Pulmonalarterie und Pulmonalkapillare. Deshalb kann die Einschwemmkatheteruntersuchung bei der Narkose und Operation zur Ischämieüberwachung dienen. Risikopatienten für thorakale Eingriffe sind außerdem Personen mit Lungenerkrankungen, insbesondere dann, wenn der Verdacht einer pulmonalen Hypertonie besteht.

Während der Operation und der postoperativen Nachbehandlung erfolgt das hämodynamische Monitoring auf der Intensivstation unter *Respirationsbedingungen*. Die positiven intrathorakalen Drücke, die durch die künstliche Beatmung in der Inspirationsphase erzeugt werden, können zur Verfälschung der Pulmonalarteriendrücke führen. Deshalb sollte die Druckmessung am Ende der Exspirationsphase vorgenommen werden. Wird die Beatmung mit positivem endexspiratorischem Druck (PEEP) durchgeführt, sollte zur Druckmessung der PEEP abgeschaltet werden, da er sich über die Atemwege auf die Lungenkapillare überträgt. Wird eine PEEP-Beatmung mit Drücken über 5 mm Hg durchgeführt, dann muß je 4 mm Hg PEEP-Erhöhung der gemessene mittlere Pulmonalkapillardruck um 2 mm Hg reduziert werden.

Beim Langzeitmonitoring auf der Intensivstation sollte man auch beachten, daß eine schwere obstruktive Schlafapnoe zu Pulmonalarteriendruckanstiegen führen kann. Außerdem sollte der Pulmonalkapillardruck nur registriert werden bei Lage der Katheterspitze in Höhe des linken Vorhofs, da in dieser Zone III der Lungenperfusion sowohl der pulmonalarterielle als auch der pulmonalvenöse Druck den alveolären übersteigt.

Die *Funktion des rechten Ventrikels* bei einer myokardialen und koronaren Erkrankung, bei kardiopulmonalem Schock, bei einer respiratorischen Insuffizienz, bei einer Herzoperation oder einer Herztransplantation wurde bisher nicht genügend beachtet. Deshalb konzentrierte sich das Interesse der Anästhesisten in den letzten Jahren auf die Erfassung der rechten Ventrikelfunktion durch neuartige Kathetertechniken.

Neben der Messung der rechtsventrikulären Füllungsdrücke kann die Funktion des rechten Ventrikels bei akuten Erkrankungen und Belastungen nur durch eine Ventrikelvolumenmessung erfaßt werden, denn der rechte Ventrikel reagiert oft zunächst mit einer akuten Dilatation und erst später mit einer enddiastolischen Druckerhöhung. Mit einem „Fast-response-Thermistor" in einem Einschwemmkatheter können – in Verbindung mit einem Spezial-Thermodilutionscomputer – systolische und diastolische Volumina und Ejektionsfraktionen des rechten Ventrikels unter intensivmedizinischen Bedingungen gemessen werden, was für die frühzeitige Erkennung eines Rechtsherzversagens von Bedeutung sein kann. Aus diesem Grunde hat sich die *Überwachung der Ejektionsfraktion des rechten Ventrikels* neben der Pulmonalarteriendruckmessung während chirurgischer Eingriffe und auch auf der Intensivstation bewährt, insbesondere bei respiratorischer Insuffizienz, bei Herzoperationen mit pulmonaler Hypertonie und bei Herztransplantationen, da die rechte Ventrikelfunktion in diesen Situationen über das Schicksal des Patienten entscheidet. So kann bei einem Vorwärtsversagen (low output failure) des Herzens nach einer aortokoronaren Bypassoperation eine Volumensubstitution zur Erhöhung des Herzminutenvolumens führen, wenn die rechte Ventrikelfunktion noch normal ist. Wird bei der Volumenmessung durch den schnellen Thermistorkatheter festgestellt, daß die Ejektionsfraktion des rechten Ventrikels bereits eingeschränkt ist, dann kann eine Volumensubstitution zum Rechtsherzversagen führen.

Trotz des hohen Stellenwertes der Einschwemmkatheteruntersuchung in der prä-, peri- und postoperativen Überwachung von Risikopatienten und bei größeren chirurgischen Eingriffen haben sich Empfehlungen für ein zentralhämodynamisches Monitoring noch nicht allgemein durchgesetzt. Auch heute verzichten einige herz- und thoraxchirurgische Zentren noch immer auf die routinemäßige Überwachung ihrer Patienten mit Hilfe einer Einschwemmkatheteruntersuchung.

Stellenwert der Einschwemmkatheteruntersuchung bei der koronaren Angioplastie (PTCA)

In den Anfängen der PTCA wurde routinemäßig eine Schrittmacherelektrode transfemoral in den rechten Ventrikel gelegt, um bei Herzstillstand oder schweren Erregungsleitungsstörungen während des Eingriffs sofort die Möglichkeit der *Schrittmacherstimulation* zu haben. Obwohl sich dadurch mit entsprechenden Einschwemmkathetern (z. B. Multipurpose-Kathetern) auch die rechtsventrikulären und insbesondere die pulmonalarteriellen Drücke erfassen lassen, wird bis heute ein zentralhämodynamisches Monitoring während der PTCA noch nicht routinemäßig eingesetzt.

Bei 500 konsekutiven Fällen haben wir in der Regel vor der PTCA einen Einschwemmkatheter transfemoral in die Pulmonalarterie gelegt, mit dem neben der *fortlaufenden Registrierung der Pulmonalarteriendrücke* im Bedarfsfall auch die Stimulation im rechten Ventrikel möglich war. Wir verwendeten anfangs den Multipurpose®-Katheter, später den Paceport-(TM-)Katheter. Mit der Messung des diastolischen Pulmonalarteriendruckes, nach Aufblasen des Ballons auch des Pulmonalkapillardruckes, gewannen wir neben der vom Patienten angegebenen Angina pectoris und im EKG erkennbaren ST-Streckenveränderungen einen zusätzlichen Ischämieindikator. 20–30 Sekunden nach Okklusion einer Koronararterie durch den Dilatationskatheter kam es zum Druckanstieg in der Pulmonalarterie mit anschließendem Rückgang der Druckwerte innerhalb von 20–30 Sekunden nach Freigabe des koronaren Blutstroms durch Deflation des Dilatationsballons. Oftmals erwies sich dieser Pulmonalarteriendruckanstieg als zuverlässiger als die gelegentlich nur schwer einzuschätzenden pektangiösen Beschwerden des Patienten und die uncharakteristischen oder

fehlenden EKG-Veränderungen, weil letztere durch Artefakte infolge von Muskelzittern und Elektrodenbewegungen überlagert waren. Außerdem korrelierte der Druckanstieg mit dem Umfang des myokardialen Ischämieareals, und der ausbleibende Druckabfall nach Ballondeflation signalisierte eine Komplikation, wie z. B. einen akuten Koronararterienverschluß durch Thrombus oder Dissektion (Abb. 196).

Die Pulmonalarteriendruckhöhe korrelierte mit dem Ausmaß der drohenden Myokardinfarzierung, was die Entscheidung für eine Notfall-Bypassoperation erleichterte. Nach kompliziert verlaufener PTCA wurde der Patient mit liegendem Einschwemmkatheter auf die Intensivstation verlegt, wo das *zentralhämodynamische Monitoring* fortgeführt wurde. Im allgemeinen sind die höchsten Pulmonalarteriendruckanstiege bei der PTCA des Ramus interventricularis anterior zu erwarten; bei der PTCA von Nebenästen bleiben die Druckanstiege oftmals aus, ebenso wie bei der Ischämie der Hinterwand bei Ballonokklusion von Ramus circumflexus oder rechter Herzkranzarterie.

Bei fehlendem Druckanstieg in der Pulmonalarterie und auch nicht typischer Symptomatik während des Eingriffs stellten wir retrospektiv die Indikation zur PTCA oft in Frage (Tab. 135). Es ist denkbar, daß wir in Zukunft auf die Rekoronarangiographie zur Dokumentation des PTCA-Ergebnisses verzichten, wenn der Patient nach dem Eingriff kardial beschwerdefrei ist und bei der *Kontroll-Einschwemmkatheteruntersuchung* eine normale zentrale Hämodynamik unter Belastung zeigt. Die Rekoronarangiographie wäre dann nur noch in Fällen angezeigt, wo die zentrale Belastungshämodynamik nach der PTCA unverändert ist oder sich wieder verschlechtert.

Wir glauben, daß das routinemäßige Monitoring der Pulmonalarteriendrücke während der PTCA mitverantwortlich ist für unsere geringe Komplikationsrate bei diesen Eingriffen (nur 2 Todesfälle und 5 transmurale Herzinfarkte bei 500 PTCA-Patienten).

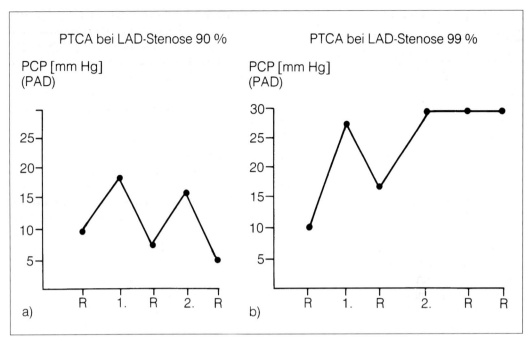

Abb. 196 Einschwemmkatheter-Monitoring während der PTCA einer LAD-Stenose a) bei erfolgreicher Dilatation und b) bei mißglückter Dilatation mit Koronararterienverschluß (R = Ruhewerte vor und nach dem Eingriff; 1. und 2. = Dilatation).

1. Zentralhämodynamisches Monitoring während der Ballondilatation mit Abschätzung von Ischämiedauer und Ischämieausdehnung
2. Notfallmäßige Schrittmacherstimulation bei PTCA möglich (bei Verwendung eines Paceport-[TM-] Katheters)
3. Frühzeitiges Erkennen von hämodynamischen Komplikationen mit anschließendem Monitoring auf der Intensivstation
4. Sicherer zentralvenöser Zugang für die Notfalltherapie

Tab. 135 Stellenwert der Einschwemmkatheteruntersuchung bei der Angioplastie (PTCA).

Stellenwert der Einschwemmkatheter-untersuchung in der kardiologischen Rehabilitation

Nachdem sich bereits in den sechziger Jahren die Einschwemmkatheteruntersuchung in der kardiologischen Intensivmedizin allgemein durchgesetzt hatte, fand sie Anfang der siebziger Jahre auch Eingang in die kardiologische Rehabilitation. Mit Hilfe dieser Methode konnte man die *hämodynamischen Auswirkungen* eines Herzinfarktes in Ruhe und unter körperlicher Belastung prüfen. Sie war ferner geeignet, die *Belastbarkeit* auch bei entzündlichen und degenerativen Herzerkrankungen und nach Herzoperationen zu beurteilen.

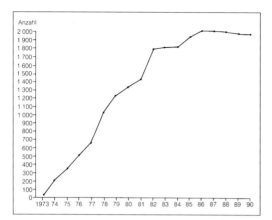

Abb. 197   Anzahl der Einschwemmkatheteruntersuchungen in der Schüchtermann-Klinik von 1973
bis 1990.

Den Stellenwert der Einschwemmkatheteruntersuchung in einem kardiologischen Zentrum mit 230 Betten, das vorwiegend Herzinfarktpatienten im Rahmen sog. Anschlußheilbehandlungen 4–6 Wochen nach dem akuten Ereignis aufnimmt, veranschaulichen die Untersuchungszahlen über einen Zeitraum von 16 Jahren (Abb. 197). Dabei wurde die Einschwemmkatheteruntersuchung in 80 % mit dem 2lumigen Swan-Ganz-Ballonkatheter mit einem Durchmesser von 5 French durchgeführt, in 15 % benutzten wir den 3lumigen Thermistorballonkatheter mit einem Durchmesser von 7 French und in 5 % der Fälle in den ersten Jahren bei ungünstigen peripheren Venenverhältnissen den Mikrokatheter nach *Grandjean*.

In 95 % der Fälle konnte die Einschwemmkatheteruntersuchung in Ruhe und mit einer körperlichen Belastung abgeschlossen werden, wobei es in über 90 % der Fälle gelang, den Pulmonalkapillardruck sowohl in Ruhe als auch unter Belastung durch Verwendung eines Ballonkatheters zu registrieren. In weniger als 2 % der Fälle mußte die Untersuchung wegen ungünstiger peripherer Venenverhältnisse, wegen eines nicht überwindbaren Venenspasmus oder sonstiger Komplikationen abgebrochen werden. Da bei über 20 000 Untersuchungen kein Todesfall regi-

striert wurde und lebensbedrohliche Komplikationen – insbesondere das Kammerflimmern, das stets durch elektrische Defibrillation beherrscht werden konnte – in weniger als 1 ‰ der Fälle auftraten, wird das Risiko einer Einschwemmkatheteruntersuchung von uns nicht höher eingeschätzt als das einer Ergometrie.

Der Stellenwert der Einschwemmkatheteruntersuchung in der kardiologischen Rehabilitation liegt weniger auf dem Gebiet der kardiologischen Diagnostik, weil aufgrund des anamnestischen Verlaufes und der Vorbefunde die Diagnose einer Herzerkrankung bereits geklärt ist. Die kardiologische Rehabilitation setzt sich auseinander mit Herzkrankheiten im chronischen Erkrankungsstadium, wo die Feststellung des Ausmaßes eines verbliebenen Herzschadens und seine Auswirkungen auf kardiale Beschwerden, körperliche Belastbarkeit und Prognose von entscheidender Bedeutung sind (Tab. 136) und wo durch *Einschwemmkatheter-Kontrolluntersuchung* die Progredienz und die therapeutischen Auswirkungen von Medikamenten, körperlichem Training und operativen Eingriffen geprüft werden sollen.

Stellenwert der Einschwemmkatheteruntersuchung zur Erfassung von Myokardschaden und Restischämie nach Herzinfarkt

Nach einem Herzinfarkt kann sowohl die systolische als auch die diastolische Funktion des Herzens gestört sein. Die systolische Funktion ist durch den irreversiblen Verlust von kontraktilem Myokard aufgrund der Infarzierung beeinträchtigt. Dies führt zu einer *Kontraktilitätsminderung*. Die diastolische Funktion ist gestört, weil die Infarktnarbe auch die enddiastolische Dehnbarkeit und damit die *Compliance* der Herzkammer beeinträchtigt. Kommt es zusätzlich, insbesondere unter einer körperlichen Belastung, zu einer reversiblen Ischämie des Restmyokards, dann ist auch die *frühdiastolische Erschlaf-*

1. Prüfung der zentralhämodynamischen Auswirkungen einer chronischen Herzerkrankung

2. Herzfunktionsdiagnostische Einordnung kardialer Beschwerden aufgrund der Belastungshämodynamik

3. Beurteilung der körperlichen Belastbarkeit für berufliche und sportliche Aktivitäten aufgrund zentralhämodynamischer Störungen bei körperlicher Belastung

4. Prognostische Einschätzung einer chronischen Herzerkrankung aufgrund zentralhämodynamischer Parameter

5. Zentralhämodynamische Verlaufsbeobachtung zur Beurteilung von Progredienz und Therapieauswirkung bei chronischer Herzkrankheit

Tab. 136   Stellenwert der Einschwemmkatheteruntersuchung in der kardiologischen Rehabilitation.

fung (*Relaxation*) gestört. Diese 3 Faktoren führen zu einer kompensatorischen Anhebung des diastolischen Ventrikeldruckes und des mittleren Pulmonalkapillardruckes bei körperlicher Belastung. In ausgeprägten Fällen kommt es auch zu einer Beeinträchtigung der Pumpfunktion des Herzens, die sich bei der Einschwemmkatheteruntersuchung in einem nichtadäquaten Anstieg des Herzminutenvolumens unter Belastung, in schweren Fällen auch in einer Verminderung des Herzminutenvolumens in Ruhe dokumentiert.

Es muß außerdem einschränkend festgestellt werden, daß ein normaler Pulmonalkapillardruck in Ruhe und bei Belastung pathologische enddiastolische Druckwerte des linken Ventrikels nicht ausschließt. Bei einer kleinen, *umschriebenen Infarktnarbe* wird die gestörte Kontraktilität und Compliance des linken Ventrikels durch eine verstärkte Kontraktion des Restmyokards und eine verstärkte linke Vorhofkontraktion kompensiert. Diese führt zu einer enddiastolischen Druckanhebung im linken Ventrikel und unterbricht die funktionelle Einheit zwischen dem linken Ventrikel und der Lungenstrombahn (Pulmonalkapillardruck), wodurch trotz pathologisch erhöhten enddiastolischen Ventrikeldruckes der Pulmonalkapillardruck noch normal sein kann (Abb. 198).

Kommt es dagegen bei einer *belastungsinduzierten Ischämie* des Restmyokards zu einer frühdiastolischen Ventrikelrelaxationsstö-

rung mit Anhebung sowohl des früh- als auch des enddiastolischen Ventrikeldruckes, dann pflanzt sich diese Druckerhöhung während der gesamten Diastole bis in die Lungenstrombahn fort und führt zu einem starken Anstieg des mittleren Pulmonalkapillardruckes.

Diese pathophysiologischen Zusammenhänge erklären, warum bei einem normalen Einschwemmkatheteruntersuchungsbefund eine umschriebene Herzinfarktnarbe nicht auszuschließen, eine Myokardischämie aber unwahrscheinlich ist.

Bei schweren *diffusen Myokardschädigungen* mit Gefügedilatation des Ventrikels, z. B. bei koronarer Mehrgefäßerkrankung, kann auch ein normaler Einschwemmkatheterbefund vorliegen, da, wie bei der dilatativen Kardiomyopathie, durch den Verlust an Compliance kein diastolischer Druck mehr erzeugt wird. Oftmals dokumentiert sich diese Myokardschädigung in einem inadäquaten Herzminutenvolumenanstieg unter Belastung. Ventrikulographisch findet man eine gestörte Relation zwischen enddiastolischem Ventrikelvolumen und Schlagvolumen.

Im allgemeinen kann man davon ausgehen, daß eine Ventrikelfunktionsstörung auf vorwiegend *ischämischer Basis* vorliegt, wenn bei der Einschwemmkatheteruntersuchung die Pulmonalkapillardruckwerte in Ruhe im Normbereich liegen, unter ergometrischer Belastung steil ansteigen und eine Angina

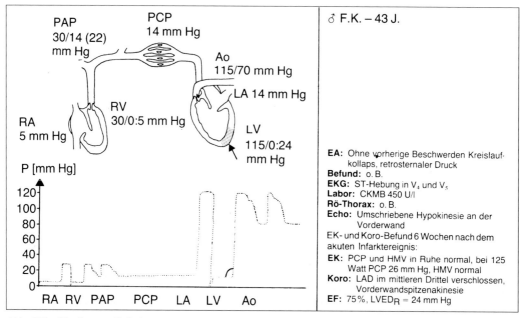

Abb. 198   Vorderwandinfarkt.

Funktionsstörung		HMV		PCP	
		R	B	R	B
Pathologische	I	n	n	n	+ +
Ventrikelfunktion	II	n	(+)	+	+ +
Pumpinsuffizienz	III	n	+	(+)	+
	IV	+	+ +	+	+

R = Ruhe   n = Normal   I – IV = Stadieneinteilung
B = Belastung   + = Pathologisch   + + = Stark pathologisch
                (+) = Gering pathologisch

Tab. 137   Stadieneinteilung der Funktionsstörungen nach Herzinfarkt (nach *Braunwald* 1974).

pectoris auftritt. Auf der anderen Seite ist eine Ventrikelfunktionsstörung auf *myokardialer Basis* infolge einer ausgedehnten Infarktnarbe oder eines Aneurysmas anzunehmen, wenn die Pulmonalkapillardruckwerte in Ruhe bereits pathologisch erhöht sind, unter Anheben der Beine noch weiter ansteigen und sich die Drucksteigerung bei körperlicher Belastung einem Plateau nähert – bei gleichzeitigem Auftreten einer Dyspnoe (Abb. 199).

Das Hinzuziehen der elektrokardiographischen, echokardiographischen, röntgenologischen und ergometrischen Befunde erlaubt in den meisten Fällen eine sichere Zuordnung der Einschwemmkatheterbefunde zum vorwiegend myokardialen oder ischämischen Typ (Tab. 137).

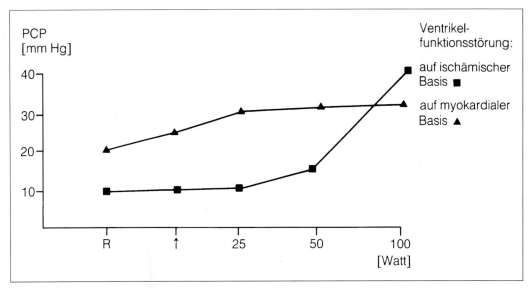

Abb. 199 Typisches Pulmonalkapillardruckverhalten in Ruhe (R), beim Anheben der Beine (↑) und bei ergometrischer Belastung (Watt) nach Herzinfarkt mit Ventrikelfunktionsstörung auf ischämischer Basis und myokardialer Basis.

Im Einzelfall wird man davon ausgehen können, daß ein steiler pathologischer Druckanstieg in der Pulmonalkapillare bei normalem Ruhewert und bei adäquatem Herzminutenvolumenverhalten für den *Ischämietyp* spricht, vor allem dann, wenn eine Angina pectoris auftritt mit pathologischen ST-Streckensenkungen im Belastungs-EKG bei normaler röntgenologischer Herzgröße.

Liegt dagegen bereits in Ruhe eine pathologische Pulmonalkapillardruckerhöhung mit mäßiggradigem Druckanstieg unter Belastung bei vermindertem Herzminutenvolumen vor, ist das Herz pathologisch vergrößert, zeigt das EKG eine ausgedehnte Infarktnarbe und leidet der Patient unter Dyspnoe, dann ist von einer Ventrikelfunktionsstörung vom *myokardialen Typ* auszugehen. Im ersten Fall liegt eine ischämisch bedingte diastolische Funktionsstörung des Herzens vor, die zu einer reversiblen Störung der Relaxation und der Compliance des Ventrikels führt; im letzten Fall liegt eine systolische Fehlfunktion vor durch irreversiblen Verlust an Kontraktilität infolge der Infarktnarben,

meistens mit aneurysmatischer Aussackung (Dyskinesie) (Abb. 200).

Auf der Basis eines pathologischen Druckanstieges unter Belastung darf man noch keine Herzinsuffizienz diagnostizieren. Diese liegt erst dann vor, wenn bei ausreichendem venösem Angebot das Herz nicht mehr genügend Blut pumpt, um den peripheren Bedürfnissen gerecht zu werden. Auch eine schwere Angina pectoris kann durch eine passagere Kontraktionsschwäche des linken Ventrikels zu einer *reversiblen Herzinsuffizienz* führen, die sich in einem inadäquaten Anstieg des Herzminutenvolumens unter Belastung dokumentiert. Im allgemeinen ist aber bei einer Myokardischämie zunächst die diastolische Funktion des Herzens gestört mit Anhebung der Füllungsdrücke bei noch unverminderter Pumpleistung des Herzens. Der Anstieg der Füllungsdrücke ist dabei als Kompensationsmechanismus zu betrachten, der die ischämiebedingte Kontraktionsschwäche des linken Ventrikels nach dem Frank-Starlingschen Gesetz überwindet und ein normales Herzminutenvolumen ermöglicht.

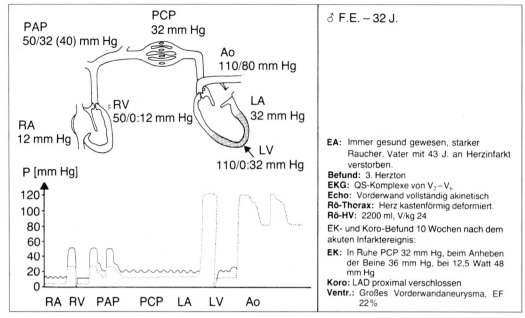

Abb. 200 Vorderwandaneurysma.

Aufgrund pathophysiologischer Vorstellungen von *Braunwald* ist es deshalb sinnvoll, bei der koronaren Herzkrankheit zwischen einer *pathologischen Ventrikelfunktion* und einer *pathologischen Pumpfunktion* des Herzens zu unterscheiden, da sich hieraus unterschiedliche diagnostische und therapeutische Konsequenzen ergeben (vgl. Tab. 137).

Bei einem nichtselektionierten Patientengut fanden wir 6 Wochen nach einem Herzinfarkt bei 60 % eine gestörte Hämodynamik unter ergometrischen Belastungsbedingungen (Abb. 201). Bei 40 % der Herzinfarktpatienten lag dagegen trotz einer Infarktnarbe das Herzminutenvolumen in Ruhe und bei Belastungen im Normbereich, auch die Pulmonalkapillardrücke stiegen auf höchster Belastungsstufe nicht über 22 mm Hg an. In anderen Kollektiven lagen sogar bei 57 % der Herzinfarktpatienten 6 Wochen nach dem akuten Ereignis normale zentralhämodynamische Verhältnisse vor, wenn sie kardial beschwerdefrei waren.

Bei Patienten mit *normaler Hämodynamik* erfolgte der Abbruch der ergometrischen Belastung aus Gründen der peripheren Erschöpfung. Koronarangiographisch fand sich bei diesen Patienten meist eine Eingefäßerkrankung mit ventrikulographisch umschriebenen Narben, die weniger als 30 %, also lediglich ein Segment des Ventrikels erfaßten.

Bei 35 % der Herzinfarktpatienten fanden wir eine *pathologische Ventrikelfunktion,* bei der zwar noch ein ausreichendes Herzminutenvolumen in Ruhe und bei Belastung gefördert wurde, jedoch nur auf der Basis einer pathologischen Anhebung der linksventrikulären Füllungsdrücke unter Belastung und evtl. auch in Ruhe, wobei die Kapillardruckwerte bis auf 40 mm Hg und höher ansteigen konnten. Die Patienten gaben häufig Angina-pectoris-Beschwerden an, oftmals fehlten aber diese Symptome trotz der Druckanstiege. Angiographisch stellte sich meist eine koronare Mehrgefäßerkrankung bei nur mäßig ausgeprägter Ventrikelschädigung heraus.

Bei den restlichen 25 % lag eine *pathologische Pumpfunktion* des Herzens vor, denn

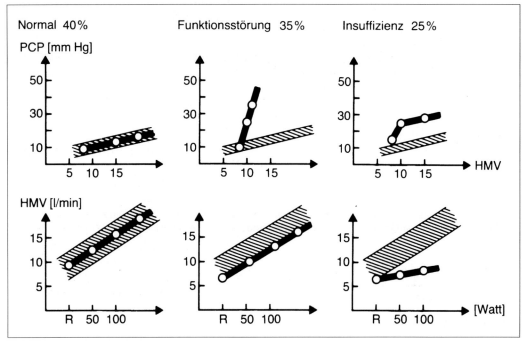

Abb. 201 Hämodynamik 6 Wochen nach Herzinfarkt.

das Herzminutenvolumen konnte unter Belastung nicht mehr adäquat gesteigert werden, und in seltenen Fällen war es auch bereits in Ruhe erniedrigt. In anderen Kollektiven lag dieser Anteil von pathologischer Ventrikelfunktion nur bei 10 %. Die Pulmonalkapillardrücke waren häufig schon in Ruhe pathologisch erhöht, stiegen unter einer Volumenbelastung durch Anheben der Beine noch deutlich an und näherten sich unter der ergometrischen Belastung bei weiterem Druckanstieg einem Druckplateau. Diese Patienten brachen die Belastung häufig wegen peripherer Erschöpfung und Dyspnoe ab. Ventrikulographisch fand sich meistens eine ausgeprägte Ventrikelschädigung mit großen Myokardnarben und Aneurysmabildung.

Aufgrund dieser Einschwemmkatheteruntersuchungsbefunde kann eine *Stadieneinteilung* vorgenommen werden, die sich allgemein durchgesetzt hat und die sich auch auf alle anderen Herzkrankheiten und Funktionseinschränkungen übertragen läßt (Tab. 138). Man spricht von einem Stadium 0, wenn die Pulmonalkapillardruckwerte und das Herzminutenvolumen in Ruhe und unter Belastung normal sind. Das Stadium I entspricht einer Ventrikelfunktionsstörung unter Belastung mit pathologischem Druckanstieg in der Pulmonalkapillare bei normalem Herzminutenvolumen. Im Stadium II liegt eine pathologische Ventrikelfunktion mit erhöhten Pulmonalkapillardrücken in Ruhe und bei Belastung bei normalem Anstieg des Herzminutenvolumens vor. Bei einer Pumpinsuffizienz unter Belastung mit einem inadäquaten Anstieg des Herzminutenvolumens und pathologisch erhöhten Pulmonalkapillardruckwerten spricht man vom Stadium III. Eine Pumpinsuffizienz in Ruhe mit Erniedrigung des Herzminutenvolumens und pathologischer Erhöhung der Füllungsdrücke bereits in Ruhe entspricht dem Stadium IV.

In allen genannten Stadien können die Herzinfarktpatienten kardial beschwerdefrei sein

	HMV		PCP		Prozentuale Aufteilung 6 Wochen nach dem Herzinfarkt	
	R	B	R	B	Eigene Erfahrungen	Nach Schnellbacher
Stadium 0	n	n	n	n	40 %	57 %
Stadium I	n	n	n	+	30 %	23 %
Stadium II	n	n	+	+	5 %	10 %
Stadium III	n	+	+	+	15 %	8 %
Stadium IV	+	+	+	+	10 %	2 %

R = Ruhe   n = Normal
B = Belastung   + = Pathologisch

Tab. 138   Hämodynamische Stadieneinteilung nach Herzinfarkt (nach *Reindell, Roskamm* 1973) und prozentuale Aufteilung aufgrund eigener Erfahrungen und Angaben in der Literatur.

(„stumme Ischämie" bzw. „Herzinsuffizienz"), wie dies beim Kollektiv von *Schnellbacher* vorwiegend der Fall war.

Registriert man bei der Einschwemmkatheteruntersuchung nur die Pulmonalarteriendrücke und das Herzminutenvolumen, dann können *rechtsventrikuläre Funktionsstörungen* übersehen werden. Wir fanden bei unseren Herzinfarktpatienten oft einen pathologischen Anstieg des rechten Vorhofdruckes unter Belastung auf über 10 mm Hg, gelegentlich sahen wir auch nur eine pathologische Erhöhung der rechtsventrikulären Füllungsdrücke, ohne daß die Funktion des linken Ventrikels beeinträchtigt schien. In diesen Fällen war vorwiegend der rechte Ventrikel infarziert oder die rechte Koronararterie stenosiert oder okkludiert.

Zusammenfassend ist festzustellen, daß die Einschwemmkatheteruntersuchungsbefunde mit dem Ausmaß eines Myokardschadens und einer koronaren Ischämie korrelieren. Man kann aufgrund des Verhaltens von Füllungsdruck und Herzminutenvolumen in Ruhe und bei ergometrischer Belastung eine Stadieneinteilung vornehmen, die zwischen einer pathologischen Ventrikelfunktion und Pumpfunktion differenziert. Auf der Basis von Einschwemmkatheterbefunden allein kann man aber nicht sicher einordnen, ob

eine Ventrikelfunktionsstörung primär durch den Myokardschaden oder durch eine Myokardischämie entstanden ist. Zur Klärung dieser Frage müssen kardiale Beschwerden, Belastungs-EKG, röntgenologische Herzgröße und Echokardiogramm mit herangezogen werden. Vergleichbare Aussagen sind auch durch nichtinvasive Untersuchungen zu gewinnen, denn es besteht eine lineare Beziehung zwischen der durch die Belastungs-Radionukleidventrikulographie ermittelten Auswurffraktion des linken Ventrikels und dem Pulmonalkapillardruckverhalten in Ruhe und bei Belastung. Die Einschwemmkatheteruntersuchung liefert aber zusätzliche Aussagen, wenn es z. B. bei unklarer Dyspnoe um den Ausschluß einer präkapillären Hypertonie geht oder wenn Infarktkomplikationen (z. B. Mitralinsuffizienz, Septumruptur) aufgedeckt oder ausgeschlossen werden sollen.

Ein normaler Einschwemmkatheterbefund in Ruhe und bei Belastung schließt eine umschriebene Infarktnarbe nicht aus, macht aber eine koronare Ischämie unwahrscheinlich. Ein pathologischer Befund beweist eine organische Herzerkrankung, ohne daß aufgrund der Untersuchung allein eine sichere Aussage zur Ätiologie gemacht werden kann.

1. Atemnot bei normaler röntgenologischer Herzgröße
2. Herzschmerzen bei normalem Belastungs-EKG
3. Röntgenologische Herzvergrößerung ohne Dyspnoe
4. ST-Streckensenkung im Belastungs-EKG ohne Angina pectoris

Tab. 139 Stellenwert der Einschwemmkatheteruntersuchung zur Abklärung diskrepanter Befunde und kardialer Beschwerden.

Stellenwert der Einschwemmkatheteruntersuchung bei diskrepanten Befunden der Herzfunktionsdiagnostik

Ergeben sich Diskrepanzen zwischen subjektiven Beschwerden des Patienten und den objektiven Befunden aus der Herzfunktionsdiagnostik (röntgenologische Herzgröße, Ergometrie), dann kann eine Einschwemmkatheteruntersuchung diagnostisch weiterhelfen (Tab. 139).

Nach einem Herzinfarkt haben 80 % der Patienten kardiale Beschwerden, die oftmals weder einer Herzinsuffizienz noch einer Koronarinsuffizienz zuzuordnen sind. Diese Symptome entstehen auf funktionell-nervöser Basis, weil der Herzinfarktpatient, stigmatisiert durch das zurückliegende lebensbedrohliche Ereignis, Angst und „Schmerz um sein Herz" entwickelt. Nur 20 % der Herzinfarktpatienten klagen über typische Dyspnoe oder Angina pectoris, die organisch, also „durch das Herz" entstehen (Tab. 140).

Klagt ein Herzinfarktpatient über *Kurzatmigkeit*, zeigt sein EKG aber nur eine umschriebene Infarktnarbe und findet sich röntgenologisch eine normale Herzgröße, dann kann man mit dem Einschwemmkatheter klären, ob die Beschwerden durch eine Pumpinsuffizienz des Herzens bedingt sind. Ein normaler Einschwemmkatheterbefund schließt eine Dyspnoe auf dem Boden einer Herzinsuffizienz aus (Tab. 140).

Das gleiche gilt für *Herzschmerzen*, die nicht sicher als Angina pectoris vera gewertet werden können, weil keine typischen elektrokardiographischen Veränderungen im Belastungs-EKG auftreten. Hier kann der Pulmo-nalkapillardruck unter Belastung als dritter, wertvoller Ischämieindikator hinzugezogen werden. Ein steiler Pulmonalkapillardruckanstieg unter Belastung spricht für eine Angina pectoris vera und gegen funktionelle Herzbeschwerden (Tab. 140).

Ebenso wichtig kann es bei beschwerdefreien Herzinfarktpatienten sein, durch eine Einschwemmkatheteruntersuchung den Krankheitswert einer pathologischen röntgenologischen Herzvergrößerung oder eines pathologischen Belastungs-EKGs zu klären. Oftmals werden bei den subjektiv beschwerdefreien Patienten durch die Einschwemmkatheteruntersuchung *stumme Pumpinsuffizienzen* und *stumme Myokardischämien* aufgedeckt. Durch normale Ergebnisse können oft pathologische Befunde der Herzfunktionsdiagnostik entkräftet werden. Dies hat entscheidende therapeutische Konsequenzen und ist wichtig für die Beurteilung der Prognose und der körperlichen Belastbarkeit (Tab. 140).

Auf der anderen Seite wird man durch die Einschwemmkatheteruntersuchung auch bei normaler röntgenologischer Herzgröße oftmals ausgeprägte Ventrikel- und Pumpfunktionsstörungen des Herzens aufdecken, entsprechend den hämodynamischen Stadien I, II und III. Im Stadium IV ist allerdings fast immer das röntgenologische Herzvolumen pathologisch vergrößert.

Manchmal besteht bei röntgenologischer Herzvergrößerung eine sehr gute kardiopulmonale Leistungsfähigkeit. Ist der Einschwemmkatheterbefund in Ruhe und bei Belastung normal, kann man von einem „Sportherz" ausgehen. Besteht aber ein gestörtes Verhältnis zwischen der röntgenolo-

Beschwerden	Röntgen (Herzvolumen)	Belastungs-EKG	Einschwemm-katheterbefund	Diagnose
Keine	Vergrößert	Normal	Normal	„Sportherz"
Keine	Pathologisch	Normal	PCP und HMV pathologisch in Ruhe und bei Belastung	„Stumme Herz-insuffizienz"
Keine	Normal	Fragliche ST-Senkung	PCP patholo-gisch unter Belastung	„Stumme Koro-narinsuffizienz"
Luftnot	Grenzwertig	Verminderte Leistung	PCP und HMV pathologisch in Ruhe und bei Belastung	Herzinsuffizienz
Luftnot	Normal	Verminderte Leistung	Normal in Ruhe und bei Belastung	„Trainings-mangel"
Herzschmerz	Normal	Fragliche ST-Senkung	PCP patholo-gisch unter Belastung	Angina pectoris
Herzschmerz	Normal	Normal	Normal	„Funktioneller Herzschmerz"

Tab. 140 Diskrepante Befunde der Herzfunktionsdiagnostik nach Herzinfarkt und ihre Interpretation durch Einschwemmkatheterbefunde.

gischen Herzgröße und der kardiopulmonalen Leistungsfähigkeit (pathologischer Herzleistungsquotient) und ist der Einschwemmkatheterbefund pathologisch, so ist eine Pumpinsuffizienz anzunehmen.

Gelegentlich findet man normale Einschwemmkatheterbefunde in Ruhe und bei Belastung; das Echokardiogramm und insbesondere das Ventrikulogramm zeigen aber ein gestörtes Verhältnis zwischen dem enddiastolischen Ventrikelvolumen und dem Schlagvolumen bzw. der Ejektionsfraktion.

Es liegt hier also eine gestörte Fluß-Volumen-Beziehung vor, die man auch als *relative Herzinsuffizienz* (*Reindell*) bezeichnen kann. Sie ist durch eine herabgesetzte Compliance bei diffuser myokardialer Schädigung des Herzmuskels bedingt, ohne daß schon eine Funktionsstörung bzw. Pumpinsuffizienz vorliegt.

Zusammenfassend ist festzustellen, daß bei nicht sicher einzuordnenden kardialen Beschwerden, bei Diskrepanzen zwischen subjektiven und objektiven Befunden der Herz-funktionsdiagnostik die Einschwemmkathe-teruntersuchung in Ruhe und bei Belastung eine Entscheidunghilfe gibt (Tab. 140). Dies gilt besonders für die Fälle, wo bei Infarkt oder Aneurysma an der Hinterwand die rönt-genologische Herzgröße nicht sicher zu ver-werten ist oder wo durch die elektrokardio-graphischen Infarktnarben ST-Streckenver-änderungen bei Ergometrie überlagert wer-den. Auch wenn bei Herzinfarktpatienten im Belastungs-EKG entweder pathologische ST-Streckensenkungen ohne Angina pectoris oder Angina pectoris ohne EKG-Verände-rungen vorliegen, kann der pathologische Pulmonalkapillardruckanstieg unter Bela-stung als dritter Ischämieindikator zur Absi-cherung der Diagnose hinzugezogen werden.

Stellenwert der Einschwemmkatheteruntersuchung zur Beurteilung der körperlichen Belastbarkeit

Durch Einschwemmkatheteruntersuchungen will man in der Herzinfarktrehabilitation Aussagen über die körperliche Belastbarkeit von herzkranken Patienten im Berufsleben und beim Freizeitsport gewinnen. Die kli-nische Erfahrung zeigt, daß ein erheblicher Unterschied zwischen der *subjektiven Lei-stungsfähigkeit* und der *objektiven Belastbar-keit* bestehen kann. So kann ein Herzinfarkt-kranker noch über eine normale oder sogar gute körperliche Leistungsfähigkeit verfü-gen, die objektiven Befunde der Ein-schwemmkatheteruntersuchung ergeben aber eine schwere Herzfunktionsstörung, die den Patienten in seiner Belastbarkeit ein-schränkt. Würde sich dieser Patient seinem Leistungsvermögen und seiner kardialen Be-schwerdefreiheit entsprechend beruflich und sportlich belasten, dann würde langfristig die Entwicklung einer Myokardinsuffizienz dro-hen.

Wie der jugendliche Herzinfarktpatient mit großem Ventrikelaneurysma (Abb. 202)

zeigt, können erhebliche Diskrepanzen be-stehen zwischen der subjektiv empfundenen Leistungsfähigkeit und der objektiv bei der Einschwemmkatheteruntersuchung festge-stellten Belastbarkeit, die dem Patienten zum Verhängnis werden kann, wenn er den ärztli-chen Rat nicht befolgt und weiter seinen sportlichen Aktivitäten nachgeht. In diesem Falle wies die Einschwemmkatheteruntersu-chung die Grenzen der Belastbarkeit nach einem Herzinfarkt auf.

Unsere Erfahrung zeigt aber auch, daß die Einschwemmkatheteruntersuchungsbefunde bei der Beurteilung der *körperlichen Belast-barkeit* oftmals überbewertet werden. Würde man jeden Herzinfarktkranken, der unter körperlichen Belastungen einen pathologi-schen Pulmonalkapillardruckanstieg entwik-kelt, als nicht mehr körperlich belastbar an-sehen, dann könnten 60 % der Herzinfarkt-kranken nicht mehr an einer Bewegungsthe-rapie teilnehmen, sie müßten aus körperlich leicht belastenden Berufen ausscheiden und dürften auch keiner sportlichen Betätigung in der Freizeit mehr nachgehen. Diese Forde-rung geht unserer Meinung nach zu weit und berücksichtigt nicht die Tatsache, daß alle körperlichen Aktivitäten, sowohl im Berufs-leben als auch im Freizeitsport, in *aufrechter Körperhaltung* vorgenommen werden. Ein-schwemmkatheteruntersuchungen in liegen-der und sitzender Körperposition zeigen aber, daß in sitzender Haltung auf mittleren Belastungsstufen von 75–100 Watt die Pul-monalarteriendrücke noch im Normbereich liegen können, während sie im Liegen schon deutlich in den pathologischen Bereich an-steigen. Die Herzinfarktpatienten sind des-halb auch im Sitzen um eine Belastungsstufe von 25 Watt höher belastbar, weil Symptome wie Dyspnoe, Angina pectoris und periphere Erschöpfung erst später auftreten. Diese ver-änderte hämodynamische Situation bei auf-rechter Körperhaltung ist durch ein orthosta-tisches Versacken des Blutes in die abhängi-gen Körperpartien bedingt. Das führt zu einem verminderten venösen Blutangebot und zu einer Abnahme der Vorlast des Her-

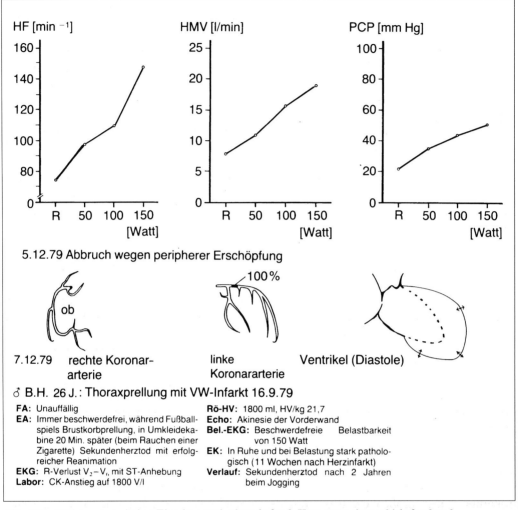

HF [min⁻¹]   HMV [l/min]   PCP [mm Hg]

5.12.79 Abbruch wegen peripherer Erschöpfung

7.12.79   rechte Koronar-   linke   Ventrikel (Diastole)
           arterie   Koronararterie

♂ B.H. 26 J.: Thoraxprellung mit VW-Infarkt 16.9.79

FA: Unauffällig
EA: Immer beschwerdefrei, während Fußball-
spiels Brustkorbprellung, in Umkleideka-
bine 20 Min. später (beim Rauchen einer
Zigarette) Sekundenherztod mit erfolg-
reicher Reanimation
EKG: R-Verlust $V_2 - V_6$, mit ST-Anhebung
Labor: CK-Anstieg auf 1800 V/l

Rö-HV: 1800 ml, HV/kg 21,7
Echo: Akinesie der Vorderwand
Bel.-EKG: Beschwerdefreie   Belastbarkeit
von 150 Watt
EK: In Ruhe und bei Belastung stark patholo-
gisch (11 Wochen nach Herzinfarkt)
Verlauf: Sekundenherztod nach 2 Jahren
beim Jogging

Abb. 202   Diskrepanz zwischen Einschwemmkatheterbefund, Koronarangiographiebefund und Herzbeschwerden. Trotz schwer pathologischem Einschwemmkatheterbefund war der Patient beschwerdefrei und fühlte sich normal leistungsfähig.

zens, was aber auf Kosten des Herzminutenvolumens geht, denn dieses steigt bei Belastung im Sitzen geringer an als im Liegen.
Einschwemmkatheterbefunde, die im Liegen
gewonnen werden, sind deshalb nur bedingt
für die Beurteilung der körperlichen Belastbarkeit in aufrechter Körperhaltung heranzu-
ziehen. Man wird aber aus praktischen Gründen die Einschwemmkatheteruntersuchung
immer im Liegen durchführen, weil alle

Normwerte nur für die liegende Position gelten und der Patient im Notfall im Liegen
sofort reanimiert werden kann. Außerdem
werden pathologische Verhältnisse hier sen-
sitiver und früher aufgedeckt als bei einer
Messung im Sitzen.
Wenngleich   Einschwemmkatheterbefunde
aus diesem Grund nur bedingt auf die Verhältnisse im Berufsleben und im Freizeitsport zu übertragen sind, so führen wir die

		Umschriebene Infarkte n = 69	Rieseninfarkte n = 28
Herzminutenvolumen	Ruhe Max.	6,50 l/min 12,60 l/min	6,40 l/min 12,80 l/min
Cardiac-Index	Ruhe Max.	3,40 Q/m^2 6,60 Q/m^2	3,46 Q/m^2 7,10 Q/m^2
Pulmonalkapillardruck	Ruhe 25 Watt Watt max.	8,90 mm Hg 17,60 mm Hg 22,40 mm Hg	9,90 mm Hg 18,30 mm Hg 23,40 mm Hg
Max. Leistung bei Ergometrie		82,5 Watt	79,3 Watt
Max. Leistung bei Ermittlung d. Trainings-belastbarkeit		65,0 Watt	76,0 Watt
Leistungsänderung durch Training	vor nach	82,0 Watt 92,0 Watt	78,0 Watt 99,0 Watt
Herzvolumenänderung durch Training	vor nach	885,0 ml 877,0 ml	838,0 ml 855,0 ml

Tab. 141   Vergleich verschiedener Parameter bei umschriebenem und bei Rieseninfarkt (nach *Buchwalsky* et al. 1975).

Untersuchung immer dann durch, wenn wir bei einer grenzwertigen Herzvolumenvergrößerung, einer großen elektrokardiographischen Infarktnarbe, einem Aneurysmaverdacht oder einer ausgeprägten ST-Streckensenkung die körperliche Belastbarkeit ermitteln wollen. In diesen Fällen gibt uns der Einschwemmkatheterbefund Entscheidungshilfen. Bei normaler oder nur leicht pathologischer Hämodynamik in Ruhe und bei Belastung wird man die Herzinfarktpatienten noch als eingeschränkt körperlich belastbar ansehen. Bei schwer veränderter Hämodynamik wird man dagegen von jeder Form der körperlichen Belastung in Beruf und Freizeit abraten. Da man durch die Einschwemmkatheteruntersuchung die *hämodynamischen Auswir-*

kungen einer elektrokardiographisch festgestellten Infarktnarbe oder eines ventrikulographisch dargestellten Aneurysmas in Ruhe und unter Belastungsbedingungen prüfen kann, hat die Untersuchung einen hohen Stellenwert in der Beurteilung der körperlichen Belastbarkeit im Rahmen der Herzinfarktrehabilitation. So können trotz einer elektrokardiographischen *Rieseninfarktnarbe* mit Infarkt-Q-Zakken in mehr als 3 Ableitungen durchaus noch günstige hämodynamische Verhältnisse vorliegen, wenn die röntgenologische Herzgröße noch im Normbereich liegt, vergleichbar mit den Befunden bei umschriebener Infarktnarbe. Die Gegenüberstellung (Tab. 141) zeigt, daß diese Patienten trotz der großen Infarktnarbe im Elektrokardiogramm durchaus noch als körperlich relativ gut belastbar aufgrund des Einschwemmkatheterbefundes angesehen werden können und von einem Ausdauertraining günstige hämodynamische Auswirkungen zu erwarten sind. Auch ventrikulographisch abgrenzbare *Aneurysmen* können sich bei der Einschwemmkatheteruntersuchung als hämodynamisch unbedeutend herausstellen und sind prognostisch dann günstig einzuschätzen.

Trotz elektrokardiographischer großer Infarktnarben können Herzinfarktpatienten mit normaler röntgenologischer Herzgröße und normalem oder nur mäßig pathologischem Einschwemmkatheterbefund noch als relativ gut belastbar angesehen werden. Diese Entscheidung kann für die Patienten von großer Tragweite sein, vor allem dann, wenn aufgrund der EKG-Veränderungen schon voreilig die körperlichen Belastungen verboten und eine Berentung erwogen wurden.

In der Herzinfarktrehabilitation erhebt sich auch oft die Frage, ob körperlich nicht mehr belastbare Patienten durch die *psychomotorischen Belastungen* einer Schreibtischtätigkeit, z. B. im Angestelltenberuf, gefährdet sind. Es wurden nämlich bei Herzinfarktpatienten unter psychischen Belastungen, z. B. beim Lösen von komplizierten Rechenaufgaben, pathologische Anstiege in der Pulmonalarterie registriert.

Wir sind dieser Frage durch einen standardisierten *Laborstreß* mit dem *Wiener Determinationsgerät* gezielt nachgegangen. Bei einer Einschwemmkatheteruntersuchung wurden Herzinfarktpatienten stufenweise einem zunehmenden Zeit- und Entscheidungszwang ausgesetzt. Dabei kam es zu einem deutlichen Pulsfrequenzanstieg um mehr als 30 Schläge pro Minute, und auch der arterielle Blutdruck nahm deutlich zu als Hinweis darauf, daß dieser psychomotorische Streß periphere hämodynamische Auswirkungen hatte. Bei der Einschwemmkatheteruntersuchung konnten wir aber in dieser Situation weder einen Druckanstieg in der Pulmonalarterie noch in der Pulmonalkapillare nachweisen, weder bei den Patienten mit primär

normaler noch bei denen mit primär pathologischer Hämodynamik. Somit ließen sich die Befunde der Voruntersucher nicht bestätigen, die bei Herzinfarktpatienten eine Ventrikelfunktionsstörung durch psychischen Streß fanden. Wir sind deshalb der Meinung, daß man von einem pathologischen Einschwemmkatheterbefund nicht auf eine eingeschränkte *psychische Belastbarkeit* schließen darf (Abb. 203).

Die Frage der körperlichen Belastbarkeit spielt eine wesentliche Rolle für die *Bewegungstherapie*. Grundsätzlich ergeben sich keine Bedenken gegen körperliche Ausdauerbelastungen, wenn wir bei der Einschwemmkatheteruntersuchung normale hämodynamische Verhältnisse in Ruhe und bei Belastung vorfinden und die Herzgröße röntgenologisch unauffällig ist. Auf der anderen Seite raten wir zu körperlicher Schonung, wenn bei der Einschwemmkatheteruntersuchung eine Pumpinsuffizienz des Herzens unter Belastung oder bereits in Ruhe festgestellt wird, entsprechend den hämodynamischen Stadien III und IV. Im allgemeinen sind diese Patienten auch symptomatisch und zeigen bereits eine pathologische Herzvolumenvergrößerung. Ein körperliches Ausdauertraining halten wir bei diesen Patienten für kontraindiziert; im Rahmen der Bewegungstherapie kommen nur nicht kreislaufbelastende Übungsbehandlungen in Frage, z. B. in Form einer Hockergymnastik zur Aktivierung kleiner Muskelgruppen, wobei die Pulsfrequenz um nicht mehr als 20 Schläge/min ansteigen darf. Den Patienten sollten auch keine körperlichen Belastungen im Berufsleben zugemutet werden. Häufig mündet diese Entscheidung in eine Berentung. In vielen Fällen ist es schwer, den Patienten klarzumachen, daß sie sich durch körperliche Belastungen im Beruf und im Freizeitsport gefährden, denn nicht selten fühlen sie sich normal leistungsfähig und sind beschwerdefrei. Um so wichtiger ist es, daß durch die Einschwemmkatheteruntersuchung die eingeschränkte körperliche Belastbarkeit aufgedeckt wird.

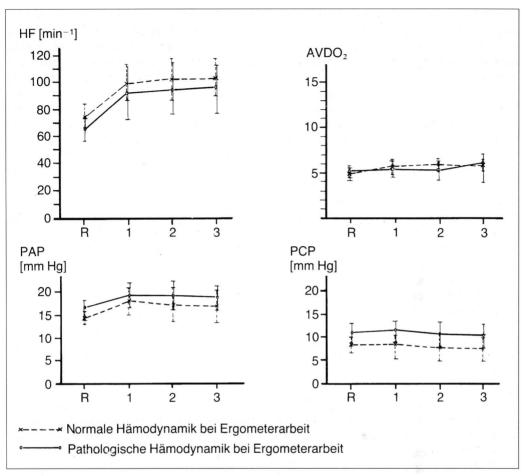

Abb. 203 Streßbelastung bei Herzinfarktpatienten 5 Wochen nach dem Herzinfarkt. (R = Ruhe; 1, 2, 3 = Stufen des Streßprogramms mit dem Wiener Determinationsgerät; PCP = Pulmonalkapillardruck; PAP = Pulmonalarterienmitteldruck; HF = Herzfrequenz; AVDO$_2$ = arteriovenöse Sauerstoffdifferenz) (*Buchwalsky* et al. 1977).

Schwierig ist die Einschätzung der körperlichen Belastbarkeit in der Patientengruppe, bei der noch keine Pumpinsuffizienz vorliegt, das Herzminutenvolumen also unter Belastung noch adäquat ansteigt, aber nur unter Entwicklung eines Pulmonalkapillardruckanstieges, entsprechend dem hämodynamischen Stadium I. Da diese Ventrikelfunktionsstörung bei 35 % unserer Infarktpatienten anzutreffen ist, gingen wir der Frage nach, bis zu welchem Belastungs-Pulmonal-

kapillardruckwert ein dosiertes und überwachtes Ausdauertraining zu positiven Effekten führt und ab welchen Druckwerten ein körperliches Training kontraindiziert erscheint. Wir untersuchten hierzu die Auswirkungen eines 5wöchigen, täglich durchgeführten Ausdauertrainings bei Patienten, bei denen das akute Infarktereignis 6–8 Wochen zurücklag, wobei wir 3 Kollektive bildeten (Abb. 204a). Ausgeschlossen wurden Patienten mit Angina pectoris in Ruhe oder auf

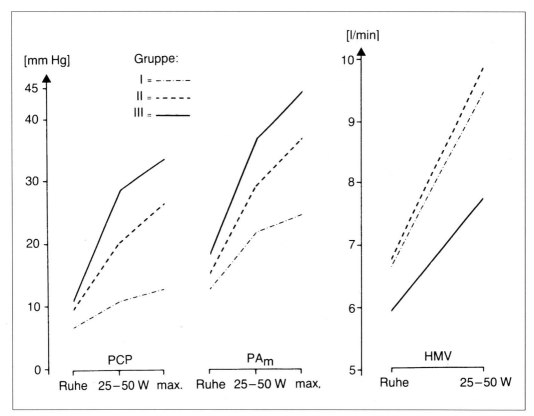

Abb. 204a Hämodynamik bei Herzinfarktpatienten: Gruppe I: normale linke Ventrikelfunktion; Gruppe II: mittelschwere linke Ventrikelfunktionsstörung; Gruppe III: schwere linke Ventrikelfunktionsstörung (PCP = Pulmonalkapillardruck; HMV = Herzminutenvolumen). Alle 3 Patientengruppen wurden einem 5wöchigen Ausdauertraining unterzogen (*Buchwalsky* et al. 1975).

sehr niedrigen Belastungsstufen (unter 25 Watt) und mit einer röntgenologisch pathologischen Herzgröße (über 500 ml/m² Körperoberfläche).

Im 1. Kollektiv (Vergleichsgruppe I) lagen normale hämodynamische Verhältnisse in Ruhe und unter körperlicher Belastung vor. Im 2. Kollektiv (Gruppe II) fand sich eine mittelgradig gestörte Ventrikelfunktion mit normalem Herzminutenvolumenverhalten in Ruhe und bei Belastung, jedoch pathologischem Druckanstieg in der Pulmonalarterie bzw. in der Pulmonalkapillare bis auf Werte von maximal 40 bzw. 30 mm Hg. Im 3. Kollektiv (Gruppe III) stiegen die Druck-

werte unter Belastung über 40 bzw. 30 mm Hg, und das Herzminutenvolumen lag an der unteren Grenze der Norm (Abb. 204a).

Unabhängig von diesen hämodynamischen Daten nahmen alle 3 Patientenkollektive an einem 15minütigen Ergometertraining teil. Die Ergometerbelastung richtete sich nach einem individuell ermittelten Trainingspuls, der 70 % des submaximalen Pulses entsprach. Außerdem führten die Patienten täglich 15 Minuten lang eine Lockerungsgymnastik und ein Schwimmtraining durch und nahmen 2mal in der Woche an einer mehrstündigen Wanderung teil.

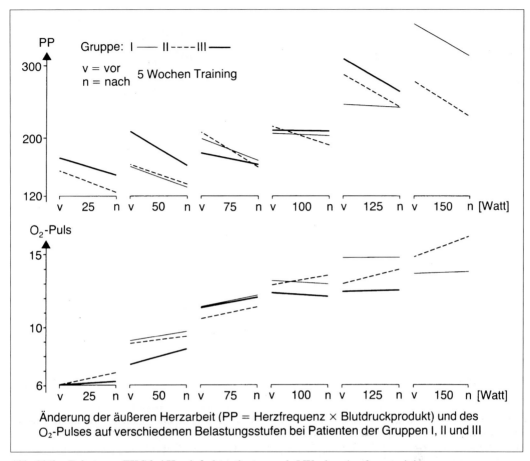

PP
Gruppe: I —— II ---- III ——
v = vor
n = nach 5 Wochen Training

Änderung der äußeren Herzarbeit (PP = Herzfrequenz × Blutdruckprodukt) und des
O₂-Pulses auf verschiedenen Belastungsstufen bei Patienten der Gruppen I, II und III

Abb. 204b Belastungs-EKG bei Herzinfarktpatienten nach 5 Wochen Ausdauertraining.

Wie Abbildung 204b zeigt, hatten wir bei allen 3 Patientenkollektiven günstige *Trainingseffekte* erzielt mit einer Steigerung der maximalen Leistungsfähigkeit um durchschnittlich 25 %, mit einer deutlichen Senkung der Herzfrequenz und des arteriellen Blutdruckes auf allen Belastungsstufen und mit einem Anstieg des Sauerstoffpulses – als Hinweis auf eine verbesserte kardiopulmonale Leistungsfähigkeit. Die geringe röntgenologische Herzgrößenabnahme in den ersten beiden Patientenkollektiven und eine konstante Herzgröße in dem 3. Kollektiv zeigten, daß die Patienten trotz einer leichten und mittelschweren Ventrikelfunktionsstörung durch das Ausdauertraining myokardial

nicht überlastet wurden. In keinem Falle entwickelten sich Zeichen einer Linksherzinsuffizienz.
Einschwemmkatheterkontrolluntersuchungen (Abb. 204c) nach der 5wöchigen Trainingsperiode zeigten, daß sich die Pulmonalkapillardruckwerte unter Belastung nicht signifikant änderten, wenn auch ein geringer Trend zu höheren Werten erkennbar war. Signifikante Unterschiede zeigte lediglich die arteriovenöse Sauerstoffdifferenz, die durch eine vermehrte Sauerstoffausschöpfung in der peripheren Muskulatur deutlich zunahm.
Zusammenfassend ist festzustellen, daß Einschwemmkatheterbefunde zur Beurteilung

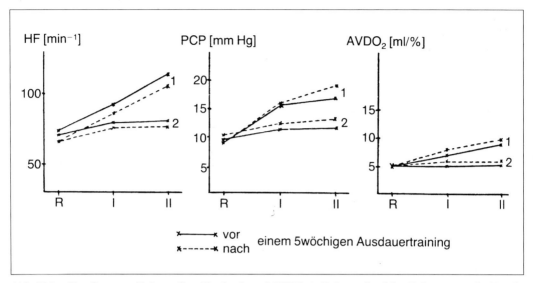

Abb. 204c   Herzfrequenz, Pulmonalkapillardruck und AVDO₂ in Ruhe und auf den Belastungsstufen I und II unter Ergometerbelastung (1), Handgrip-Belastung (2) vor und nach einem 5wöchigen Ausdauertrainings-programm (*Buchwalsky* et al. 1977, 1982).

der körperlichen Belastbarkeit von Herzin-farktpatienten oft unentbehrlich sind, aber nur mit Vorbehalt auf Alltagsverhältnisse übertragen werden dürfen, weil die hämody-namischen Verhältnisse im Liegen die Bela-stungssituationen im Stehen oder Sitzen in Beruf und Alltag nur bedingt widerspiegeln. Grundsätzlich muß man von einer einge-schränkten körperlichen Belastbarkeit ausge-hen, wenn das Herzminutenvolumen in Ruhe und unter Belastungen erniedrigt und die Pul-monalkapillardrücke erhöht sind als Hinweis auf eine Pumpinsuffizienz des Herzens. Bei diesen Patienten ist ein Ausdauertraining kontraindiziert, körperliche Belastungen im Beruf sind nicht mehr zumutbar, den Patien-ten muß zur körperlichen Schonung im All-tag geraten werden.

Auf der anderen Seite kann man von einer normalen köperlichen Belastbarkeit des Herzinfarktpatienten ausgehen, wenn bei der Einschwemmkatheteruntersuchung normale hämodynamische Verhältnisse vorgefunden werden. Diese Patienten sind für ein Ausdau-ertraining geeignet, und mittelschwere kör-perliche Arbeiten sind ihnen zumutbar. Für

die Entscheidung über die Belastbarkeit von Schwerarbeitern wird man allerdings noch koronarangiographische und ventrikulogra-phische Befunde heranziehen.

Bei Herzinfarktpatienten mit adäquatem Herzminutenvolumenverhalten in Ruhe und bei Belastung, aber pathologischem Druck-anstieg in der Pulmonalarterie und Pulmo-nalkapillare, kann ein Ausdauertraining noch zu günstigen Auswirkungen führen, wenn die röntgenologische Herzgröße im Normbe-reich liegt. Bei Pulmonalkapillardruckanstie-gen auf über 30–35 mm Hg auf mittlerer Be-lastungsstufe sollte aber die Herzgröße rönt-genologisch engmaschig kontrolliert wer-den, um die Entwicklung einer myokardialen Insuffizienz frühzeitig zu erkennen.

Neuere Untersuchungen belegen auch gün-stige Trainingseffekte für Herzinfarktpatien-ten mit klinischen Zeichen der Herzinsuffi-zienz, die vorwiegend durch die periphere Vasodilatation bei körperlicher Belastung entstehen sollen. Wie auch bei unserer Studie wurden aber keine Veränderungen der zen-tralen Hämodynamik gefunden. Wie sich körperliche Belastungen bei diesen Patienten

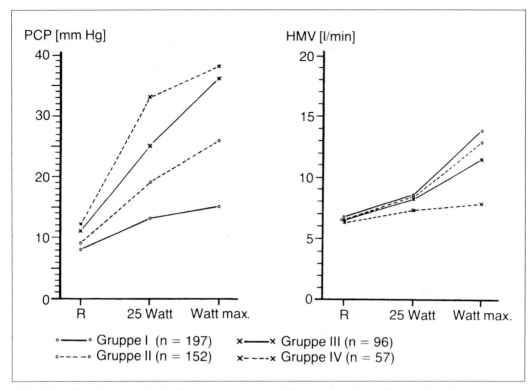

PCP [mm Hg]

HMV [l/min]

R   25 Watt   Watt max.

R   25 Watt   Watt max.

○———○ Gruppe I (n = 197)   ×———× Gruppe III (n = 96)
○– – –○ Gruppe II (n = 152)   ×– – –× Gruppe IV (n = 57)

Abb. 205a Einschwemmkatheter-Gruppeneinteilung 4–6 Wochen nach Herzinfarkt aufgrund der Einschwemmkatheterbefunde in Ruhe und bei Belastung von 25 Watt und submaximal (*Buchwalsky, Kauderer* 1983).

über Jahre auswirken, bleibt offen, ebenso wie die Frage, ob Patienten mit Kardiomyopathien und Herzklappenfehlern trainiert werden sollten. Aus unserer Sicht sollte man in diesen Fällen eher zurückhaltend sein, insbesondere dann, wenn aufgrund der Einschwemmkatheteruntersuchung eine Pumpinsuffizienz (Stadium III und IV) festgestellt wird.

Die psychomotorischen Streßbelastungen, die zu deutlichen Herzfrequenz- und Blutdruckanstiegen führen, scheinen keinen Einfluß auf die Ventrikelfunktion und die zentrale Hämodynamik zu haben, was für die Beurteilung der Berufsfähigkeit von Angestellten mit vorwiegender Schreibtischtätigkeit wichtig ist.

Die subjektiv empfundene und ergometrisch festgestellte gute körperliche Leistungsfähigkeit eines Herzkranken kann mit einer erheb-

lichen oder völlig aufgehobenen körperlichen Belastbarkeit, nachgewiesen durch den Einschwemmkatheterbefund, einhergehen.

Stellenwert der Einschwemmkatheteruntersuchung zur Beurteilung der Prognose nach Herzinfarkt

Aufgrund vieler Verlaufsstudien besteht kein Zweifel, daß die *Prognose einer koronaren Herzkrankheit* und eines Herzinfarktes vom koronarangiographischen und ventrikulographischen Befund abhängig ist, wobei die Sterblichkeit ansteigt mit der Anzahl stenosierter und/oder obliterierter Koronararterien und mit dem Ausmaß der Ventrikelschädigung. Die Mortalität liegt auch bei solchen Patienten deutlich höher, die nach einem

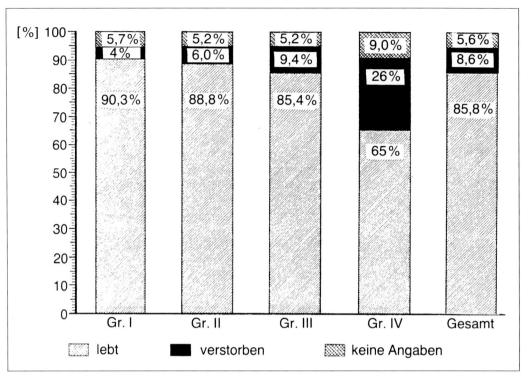

Abb. 205b   4-Jahres-Mortalität nach Herzinfarkt in Abhängigkeit vom Einschwemmkatheterbefund (*Buchwalsky, Kauderer* **1983**).

Herzinfarkt eine pathologische röntgenologische Herzvergrößerung aufweisen. Die prognostische Bedeutung der gestörten Belastungshämodynamik nach Herzinfarkt, wie sie durch die Einschwemmkatheteruntersuchung zu erfassen ist, wurde durch mehrere Studien bestätigt.

Wir verfolgten das Schicksal von 536 Patienten, bei denen wir im Rahmen einer Anschlußheilbehandlung eine Einschwemmkatheteruntersuchung 4–6 Wochen nach dem akuten Infarktereignis durchführten, durchschnittlich über 4 Jahre. Aufgrund der hämodynamischen Befunde unterteilten wir die Patienten in 4 Kollektive (Abb. 205a).

In der 1. Gruppe fanden sich normale hämodynamische Verhältnisse sowohl in Ruhe als auch unter Belastung, hier lag die 4-Jahres-Mortalität bei 4 %. In der 2. Gruppe lagen leicht pathologische Verhältnisse vor mit

einem Pulmonalkapillardruckanstieg auf durchschnittlich 26 mm Hg auf mittleren Belastungsstufen von 85 Watt bei normalem Herzminutenvolumenverhalten. Hier registrierten wir eine 4-Jahres-Mortalität von 6 %. In der 3. Gruppe fand sich eine mittelschwere pathologische Funktionsstörung des linken Ventrikels bei einer mittleren Leistungsfähigkeit von 72 Watt und einem mittleren Pulmonalkapillardruckanstieg auf 36 mm Hg. Hier lag das Herzminutenvolumen unter Belastung an der unteren Grenze der Norm, die 4-Jahres-Mortalität stieg auf 9,4 %. Um das 6fache (auf 25 %) erhöhte sich die 4-Jahres-Mortalität in der 4. Gruppe, bei der bei einer mittleren Leistung mit 47 Watt der Pulmonalkapillardruck im Mittel auf 38 mm Hg anstieg und das Herzminutenvolumen unter Belastung nicht mehr wesentlich gesteigert werden konnte (Abb. 205b).

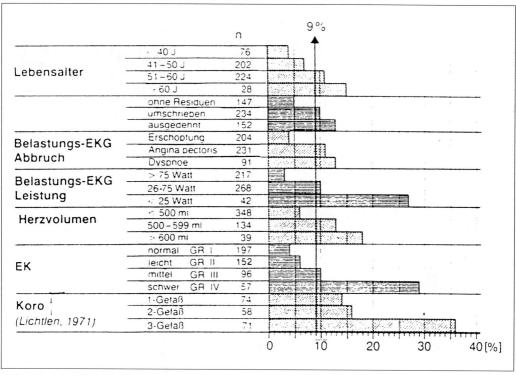

Abb. 206 Mortalität in Abhängigkeit von verschiedenen Variablen.

Grundsätzlich muß man davon ausgehen, daß die *Mortalität nach Herzinfarkt* um das 3fache erhöht ist, wenn das Herzminutenvolumen in Ruhe unter 5,9, bei 25 Watt nicht auf über 7,4 und bei maximalen Belastungen nicht über 10 l/min gesteigert werden kann und die Pulmonalkapillardruckwerte in Ruhe über 11 mm Hg liegen, bei 25 Watt über 24 mm Hg und bei submaximaler Belastung über 32 mm Hg ansteigen (Tab. 142).
Prüft man im Vergleich zu diesen Einschwemmkatheterbefunden die prognostische Aussage anderer Parameter (Abb. 206), dann ergibt sich, daß mit dem Lebensalter, mit der Infarktausdehnung im EKG, mit eingeschränkter körperlicher Leistungsfähigkeit durch Angina pectoris oder Dyspnoe und mit der röntgenologischen Herzvolumenvergrößerung die Mortalität ansteigt. Die 4-Jahres-Mortalität liegt bei Herzinfarktpatienten über 30 %, wenn die Leistungsfä-

	HMV	PCP
Ruhe	< 5,9 l/min	> 11 mm Hg
25 Watt	< 7,4 l/min	> 24 mm Hg
max. Watt	< 10 l/min	> 32 mm Hg

Tab. 142 Postinfarktmortalität in Abhängigkeit von Herzminutenvolumen (HMV) und Pulmonalkapillardruck (PCP) in Ruhe und bei Belastung.

higkeit auf 25 Watt eingeschränkt ist und sich bei der Einschwemmkatheteruntersuchung eine Pumpinsuffizienz findet.
Eine statistische Quartilsbildung zeigte, daß nur die Belastungsherzminutenvolumen- und -pulmonalkapillardruckwerte mit der 4-Jahres-Mortalität nach Herzinfarkt signifikant korreliert waren, nicht dagegen die Ruhewerte. Dabei führten Einschwemmkatheter-

	Wert	p
Maximales Herzminutenvolumen	80,7	0,000
Angiographie-Score	18,6	0,000
Röntgenologisches Herzvolumen	14,7	0,000
Maximaler Pulmonalkapillardruck	5,3	0,021

Tab. 143   Prognostische Bedeutung verschiedener Variablen bei Patienten mit koronarer Herzkrankheit (nach *Gohlke* et al. 1988).

untersuchungen zu statistisch sichereren prognostischen Aussagen als das röntgenologische Herzvolumen, die ergometrische Belastungsstufe und das Ausmaß der ST-Streckensenkung. Infarktausdehnung und Lebensalter hatten keinen statistisch erwiesenen Einfluß auf die Mortalität.

Diese Beobachtungen wurden durch neuere Studien belegt, bei denen größere Herzinfarktpatientenkollektive über 4–5 Jahre beobachtet wurden und bei denen nicht nur Belastungs-EKGs, röntgenologische Herzvolumenbestimmungen und Einschwemmkatheteruntersuchungen durchgeführt wurden, sondern auch Koronarangiographien und Ventrikulographien. So stellten wir bei 768 Angestellten, die bei der Bundesversicherungsanstalt für Angestellte, Berlin, versichert waren und die 4–6 Wochen nach dem Herzinfarkt im Rahmen einer Anschlußheilbehandlung untersucht wurden, fest, daß für die *5-Jahres-Mortalität* funktionsdiagnostische Parameter wie Watt-Leistung, Belastungsherzminutenvolumen und -pulmonalkapillardrücke eine größere statistische Relevanz hatten als die morphologischen Daten der Koronarangiographie und Ventrikulographie.

Zu einer ähnlichen Aussage kamen Untersucher, die noch größere Patientenkollektive über den gleichen Zeitraum verfolgten und eine Rangordnung für die verschiedenen Variablen aufstellten (Tab. 143). Das bei der Einschwemmkatheteruntersuchung maximal erreichte Herzminutenvolumen zeigte bei der univariaten Analyse einen deutlich höheren Chi^2-Wert bezüglich seiner prognostischen Aussage als die maximale ergome-

trische Leistung. Die 5-Jahres-Überlebensrate von Koronarkranken lag bei 94 %, wenn das Herzminutenvolumen noch auf über 12,5 l/min gesteigert werden konnte, und sank auf 69 %, wenn es unter 10 l/min lag. Auch für die *Wiederaufnahme der Berufs- und Erwerbstätigkeit* war der Einschwemmkatheterbefund entscheidend. Während 78 % der Herzinfarktpatienten ohne hämodynamische Störungen ihre Tätigkeit ohne Einschränkung wieder aufnahmen, waren es bei den Patienten mit einer Ventrikelfunktionsstörung nur 50 %. Wie Abbildung 207 allerdings zeigt, war für die Wiederaufnahme der Berufstätigkeit auch das Lebensalter von großer Bedeutung.

Zusammenfassend ist festzustellen, daß eine Einschwemmkatheteruntersuchung mit ergometrischer Belastung zuverlässig die Prognose nach einem Herzinfarkt einschätzen läßt, wobei der wichtigste Parameter das maximal erreichte Herzminutenvolumen ist und die Ruhewerte ohne statistische Relevanz sind.

Stellenwert der Einschwemmkatheteruntersuchung zur Verlaufsbeobachtung nach Herzinfarkt

Da die Einschwemmkatheteruntersuchung ein technisch wenig aufwendiger und für den Patienten gering belastender und risikoarmer Eingriff ist, kann diese semiinvasive Untersuchungsmethode zu *Verlaufsbeobachtungen* herangezogen werden, insbesondere weil sie auch ohne Röntgenkontrolle ambulant mehr-

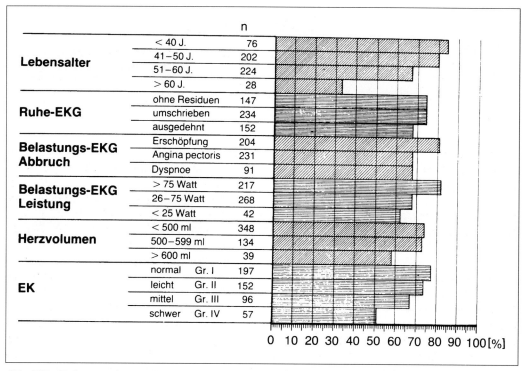

Abb. 207 Bedeutung der verschiedenen Variablen für die Wiederaufnahme der Berufstätigkeit (*Buchwalsky, Kauderer* 1983).

mals vom gleichen venösen Zugang aus durchgeführt werden kann.

Im allgemeinen kann man davon ausgehen, daß sich die einmal festgestellte pathologische Hämodynamik ohne entscheidende therapeutische Interventionen über Jahre nur gering verändert, auch wenn in Einzelfällen immer wieder unerklärliche Verbesserungen der Hämodynamik bei Spontanverlauf beobachtet werden. So fanden wir bei 44 Herzinfarktpatienten, bei denen eine Kontrolleinschwemmkatheteruntersuchung nach 1 Jahr durchgeführt wurde, einen etwas geringeren Druckanstieg in der Pulmonalarterie und in der Pulmonalkapillare unter Belastung, ohne daß sich das Herzminutenvolumen entscheidend änderte (Abb. 208).

Im Einzelfall bedeutet eine *Verbesserung der zentralen Hämodynamik* nicht, daß eine Regression der Koronararterienveränderungen oder eine Verbesserung der Ventrikelkinetik eingetreten ist, denn diese sind bei der Koronarangiographie oder Ventrikulographie im allgemeinen nicht nachweisbar. Findet man bei wiederholten Einschwemmkatheteruntersuchungen die gleichen hämodynamischen Verhältnisse, dann kann man aber davon ausgehen, daß die koronarangiographischen und ventrikulographischen Befunde unverändert geblieben sind. Eine deutliche *Verschlechterung der zentralen Hämodynamik* ist dagegen immer auf eine Progredienz der Grundkrankheit verdächtig. Oft wird man koronarangiographisch neue Arterienstenosen und -obliterationen und ventrikulographisch neue Infarktnarben finden.

Gelingt durch eine *Bypass-Operation* eine komplette Revaskularisation des Myokards,

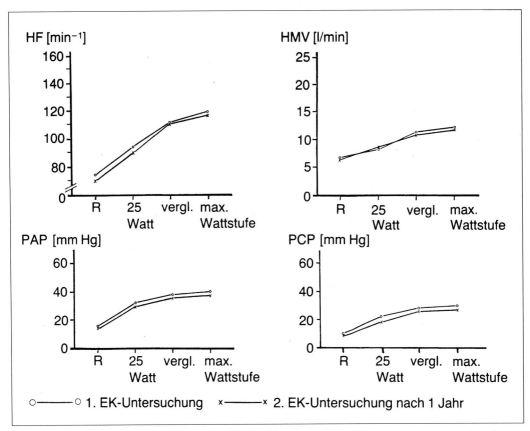

Abb. 208 Zentrale Hämodynamik bei Herzinfarktpatienten (n = 44) vor und nach 1 Jahr unregelmäßigen Ausdauertrainings in Ruhe (R), auf vergleichbarer und maximaler Wattstufe. (HF = Herzfrequenz; HMV = Herzminutenvolumen; PCP = Pulmonalkapillardruck; PAP = Pulmonalarteriendruck) (*Buchwalsky* 1975).

dann wird sich durch die Beseitigung der Ischämie der Einschwemmkatheterbefund normalisieren. Bleibt trotz kompletter Revaskularisation noch ein pathologischer Druckanstieg unter Belastung bestehen, dann ist dies auf den irreversiblen Verlust von kontraktiler Substanz durch Myokardnarben zurückzuführen. Durch eine erfolgreiche *Revaskularisation* läßt sich also im Einzelfall anhand eines postoperativen Einschwemmkatheterbefundes differenzieren, ob die primäre Funktionsstörung des Herzens ischämisch oder aber myokardial bedingt war (Abb. 209).

Wir machten die Erfahrung, daß eine Bypass-Operation um so erfolgreicher pektanginöse Beschwerden beseitigt, je höher der *präoperative Pulmonalkapillardruckanstieg* unter Belastung war. Andererseits waren die operativen Ergebnisse im Hinblick auf eine Änderung der Symptomatik oft bei solchen Patienten enttäuschend, bei denen präoperativ normale oder nur gering pathologische Einschwemmkatheterbefunde erhoben wurden, also der Pulmonalkapillardruckanstieg unter Belastung als Ischämieindikator fehlte. Das gleiche gilt für die Ergebnisse einer transluminalen Katheterdilatation.

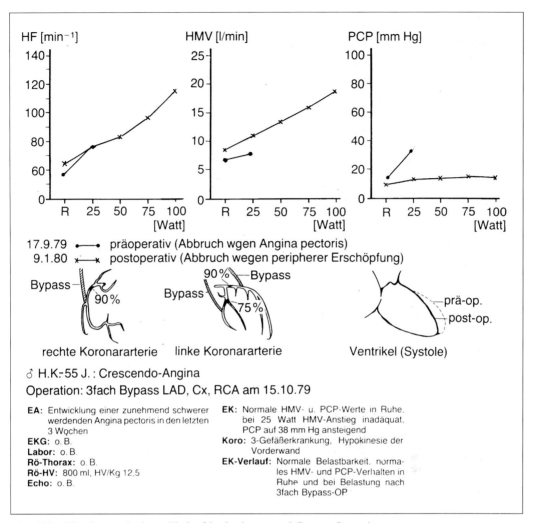

HF [min⁻¹]   HMV [l/min]   PCP [mm Hg]

17.9.79 ●——● präoperativ (Abbruch wgen Angina pectoris)
9.1.80   ×——× postoperativ (Abbruch wegen peripherer Erschöpfung)

rechte Koronararterie   linke Koronararterie   Ventrikel (Systole)

♂ H.K.÷55 J. : Crescendo-Angina
Operation: 3fach Bypass LAD, Cx, RCA am 15.10.79

EA: Entwicklung einer zunehmend schwerer werdenden Angina pectoris in den letzten 3 Wochen
EKG: o. B.
Labor: o. B.
Rö-Thorax: o. B.
Rö-HV: 800 ml, HV/Kg 12,5
Echo: o. B.

EK: Normale HMV- u. PCP-Werte in Ruhe, bei 25 Watt HMV-Anstieg inadäquat. PCP auf 38 mm Hg ansteigend
Koro: 3-Gefäßerkrankung, Hypokinesie der Vorderwand
EK-Verlauf: Normale Belastbarkeit, normales HMV- und PCP-Verhalten in Ruhe und bei Belastung nach 3fach Bypass-OP

Abb. 209   Einschwemmkatheter-Verlaufsbeobachtung nach Bypass-Operation.

Die Einschwemmkatheteruntersuchung ist auch geeignet, den *Effekt der PTCA* zu dokumentieren (Abb. 210). Die Belastungshämodynamik normalisiert sich, wenn eine komplette Revaskularisation erzielt wurde und keine hämodynamische Reststenose mehr vorliegt. Wird die Belastungshämodynamik durch die PTCA nicht wesentlich verbessert, dann liegt ein Mißerfolg vor (keine effektive Aufdehnung), oder die Indikation zum Eingriff war nicht richtig gestellt. Bei Vorschädigung des Herzens, z. B. durch Myo-

kardnarben, ist nur mit einer teilweisen Verbesserung des Einschwemmkatheterbefundes zu rechnen (Tab. 144).
Wir führen die Einschwemmkatheteruntersuchung routinemäßig vor jeder Koronarangiographie durch, weil durch die Befunde die Indikationsstellung präzisiert werden kann und weil Kontrolluntersuchungen den Grad der erreichten Revaskularisation dokumentieren (Abb. 211) und gegebenenfalls anzeigen, ob ein Bypass-Verschluß bzw. eine Restenose aufgetreten ist.

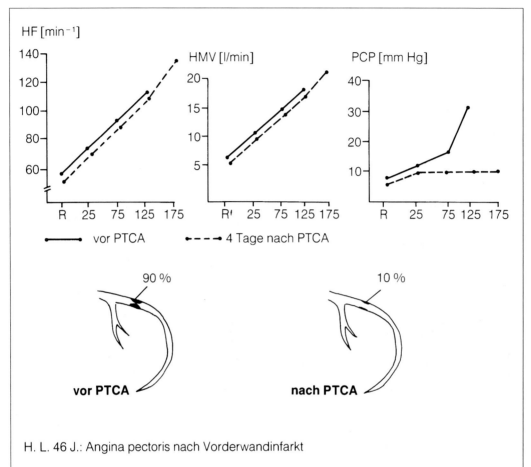

H. L. 46 J.: Angina pectoris nach Vorderwandinfarkt

EKG: Kleines Q in V_3
Labor: o. B.
Rö.-Thorax: o. B.
Echo: o. B.

EK: Normaler HMV-Anstieg; vor PTCA bei 125 Watt
Angina pectoris mit PCP-Anstieg auf 31 mm Hg
nach PTCA 175 Watt ohne Angina pectoris bei
PCP-Anstieg auf 12 mm Hg.
Koro.: 1-Gefäßerkrankung mit 90 % LAD-Stenose,
normale Ventrikelfunktion

Abb. 210   Einschwemmkatheter-Verlaufsbeobachtung nach koronarer Angioplastie (PTCA).

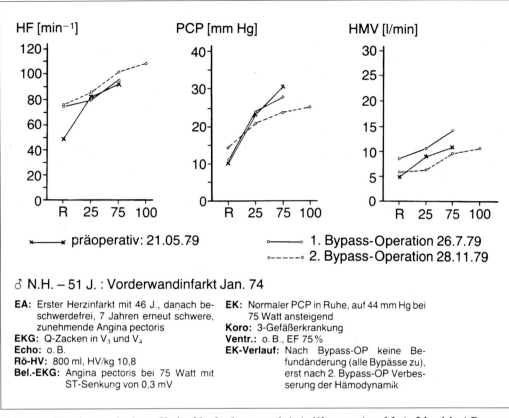

× ———— × präoperativ: 21.05.79

○ ———— ○ 1. Bypass-Operation 26.7.79
○ – – – – ○ 2. Bypass-Operation 28.11.79

♂ N.H. – 51 J. : Vorderwandinfarkt Jan. 74

EA: Erster Herzinfarkt mit 46 J., danach beschwerdefrei, 7 Jahren erneut schwere, zunehmende Angina pectoris
EKG: Q-Zacken in V_3 und V_4
Echo: o. B.
Rö-HV: 800 ml, HV/kg 10,8
Bel.-EKG: Angina pectoris bei 75 Watt mit ST-Senkung von 0,3 mV

EK: Normaler PCP in Ruhe, auf 44 mm Hg bei 75 Watt ansteigend
Koro: 3-Gefäßerkrankung
Ventr.: o. B., EF 75 %
EK-Verlauf: Nach Bypass-OP keine Befundänderung (alle Bypässe zu), erst nach 2. Bypass-OP Verbesserung der Hämodynamik

Abb. 211 Einschwemmkatheter-Verlaufsbeobachtung nach 1. (mißlungener) und 2. (erfolgreicher) Bypass-Operation.

I. Normalisierung der zentralen Belastungshämodynamik

Keine hämodynamisch bedeutsame Reststenose mehr, keine größere Myokardnarbe, komplette Revaskularisation

II. Besserung, aber nicht Normalisierung der zentralen Belastungshämodynamik

– Restischämie, da Koronararterienstenose noch vorhanden bzw. operative Revaskularisation inkomplett
– Durch Myokardnarbe bedingte Compliance-Störung

III. Keine Änderung der zentralen Belastungshämodynamik

Koronararterie nicht ausreichend dilatiert oder revaskularisiert oder Indikation zur PTCA und ACVB stimmte nicht

IV. Verschlechterung der zentralen Belastungshämodynamik

Koronararterie oder Bypass ist okkludiert, Myokardinfarzierung hat sich ausgebildet, PTCA bzw. ACVB war Mißerfolg

Tab. 144 Erfolgsbeurteilung der Bypass-Operation (ACVB) und Angioplastie (PTCA) durch Einschwemmkatheterkontrolluntersuchungen.

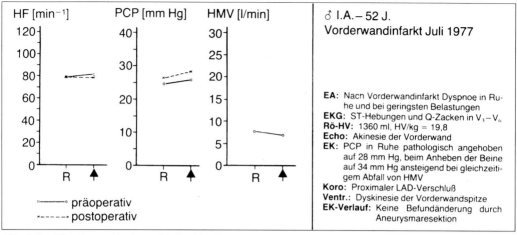

Abb. 212 Einschwemmkatheter-Verlaufsbeobachtung nach mißlungener Aneurysmaresektion. (R = Ruhe; ↑ = Anheben der Beine).

Kontrolleinschwemmkatheteruntersuchungen nach *Aneurysmaresektion* ergeben oftmals keine entscheidende hämodynamische Verbesserung der Ventrikelfunktion (Abb. 212), obwohl einige Patienten erstaunliche Verbesserungen der subjektiven Symptomatik angeben. Im allgemeinen ist man mit der Indikation zu diesem Eingriff aufgrund dieser Befunde zurückhaltender geworden. Verlaufsbeobachtungen an Patienten mit Herzwandaneurysmen zeigen auch eine gute Prognose, wenn sie beschwerdefrei bleiben. Die Prognose wird durch eine Aneurysmaresektion nur verbessert, wenn bei der Einschwemmkatheteruntersuchung bereits in Ruhe eine schwere hämodynamische Störung vorliegt bei erheblich kardialen Beschwerden.

Durch Verlaufskontrollen mit Einschwemmkatheter lassen sich *zentralhämodynamische Trainingseffekte* nicht demonstrieren, da sich weder bei primär normaler noch bei primär pathologischer Hämodynamik signifikante Änderungen des Pulmonalkapillardruck- und Herzminutenvolumenverhaltens in Ruhe und unter Belastung ergeben (Abb. 213).

Kommt es im Rahmen der Bewegungstherapie zu einer durch andere Umstände nicht zu erklärenden pathologischen Herzvergröße-

rung oder treten neue kardiale Beschwerden auf, dann führen wir eine Einschwemmkatheterkontrolluntersuchung durch. Zeigt diese eine hämodynamische Befundverschlechterung, muß man von einer ungünstigen Wirkung des Ausdauertrainings ausgehen und dem Patienten zur körperlichen Schonung raten.

Auch die Wirkung *herzwirksamer Medikamente* läßt sich bei Herzinfarktpatienten durch Einschwemmkatheterkontrolluntersuchungen nach 1 Jahr nicht überzeugend belegen, da nach diesem Zeitraum Verbesserungen und Verschlechterungen der zentralen Hämodynamik unter allen Medikamenten nachzuweisen waren und vermutlich eher der spontanen Variabilität entsprachen (Abb. 214).

Zusammenfassend ist also festzustellen, daß Verlaufsbeobachtungen durch Einschwemmkatheteruntersuchungen Aussagen über den Verlauf einer koronaren Herzkrankheit zulassen. Nach einem Herzinfarkt besteht eine geringe spontane Tendenz zur Verbesserung der zentralen Hämodynamik in den folgenden Monaten und Jahren. Eine Normalisierung primär pathologischer Einschwemmkatheterbefunde ist durch eine komplette Re-

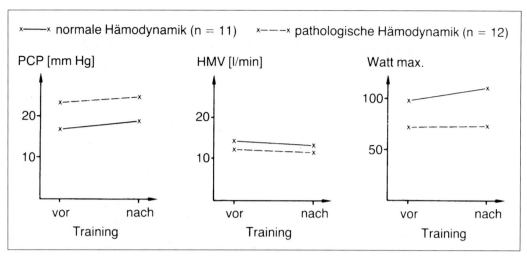

Abb. 213 Einschwemmkatheter-Verlaufsbeobachtung nach 4 Wochen Ausdauertraining bei Herzinfarkt-patienten (*Buchwalsky* 1977).

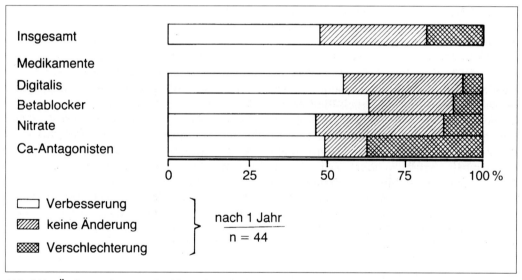

Abb. 214 Änderung der zentralen Hämodynamik bei KHK in Abhängigkeit von verschiedenen Medikamenten (PCP-Änderungen um mehr als ± 5 mm Hg) (*Buchwalsky* 1977).

vaskularisation infolge einer Bypass-Operation oder einer transluminalen Koronararteriendilatation zu erzielen, während Aneurysmaresektionen häufig zu keiner wesentlichen Verbesserung der Belastungshämodynamik führen.

Stellenwert der Einschwemmkatheteruntersuchung zur Therapiekontrolle

Die Einschwemmkatheteruntersuchung eignet sich zur Therapiekontrolle. Durch die Erfassung der Druck-Fluß-Beziehungen in Ruhe und unter körperlicher Belastung lassen sich die hämodynamischen Störungen bei chronischen Herz- und Lungenerkrankungen quantifizieren und durch die Wiederholung der Untersuchung die Auswirkung einer Therapie dokumentieren.

In der *akuten Erkrankungsphase* eines Herzinfarktes oder einer Lungenembolie liegen oftmals in Ruhe gestörte Druck-Fluß-Beziehungen vor (Tab. 145). Durch ein kontinuierliches Monitoring der Pulmonalarteriendrücke und durch wiederholte Herzminutenvolumenbestimmungen lassen sich Eintritt und Ausmaß einer Medikamentenwirkung erfassen. Dadurch kann man verschiedene Therapieverfahren validieren und neue therapeutische Ansätze finden. Die Einschwemmkatheteruntersuchung führte deshalb beim akuten Herzinfarkt zu einem differenzierten Einsatz von vasodilatatorischen, positiv inotropen Substanzen und zur Volumensubstitution. Diese therapeutischen Eingriffe sind nur in Kenntnis der Füllungsdruckverhältnisse durch die Einschwemmkatheteruntersuchung möglich und über ein Einschwemmkathetermonitoring exakt zu steuern. Ziel der Maßnahmen ist es, den Übergang in einen irreversiblen kardiogenen Schock zu vermeiden, die Infarktausdehnung zu begrenzen und die Prognose zu verbessern. Zur richtigen Einschätzung der medikamentösen Effekte auf die Hämodynamik muß aber der Spontanverlauf des akuten Infarktgeschehens berücksichtigt werden, denn es besteht in den ersten 2–3 Tagen eine deutliche Tendenz zur Normalisierung der zentralen Hämodynamik, wie u. a. die Verlaufsbeobachtung des zentralen Venendruckes zeigte. Die spontanen hämodynamischen Änderungen können Medikamentenwirkungen vortäuschen oder überlagern.

Bei einer Ruhe-Herzinsuffizienz können durch Einschwemmkatheteruntersuchungen der positiv inotrope Effekt des Digitalis und der Vor- und Nachlast beeinflussende Effekt des Nifedipins dokumentiert werden (Abb. 215). Die Füllungsdrücke und der Herzindex besserten sich nach spätestens 60 Minuten, der Digitalis- und der Nifedipineffekt ergänzten sich.

Einschränkend für Einschwemmkatheteruntersuchungen in Ruhe ist festzustellen, daß sich die *Ruhehämodynamik* bei einer koronaren Herzkrankheit auch durch eine medikamentöse Sedierung allein erheblich bessern kann. Die emotionelle Ausgangslage des Patienten muß also bei der Bewertung therapeutischer Effekte auf die Ruhehämodynamik mitberücksichtigt werden.

Während sich die passive postkapilläre Druckerhöhung im Lungenkreislauf medikamentös gut beeinflussen läßt, kann man bei der *präkapillären Pulmonalarteriendruckerhöhung* kaum therapeutische Effekte erzielen (Abb. 216). Die dargestellten Fälle einer schweren primären oder sekundären präkapillären pulmonalen Hypertonie demonstrieren, daß sich die in der Literatur beschriebenen günstigen Auswirkungen von Nitraten, Kalziumantagonisten und Molsidomin durch die Einschwemmkatheteruntersuchung nicht bestätigen lassen und durch neuere Studien auch widerlegt wurden.

Da bei *chronischen Erkrankungen* in Ruhe oftmals normale hämodynamische Verhält-

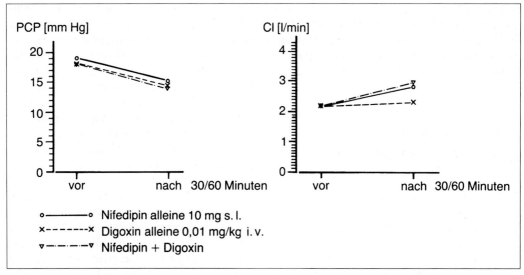

Abb. 215 Akute Therapiekontrolle durch Einschwemmkatheter bei chronischer Herzinsuffizienz (nach *Cantelli* 1983).

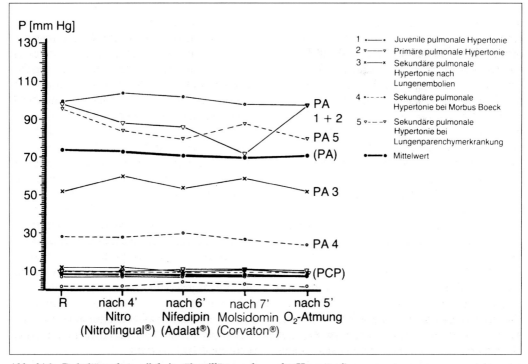

Abb. 216 Ruhehämodynamik bei präkapillärer pulmonaler Hypertonie.

1. Akute Phase (z. B. Herzinfarkt, Lungenembolie)

PA–PCP   Messung in Ruhe mit Monitoring
HMV   über Stunden und Tage

2. Chronische Phase (z. B. koronare Herzkrankheit,
                      Lungenerkrankungen,
                      Kardiomyopathie)

PA–PCP   Messung in Ruhe und unter
HMV   ergometrischer Belastung

Tab. 145 Therapiekontrolle durch Einschwemmkatheter bei akuten und chronischen kardiopulmonalen Erkrankungen.

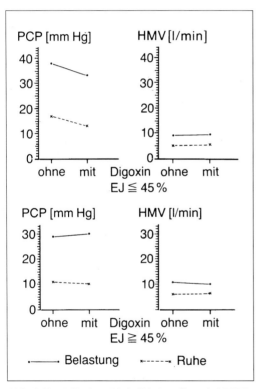

Abb. 217 4 Wochen Digitalisbehandlung bei KHK (nach *Jaedicke* et al. 1982).

nisse vorliegen, ist die Einschwemmkatheteruntersuchung nur in Verbindung mit einer ergometrischen Belastung sinnvoll. Die hämodynamischen Auswirkungen von therapeutischen Maßnahmen lassen sich an der Änderung der *pathologischen Belastungshämodynamik* demonstrieren.

Untersucht man die am längsten verwendete kardial wirksame Substanz *Digitalis* (Abb. 217), dann wird man durch die Einschwemmkatheterkontrolluntersuchung enttäuscht. Nur bei sehr ausgeprägter Myokardschädigung mit einer Ejektionsfraktion von unter 45 % konnten die Füllungsdrücke durch mehrwöchige Digoxinbehandlung in Ruhe und bei Belastung leicht gesenkt werden, ohne daß die Pumpfunktion, also das Herzminutenverhalten in Ruhe und bei Belastung, beeinflußt wurde. Auch die *positiv inotropen Substanzen* vom Phosphodiesterasetyp senken die Drücke im rechten Vorhof und in der Pulmonalarterie in Ruhe und bei Belastung (Abb. 218), können aber das Herzminutenvolumen nicht wesentlich steigern. Die Wirkung dieser Substanzen ist nur sicher bei parenteraler Applikation, nicht bei oraler. Hinzu kommt die Provokation lebensbedrohlicher Rhythmusstörungen, die die chronische Anwendung dieser Medikamente limitiert.

Auch die gut dokumentierten Akuteffekte einer *Vasodilatation* mit Angiotensin-Converting-Enzym-Hemmern (ACE-Blocker) lassen sich bei chronischer Anwendung nur in einer signifikanten Senkung des Pulmonalkapillardruckes dokumentieren, nicht jedoch in einer wesentlichen Anhebung des Herzminutenvolumens. Dies zeigt eine eigene plazebokontrollierte Studie mit Einschwemmkatheteruntersuchungen nach 4 Wochen, 6 und 12 Monaten bei Patienten mit chronischer

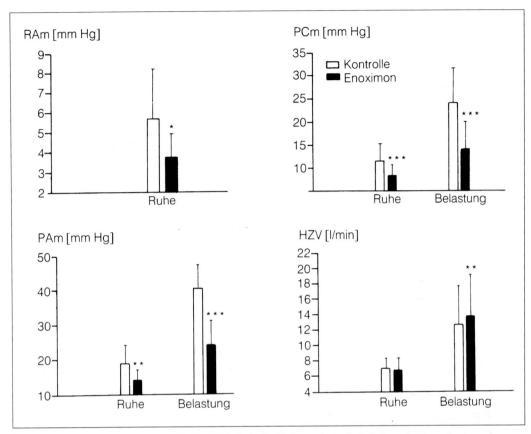

Abb. 218 Mitteldruck im rechten Vorhof (RA_m), in der Pulmonalarterie (PA_m) sowie Herzminutenvolumen (HZV) vor und nach Gaben von Enoximon. $* = p \leq 0,05$, $** = p \leq 0,01$, $*** = p \leq 0,001$ (*Mitrovic* et al. 1988).

Herzinsuffizienz, die bereits mit Digitalis und Diuretika vorbehandelt worden waren (Abb. 219).

Wären schon in der Einführungsphase der *Betablocker* Kontrolluntersuchungen durch Einschwemmkatheter erfolgt (Abb. 220), dann wären sie wegen ihrer ungünstigen Auswirkungen auf die Belastungshämodynamik vielleicht nie in die Koronartherapie eingeführt worden.

Einschwemmkatheteruntersuchungen zeigen die günstigen zentralhämodynamischen Auswirkungen einer *Nitrat- und Nifedipintherapie* bei koronarer Herzkrankheit, wobei die Nitrattoleranzentwicklung bei chronischer Anwendung aufgedeckt wurde (Abb. 221), die bei der Nifedipintherapie ausblieb (Abb. 222).

Einschwemmkatheterkontrollen konnten auch keine günstigen Auswirkungen eines *Ausdauertrainings* bei koronarer Herzkrankheit belegen, denn wie bei einer Betablockade tendierten die Füllungsdrücke nach dem 5wöchigen Training eher zu höheren Werten (vgl. Abb. 213).

Sehr eindrucksvoll lassen sich dagegen die hämodynamischen Auswirkungen einer *Revaskularisation* durch Koronardilatation oder eine Bypass-Operation mittels Einschwemmkatheteruntersuchung dokumentieren (Abb. 223).

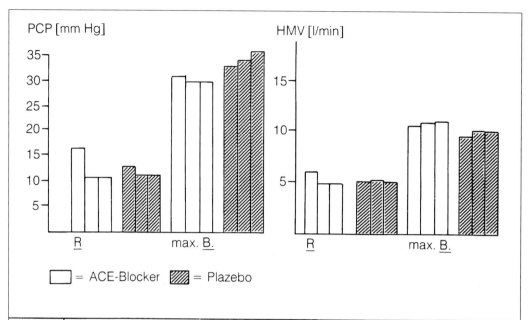

	PCP [mm Hg]			HMV [l/min]		
	Ausgangs- wert	Nach 4 Wochen	Nach 12 Monaten	Ausgangs- wert	Nach 4 Wochen	Nach 12 Monaten
R: **ACE**	15,6	11,9	11,9	6,49	6,17	6,02
B:	32,4	30,1	30,4	10,69	11,39	11,89
R: **Plazebo**	13,6	12,6	12,6	5,32	5,45	5,33
B:	33,4	34,4	36,8	8,86	10,0	9,99

Abb. 219 Ruhe- und Belastungshämodynamik zu Beginn der Studie, nach 4 Wochen und 6–12 Monaten bei herzinsuffizienten Patienten, die mit Digitalis und Diuretikum bereits behandelt waren und zusätzlich Plazebo bzw. ACE-Hemmer erhielten. (R = Ruhe; max. B = maximale Ergometerbelastung; PCP = Pulmonalkapillardruck; HMV = Herzminutenvolumen) (nach *Buchwalsky* et al. 1991).

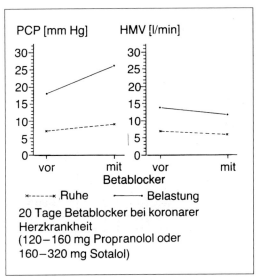

Abb. 220   Betablockerbehandlung bei KHK (nach *Blümchen* et al. 1981).

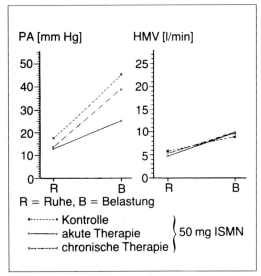

Abb. 221   Nitratbehandlung bei KHK (nach *Jansen* 1983).

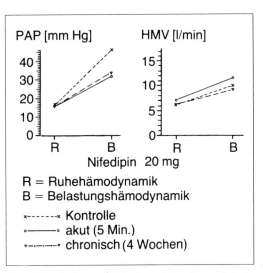

Abb. 222   Ruhe- und Belastungshämodynamik bei KHK (nach *Jansen* et al. 1983) nach Nifedipin (Adalat®).

Einschwemmkatheterkontrolluntersuchungen zeigten aber auch, daß sich die Ventrikelfunktion durch eine Aneurysmaresektion oftmals nicht entscheidend bessern läßt und daß

der *Klappenersatz in der Aorten- und Mitralposition in Abhängigkeit von den verwendeten Klappentypen* (Abb. 224) ganz unterschiedliche hämodynamische Auswirkungen hatte, wobei die St.-Jude-Medical-Klappe in Mitralklappenposition die Ruhe- und Belastungshämodynamik am günstigsten beeinflußte. Die präoperative pulmonale Hypertonie bildet sich ein Jahr nach *Aortenklappenersatz* weitgehend zurück, wie Einschwemmkatheterkontrolluntersuchungen nach Operation einer Aortenstenose nachwiesen (Abb. 225). Die Einschwemmkatheteruntersuchung eignet sich also zur Einschätzung von *operativen Ergebnissen*. So kann nach *Mitralklappenrekonstruktion* einer Mitralklappeninsuffizienz, z. B. durch Chordaabriß, oft eine Normalisierung der Pulmonalarteriendruckwerte und der Pulmonalkapillardruckkurve festgestellt werden (Abb. 226). Auch der Effekt einer *Perikardektomie* bei einem Panzerherz dokumentiert sich eindrucksvoll in der Normalisierung der Druckkurven im rechten Vorhof, im rechten Ventrikel und in der Pulmonalkapillare (Abb. 227). Zusammen mit den Befunden

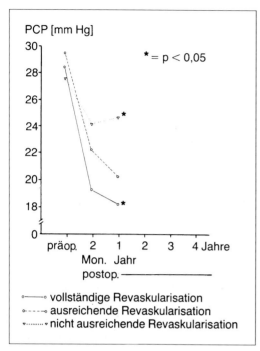

Abb. 223   Maximaler PCP unter Belastung nach Bypass-Operation (nach *Gohlke, Roskamm* 1979).

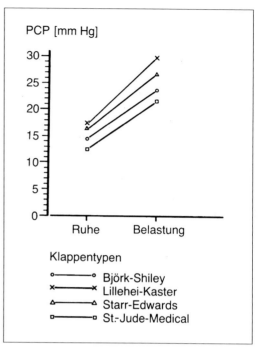

Abb. 224   Ruhe- und Belastungshämodynamik nach Mitralklappenersatz (nach Haerten et al. 1983).

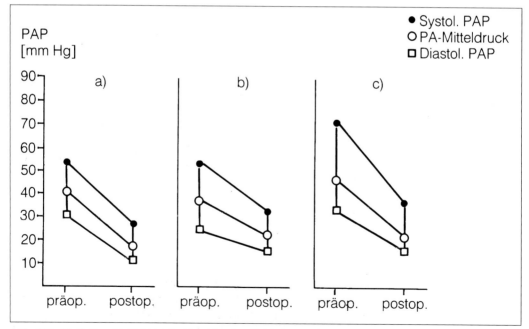

Abb. 225   Verhalten des Pulmonalarteriendruckes (PAP) bei 18 Patienten mit präoperativer pulmonaler Hypertonie nach Aortenklappenersatz wegen a) Aorteninsuffizienz (n = 5), b) Aortenstenose (n = 7) und c) kombiniertem Aortenvitium (n = 6) (nach *Nickelsen* et al. 1984).

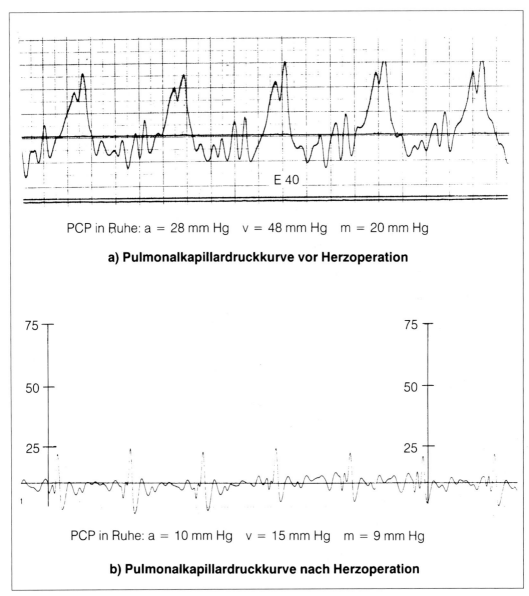

PCP in Ruhe: a = 28 mm Hg   v = 48 mm Hg   m = 20 mm Hg

a) Pulmonalkapillardruckkurve vor Herzoperation

PCP in Ruhe: a = 10 mm Hg   v = 15 mm Hg   m = 9 mm Hg

b) Pulmonalkapillardruckkurve nach Herzoperation

Abb. 226   Akute Mitralklappeninsuffizienz durch Chordaabriß vor und nach operativer Mitralklappen-rekonstruktion.

der Linksherzkatheteruntersuchung können Verlaufsbeobachtungen mit dem Einschwemmkatheter auch dazu beitragen, den *günstigsten Zeitpunkt* für einen operativen Ersatz, z. B. einer insuffizienten Aortenklappe, zu bestimmen.

Bei der hypertrophen, obstruktiven und nicht obstruktiven *Kardiomyopathie* liegt eine diastolische Funktionsstörung vor, die durch die Einschwemmkatheteruntersuchung anhand des Füllungsdruckverhaltens unter Belastung gut zu erfassen ist. So konnte durch Kontroll-

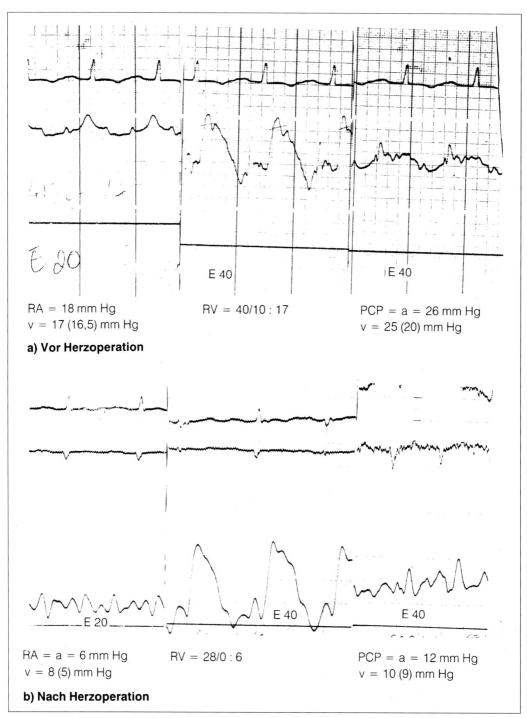

RA = 18 mm Hg
v = 17 (16,5) mm Hg

RV = 40/10 : 17

PCP = a = 26 mm Hg
v = 25 (20) mm Hg

a) Vor Herzoperation

RA = a = 6 mm Hg
v = 8 (5) mm Hg

RV = 28/0 : 6

PCP = a = 12 mm Hg
v = 10 (9) mm Hg

b) Nach Herzoperation

Abb. 227   Panzerherz vor und nach Herzoperation.

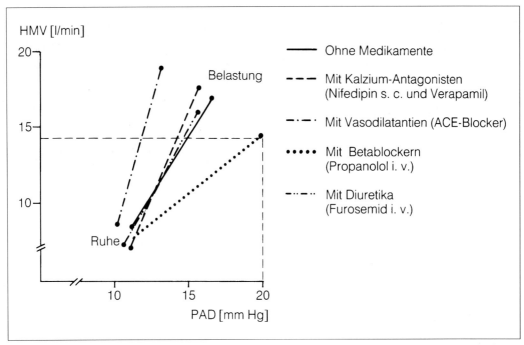

Abb. 228 Auswirkungen von Kalziumantagonisten, Vasodilatantien, Betablockern und Diuretika auf das Hypertonieherz (nach *Purfürst* et al. 1985, 1986 und *Tittmann* et al. 1989).

untersuchungen gezeigt werden, daß die hämodynamischen Auswirkungen von Kalziumantagonisten, insbesondere Verapamil und Nifedipin, günstiger sind als die einer Betablockade oder einer operativen Septumresektion.

Durch Belastungs-Einschwemmkatheterkontrolluntersuchungen lassen sich auch die unterschiedlichen medikamentösen Effekte am *Hypertonieherz* kontrollieren (Abb. 228). Während Betablocker ungünstige Effekte auf die zentrale Hämodynamik hatten, mit Anstieg der diastolischen Pulmonalarteriendrücke bei Abnahme des Herzminutenvolumens, sind die Effekte der Kalziumantagonisten, der Vasodilatantien (ACE-Blocker) und der Diuretika günstig zu bewerten im Hinblick auf die linke Ventrikelfunktion. Dies könnte für die künftige medikamentöse Therapie der Hypertonie wichtig sein.

Bei kurzfristiger Wiederholung der Einschwemmkatheteruntersuchung zur Prüfung von Therapieeffekten muß berücksichtigt werden, daß durch *Aufwärmphänomene* und die *psychische Entspannung* des Patienten bei einer 2. Belastung (Abb. 229) die primär pathologischen Pulmonalarteriendruckanstiege vermindert auftreten können. Bei einem zeitlichen Abstand von mindestens einer Stunde waren aber die Pulmonalarteriendruckwerte auf vergleichbaren Belastungsstufen bei koronarkranken Patienten gut reproduzierbar, und es fanden sich keine signifikanten Unterschiede zwischen der ersten und zweiten Einschwemmkatheteruntersuchung.

Zusammenfassend läßt sich feststellen, daß die Einschwemmkatheteruntersuchung als technisch einfache, risikoarme, semiinvasive Methode zur Therapiekontrolle geeignet ist, wenn bestimmte methodische Voraussetzungen erfüllt sind. Es lassen sich akute und chronische Effekte für alle Medikamente dokumentieren, die die Vor- und Nachlast so-

	Belastung		Myokardfunktion	
	a) Vorlast	b) Nachlast	a) systolisch	b) diastolisch
Digitalis	∅	(↑)	↑	∅
Katecholamine	↑	↑	↑	↓
Phosphordiesterasehemmer	∅	↓	↑	∅
Betablocker	(↑)	(↑)	↓	↑
Nitrate	(↓)	↓	∅	(↓)
Nifedipin	(↓)	(↓)	∅	↓
Molsidomin	↓	(↓)	∅	(↓)
Diuretika	↓	∅	∅	∅
Vasodilatantien	(↓)	↓	∅	∅
ACE-Blocker	∅	↓	∅	∅

↑ = Erhöht   ↓ = Erniedrigt   ∅ = Kein Einfluß

Tab. 146 Therapiekontrolle durch Einschwemmkatheteruntersuchungen für Medikamente, die die Vor- und Nachlast, die systolische und diastolische Funktion des Herzens beeinflussen.

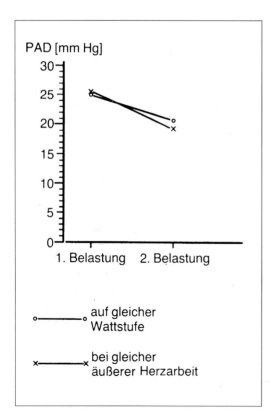

Abb. 229 Belastungshämodynamik bei wiederholtem Belastungsversuch (nach *Toth* et al. 1980).

wie die Myokardfunktion beeinflussen, wobei sich die einzelnen Stoffgruppen in ihrem Wirkungsmechanismus unterscheiden (Tab. 146).

Literatur

1. *Alt, E., A. Wirtzfeld, G. Klein:* Hämodynamische Ergebnisse bei ventrikulärer und physiologischer Stimulation. Herz/Kreislauf 2 (1983), 31–36
2. *Amsterdam, E. A., J. H. Manchester, H. G. Kemp, R. Gorlin:* Spontaneous angina pectoris. Hemodynamic and metabolic changes. Clin. Res. 17 (1969), 225
3. *Antman, E. M., J. D. Rutherford:* Coronary care medicine. Martinus Nijhoff Publishers, Amsterdam 1986
4. *Armstrong, P. W., R. S. Baigrie:* Hemodynamic monitoring in the critically ill. Harper and Row. New York 1980
5. *Armstrong, P. W., D. Walker, J. R. Burton:* Vasodilatative therapy in acute myocardial infarction: a comparison of sodium nitropruside and nitroglycerine. Circulation 52 (1975), 1118
6. *Aronow, W. S., D. T. Danahy:* Efficacy of trimazosin and prazosin therapy on cardiac and exercise performance in outpatients with chronic congestive heart failure. Am. J. Med. 65 (1978), 155
7. *Awan, N. A., M. K. Evenson, K. E. Needham, J. M. Beattie, D. T. Mason:* Effect of combined nitro-

glycerine and dobutamin infusion in left ventricular dysfunction. Am. Heart J. 106 (1983), 35

8. *Awan, N. A., D. T. Mason:* Evaluation of left ventricular function by dynamic exercise in patients with congestive heart failure. Herz 3 (1982), 133

9. *Bahler, R. C.:* Assessment of left ventricular function in chronic obstructive pulmonary disease. Chest 68 (1975), 132

10. *Banka, V. S., M. M. Bodenheimer, R. H. Helfaut:* Einfluß antianginöser Pharmaka auf Ventrikelfunktion, Myokarddurchblutung und peripheren Kreislauf. Herz 6 (1982), 366

11. *Basu, B., G. Cherian, S. Krishnaswarni, J. P. Sukumar, S. John:* Severe pulmonary hypertension in advanced aortic valve disease. Br. Heart J. 40 (1978), 1310–1313

12. *Bauer, U., W. Haerer, H. Hidajat, K. Benes, G. Frick:* Spezifität und Sensitivität der Kombination von Belastungs-EKG und Einschwemmkathetermeßwerten bei Frauen. In: Die koronare Herzkrankheit der Frauen. *Weidemann, H.* (Hrsg.). Steinkopff, Darmstadt 1987

13. *Baxley, W. A., T. J. Reeves:* Abnormal regional myocardial performance in coronary artery disease. Prog. cardiovasc. Dis. 13 (1971), 405

14. *Bayer, O., F. Loogen, H. Wolter:* Die Herzkatheterisierung bei angeborenen und erworbenen Herzfehlern. Thieme, Stuttgart 1967

15. *Baylis, J., M. Norell, R. Canepa-Anson, S. R. Renben, P. A. Poole-Wilson, G. C. Sutton:* Acute haemodynamic comparison of amrinone and pirbuterol in chronic heart failure, additional effects of isosorbide dinitrate. Br. Heart J. 49 (1983), 214

16. *Beck, O. A.:* Der Infarkt des rechten Ventrikels: Hämodynamik, Diagnose und Therapie. Intensivmedizin 25 (1988), 377

17. *Beck, O. A., H. Hochrein:* Hämodynamische Wirkung von Nitroglycerin und Dobutamin beim akuten Herzinfarkt mit rechtsventrikulärer Funktionsstörung. Intensivmedizin 20 (1983), 36

18. *Bedford, D. E.:* The anatomical types of atrial septal defect, their incidence and clinical diagnosis. Am. J. Cardiol. 6 (1960), 568

19. *Beregovich, J., C. Bianchi, S. Rubler:* Dose related hemodynamic and renal effects of dopamine in congestive heart failure. Am. Heart J. 87 (1974), 550

20. *Berghauer, M., M. Tenholt:* Beeinflussung hämodynamischer Parameter durch Furosemid und Amilorid bei Patienten mit chronischer Herzinsuffizienz. Herz/Kreislauf 21 (1989), 416

21. *Berglund, E., J. Widimsky, R. Malmberg:* Lack of effect of digitalis in patients with pulmonary disease with and without heart failure. Am. J. Cardiol. 11 (1963), 477

22. *Berisha, S., A. Kastrati, A. Goda, J. Popa:* Optimal value of filling pressure in the right side of the heart in acute right ventricular infarction. Br. Heart J. 63 (1990), 98

23. *Bevegard, S., A. Holmgren, B. Jonsson:* Effect of body position on the circulation at rest and during exercise with special reference to the influence on the stroke volume. Acta physiol. scand. 49 (1960), 279

24. *Bishop, J. M.:* The origins of pulmonary hypertension in patients with chronic bronchitis and emphysema. In: Form and function in the human lung. *Cumming, Hunt* (eds.). Livingstone, Edinburgh 1969

25. *Björk, L., J. Cullhed, B. Buchholtz:* Left ventricular function in ischemic heart disease. Acta med. scand. 190 (1971), 223

26. *Bleifeld, W.:* Therapie des akuten Herzinfarktes aus hämodynamischer Sicht. Dt. med. Wschr. 104 (1979), 1215

27. *Bleifeld, W., P. Hanrath:* Die hämodynamische Basis der Therapie des akuten Myokardinfarktes. Dt. med. Wschr. 100 (1975), 1345

28. *Bleifeld, W., P. Hanrath, D. Mathey, W. Merx:* Acute myocardial infarction: left and right ventricular haemodynamics in cardiogenic shock. Br. Heart J. 36 (1974), 822

29. *Bleifeld, W., P. Hanrath, W. Merx, K. W. Heinrich, S. Effert:* Akuter Myokardinfarkt. I. Hämodynamik des linken Ventrikels. Dt. med. Wschr. 97 (1972), 1907

30. *Bleifeld, W., D. Mathey, P. Hanrath, S. Effert:* Akuter Myokardinfarkt. VII. Prognostische Bedeutung eines neuen Schockindex. Dt. med. Wschr. 98 (1973), 1335

31. *Blömer, H., W. Delius, H. Sebening:* Natürlicher Verlauf bei Patienten mit Mitral- und Aortenklappenfehlern. Z. Kardiol. 66 (1977), 159

32. *v. Blum, A.:* Die Prognose des chronischen Cor pulmonale. Arch. Kreislaufforsch. 48 (1965), 57

33. *Blümchen, G., D. Brandt, W. Schlei:* Füllungsdruckmessungen (Einschwemmkatheterverfahren) bei Herzinfarktpatienten im chronischen Stadium, zu welchem Zeitpunkt sind diese Untersuchungen sinnvoll? Herz/Kreislauf 10 (1981), 479

34. *Blümchen, G., H. H. Esche:* Belastungshämodynamik des linken Ventrikels unter chronischer Betarezeptoren-Therapie bei Herzinfarktpatienten mit geringer Angina pectoris und guter Belastbarkeit. Z. Kardiol. 70 (1981), 678

35. *Blümchen, G., H. P. Heid, E. Scharf-Bornhofen, J. C. Reidemeister:* Langzeitbeobachtungen bei 27 Patienten mit nichtoperierten linksventrikulären Aneurysmen. Z. Kardiol. 67 (1978), 736

36. *Boldt, J., D. King, G. Hempelmann:* Right ventricular function and cardiac surgery. Intens. Care Med. 14 (1988), 496

37. *Boldt, J., D. King, R. Moosdorf, G. Hempelmann:* Influence of acute volume loading on right ventricular function after cardiopulmonary bypass. Crit. Care Med. 17 (1989), 518

38. *Bommersheim, H. , H. W. Rautenburg:* Mikroherz-katheterisierung (Einschwemmkathetertechnik) zur Verlaufskontrolle bei Pulmonalstenose im Kindesalter. Herz/Kreislauf 12 (1985), 648

39. *Bommersheim, H. , H. W. Rautenburg, K. J. Nagel, H. Netz:* Erfahrungen mit der Mikrokatheterisierung zur Verlaufskontrolle bei angeborenen Herzfehlern. Herz u. Gefäße 6 (1986), 426

40. *Borer, J. S. , S. L. Bacharach, M. V. Green, K. M. Kent, S. E. Ebstein, G. S. Johnston:* Real-time radionuclide cineangiography in the noninvasive evaluation of global and regional left ventricular function at rest and during exercise in patients with coronary artery disease. New Engl. J. Med. 296 (1977), 839

41. *Borer, J. S. ,* et al.: Sensitivity, specificity and predictive accuracy of radionuclide cineangiography during exercise in patients with coronary artery disease: comparison with exercise electrocardiography. Circulation 60 (1979), 572

42. *v. Bormann, B. , G. Hempelmann:* Monitoring bei chirurgischen Großeingriffen. Med. Welt 39 (1988), 1386

43. *Both, A. , U. Gleichmann, F. Loogen, W. Mäurer, J. Ressl:* Erfahrungen bei der Anwendung von Mikrokathetern in der kardiologischen Diagnostik. Z. Kreislaufforsch. 58 (1969), 1212

44. *Bourdillon, P. D. V. , C. M. Oakley:* Regression of primary pulmonary hypertension. Br. Heart J. 38 (1976), 264

45. *Bradley, R. D. , B. S. Jenkins, M. A. Brauthwaite:* The influence of atrial pressure on cardiac performance following myocardial infarction complications by shock. Circulation 42 (1970), 827

46. *Brandstetter, R. D. , G. Gitler:* Thoughts on the Swan-Ganz catheter. Chest 89 (1986), 5

47. *Brandt, D. :* Einschwemmkatheteruntersuchung zur Beurteilung der linksventrikulären Funktion. Therapiewoche 19 (1977), 3704

48. *Braunwald, E. :* Mitral regurgitation. New Engl. J. Med. 281 (1969), 425

49. *Braunwald, E. :* Reduction of myocardial infarction size. New Engl. J. Med. 290 (1974), 525

50. *Braunwald, E. , W. Awe:* The syndrome of severe mitral regurgitation with normal left atrial pressure. Circulation 27 (1963), 29

51. *Breuer, H. W. M. ,* et al.: Hämodynamisches Monitoring eines dominierenden Rechtsherzinfarktes. Intensivmedizin 21 (1984), 192

52. *Brisman, R. , L. C. Parks, D. W. Benson:* Pitfalls in the clinical use of centralvenous pressure. Archs Surg. 95 (1967), 902

53. *Brugger, P. :* Die Ventrikelfunktion bei koronarer Herzkrankheit. Springer, Wien–New York 1987

54. *Buchbinder, N. , W. Ganz:* Hemodynamic monitoring invasive techniques. Anesthesiology 45 (1976), 146

55. *Buchwalsky, R. :* Hemodynamics before and after physical endurance training in patients with myocardial infarction under various physical and psychomotoric stress tests. Clin. Cardiol. 5 (1982), 332

56. *Buchwalsky, R. :* Hat körperliches Training direkte Auswirkungen auf Muskeldurchblutung und Herzfunktion bei peripherer und koronarer Krankheit? Herz/Kreislauf 6 (1983), 254

57. *Buchwalsky, R. :* Prognostischer Stellenwert der Einschwemmkatheteruntersuchung bei der koronaren Herzkrankheit. Herz/Kreislauf 3 (1983), 11

58. *Buchwalsky, R. :* Therapiekontrolle durch Einschwemmkatheter. Z. Kardiol. 72 (1983), 88

59. *Buchwalsky, R. :* Nutzen und Risiken des hämodynamischen Monitorings durch Einschwemmkatheter. In: Fortschritte in der Therapie des akuten Herzinfarktes. Z. Kardiol. 77, Suppl. 4 (1988), 3

60. *Buchwalsky, R. , J. Bahls, D. Pinno, J. Caliman:* Auswirkungen eines körperlichen Trainings auf die gestörte Hämodynamik nach Herzinfarkt. Verh. dt. Ges. inn. Med. 83 (1977), 242

61. *Buchwalsky, R. , E. Bauer:* Stellenwert der Einschwemmkatheteruntersuchung bei chronischen Herzkrankheiten. In: Herzerkrankungen. *Loskot, F.* (Hrsg.). Steinkopff, Darmstadt 1986

62. *Buchwalsky, R. , E. Bauer, P. Klein:* Diagnostischer Stellenwert der Einschwemmkatheteruntersuchung bei der koronaren Herzkrankheit. In Vorbereitung

63. *Buchwalsky, R. , E. Bauer, P. Tanczos, H. Huber:* Ist jeder Herzinfarktpatient trainierbar? Herz/Kreislauf 11 (1977), 622

64. *Buchwalsky, R. , L. Bruch:* Therapeutische Konsequenz und Prognose nach invasiver Diagnostik im Rahmen einer Anschlußheilbehandlung nach Herzinfarkt. In Vorbereitung

65. *Buchwalsky, R. , L. Bruch, J. Thale:* Morbidität, Mortalität und Rückkehr zur Arbeit verschiedener Herzinfarktkollektive in Abhängigkeit von hämodynamischen und morphologischen Befunden. In Vorbereitung

66. *Buchwalsky, R. , E. Feldkamp, E. Bauer, E. Wirzbach:* Hämodynamischer Einfluß eines Tranquilizers auf die gestörte Myokardfunktion nach Herzinfarkt. Med. Welt 49 (1984), 1413

67. *Buchwalsky, R. , H. Heeger:* Rechtsventrikuläre Belastungshämodynamik in Abhängigkeit von Infarktlokalisation und Koronargefäßbefall. In Vorbereitung

68. *Buchwalsky, R. , B. Pollock, W. Kirschke, N. Lazarides:* Langzeiteinfluß der ACE-Blocker auf die Belastungshämodynamik bei chronischer Herzinsuffizienz. In Vorbereitung

69. *Buchwalsky, R. , M. Wuller, G. Schlecht, E. Bauer:* Trainingsauswirkungen in Abhängigkeit von Pulmonalarterien- bzw. Pulmonalkapillardruck unter Belastung bei Herzinfarktpatienten. Z. Kardiol. 3 (1975), 68

70. *Buchwalsky, R., E. Zeh:* Zentraler Venendruck und klinische Symptomatik des Herzinfarkts. Z. Kardiol. 61 (1972), 124

71. *Bücking, J., M. Funck, U. Schnärle, W. Vieweg:* Invasives Monitoring beim transmuralen Herzinfarkt. Ausnahme oder Routine. Intensivmedizin 20 (1983), 279

72. *Bühlmeyer, K.:* Echokardiographie – Doppler-Echokardiographie – Farbdoppler: Sind invasive diagnostische Verfahren bei angeborenen Herzfehlern trotzdem noch erforderlich? Herz u. Gefäße 6 (1986), 425

73. *Burckhardt, D.:* Zur Diagnostik des chronischen Cor pulmonale. Huber Verlag, Bern 1972

74. *Burkart, F.:* Der Belastungsversuch zur besseren Beurteilung der Hämodynamik verschiedener Herzkrankheiten. Huber Verlag, Bern 1943

75. *Burkart, F., D. Burckhardt:* Die pulmonale arterielle Hypertonie bei Lungengefäßerkrankungen. Atemwegs- und Lungenkrankheiten 4 (1977), 111

76. *Burkart, F., F. Follath, H. R. Genzer:* Der Verlauf der obstruktiven pulmonalen arteriellen Hypertension. Schweiz. med. Wschr. 100 (1970), 146

77. *Burkart, F., M. Sefidpar, D. Burckhardt:* Die rechtsventrikuläre Belastungshämodynamik bei Patienten mit verschiedenen Lungenerkrankungen. Schweiz. med. Wschr. 103 (1973), 291

78. *Bussmann, W. D.:* Neue Aspekte zur Behandlung der Linksinsuffizienz: Die Wirkung von Nitroglycerin. Med. Klinik 70 (1975), 1697

79. *Bussmann, W. D., H. Schäfer, M. Kaltenbach:* Wirkung von Nitroglycerin beim akuten Herzinfarkt. Dt. med. Wschr. 101 (1975), 642

80. *Bussmann, W. D., W. Schmidt, G. Kober, M. Kaltenbach:* Left ventricular function during exercise in patients with cardiomyopathy. Adv. clin. Cardiology 2 (1983), 103

81. *Calvin, J. E., A. A. Driedger, W. J. Sibbald:* Does the pulmonary capillary wedge pressure predict left ventricular preload in critically ill patients? Crit. Care Med. 9 (1981), 437

82. *Carroll, J. D., O. M. Hess, H. O. Hizzel, H. P. Krayenbuehl:* Dynamics of left ventricular filling at rest and during exercise. Circulation 68 (1983), 59

83. *Carstens, V.:* Dilatative Kardiomyopathie – Diagnose und Differentialdiagnose. Deutsches Ärzteblatt 48 (1982), 27

84. *Cerra, F., R. Milch, T. Z. Lajos:* Pulmonary catheterization in critically ill surgical patients. Ann. Surg. 177 (1973), 37

85. *Cintron, G. B., S. P. Glasser, B. A. Weston, E. Linares, C. R. Conti:* Effect of intravenous isosorbide dinitrate versus nitroglycerin on elevated pulmonary arterial wedge pressure during myocardial infarction. Am. J. Cardiol. 61 (1988), 21

86. *Civetta, J. M., J. C. Gabel:* Flow-directed pulmonary artery catheterization in surgical patients: indications and modifications of technics. Ann. Surg. 176 (1972), 753

87. *Cohen, L. S., W. C. Elliott, E. L. Rolett, R. Gorlin:* Hemodynamic studies during angina pectoris. Circulation 31 (1965), 409

88. *Cohn, J. N., J. A. Franciosa:* Selection of vasodilator inotropic or combined therapy for the management of heart failure. Am. J. Med. 65 (1978), 181

89. *Cohn, J. N., N. H. Guiha, M. J. Brodler:* Right ventricular infarction. Clinical and hemodynamic features. Am. J. Cardiol. 33 (1974), 209

90. *Cohn, J. N., C. J. Limas, N. H. Guiha:* Hypertension and the heart. Arch. Intern. Med. 133 (1974), 969

91. *Collins, J. V., T. J. H. Clark, T. R. Evans, M. A. Riaz:* Central venous pressure in acute myocardial infarction. Lancet I (1971), 373

92. *Connors, A. F., D. R. McCaffree, B. A. Gray:* Evaluation of the right heart catheterization in critically ill patients without acute myocardial infarction. New Engl. J. Med. 308 (1983), 263

93. *Cournand, A., R. L. Riley, A. Himmelstein, R. Austrian:* Pulmonary circulation and alveolar ventilation-perfusion relationships after pneumonectomy. J. thorac. Surg. 19 (1950), 80

94. *Crexells, C., K. Chatterjee, J. E. Forrester:* Optimal level of filling pressure in the left side of the heart in acute myocardial infarction. New Engl. J. Med. 289 (1973), 1263

95. *Crexells, C., K. Chatterjee, J. Forrester, H. J. C. Swan:* Optimal level of ventricular filling pressure in acute infarction. Circulation 45/46 Suppl. II (1972), 585

96. *Cross, F. S., A. Mowlem:* A survey of the current status of pulmonary embolectomy for massive pulmonary embolism. Circulation 35 (1967), 86

97. *Cumming, R. G., L. Dufresue, L. Kisch, J. Samm:* Exercise electrocardiogram patterns in normal women. Br. Heart J. 35 (1973), 1055

98. *Curtius, J. M., F. Vahle, A. Sünning, E. Schwammenthal, R. Opgenorth:* Diastolischer linksventrikulärer Volumeneinfluß bei Patienten mit arterieller Hypertonie vor und nach akuter antihypertensiver Medikation. Z. Kardiol. 77 (1988), 789

99. *Cyran, J., H. D. Bolte:* Kombinierte Infusion von Nitroprussid-Natrium und Dobutamin zur Behandlung der hochgradigen Linksinsuffizienz bei koronarer Herzkrankheit. Klin. Wschr. 57 (1979), 883

100. *Dail, D. H., S. P. Hammer* (Hrsg.): Pulmonary pathology. Springer, New York–Heidelberg 1988

101. *Dalen, J. E.:* Bedside hemodynamic monitoring. New Engl. J. Med. 301 (1979), 1176

102. *Dalen, J. E., J. S. Alpert:* Natural history of pulmonary embolism. Prog. cardiovas. Dis. 17 (1975), 259

103. *da Luz, P. L., H. Shubin, M. H. Well:* Pulmonary edema related to changes in colloid osmotic and

pulmonary artery wedge pressure in patients after acute myocardial infarction. Circulation 51 (1975), 350

104. *Dammann, J. F., W. D. Thompson, O. Sosa, J. Christlieb:* Anatomy, physiology and natural history of simple ventricular septal defects. Am. J. Cardiol. 5 (1960), 136

105. *Daum, S.:* Beurteilung der Lungenoperabilität vom Standpunkt der Hämodynamik im kleinen Kreislauf. Pneumologie 144 (1971), 266

106. *Daum, S.:* Pulmonale Hypertension bei der akuten respiratorischen Acidose. Med. Welt 23 (1972), 1012

107. *Daum, S.:* Präkapilläre pulmonale Hypertonie. Dustri Verlag, München 1978

108. *Daum, S.:* Untersuchung des Lungenkreislaufs. In: Lungen- und Bronchialerkrankungen. *Ferlinz, R.* (Hrsg.). Thieme, Stuttgart 1986

109. *Daum, S.* (Hrsg.): Interaction between heart and lung. Thieme, Stuttgart–New York 1989

110. *Davies, L. G., J. F. Goodwin, B. D. van Leuven:* The nature of pulmonary hypertension in mitral stenosis. Br. Heart J. 16 (1954), 440

111. *Del Guercio, L. R. M., J. D. Cohn:* Monitoring operative risk in the elderly. J. Am. med. Ass. 243 (1980), 1350

112. *Delius, W., H. Sebening, N. Wegmann, K. Oversohl, A. Wirzfeld, P. Mathes:* Klinik und Verlauf der kongestiven Kardiomyopathie ungeklärter Genese. Dt. med. Wschr. 101 (1976), 635

113. *Detry, J. M. R., M. Rousseau, G. Vandenbroucke:* Increased arteriovenous oxygen difference after physical training in coronary heart disease. Circulation 44 (1971), 109

114. *Dhainant, T. F.,* et al.: Bedside evaluation of right ventricular performance using rapid computerized thermodilution method. Crit. Care Med. 15 (1987), 148

115. *Diamond, G., J. S. Forrester:* Effect of coronary artery disease and acute myocardial infarction on left ventricular compliance. Circulation 45 (1972), 11

116. *Doll, E., W. Kuhlo, H. Stein, J. Keul:* Zur Genese des Cor pulmonale beim Pickwick-Syndrom. Dt. med. Wschr. 93 (1968), 2361

117. *Effert, S., W. Merx, J. Meyer:* Therapeutische Möglichkeiten in der Intensivstation. Verh. dt. Ges. Kreisl. Forsch. 44 (1978), 119

118. *Eisenberg, P. R., A. S. Jaffe, D. P. Schuster:* Clinical evaluation compared to pulmonary artery catheterization in the hemodynamic assessment of critically ill patients. Crit. Care Med. 12 (1984), 549

119. *Eliot, R. S.:* The dynamics of hypertension – an overview: present practices, new possibilities and new approaches. Am. Heart J. 116 (1988), 583

120. *Emanuelsson, H., S. Holmberg:* Mechanisms of angina relief after nifedipine, a hemodynamic and

myocardial metabolic study. Circulation 68, 1 (1983), 124

121. *Ermer, W., R. Rychlik:* Ätiologische und altersspezifische Aspekte der Therapie der schweren Herzinsuffizienz mit „Amrinon". Herz/Kreislauf 21 (1989), 173

122. *Evans, W., D. S. Short:* Pulmonary hypertension in congenital heart disease. Br. Heart J. 20 (1958), 529

123. *Feild, B. J., R. O. Russell, D. Hunt, C. E. Rackley:* Clinical usefulness of hemodynamic monitoring in acute myocardial infarction. Am. J. Cardiol. 26 (1970), 632

124. *Ferwer, E., M. Benn, K. L. Neuhaus, P. Spiller:* Ventrikel- und Myokardfunktion bei Aortenklappeninsuffizienz. Z. Kardiol. 68 (1979), 351

125. *Feuerstein, V.:* Grundlage und Ergebnisse der Venendruckmassage zur Prüfung des zirkulierenden Blutvolumens. Springer, Berlin–Heidelberg–New York 1965

126. *Fiozetti, P., B. Benussi, S. Klugmann, F. Camerini:* Acute hemodynamic effects of nifedipine at rest and during stress in severe aortic incompetence. Eur. Heart J. 2 (1983), 110

127. *Fleischner, F. G.:* Recurrent pulmonary embolism and cor pulmonale. New Engl. J. Med. 276 (1967), 1213

128. *Flessas, A. P., T. J. Ryan:* Effects of nitroglycerine on isometric work. Am. Heart J. 105 (1983), 239

129. *Fluck, D. C., R. G. Chandrasekar, F. W. Gardner:* Left ventricular hypertrophy in chronic bronchitis: Br. Heart J. 28 (1966), 92

130. *Fluck, D. C., P. A. Valentine, B. Treister, B. Higgs, D. N. Reid, R. E. Steiner, J. P. D. Mounsey:* Right heart pressures in acute myocardial infarction. Br. Heart J. 29 (1967), 748

131. *Forrester, J., W. Bezdek, K. Chatterjee, P. Levin, W. W. Parmley, H. J. C. Swan:* Hemodynamic effect of digitalis in acute myocardial infarction. Ann. intern. Med. 76 (1972), 863

132. *Forrester, J. S., K. Chatterjee, G. Jobin:* A new conceptual approach to the therapy of acute myocardial infarction. Adv. Cardiol. 15 (1975). 111

133. *Forrester, J. S., G. Diamond, K. Chatterjee, H. J. C. Swan:* Medical therapy of acute myocardial infarction by application of hemodynamic subsets. New Engl. J. Med. 295 (1976), 1356

134. *Forrester, J. S., G. Diamond, T. J. McHugh, H. J. C. Swan:* Filling pressures in the right and left sides of the heart in acute myocardial infarction. New Engl. J. Med. 285 (1971), 190

135. *Forrester, J. S., G. A. Diamond, H. J. C. Swan:* Correlative classification of clinical and hemodynamic function after acute myocardial infarction. Am. J. Cardiol. 39 (1977), 137

136. *Foster, G. L., T. J. Reeves:* Cardiovascular response to exercise in patients with angina pectoris. Circulation 24 (1961), 934

137. *Fouad, F. M.:* Left ventricular diastolic function in hypertensive patients. Circulation 75/I (1987), 48

138. *Fox, A. C.:* Infarction and rupture of the heart. New Engl. J. Med. 309 (1983), 551

139. *Franciosa, J. A., J. N. Cohn:* Immediate effects of hydralazin isosorbide dinitrate combination on exercise capacity and exercise hemodynamics in patients with left ventricular failure. Circulation 59 (1979), 1085

140. *Frank, M. J., A. B. Weisse, C. B. Moschos, G. E. Levinson:* Left ventricular function, metabolism and blood flow in chronic cor pulmonale. Circulation 47 (1973), 798

141. *Freilich, J. K., J. Szalkowski:* Pelvic vein thrombosis with pulmonary hypertension. Am. J. Cardiol. 7 (1961), 297

142. *Frick, M. H., M. Katila:* Hemodynamic consequences of physical training after myocardial infarction. Circulation 37 (1968), 192

143. *Fridrich, L., A. Gaßner, G. Sommer, M. Pichler, F. Eghbalian, M. Klicpera:* Belastungs-Radionuklid-Ventrikulographie und Rechtsherzkatheter. Herz/Kreislauf 19 (1987), 245

144. *Frille, J., W. Braun, K. H. Günther, D. Strangfeld, H. Masch:* Nitratanwendung bei Hypertonie. Kardiale und periphere Wirkungen vor und unter antihypertensiver Therapie in Ruhe und bei Belastung. Z. Kardiol. 78, Suppl. 2 (1989), 102

145. *Fudes, R. M., R. R., Heuser, F. C. P. Yin, J. A. Brinker:* Limitations of pulmonary wedge waves in diagnosing mitral regurgitation. Am. J. Cardiol. 49 (1982), 849

146. *Gahl, K., R. Sutton, M. Pearson, P. Caspari, A. Loiret, L. McDonald:* Mitral regurgitation in coronary heart disease. Br. Heart J. 39 (1977), 13

147. *Gallagher, T. J.:* The use of the Swan-Ganz catheter in anesthesia: a sophisticated method or an essential one? In: Hämodynamik in der perioperativen Phase. *Lawin, P., H. van Aken* (Hrsg.). Thieme, Stuttgart–New York 1983

148. *Geisler, L. S.:* Das Pickwick-Syndrom. Dt. med. Wschr. 96 (1971), 212

149. *Gelberg, H. J., S. I. Rubin, T. A. Ports, B. H. Brundage, W. W. Parmley, K. Chatterjee:* Detection of left ventricular functional reserve by supine exercise, hemodynamics in patients with severe chronic heart failure. Am. J. Cardiol. 44 (1979), 1062

150. *Genton, E., P. S. Wolf:* Urokinase therapy in pulmonary thromboembolism. Am. Heart J. 76 (1968), 628

151. *Gertsch, M., P. Stucki:* Weitgehend reversible primäre vaskuläre pulmonale Hypertonie bei einem Patienten mit Menocil-Einnahme. Z. Kreislaufforsch. 59 (1970), 902

152. *Gifford, R. W. jr., L. K. Groves:* Limitations in the feasibility of pulmonary embolectomy. A clinicopathologic study of 101 cases of massive pulmonary embolism. Circulation 39 (1969), 523

153. *Gleichmann, U., A. Both, H. Kreuzer, L. Seipel:* Einschwemmkatheter zur Bestimmung von Links-Rechts-Kurzschlüssen mit Hilfe von Wasserstoff. Z. Kreislaufforsch. 59 (1970), 1

154. *Gleichmann, U., H. Ohlmeier, G. Trieb, H. Mannebach:* Exercise induced angina pectoris due to abnormal left ventricular compliance. Acta med. scand. Suppl. 644 (1981), 23

155. *Gohlke, H., P. Betz, H. Roskamm:* Improved risk stratification in patients with coronary artery disease. Application of a survival function using continuous exercise and angiographic variables. Eur. Heart J. 9 (1988), 427

156. *Gohlke, H., C. Gohlke-Bärwolf, P. Stürzenhofekker, K. Schnellbacher, L. Samek, M. Schmuziger, H. Roskamm:* Functional improvement after aortocoronary bypass surgery in relation to degree of revascularization. Circulation 59/60 (1979), 236

157. *Gohlke, H., L. Samek, P. Beth, H. Roskamm:* Prognostic relevance of invasive and noninvasive data in angiographically defined subgroups of patients with coronary heart disease. In: Prognosis of coronary heart disease. Symposium in Krozingen 1982, Abstracts

158. *Gohlke, H., H. Thomas, P. Beth, H. Roskamm:* Transmurale Vorderwandinfarkte mit isoliertem Befall des Ramus interventricularis anterior. Z. Kardiol. 72 (1983), 156–162

159. *Gohlke-Bärwolf, C., H. Gohlke, K. Schnellbacher, P. Stürzenhofecker, K. Heidecker, M. Spinder, M. Schmuziger, H. Roskamm:* The value of exercise hemodynamics in diagnosis and management of patients with coronary artery disease: functional and angiograph correlations. In: Hemodynamics and ventricular function during exercise. *Denolin, H., H. Schnitzler, H. J. C. Swan* (eds.). G. Witzstrock Inc., New York 1981

160. *Goldenheim, P. D., H. Kazemi:* Current concepts: cardio-pulmonary monitoring of critically ill patients. New Engl. J. Med. 311 (1984), 776

161. *Grandjean, T., C. Hahn:* Die kontinuierliche Messung des Lungenarteriendruckes in der postoperativen Überwachung nach offenen Herzoperationen. C. H. F. Müller, Hamburg 1970

162. *Große-Heitmeyer, W., E. Sprecher, A. Meydrisch, E. Most, U. S. Müller:* Hämodynamische Wirkungen von Molsidomin bei verschiedenen Formen der pulmonalen Hypertonie. Z. Kardiol. 72 (1983), 47

163. *Grosser, K. D., A. Heller, W. du Mesnil de Rochement, G. Flügel:* Hämodynamische und röntgenologische Hinweise zur Diagnostik der Herzinsuffizienz bei akutem Myokardinfarkt. Dt. med. Wschr. 99 (1974), 802

164. *Grossmann, W., L. P. McLaurin, E. L. Rollett:* Alterations of left ventricular relaxation and diastolic compliance in congestive cardiomyopathie. Cardiovasc. Res. 13 (1979), 514

165. *Guberman, B. A., N. O. Fowler, P. J. Engel, M. Gueron, J. A. Allen:* Cardiac tamponade in medical patients. Circulation 64 (1981), 633

166. *Günther, K. H.:* Hypertension and the heart. Clin. Cardiol. 3 (1980), 3

167. *Günther, K. H., W. Hujer, W. D. Purfürst, D. Strangfeld, V. Dilba:* Hypertonie und Myokardischämie. Klinisch-hämodynamische und Belastungsaspekte. Z. klin. Med. 44 (1989), 1843

168. *Gurtner, H. P.:* Ätiologie und Häufigkeit der primär vaskulären Formen des chronischen Cor pulmonale. Dt. med. Wschr. 94 (1969), 850

169. *Gyr, K.:* Protrahierte rezidivierende Lungenembolien und ihre Bedeutung. Schweiz. med. Wschr. 99 (1969), 1746

170. *Haerer, W., U. Bauer, G. Frick:* Belastungs-EKG und Einschwemmkatheteruntersuchung bei Frauen. Herz/Kreisl. 16 (1984), 299–303

171. *Haerer, W., P. Kress, V. Hombach:* Die Einschwemmkatheter-Untersuchung bei Kardiomyopathien. Herz/Kreisl. 22 (1990), 118

172. *Haerten, K., A. Both, F. Loogen, F. Opheck, D. Herzer, J. Rafflenbeul:* Hämodynamische Untersuchungen im kleinen Kreislauf nach prothetischem Aortenklappenersatz. Verh. dt. Ges. inn. Med. 81 (1975), 257

173. *Hain, P.:* Erweiterte Rechtsherzkatheterdiagnostik zur Verlaufskontrolle nach Bypass-Operation. In: Koronare Herzkrankheit und dilatative Kardiomyopathien. *Fleck, E.* (Hrsg.). MMV Medizin Verlag, München 1988

174. *Hales, C. A., H. Kazemi:* Pulmonary function after uncomplicated myocardial infarction. Chest 72 (1977), 350

175. *Hall, R. J. C., G. C. Sutton, I. H. Kerr:* Long-term prognosis of treated acute massive pulmonary embolism. Br. Heart J. 39 (1977), 1128

176. *Hamosh, P., C. N. Cohn:* Left ventricular function in acute myocardial infarction. J. clin. Invest. 50 (1971), 523

177. *Hanrath, P., W. Bleifeld:* Anwendungsmöglichkeiten von Balloneinschwemmkathetern im Rahmen der internistischen Intensivmedizin. Herz/Kreisl. 7 (1975), 171

178. *Hanrath, P., W. Bleifeld, D. Mathey:* Die klinische Wertigkeit der Pulmonalarteriendruckmessung bei der hämodynamischen Überwachung des akuten Myokardinfarktes. Verh. dt. Ges. inn. Med. 79 (1973), 1161

179. *Hanrath, P., W. Bleifeld, D. Mathey, W. Merx:* Akuter Myokardinfarkt. IX. Die Bedeutung der Pulmonalarterienüberwachung, Prognose und Therapie. Dt. med. Wschr. 6 (1974), 219

180. *Hanrath, P., J. Schofer, E. Sonntag, E. Kaukel, W. Kupper:* The effect of verapamil on left ventricular performance at rest and during exercise in hypertrophic cardiomyopathy. In: Diastolic function of the heart. Int. Symposium, Hamburg 1982

181. *Hanson, J. S., B. S. Tabakin, A. M. Levy, W. Nedde:* Long-term physical training and cardiovascular dynamics in middle-aged men. Circulation 38 (1968), 783

182. *Harmjanz, D., K. Gall:* Zur medikamentös induzierten pulmonalen Hypertonie. Dt. med. Wschr. 93 (1968), 2351

183. *Harris, P., N. Segel, J. M. Bishop:* The relation between pressure and flow in the pulmonary circulation in normal subjects and in patients with chronic bronchitis and mitral stenosis. Cardiovasc. Res. 2 (1968), 73

184. *Hartel, W., J. Lenz, W. Rieber, G. Schuster, P. Wylicil, J. Wehrmann:* Die Bedeutung der Pulmonaldruckmessung innerhalb der Lungenfunktion vor und nach Lungenresektion. Thoraxchir. 18 (1970), 445

185. *Harvey, R. M., Y. Enson, M. I. Ferrer:* A reconsideration of the origins of pulmonary hypertension. Chest 59 (1971), 82

186. *Harvey, R. M., W. M. Smith, J. O. Parker:* The response of the abnormal heart to exercise. Circulation 26 (1962), 341

187. *Hassis, R., U. Reinhard, R.-M. Schmülling:* Untersuchungen zur Hämodynamik im Lungenkreislauf bei Patienten mit Kyphoskoliose. In: Präkapilläre pulmonale Hypertonie, S. 143. *Daum, S.* (Hrsg.). Dustri Verlag, München 1978

188. *Heath, D., D. Brewer, P. Hicken:* Cor pulmonale in emphysema. Ch. C. Thomas, Springfield 1968

189. *Heck, J., H. M. Müller, H. Esser, B. Lüderitz:* Captopril versus Digoxin in der Behandlung der leichten bis mittelschweren Herzinsuffizienz. Dt. med. Wschr. 114 (1989), 695

190. *Hedit, H. W., S. E. Karahalios, J. A. Ormiston, S. J. Schnugg, J. M. Hopkins, B. N. Singh:* Pattern of exercise response in patients with severe left ventricular dysfunction. Am. Heart J. 104 (1982), 718

191. *Heinrich, F.:* Diagnostik der Lungenembolie. Med. Welt 40 (1989), 569

192. *Hennersdorf, G., W. Huhmann, G. Walpurger, W. Hartmann:* Continuous measuring of diastolic pulmonary artery pressure in acute myocardial infarction in man. 6. Europäischer Cardiologen-Kongress, Madrid 1972

193. *Henning, R. J., A. Grenwik:* Critical care cardiology. Churchill Livingstone, New York–Edinburgh–London–Melbourne 1989

194. *Henzel, J. H., M. S. De Weese:* Morbid and mortal complications associated with prolonged central venous cannulation. Am. J. Surg. 121 (1971), 600–605

195. *Herbert, W. H.:* Pulmonary artery and left heart enddiastolic relationship. Br. Heart J. 32 (1970), 774

196. *Herles, F., V. Jezek, S. Daum:* Site of pulmonary resistance in cor pulmonale in chronic bronchitis. Br. Heart J. 30 (1968), 654

197. *Herles, F., J. Widimsky:* Lungentuberkulose in der Pathogenese des Cor pulmonale. Z. ges. inn. Med. 13 (1958), 423

198. *Herzog, H., C. Kopp, A. Perruchoud:* Prophylaktische und therapeutische Maßnahmen bei chronischem Cor pulmonale. Klin. Wschr. 55 (1977), 777

199. *Hess, O. M., N. H. Goebel, A. R. Grüntzig, H. P. Krayenbühl:* Linksventrikuläre Funktion bei Patienten mit koronarer Herzkrankheit vor und während Ergometrie. Schweiz. med. Wschr. 108 (1978), 1726

200. *Hess, O. M., J. Turina, N. H. Goebel, P. Grob, H. P. Krayenbühl:* Zur Prognose der kongestiven Kardiomyopathie. Z. Kardiol. 66 (1977), 351

201. *Hess, W., J. B. Brückner, D. Schmidt, E. Schweichel, J. Tarnow:* Ein Vergleich der kardiovaskulären Wirkung von Dobutamin und Dopamin. Z. Kardiol. 66 (1977), 537

202. *Himmler, F. C., A. Wirtzfeld, G. Klein:* Hämodynamischer Wirkungsvergleich von Prazosin und Nitroglycerin bei der schweren Herzinsuffizienz. In: Vasodilatoren. *Westermann, K.-W.* (Hrsg.). G. Witzstrock, Baden-Baden 1980

203. *Hodges, M., H. J. Marx, B. F. Schreiner, P. N. Yu:* Clinically uncomplicated acute myocardial infarction: Serial hemodynamic studies. Am. J. Cardiol. 26 (1970), 638

204. *Hodges, M., G. C. Riesinger, R. C. K. Riggins, G. R. Dagenais:* Effects of intravenously administered digoxin on mild left ventricular failure in acute myocardial infarction in man. Am. J. Cardiol. 29 (1972), 749

205. *Hoffman, J. E., A. C. Rudolph:* The natural history of isolated ventricular septal defect. Am. J. Cardiol. 16 (1965), 634

206. *Holle, J., F. Muhar, W. Schlick:* Hämodynamik des Lungenkreislaufs in Ruhe und bei Belastung bei obstruktiver Ventilationsstörung. Med. Klin. 68, 1 (1973), 10

207. *Holliday, R. L., P. J. Doris:* The critically ill surgical patients. In: Hemodynamic monitoring in the critically ill. *Armstrong, P. W., R. S. Baigrie* (eds.). Harper and Row, New York 1980

208. *Hombach, V., W. C. Jansen, D. W. Behrenbeck, M. Taucbert, H. W. Höpp, B. Niehues, H. H. Hilger:* Systemische und koronare Hämodynamik und Myokardstoffwechsel unter pharmakologischer und ergometrischer Belastung. Herz/Kreisl. 12 (1982), 639

209. *Hopf, R., M. Kaltenbach:* Die hypertrophe Kardiomyopathie. Thieme, Stuttgart–New York 1982

210. *Horstkotte, D., K. Hearten, R. Körfer:* Der prothetische Herzklappenersatz, hämodynamische Ergebnisse und postoperative Erfolgsbeurteilung. Intern. Welt 1 (1984), 28

211. *Howitt, G., E. G. Wade:* Repeat catheterization in ventricular septal defect and pulmonary hypertension. Br. Heart J. 24 (1962), 649

212. *Hugenholtz, G., J. Heikkila, J. Pool, D. Paladino, F. Hagemeyer, A. C. Arutzenius:* Invasive or noninvasive monitoring. Circulation 45/46 Suppl. II (1972), 295

213. *Hugenholz, R., T. Ryan, S. Stein, W. Abelman:* The spectrum of pure mitral stenosis. Am. J. Cardiol. 10 (1962), 773

214. *Hujer, W., W. D. Purfürst, D. Strangfeld, K. H. Günther:* Herzfunktionsuntersuchungen unter Belastung bei Hypertonikern mit und ohne ischämische Herzkrankheit. Ber. Ges. inn. Med. 10 (1976), 305

215. *Hunt, D., J. Pombp, C. Potamin, R. O. Russell, C. E. Rackley:* Intravascular monitoring in acute myocardial infarction. Am. J. Cardiol. 25 (1970), 104

216. *Hurford, W. E., W. M. Zapol:* The right ventricle and critical illness: a review of anatomy, physiology and clinical evaluation of its function. Intens. Care Med. 14 (1988), 448

217. *Hütteman, U., K. P. Schüren:* Die Therapie der präkapillären pulmonalen Hypertonie. In: Präkapilläre pulmonale Hypertonie, S. 173. *Daum, S.* (Hrsg.). Dustri Verlag, München 1978

218. *Jaedicke, W., R. Tönissen, H. Lange, H. Straub, T. S. Ong, T. Chen, J. Barmeyer:* Hämodynamische Auswirkungen einer Digitalistherapie bei Koronarpatienten mit verschieden großen Infarktnarben. Med. Welt 33 (1982), 1726

219. *Jäger, D., H. C. Purucker, A. Machraoui, J. Barmeyer:* Einfluß des Revaskularisationsgrades auf die linksventrikuläre Funktion nach aortokoronarer Bypassoperation. In: Koronare Herzkrankheit und dilatative Kardiomyopathie. *Fleck, E.* (Hrsg.). MMV Medizin Verlag, München 1988

220. *Jaffe, M. D.:* Effect of oestrogens on postexercise electrocardiogram. Br. Heart J. 38 (1977), 1299

221. *Jansen, W., A. Osterspey, K. Schell, V. Hombach, M. Fuchs, M. Taucbert, H. Hilger:* Hämodynamik und Belastbarkeit von Koronarpatienten unter akuter und chronischer Behandlung mit Nifedipin. Herz/Kreisl. 4 (1983), 159

222. *Jansen, W., A. Osterspey, M. Taucbert, G. Schmid, U. Schell, M. Fuchs, V. Hombach, H. Hilger:* Isosorbidmononitrat bei koronarer Herzkrankheit. Dt. med. Wschr. 107 (1982), 1449

223. *Jansen, W., A. Wienke, M. Taucbert:* Akutwirkung unterschiedlicher Isosorbid-5-Mononitratdosen auf die systemische und pulmonale Hämodynamik bei Koronarinsuffizienz. Med. Welt 40 (1989), 82

224. *Jardin, F., J. C. Farcot, L. Boisante:* Influence of positive endexspiratory pressure on left ventricular performance. New Engl. J. Med. 304 (1981), 387

225. *Jehle, J., M. Heerdt, P. Spiller, F. Loogen:* Verlaufsbeobachtungen bei Patienten mit Aneurysma des linken Ventrikels nach konservativer und chirurgischer Therapie. Z. Kardiol. 71 (1982), 566

226. *Jehle, J., M. Heerdt, P. Spiller, F. Loogen, A. Krian, H. D. Schulte:* Klinische und hämodynamische Befunde bei linksventrikulären Aneurysmen vor und nach chirurgischer Therapie. Z. Kardiol. 70 (1981), 870

227. *Jehle, H., V. Hoffmann, P. Spiller, F. Loogen:* Wertigkeit der Einschwemmkatheteruntersuchung in der kardiologischen Diagnostik. Z. Kardiol. 72 (1983), 514

228. *Jehle, J., A. Lauber, F. K. Schmiel, P. Spiller:* Ventrikel- und Myokardfunktion des druckhypertrophierten linken Ventrikels. Herz 5 (1981), 300

229. *Jezek, V., F. Herles:* Uneven distribution of pulmonary arterial wedge pressure in chronic bronchitis and emphysema. Cardiologia 54 (1969), 164

230. *Jezek, V., F. Schrijen:* Left ventricular function in chronic obstructive pulmonary disease with and without cardiac failure. Clin. Sci. mol. Med. 45 (1973), 267

231. *Jipp, P.:* Pathogenese und Diagnostik des chronischen Cor pulmonale. Med. Klin. 64 (1969), 2319–2324

232. *Kaemmerer, H., U. Sechtem, W. Gross-Fengels, H. W. Höpp:* Aktuelle Diagnose und Therapie der chronischen Pericarditis constrictiva. Med. Klin. 84 (1989), 537

233. *Kaindl, F.:* Primäre pulmonale Hypertension. Wien. Z. inn. Med. 50 (1969), 451

234. *Kammler, E., A. W. Gude, S. Engineer, W. T. Ulmer, W. Weller:* Über den Einfluß lungenverkleinernder Operationen auf den Gasaustausch, die Hämodynamik des kleinen Kreislaufs und die Atemmechanik. Respiration 29 (1972), 289

235. *Karch, K. R., H. P. Rentrop, H. Blanke, H. Kreuzer:* Einfluß von Molsidomin auf Hämodynamik bei koronarer Herzkrankheit. In: 1. Molsidomin-Symposium München 1978. *Lochner, W., F. Bender* (Hrsg.). Urban & Schwarzenberg, München 1978

236. *Kaukel, E.:* Die pulmonale Zirkulation bei Lungenfibrose. Internist 29 (1988), 676

237. *Keck, E. W.:* Pulmonaler Hochdruck und pulmonale Gefäßerkrankung bei angeborenen Herzfehlern. Z. Kardiol. 78, Suppl. 7 (1989), 65

238. *Khaja, F., J. O. Parker:* Right and left ventricular performance in chronic obstructive lung disease. Am. Heart J. 82 (1971), 319

239. *King, E. G.:* Influence of mechanical ventilation and pulmonary disease. In: Hemodynamic monitoring in the critically ill. *Armstrong, P. W., R. S. Baigrie* (eds.). Harper and Row, New York 1980

240. *Klepzig, M., X. Bauer, F. Hauser, G. Mernitz, G. Fuhrmann, B. E. Strauer:* Rechtsventrikuläre Hämodynamik und Lungenfunktion nach Amrinon-Injektion. Z. Kardiol. 73 (1984), 623

241. *Klinik, K., F. Heinrich:* Pulmonale Hypertonie nach Lungenembolie: Früh- und Spätprognose. Diagnostik 3 (1983), 1

242. *Koenig, W., L. Thoth, K. Többicke, G. Linden, E. Kohne:* Die Bedeutung des diastolischen Pulmonalarteriendruckes nach Herzinfarkt für die Bewegungstherapie. Z. Kardiol. 67 (1978), 487

243. *Kohl, F. V.:* Therapeutische Prinzipien bei pulmonaler Hypertonie und Cor pulmonale. Internist 29 (1988), 688

244. *Konietzko, N.:* Pathophysiologie der präkapillären pulmonalen Hypertonie. In: Präkapilläre pulmonale Hypertonie, S. 15. *Daum, S.* (Hrsg.). Dustri Verlag, München 1978

245. *Konietzko, N.:* Rechtsherzkatheterismus in der pneumologischen Diagnostik. In: Pneumologische Diagnostik. *Matthys, A., D. Nolte* (Hrsg.). Springer, Berlin–Heidelberg– New York 1981

246. *Könn, G., V. Scheybal, W. Hartung:* Zur Pathogenese der chronischen präkapillären Hypertonie vom Standpunkt des Morphologen. In: Präkapilläre pulmonale Hypertonie, S. 3. *Daum, S.* (Hrsg.). Dustri Verlag, München 1978

247. *Konstam, M. A., J. M. Isner:* The right ventricle. Kluwer Academic Publishers, Boston 1988

248. *Kostuk, W.,* et al.: Correlations between the chest film and hemodynamics in acute myocardial infarction. Circulation 48 (1973), 624

249. *Kotoda, K., T. Hasegawa, A. Mizuno, M. Saigusa:* Transseptal left-heart catheterization with Swan-Ganz flow directed catheter. Am. Heart J. 105, 3 (1983), 436

250. *Kraus, F., S. Dacian, W. Rudolph:* Belastungsuntersuchungen bei valvulärer Herzerkrankung und Herzklappenersatz. Herz 3 (1982), 144

251. *Kraus, F., L. Goppel, S. Dacian, K. Ulm, W. Rudolph:* Präoperative Ventrikelfunktion und postoperative Belastungshämodynamik bei Patienten mit Aorten- und Mitralfehlern. Herz 5 (1981), 310

252. *Krayenbühl, H. P., P. Eichhorn, I. Horn:* Pericarditis: Klinik, Hämodynamik und differentialdiagnostische Probleme. Internist 25 (1984), 150

253. *Krayenbühl, H. P., J. Grimme, M. Turina, A. Senning:* Assessment of left ventricular function in aortic valve disease by isometric exercise. Adv. clin. Cardiol. 2 (1981), 99

254. *Krenaur, P., L. Toth, W. Koenig:* Erhöhter diastolischer Pulmonalarteriendruck. Herzfrequenz und Blutdruck bei Koronarkrankheiten und psychischer Belastung. Dt. Ges. Herz-Kreislaufforsch. 45 (1979), 18

255. *Kress, P.,* et al.: Die Rolle der Einschwemmkatheteruntersuchung bci Klappenfehlern des rechten Herzens und bei Shuntvitien. Herz/Kreisl. 21 (1989), 468

256. *Kress, P.,* et al.: Die Rolle der Einschwemmkatheteruntersuchung bei Mitral- und Aortenfehlern. Herz/Kreisl. 22 (1990), 25

257. *Kuhn, H.:* Die latente Kardiomyopathie. Intern. Welt 10 (1980), 373

258. *Kuhn, H., H. Boch, B. Lösse:* Wirkung einer chronischen Verabreichung von Prazosin bei Patienten

mit kongestiver Kardiomyopathie. Z. Kardiol. 70 (1981), 501

259. *Kuhn, H., U. Thelen, E. Köhler, B. Lösse:* Die hypertrophe, nicht obstruktive Kardiomyopathie – klinische, hämodynamische, elektro-, echo- und angiographische Untersuchungen. Z. Kardiol. 69 (1980), 457

260. *Kuida, H., L. B. Hinshwa:* Effect of gramnegative endotoxin on pulmonary circulation. Am. J. Physiol. 192 (1958), 335

261. *v. Kummer, G., M. Krause, W. Mährlein:* Beitrag zur Indikation des Mikroherzkatheterismus bei Silikosepatienten. Dt. Gesundh. Wes. 32 (1977), 1976

262. *Kupper, W., W. Bleifeld:* Myokardinfarkt. perimed Fachbuch-Verlagsgesellschaft, Erlangen 1982

263. *Lang, E., E. J. Haupt, J. A. Köhler, J. Schmidt:* Cor pulmonale durch Appetitzügler? Münch. med. Wschr. 111 (1969), 405

264. *Lang, R.:* The use of the balloon-tipped floating catheter in temporary transvenous cardiac pacing. Pace 4 (1981), 491

265. *Lappas, D., W. A. Lehl, J. C. Gabel:* Indirect measurement of left atrial pressure in surgical patients – pulmonary capillary wegde and pulmonary artery diastolic pressure compared with left atrial pressure. Anaesthesiology 38 (1973), 394

266. *Lawin, P.:* Praxis der Intensivbehandlung. Thieme, Stuttgart–New York 1981

267. *Lee, S. J. K., B. Jonsson, S. Bevegard, J. Karlöf, H. Aström:* Hemodynamic changes at rest and during exercise in patients with aortic stenosis of varying severity. Am. Heart J. 79 (1970), 318

268. *Lehmann, M., J. Keul:* Die Belastbarkeit des Hypertonikers. Herz/Kreisl. 22 (1990), 55

269. *Lehnert, J., W. Nechwatal, C. Huhn, E. König:* Hämodynamische Untersuchungen bei Patienten mit chronisch obstruktiver Atemwegserkrankung. In: Präkapilläre pulmonale Hypertonie, S. 61. *Daum, S.* (Hrsg.). Dustri Verlag, München 1978

270. *Lemberger, H.:* Invasive und nichtinvasive Funktionsparameter zur Kontrolle der Therapie mit vasodilatorischen Substanzen. In: Vasodilatoren. *Westermann, K.-W.* (Hrsg.). G. Witzstrock, Baden-Baden–Köln–New York 1980

271. *Lichtlen, P.:* The hemodynamics of clinical ischemic heart disease. Ann. clin. Res 3 (1971), 333

272. *Lichtlen, P., H. Albert, P. C. Baumann:* Hämodynamische Untersuchungen in Ruhe und unter Arbeit bei Patienten mit schwerer Koronarsklerose. Schweiz. med. Wschr. 100 (1970), 170

273. *Lichtlen, P., W. Huhmann, G. Walpurger, I. Amende:* Hämodynamik nach Klappenersatz. Beurteilung anhand nichtinvasiver und invasiver Techniken. Z. Kardiol. Suppl. 3 (1976), 3

274. *Limbourg, P., H. Hunst, K. F. Lang, P. Satter:* Ergebnisse der Embolektomie bei massiver Lungenembolie. Dt. med. Wschr. 102 (1977), 649

275. *Limbourg, P., H. Just, J. Kobitsch, K. F. Lang:* Linksventrikuläre Funktion bei koronarer Herzkrankheit. Verh. dt. Ges. Kreislaufforsch. 41 (1975), 176

276. *Linderer, T., H.-P. Schuster, P. Suster, K. Schlichting, W. Prellwitz:* Das Instrumentarium der Intensivstation. Dt. med. Wschr. 105 (1980), 672

277. *Lipp, H., P. Denes, M. Gambetta, L. Resnekov:* Heymodynamic response to acute intravenous digoxin in patients with recent myocardial infarction and coronary insufficiency with and without heart failure. Chest 63 (1973), 862

278. *Lockhart, A., M. Tzareva, F. Nader:* Elevated pulmonary artery wedge pressure at rest and during exercise in chronic bronchitis – fact or fancy? Clin. Sci. 37 (1969), 503

279. *Löllgen, H., H. Wollschäger, T. Bonzel, H. Just:* Invasive Überwachung bei kardialen Erkrankungen. Diagn. Intensivther. 7 (1981), 113–124

280. *Lönne, E.:* Vergleich klinischer und röntgenologischer Insuffizienzeichen mit Werten zentraler Hämodynamik in der akuten Phase des Herzinfarktes. Verh. dt. Ges. inn. Med. 77 (1970), 887

281. *Lönne, E.:* Der Herzinfarkt im akuten und subakuten Stadium, vergleichende Betrachtungen klinischer, röntgenologischer und hämodynamischer Parameter. Habilitationsschrift, Freiburg i. Br. 1973

282. *Lönne, E.:* Ist die Hämodynamik im akuten Infarktstadium durch klinische und röntgenologische Untersuchungen voraussehbar? In: Die ersten 24 Stunden des Herzinfarktes. *Kaindl, F., O. Pachinger, P. Probst* (Hrsg.). G. Witzstrock, Baden-Baden 1977

283. *Lönne, E.,* et al.: Vergleich klinischer und röntgenologischer Insuffizienzeichen mit Werten zentraler Hämodynamik in der akuten Phase des Herzinfarktes. Verh. dtsch. Ges. inn. Med. 77 (1971), 887

284. *Loogen, E., A. Both:* Primäre pulmonale Hypertonie. Z. Kardiol. 65 (1976), 785

285. *Lorell, B.,* et al.: Right ventricular infarction: clinical diagnosis and differentiation from cardiac tamponade and pericardial constriction. Am. J. Cardiol. 43 (1979), 465–471

286. *Lösse, B., H. Kuhn:* Belastungsuntersuchungen bei Patienten mit Kardiomyopathie. Herz 7 (1982), 91

287. *Lösse, B., H. Kuhn:* Hypertrophic cardiomyopathy: hemodynamic investigations for the evaluation of treatment with blocking agents, verapamil, and surgery. In: Diastolic function of the heart. Int. Symposium, Hamburg 1982

288. *Lösse, B., H. Kuhn, H. Krönert, D. Rafflenbeul, P. Kirschner, H. D. Schwebe, F. Loogen:* Hämodynamische Auswirkungen konservativer und operativer Therapie bei hypertropher obstruktiver Kardiomyopathie. Z. Kardiol. 69 (1980), 470

289. *Lösse, B.*, *H. Kuhn*, *F. Loogen:* Klinische und hämodynamische Effekte von Verapamil bei hypertropher obstruktiver Kardiomyopathie. Z. Kardiol. 71 (1982), 813

290. *Loßnitzer, K.*, *A. Konrad*, *H. Chevalier*, *R. Scharf:* Einfluß von Molsidomin auf die Hämodynamik bei präkapillärer pulmonaler Hypertonie. Herz/Kreisl. 14 (1982), 42

291. *Lowenstein, E.*, *R. Teptick:* To PA-catheterize or not to PA-catheterize – that is the question. Anesthesiology 53 (1980), 361

292. *Lozman, J.*, *S. R. Power*, *T. Older:* Correlation of pulmonary wedge and left atrial pressure. A study in the patient receiving positive and exspiratory pressure ventilation. Archs. Surg. 109 (1974), 270

293. *Luepker, R. V.*, *D. G. Caralis*, *G. C. Voigt:* Detection of pulmonary edema in acute myocardial infarction. Am. J. Cardiol. 39 (1977), 146

294. *Mager, G.*, *R. K. Klocke*, *A. Kux*, *H. W. Höpp*, *H. W. Hilger:* Therapie des kardiogenen Schocks und der schwersten Herzinsuffizienz mit dem Phosphodiesterasehemmer. Intensivmed. 27 (1990), 238

295. *Maisch, B.:* Prognostische Determinanten bei Myocarditis und Perimyocarditis. Dt. Ärztebl. 87 (1990), 281

296. *Malmborg, R. O.:* A clinical and hemodynamic analysis of factors limiting the cardiac performance in patients with coronary heart disease. Acta med. scand. 177, Suppl. 426 (1965)

297. *Malmcrona, R.*, *G. Schröder*, *L. Werko:* Haemodynamic effects of digitalis in acute myocardial infarction. Acta med. scand. 180 (1966), 55

298. *Mann, T.*, *S. Goldberg*, *G. H. Mudge*, *W. Grossman:* Factors contributing to altered left ventricular diastolic properties during angina pectoris. Circulation 59 (1979), 14

299. *Marmor, A.*, *A. Schneeweiss:* Is there a circadian rhythm in hemodynamic parameters in patients with congestive heart failure? C. V. World Report 2 (1989), 84

300. *Master, A.*, *A. Geller:* The extent of completely asymptomatic coronary artery disease. Am. J. Cardiol. 23 (1969), 173

301. *Mathes, P.*, *R. Beckmann*, *J. Gehring*, *W. Koenig:* Diagnostik nach abgelaufenem Herzinfarkt. Dt. med. Wschr. 108 (1983), 829

302. *Mathey, D.*, *K. H. Kuck:* Langzeitbehandlung der Herzinsuffizienz: Erfahrungen mit Hydralazin und Prazosin. In: Vasodilatoren. *Westermann, K.-H.* (Hrsg.). G. Witzstrock, Baden-Baden 1980

303. *Matsuda, Y.*, et al.: Assessment of left atrial function in patients with hypertensive heart disease. Hypertension 8 (1986), 779

304. *Matthys, H.:* Pneumologie. Springer, Berlin–Heidelberg–New York 1981

305. *Matthys, H.*, *N. Konietzko*, *H. Schlehe*, *K. H. Rühle:* Pulmonale Hypertonie. Klin. Wschr. 51 (1973), 985

306. *McCallister, B. D.*, *T. Yipintsoi*, *F. H. Hattermann*, *R. L. Frye:* Hemodynamic response of the left ventricle to exercise in patients with coronary heart disease. Circulation Suppl. II. 36 (1967), 177

307. *McCans, J. L.*, *J. O. Perker:* Left ventricular pressure. Volume relationship during myocardial ischemia in man. Circulation 48 (1973), 775

308. *McDonald, J. G.*, *J. Hirsh*, *G. S. Hale*, *E. F. O'Sullivan:* Major pulmonary embolism, a correlation of clinical findings, hemodynamics, pulmonary angiography, and pathological physiology. Br. Heart J. 34 (1972), 356

309. *McHugh, T. J.*, *J. S. Forrester*, *L. Adler:* Pulmonary vascular congestion in acute myocardial infarction: Hemodynamic and radiologic correlation. Ann. intern. Med 76 (1972), 29

310. *McIntyre, K. M.*, *A. A. Sasahara:* The hemodynamic response to pulmonary embolism in patients without prior cardiopulmonary disease. Am. J. Cardiol. 28 (1971), 288

311. *McMichael, J.*, *E. P. Sharpey-Schafer:* The action of intravenous digoxin in man. Act. J. Med. 13 (1944), 1123

312. *Mehmel, H. C.*, *B. Hasper*, *H. Zebe*, *T. Maennera*, *W. Schmitz*, *W. Kubler:* Die linksventrikuläre Funktion bei Aortenklappenstenose und -insuffizienz präoperativ und nach prothetischem Aortenklappenersatz. Z. Kardiol. 67 (1978), 242

313. *Mehmel, H. C.*, *K. Ruffmann*, *F. Schwarz*, *J. Nothey*, *W. Kübler:* Die Wirkung von Isosorbid-5-Mononitrat auf die linksventrikuläre Hämodynamik. Med. Welt 32 (1981), 527

314. *Meister, S. G.*, *R. H. Helfant:* Rapid bedside differentiation of ruptured interventricular septum from acute mitral insufficiency. New Engl. J. Med. 298 (1972), 1024

315. *Merx, W.*, *W. Bleifeld*, *P. Hanrath*, *K. W. Heinrich:* Akuter Myokardinfarkt. IV. Beziehung zwischen linksventrikulärem Füllungsdruck und enddiastolischem Pulmonalarteriendruck. Z. Kardiol. 62 (1973), 835

316. *Merx, W.*, *J. Meyer*, *R. V. Essen*, *R. Erbel*, *P. Schweizer*, *C. Pullen*, *J. Rupprecht*, *S. Effert:* Rechtsherzinsuffizienz beim Infarkt der rechten Kammer. Dt. med. Wschr. 107 (1982), 565

317. *Meyer, J.:* Der frische Herzmuskelinfarkt, invasive Diagnostik. Verh. dt. Ges. Kreislaufforsch. 45 (1979), 76

318. *Meyer, J.*, *R. Erbel*, *H.-J. Rupprecht*, *R. V. Essen*, *W. Merx*, *S. Effert:* Relation between admission time, haemodynamic measurements and prognosis in acute myocardial infarction. Br. Heart J. 46 (1981), 647

319. *Meyer, J.*, *W. Merx*, *R. V. Essen*, *R. Erbel*, *J. Rupprecht*, *C. Pullen*, *S. Effert:* Rechtsherzinsuffizienz beim Infarkt der rechten Herzkammer. Dt. med. Wschr. 107 (1982), 615

320. *Mikell, F. L., R. W. Asinger, M. Hodges:* Functional consequences of interventricular septal involvement in right ventricular infarction: Echocardiographic, clinical and hemodynamic observation. Am. Heart J. 105 (1983), 393

321. *Miller, G. A. H., R. V. Gibson, M. Honey, G. C. Sutton:* Treatment of pulmonary embolism with streptokinase. A preliminary report. Br. med. J. 1 (1969), 812

322. *Miller, G. A. H., G. C. Sutton:* Acute massive pulmonary embolism. Clinical and haemodynamic findings in 23 patients studied by cardiac catheterization and pulmonary arteriography. Br. Heart J. 32 (1970), 518

323. *Mitchell, A. N., C. H. Sagett, W. J. Hunzicker, S. A. Levine:* The clinical features of aortic stenosis. Am. Heart J. 48 (1954), 684

324. *Mitrovic, V., H. Neuss, J. Buss, J. Thormann, M. Schlepper:* Hämodynamische Folgen bei akutem Wegfall der Vorhofkontraktion. Z. Kardiol. 71 (1982), 824

325. *Mitrovic, V., H. Neuss, M. Schlepper, G. Thormann:* Hämodynamische Bedeutung der Koordination von Vorhof- und Kammersystole bei Tachykardie. Z. Kardiol. 73 (1984), 34

326. *Mitrovic, V., M. Schlepper, J. Neuzner, H. Bahavar, M. Volz, H. A. Dietrich:* Hämodynamische, antiischämische, metabolische und neurohumorale Effekte von Enoximon bei Patienten mit koronarer Herzkrankheit. Z. Kardiol. 77 (1988), 660

327. *Modan, B., E. Sharon, N. Jelin:* Factors contributing to the incorrect diagnosis of pulmonary embolic disease. Chest, 62 (1972), 388

328. *Mond, H. G., D. Hunt, G. Sloman:* Hemodynamic monitoring in the coronary care unit using the Swan-Ganz right-heartcatheter. Br. Heart J. 35 (1973), 635

329. *Moraski, R., R. Russell, M. C. Smith, C. Rakley:* Left ventricular function with and without myocardial infarction and one, two and three vessel coronary artery disease. Am. J. Cardiol. 35 (1975), 1

330. *Morrow, A. G., S. E. Epstein:* Left ventricular function at rest and during exercise after aortic valve replacement in patients with aortic regurgitation. Am. J. Cardiol. 44 (1979), 1297

331. *Moster, A., A. Geller:* The extent of completely asymptomatic coronary artery disease. Am. J. Cardiol. 23 (1969), 173

332. *Mounsey, J. P. D., L. W. Ritzmann, N. Y. Selverstone, W. A. Briscoe, C. A. McLemore:* Circulatory changes in severe pulmonary emphysema. Br. Heart J. 14 (1952), 153

333. *Müller, O., K. Rörvik:* Haemodynamic consequences of coronary heart disease with observation during anginal pain and on the effect of nitroglycerine. Br. Heart J. 20 (1958), 302

334. *Nager, F., A. Bühlmann:* Therapie und Prognose des chronischen Cor pulmonale. Schweiz. med. Wschr. 100 (1970), 135

335. *Nechwatal, W.:* Vasodilatorische Effekte von Furosemid und Piretanid bei Patienten mit koronarer Herzkrankheit. In: Vasodilatoren. *Westermann, K.-W.* (Hrsg.). G. Witzstrock, Baden-Baden 1980

336. *Nechwatal, W., E. König, A. Eversmann, K. Saltner:* Untersuchungen zur Frage der Belastungsherzinsuffizienz bei Hypertonie. Z. Kardiol. 64 (1975), 375

337. *Neidhart, P., P. M. Suter:* How to monitor right ventricular function in ventilated patients? In: Interaction between heart and lung. *Daum, S.* (Hrsg.). Thieme, Stuttgart–New York 1989

338. *Neuhaus, K. L.,* et al.: Der Ventrikelseptumdefekt als Komplikation des Myokardinfarktes. Z. Kardiol. 72 (1983), 163

339. *Neumann, E., J. Glass, W. Bentell, K. H. Günther:* Diagnosis of silent myocardial ischemia in women. Eur. Heart J. 9 (1988), 50

340. *Neumann, E., K.H. Günther, P. Romanink, D. Strangfeld:* Differentialtherapie der Myokardischämie bei Frauen. Z. Kardiol. 77, Suppl. 2 (1989), 109

341. *Neumann, E., P. Romanink, D. Strangfeld, K. H. Günther:* Neue Aspekte in der Diagnostik der ischämischen Herzkrankheiten bei Frauen. Herz 12 (1987), 276

342. *Nickelsen, T., E. Bamberg, P. C. Mietling, B. Kunkel, H. Klepzig, M. Kaltenbach:* Das Verhalten der pulmonalen Hypertonie und der Herzgröße bei isolierten Aortenvitien nach operativem Klappenersatz. Herz/Kreisl. 7 (1984), 352

343. *Nicod, P., N. R. Corbett, B. G. Firth, S. E. Lewis, R. E. Rude, R. Huxley, J. T. Willerson:* Prognostic value of resting and submaximal exercise. Radionuclide ventriculography after acute myocardial infarction in high-risk patients with single and multivessel disease. Am. J. Cardiol. 52 (1983), 30

344. *Nidimsky, J.:* Pulmonale Hypertonie, S. 31. Thieme, Stuttgart–New York 1981

345. *Niederer, W., H. D. Bethge, K. Bachmann:* Nitrattoleranz, hämodynamische und ventrikulographische Untersuchungen. Z. Kardiol. 71 (1982), 166

346. *Nielsen, N. C., J. Fabricius:* Primary pulmonary hypertension with special reference to prognosis. Acta med. scand. 170 (1961), 731

347. *Nunnberger, D., M. Robert, H. Hochrein:* Antihypertensive Behandlung stummer Myokardischämien bei Hypertonikern ohne koronare Herzkrankheit. Dt. med. Wschr. 115 (1990), 969

348. *O'Brian, K. P., L. M. Higgs, D. L. Glancy, S. E. Epstein:* Hemodynamic accompaniments of angina: a comparison during angina induced by exercise and by atrial pacing. Circulation 39 (1969), 735

349. *Opkerk, D., H. Zebe, E. Weitze, W. Mäurer, B. Stockus, W. Kübler:* Hämodynamische Befunde bei Patienten mit Syndrom X. Verh. dt. Ges. inn. Med. 85 (1979), 85

350. *Opkerk, O.*, et al.: Das Syndrom pectanginöser Beschwerden bei Patienten mit normalen Koronararterien. Dt. med. Wschr. 106 (1981), 1686

351. *Otto, H.:* Definition und Ursachen des Cor pulmonale. Med. Welt 23 (1972), 997

352. *Ourednik, A., Z. Susa:* Prognose von Patienten mit pulmonaler Hypertension bei chronisch obstruktiven Lungenerkrankungen. In: Präkapilläre pulmonale Hypertonie, S. 157. *Daum, S.* (Hrsg.). Dustri Verlag, München 1978

353. *Owen, W. R., W. A. Thomas, B. Castleman:* Unrecognized embolia to the lungs with subsequent cor pulmonale. New Engl. J. Med. 249 (1953), 919

354. *Pace, N. L.:* A critique of flow directed pulmonary arterial catheterization. Anaesthesiology 47 (1977), 455

355. *Parasko, J. A.*, et al.: Late prognosis of acute pulmonary embolism. New Engl. J. Med. 289 (1973), 55

356. *Parker, J. O., S. DiGiorgi, R. O. West:* A hemodynamic study of acute coronary insufficiency precipitated by exercise. Am. J. Cardiol. 17 (1966), 470

357. *Parker, J. O., J. R. Lederich, R. O. West, R. B. Case:* Reversible cardiac failure during angina pectoris: hemodynamic effects of atrial pacing in coronary heart disease. Circulation 39 (1969), 745

358. *Parker, J. O., R. O. West, S. DiGiorgi:* The hemodynamic response to exercise in patients with healed myocardial infarction without angina. Circulation 36 (1967), 734

359. *Parker, J. O., R. O. West, S. DiGiorgi:* Hemodynamic effects of propranolol in coronary heart disease. J. Cardiol. 21 (1968), 11

360. *Peel, A. A. F., T. Seuysle, I. Wang:* A coronary prognostic index for grading the severity of infarction. Br. Heart J. 24 (1962), 745

361. *Pénzes, J., T. Goudos, A. Bede:* Changes of the pulmonary hemodynamic parameters in ARDS. In: Interaction between heart and lung. *Daum S.* (Hrsg.). Thieme, Stuttgart–New York 1989

362. *Peters, P., F. Saborowski, M. Schneider, W. Fehske:* Einfluß von Enoximon auf die zentrale Hämodynamik bei Patienten mit therapierefraktärer Herzinsuffizienz. Herz/Kreisl. 21 (1989), 124

363. *Pichard, A. D., R. Kay, H. Smith, P. Rentrop, J. Holt, R. Gorlin:* Large v-waves in the pulmonary wedge pressure tracing in the absence of mitral regurgitation. Am. J. Cardiol. 50 (1982), 1044

364. *Pietak, S. P., S. I. Teasdale:* Anaesthesia for the high risk patient. In: Hemodynamic monitoring in the critically ill. *Armstrong, P. W., R. S. Baigrie* (eds.). Harper and Row, New York 1980

365. *Podszus, T., T. Penzel, J. H. Peter, P. von Wichert:* Blood pressure variation in the pulmonary circulation of patients with severe obstructive sleep apnea. In: Interaction between heart and lung. *Daum, S.* (Hrsg.). Thieme, Stuttgart–New York 1989

366. *Polensky, A., H. U. Lehmann, H. Hochrein:* Bedeutung des linksventrikulären Füllungsdruckes für die Herzleistung beim akuten Myokardinfarkt. Intensivmedizin 20 (1983), 225

367. *Porter, C. M., R. B. Karp, R. O. Russell, C. E. Rackley:* Pulmonary artery pressure monitoring in cardiogenic shock. Archs. intern. Med. 127 (1971), 304

368. *Purfürst, W. D., K. H. Günther, W. Hujer, H. Siewert, D. Strangfeld:* Hämodynamik und Herzfunktion bei arterieller Hypertonie unter pharmakologischem Einfluß – Wirkungen von Furosemid. Z. klin. Med. 40 (1985), 1193

369. *Purfürst, W. D., K. H. Günther, W. Hujer, H. Siewert, D. Strangfeld:* Differente Akutwirkung von Propranolol auf das Hypertonieherz unter körperlicher Belastung. Z. Kardiol. 75 (1986), 489

370. *Purfürst, W. D., W. Hujer, K. H. Günther, D. Strangfeld. H. Siewert, J. Schmidt:* Herz-Kreislauf-Funktion unter Nitroglycerol bei Hypertonie. Z. klin. Med. 40 (1985), 1739

371. *Quinn, K., E. J. Quebbeman:* Pulmonary artery pressure monitoring in the surgical care unit. Arch. Surg. 116 (1981), 872

372. *Rackley, C. E., W. P. Hood jr., E. L. Rolett, D. T. Young:* Left ventricular end-diastolic pressure in chronic heart disease. Am. J. Med. 48 (1970), 310

373. *Rackley, C. E., R. O. Russell jr.:* Left ventricular function in acute myocardial infarction and its clinical significance. Circulation 45 (1972), 231

374. *Radenbach, D., U. Gatzemeier:* Die Hämodynamik in der Frühphase nach Thorakotomie und Lungenresektion. Thorac. cardiovasc. Surg. 36 (1988), 365

375. *Rahimtoola, S. H., A. Ehsani, M. Z. Sinno, H. S. Loeb, K. M. Rosen, R. M. Gunnar:* Left atrial transport function in myocardial infarction. Am. J. Med. 59 (1975), 686

376. *Rahimtoola, S. H., H. S. Loeb, A. Ehsani:* Relationship of pulmonary artery to left ventricular diastolic pressure in acute myocardial infarction. Circulation 46 (1972), 283

377. *Rahimtoola, S. M., M. Z. Sinno, R. Chuquimia:* Effect of quabain on impaired left ventricular function in acute myocardial infarction. New Engl. J. Med. 253 (1972), 527

378. *Rams, J. jr., R. W. Harrison, W. A. Fry:* Operative pulmonary artery measurements as a guide to postoperative management and prognosis following pneumonectomy. Dis. Chest. 41 (1962), 85

379. *Rautenburg, H. W., K. Menner, H. J. Wagner, K. H. Weigand:* Intrakardiale Druckmessung mit der Mikrokathetersonde nach Grandjean bei Kindern. Mschr. Kinderheilk. 118 (1970), 301

380. *Reduto, L. A., W. J. Wickemeyer, J. B. Young:* Left ventricular performance at rest and during exercise in patients with coronary artery disease. Circulation 63 (1981), 1228

381. *Reichelt, W.:* Hämodynamik der häufigsten Herzfehler. Thieme, Stuttgart–New York 1982
382. *Reindell, H., P. Bubenheimer, H.-H. Dickhuth, L. Görnandt:* Funktionsdiagnostik des gesunden und kranken Herzens. Thieme, Stuttgart–New York 1988
383. *Reindell, H., E. Doll, H. Steim, W. Gebhardt, J. Emmerich, C. Büchner, E. Schwieden:* Zur Pathophysiologie der pulmonalen Hypertonie und des Cor pulmonale. Arch. Kreislaufforsch. 43 (1964), 3
384. *Reindell, H., K. Wink, J. Barmeyer, G. Blümchen, R. Buchwalsky, H. W. Heiss, W. Jaedicke, J. Keul:* Die funktionelle Röntgendiagnostik des Herzens. Internist 14 (1973), 406
385. *Rentrop, P., K. Burkhardt, H. Roskamm:* Leistungsfähigkeit und Hämodynamik bei Koronarpatienten: Einfluß der Koronarinsuffizienz und der Narbengröße. Herz/Kreisl. 7 (1975), 406
386. *Rentrop, P., B. Friedrich, H. Roskamm:* Hämodynamik in Ruhe und bei Belastung in Abhängigkeit vom Gefäßbefall bei Koronarkranken. Med. Klinik 70 (1975), 1962
387. *Rentrop, P., J. Petersen, H. Roskamm:* Left ventricular function in relation to the severity of coronary artery disease. In: Ventricular function at rest and during exercise. *Roskamm, H., C. Hahn* (eds.). Springer, Berlin–Heidelberg–New York 1976
388. *Ressl, J., R. Jandová, P. Jebavý J. Kasalický, J. Widimský:* Hemodynamic effects of acute digitalization several months after acute myocardial infarction. Cardiology 60 (1975), 321
389. *Ressl, J., R. Jandová, I. Stolz, J. Widimský:* Effect of physical training on central haemodynamics and working capacity in myocardial infarction. Cardiology 62 (1977), 102
390. *Richards, A. M., H. Ikram, J. G. Crozier, M. J. Nicholls, S. Jaus:* Ambulatory pulmonary arterial pressure in primary pulmonary hypertension: variability, relation to systemic arterial pressure and plasma catecholamines. Br. Heart J. 63 (1990), 103
391. *Riedel, M., W. Rudolph:* Hämodynamik und Gasaustausch bei akuter Lungenembolie. Herz 14 (1989), 109
392. *Riedel, M., D. Urbanová, V. Ruzbarský, J. Widimský:* Clinical diagnosis of pulmonary embolism in cardiac patients. Pulmonary embolism. Progr. Respir. Res. 13 (1980), 96
393. *Rinaldi, J. E.:* Risks and benefits of pulmonary artery catheters. N. Y. State Med. 84 (1984), 484
394. *Rivas, J., W. Bricks, H. Nier, E. Schneider, S. Tarbiat:* Lungenembolie. Indikation und Ergebnisse der Embolektomie mit Anwendung der extrakorporalen Zirkulation. Dt. med. Wschr. 100 (1975), 1239
395. *Robin, E. D.:* The cult of the Swan-Ganz catheter. Ann. intern. Med. 103 (1985), 445
396. *Rosenbaum, R. W., M. F. Hayes jr., D. C. Morello, T. Matsumoto:* The importance of pulmonary artery pressure monitoring. Surg. Gynec. Obstet. 136 (1973), 261
397. *Roskamm, H.:* Hämodynamische Befunde bei koronarer Herzerkrankung. Verh. dt. Ges. Kreislaufforsch. 41 (1975), 38
398. *Roskamm, H.,* et al.: Hämodynamik und Kontraktionsreserve bei Kardiomyopathien. Dt. med. Wschr. 97 (1972), 1681
399. *Roskamm, H.,* et al.: Der Herzinfarkt im jugendlichen Alter (unter 40 Jahren): Koronarmorphologie, Risikofaktoren, Langzeitprognose, Regression und Progression der Koronargefäßsklerose. Z. Kardiol. 72 (1983), 1–11
400. *Roskamm, H., P. Rentrop, J. Petersen:* Die Ventrikelfunktion bei koronarer Herzkrankheit. Verh. Ges. Kreislaufforsch. 42 (1976), 50
401. *Roskamm, H.,* et al.: Verbessert die zusätzliche Messung des Pulmonalkapillardruckes während körperlicher Belastung die Voraussage des koronarangiographischen Befundes bei Patienten ohne transmuralen Herzinfarkt? Z. Kardiol. 66 (1977), 477
402. *Roskamm, H., L. Samek, K. Zweigle:* Die Beziehungen zwischen den Befunden der Koronarangiographie und des Belastungs-EKG bei Patienten ohne transmuralen Myokardinfarkt. Z. Kardiol. 66 (1977), 273
403. *Roskamm, H.,* et al.: Bestimmt die Vollständigkeit der Revaskularisation die funktionelle Verbesserung und die Überlebensdaten koronaroperierter Patienten? Ergebnisse von 1000 konsekutiv operierten Patienten. Z. Kardiol. 70 (1981), 590
404. *Roskamm, H., M. Schmuziger, A. Weisswange:* Ergometrische und hämodynamische Ergebnisse nach aortokoronarer Bypass-Operation bei 368 Patienten. Schweiz. med. Wschr. 107 (1977), 1888
405. *Roskamm, H., K. Schnellbacher, W. Pietzoker, P. Rentrop, J. Hagemann, L. Görnandt, K. Burkhardt:* Die Hämodynamik im chronischen Infarktstadium – Rechtsherzkatheterisierung an 717 Männern. Verh. Dt. Ges. Kreislaufforsch. 40 (1974), 440
406. *Roskamm, H., K. Schnellbacher, L. Samek:* Zustand nach Herzinfarkt: welche Untersuchungen zu welchem Zeitpunkt und bei welchen Patienten? Z. Kardiol. 72 (1983), 195
407. *Roskamm, H., K. Schnellbacher, L. Samek, P. Betz:* Does exercise testing with invasive measurements of cardiac output and pressure really contribute? Eur. Heart J. 4 (1983), 127
408. *Roskamm, H., H. Weidemann, B. Meinecke, J. Petersen, H. Reindell:* Diagnostik einer beginnenden Herzinsuffizienz mit Hilfe des Einschwemmkatheterverfahrens. Z. Kreislaufforsch. 59 (1970), 119

409. *Roskamm, H.*, et al.: Der Einfluß von Propranolol und Nitroglycerin auf das Elektrokardiogramm und die intrapulmonalen Drücke während körperlicher Belastung von Angina pectoris-Patienten. Dt. med. Wschr. 52 (1970), 2593

410. *Rotman, M., Y. T. T. Chen, R. P. Seningen, J. Hawley, G. S. Wagner, R. M. Davidson, M. R. Gilbert:* Pulmonary arterial diastolic pressure in acute myocardial infarction. Am. J. Cardiol. 33 (1974), 357

411. *Rotman, M., N. B. Ratliff, J. Hawley:* Right ventricular infarction: a hemodynamic diagnosis. Br. Heart J. 36 (1974), 941

412. *Roudy, G., J. Bardet, J. P. Normand:* Etude comparative des pressions diastoliques artérielles pulmonaires et ventriculaires gauches à la phase aigu de l'infarctus du myocarde. Arch. Mal. Cœur 66 (1973), 809

413. *Rudolph, A. M.:* Atrial septal defects. In: Congenital diseases of the heart. Year Book Medical Publ., Chicago 1974

414. *Russel, R. O., D. Hunt, C. Potanin, C. Rackley:* Hemodynamic monitoring in a coronary intensive care unit. Arch. intern. Med. 130 (1972), 370

415. *Russel, R. O., D. Hunt, C. E. Rackley:* Left ventricular hemodynamics in anterior and inferior myocardial infarction. Am. J. Cardiol. 26 (1970), 658

416. *Rutherford, B. D., W. McCann, T. P. B. O'Donovan:* The value of monitoring pulmonary artery pressure for early detection of left ventricular failure following myocardial infarction. Circulation 43 (1971), 655

417. *Rutishauser, W., J. Amende, H. Mehmel, H. P. Krayenbühl, M. Schönbeck:* Relaxation of the left ventricle in patients with coronary artery disease. In: Coronary heart disease. *Kaltenbach, M.* (ed.). 2. Intern. Symposium, Frankfurt 1972

418. *Rutledge, F. S., M. Shape, W. J. Sibbald:* Cardiovascular monitoring in the critically ill. In: Critical care cardiology. *Henning, J., A. Grenvil* (eds.). Churchill Livingstone, New York–Edingburgh–London–Melbourne 1989

419. *Saadjian, A. Y., F. F. Philip-Joe, R. Vestri, A. G. Arnaud:* Long-term treatment of chronic obstructive lung disease by nifedipine: an 18-months hemodynamic study. Eur. Respir. J. 1 (1988), 716

420. *Sabin, G., W. Klusener:* Die Beeinflussung der hämodynamischen Komplikationen des akuten Myokardinfarktes durch kombinierte Anwendung von Dopamin und Nitroglycerin. Herz/Kreisl. 12 (1980), 345

421. *Saborowski, F., R. Griebenow, J. Grötz, V. Hossmann:* Hämodynamische Befunde bei Patienten mit therapierefraktärer Herzinsuffizienz nach Gabe von Nepresol und Amrinon. Verh. Dt. Ges. Inn. Med. 90 (1984), 89

422. *Saksena, F. B., H. E. Aldridge:* Atrial septal defect in the older patient. A clinical and hemodynamic study in patients operated on after age 35. Circulation 42 (1970), 1009

423. *Salzmann, G., E. Kreuzer, L. Brunner:* Chirurgische Behandlung der Lungenembolie. Dt. med. Wschr. 99 (1974), 2448

424. *Samek, L.*, et al.: Belastungsprüfungen und Koronarangiographie im chronischen Infarktstadium. Z. Kardiol. 64 (1975), 809

425. *Satter, P.:* Lungenembolie. Chirurgische Therapie. Symposium Interne Intensivmedizin – Ergebnisse und Entwicklungen. Mainz 1976

426. *Saubermann, A., F. Burkart:* Der diastolische Pulmonalarteriendruck zur Beurteilung des linksventrikulären Mitteldrucks. Schweiz. med. Wschr. 101 (1971), 599

427. *Schartl, M., G. Grosse, T. Krais, H. Paeprer, H. Schmutzler:* Central hemodynamics of left ventricular function during exercise in mitral stenosis. Adv. clin. Cardiol. 2 (1981), 81

428. *Scheidt, S., R. Ascheim, T. Killog:* Shock after acute myocardial infarction: a clinical and hemodynamic profile. Am. J. Cardiol. 26 (1970), 556

429. *Scheimann, M., C. T. Evans, A. Weiss, E. Rapaport:* Relationship between pulmonary artery end-diastolic pressure and left ventricular filling pressure in patients in shock. Circulation 47 (1973), 317

430. *Schenk, K. E., G. Biamino, E. R. v. Leitner, R. Schröder:* Wirkung von Nitroglycerin, Furosemid und Ethacrynsäure auf die Hämodynamik in Ruhe und unter ergometrischer Belastung bei Patienten mit koronarer Herzerkrankung. Z. Kardiol. 65 (1976), 15

431. *Schepping, M. K., K. Breddin:* Lungenembolie. Therapiewoche 25 (1975), 1587

432. *Schirmer, H., H. Hemisch, P. Kress, F. W. Ahnefeld, V. Hombach:* Der Einsatz des Pulmonalarterienkatheters in der Anästhesie. Herz/Kreisl. 22 (1990), 265

433. *Schmengler, K., P. Doenecke, R. Berberich:* Akute Lungenembolie – kritische Betrachtungen zum heutigen Stand der Diagnostik. Dt. Ärzteblatt 47 (1982), 35

434. *Schmidt, A., F. Gabrielsen, W. König, P. Kress, V. Hombach:* Die Rolle des Einschwemmkatheters in der internistischen Intensivmedizin. Herz/Kreisl. 22 (1990), 192

435. *Schnellbacher, K., P. Betz, H. Gohlke, H. Roskamm:* Normales Herzminutenvolumen: Indikator der Langzeitprognose bei Patienten mit koronarer Herzkrankheit. Z. Kardiol. 75, Suppl. 1 (1986), 65

436. *Schnellbacher, K., F. Hirsch, E. Stengele, H. Roskamm:* Wirkung von Diltiazem i. v. auf die belastungsinduzierte Myokardischämie. Z. Kardiol. 77 (1988), 36

437. *Schnellbacher, K., H.-G. Mommsen:* Leistungsfähigkeit und Belastbarkeit in Abhängigkeit von der
Hämodynamik (Einschwemmkatheterbefunde) bei
koronarer Herzkrankheit. Herz/Kreisl. 6 (1974),
292

438. *Schnellbacher, K., H. Roskamm, E. Lösel, B.
Niehl, H. Reindell:* Zur Aussagekraft des diastolischen Pulmonalarteriendruckes für die Beurteilung
der Dynamik des linken Ventrikels. Therapiewoche 21 (1971), 3985

439. *Schnellbacher, K., L. Samek, H. Roskamm:* Die
Rehabilitation des Koronarkranken. Klinikarzt 9
(1977), 707

440. *Schofer, J., D. G. Mathey:* Hämodynamisches
Monitoring in kardialen Notfallsituationen mittels
Swan-Ganz Thermodilutionskatheter. Intensiv-
med. 25 (1988), 205

441. *Schölmerich, P.:* Kardiomyopathien. Teil I. II.
Arzneimitteltherapie 111 und 115 (1983)

442. *Schrigen, F., V. Jezek:* Periphere pulmonale Angiographie bei chronischen Bronchopneumopa-
thien – Ergebnisse und Interpretation. In: Präkapilläre pulmonale Hypertonie. S. 51. *Daum, S.*
(Hrsg.). Dustri Verlag, München 1978

443. *Schröder, R.:* Dopamin. Arbeitstagung über die
klinische Anwendung. Berlin 1974. Schattauer,
Stuttgart–New York 1975

444. *Schröder, R.:* Behandlung der Herzinsuffizienz mit
Vasodilatoren. Dt. med. Wschr. 102 (1977), 1388

445. *Schröder, R.:* Intravenous nitroglycerine-infusion
in uncomplicated myocardial infarction? Herz 6
(1981), 84–89

446. *Schubert, F., D. Brandt, W. Schlei, G. Blümchen:*
Zeitpunkt der Einschwemmkatheteruntersuchung
zur Festlegung der Belastbarkeit von Herzinfarktpatienten mit geringer Angina pectoris. Z. Kardiol.
68 (1979), 120

447. *Schüren, K. P., R. Behrens, R. Schröder:* Falsch-
positives Belastungs-EKG bei organisch gesunden
Frauen. Dt. med. Wschr. 103 (1978), 816–821

448. *Schwarz, F., R. Zimmermann, H. Stehr, J. Haren-
berg, W. Kübler:* Lokale Thrombolyse mit Urokinase bei massiver Lungenembolie. Dt. med.
Wschr. 109 (1984), 55

449. *Schwartz, D. C., S. Kaplan:* Cardiac catheterization and selective angiography in infants with a
new flow directed catheter. Catheterization and
cardiovascular diagnoses 1 (1975), 59

450. *Segel, N., J. M. Bishop:* The circulation in patients
with chronic bronchitis and emphysema at rest and
during exercise with special reference to the influence of changes in blood viscosity and blood
volume on the pulmonary circulation. J. clin. Invest 45 (1966), 1555

451. *Seibold, H., P. Kress, S. Wieshammer:* Die Rolle
der Einschwemmkatheteruntersuchung bei pulmonalen Erkrankungen. Herz/Kreisl. 22 (1990), 151

452. *Seitz, K. H., H. J. Gabriel:* Der Infarkt des rechten
Ventrikels: Klinik, Hämodynamik, Therapie.
Med. Klinik 82 (1987), 868

453. *Sévère, G. R., T. Donovan, E. Grodzinski, G.
Blümchen:* Verlaufsbeobachtungen (4, 6 Jahre) bei
Patienten mit latenter Kardiomyopathie. Z. Kar-
diol. 75 (1986), 496

454. *Sharefkin, J. B., J. D. Mac Arthur:* Pulmonary
arterial pressure as a guide to the hemodynamic
status of surgical patients. Arch. Surg. 105 (1972),
699

455. *Shasby, D. M., J. M. Dauber, S. Pfister, J. T.
Anderson, S. B. Carson, F. Manart:* Swan-Ganz
catheter location and left atrial pressure determine
the accuracy of wedge pressure when positive endexspiratory pressure is used. Chest 80 (1981), 666

456. *Shaver, J. A.:* Hemodynamic monitoring in the
critically ill patient. New Engl. J. Med. 308
(1983), 277

457. *Shaw, T. J. K.:* The Swan-Ganz pulmonary artery
catheter. Anaesthesia 34 (1979), 651

458. *Shell, W., T. Peter, D. Michele, J. S. Forrester, H.
J. C. Swan:* Prognostic implication of reduction of
left ventricular filling pressure in early transmural
acute myocardial infarction. Am. Heart J. 102
(1981), 335

459. *Shoemaker, W. C.:* Pattern of pulmonary hemodynamic and functional changes in shock. Crit. Care
Med. 2 (1974), 200

460. *Sievert, H., T. Offermann, R. Hopf, M. Kaltenbach, W. D. Bussmann:* Basistherapie der chronischen Herzinsuffizienz mit Digitalis oder Diuretika? Dt. med. Wschr. 114 (1989), 363

461. *Sigwart, U., H. Schmidt, J. Steiner, H. M. Mertens, U. Gleichmann:* Linksventrikuläre Geometrie und Volumina in Ruhe und während Ergometerbelastung bei koronarer Herzkrankheit. Verh.
dt. Ges. Kreislaufforsch. 41 (1975), 193

462. *Sill, V., E. Kaukel, K. Lanser, N. Völkel:* Lunge
und kleiner Kreislauf. Kurzmonographien Sandoz
22 (1978)

463. *Sill, V., P. v. Wichert:* Pulmonale Hypertonie bei
Lungenerkrankungen. Internist 14 (1973), 454

464. *Spann, J. T., A. A. Bove, G. Natarajn, T. Kreulen:*
Ventricular performance pumpfunction and com-
pensatory mechanism in patients with aortic stenosis. Circulation 62 (1983), 576

465. *Spannlucker, N., F. Vogel, R. Kleinschmidt, U.
Klehr:* Hämodynamische Auswirkungen einer
Kombinationsbehandlung mit Dobutamin und
Dopamin bei Patienten mit therapierefraktärer
Herzinsuffizienz. Intensivmed. 18 (1981), 219

466. *Spodick, D. H.:* Physiologic and prognostic implications of invasive monitoring: undetermined risk/
benefit ratios in patients with heart diesease. Am.
J. Cardiol. 46 (1980), 173

467. *Sprung, C. L.,* (Hrsg.): Pulmonalarterienkatheter.
Springer, Berlin–Heidelberg–New York 1988
(übersetzt von *K. Reinhart* und *L. Hannemann*)

468. *Stanek, V., M. Riedel, J. Widimský:* Hemodynamic monitoring in acute pulmonary embolism. Bull. Eur. Physiopath. Resp. 14 (1978), 561

469. *Stanek, V., J. Widimský, J. Hurych, J. Petriková:* Pressure, flow and volume changes during exercise within pulmonary vascular bed in patients after pneumonectomy. Clin. Sci. 37 (1969), 11

470. *Stanger, P., M. A. Heymann, J. E. Hoffmann, M. Rudolph:* Use of the Swan-Ganz catheter in cardiac catheterization of infants and children. Am. Heart J. 83 (1972), 749

471. *Staudinger, H., V. Sill:* Chronisches Cor pulmonale. Dt. Ärztebl. 3 (1990), 136

472. *Steppling, H., B. Fischer:* Die pulmonale Zirkulation bei chronischer Bronchitis und Emphysem. Internist 29 (1988), 671

473. *Stevens, P. M., M. Terplan, J. H. Knowles:* Prognosis of cor pulmonale. New Engl. J. Med. 269 (1963), 1289

474. *Strauer, B. E.:* The heart in hypertension. Springer, Berlin–Heidelberg–New York 1981

475. *Strauer, B. E.:* Pathophysiologie und Klinik der Lungenembolie. Internist 25 (1984), 108

476. *Stürzenhofecker, P., K. Schnellbacher, H. Roskamm:* Cardiac output and filling pressures at rest and during exercise. In: Ventricular function at rest and during exercise. *Roskamm, H., C. Hahn* (Hrsg.). Springer, Berlin–Heidelberg–New York 1976

477. *Sullivan, J. M., M. B. Higginbotham, F. R. Lobb:* Exercise training in patients with severe left ventricular dysfunction. – Hemodynamic and metabolic effects. Circulation 78 (1988), 506

478. *Sutton, G. C., R. J. C. Hall, I. H. Kerr:* Clinical course and late prognosis of treated subacute massive, acute minor, and chronic pulmonary thromboembolism. Br. Heart J. 39 (1977), 1135

479. *Swan, H. J. C.:* Role of hemodynamic monitoring in the management of the critically ill. Crit. Care Med. 3 (1975), 83

480. *Swan, H. J. C., F. S. Forrester, G. Diamond, K. Chatterjee, W. Parmley:* Hemodynamic spectrum of myocardial infarction and cardiogenic shock, a conception model. Circulation 45 (1972), 1097

481. *Swan, H. J. C., W. Ganz:* Use of balloon flotation catheters in critically ill patients. Surg. Clin. North America 55 (1975), 501

482. *Tan, L. B., W. A. Littler:* Measurement of cardiac reserve in cardiogenic shock: implication for prognosis and management. Br. Heart J. 64 (1990), 118

483. *Tartulier, E., B. Ritz, J. Boutarin:* Die chronische, durch Thromboembolie verursachte pulmonale Hypertonie. Angaben über respiratorische und hämodynamische Funktionen. Atemwegs- und Lungenkrankheiten 3 (1977), 301

484. *Taylor, S. H., K. W. Donald:* Circulatory studies at rest and during exercise in coarctation of the aorta before and after operation. Br. Heart J. 22 (1960), 117

485. *Tebbe, U., K. Bornikoel, K. L. Neuhaus, H. Kreuzer:* Linksventrikuläre Funktion bei Vorderwandaneurysma: prä- und postoperative Untersuchungen. CorVas 5 (1989), 152

486. *Tebbe, U., G. Rahlf, G. Sauer, H. Kreuzer, K. L. Neuhaus:* Verschluß der rechten Kranzarterie mit akutem Rechtsherzinfarkt und kardiogenem Schock. Z. Kardiol. 73 (1984), 327

487. *Theisen, K., C. Angermann, S. Silber, M. Weber, H. Jahrmärker:* Überflüssige kardiologische Diagnostik. Internist 27 (1986), 552

488. *Tittmann, F., W. D. Purfürst, E. Borrmann, K. P. Kuman:* Die Aussagefähigkeit des enddiastolischen Arteria-pulmonalis-Druckes im Rahmen der kardiopulmonalen Funktionsdiagnostik von Herzinfarktpatienten der Rehabilitationsphase II. Dt. Gesundh.-Wesen 34 (1979), 1156

489. *Tittmann, F., D. Strangfeld, R. Meyer, P. Romanink, K. H. Günther:* Early microcirculatory alterations of the myocard in hypertensives – functional and bioptic investigations. XI. Congress of European Society of Cardiology 1989, Nice

490. *Tittmann, F., D. Strangfeld, P. Romanink, A. Jouczyk, K. H. Günther:* Wirkungen von Calcium-Antagonisten bei Hypertonikern mit Angina pectoris, aber normaler Koronarographie. Z. klin. Med 44 (1989), 2039

491. *Toth, L., P. Krenauer, W. Koenig:* Verbesserung der zentralen Hämodynamik bei unmittelbar wiederholtem Belastungsversuch bei Patienten mit chronischem Myokardinfarkt. Herz/Kreisl. 12 (1980), 79

492. *Turina, J., O. M. Hess, H. P. Krayenbühl:* Zur linksventrikulären Funktion bei chronischer pulmonaler Drucksteigerung. Schweiz. med. Wschr. 107 (1977), 44

493. *Turina, J., P. Wirz, H. P. Krayenbühl:* Verlauf und Prognose der primären pulmonalen Hypertonie. Schweiz. med. Wschr. 107 (1977), 1825

494. *Türk, R., G. Blümchen:* Rückbildung eines Vorderwandspitzen-Aneurysmas: die Morphologie des linken Ventrikels bessert sich schneller als die Hämodynamik. Herz/Kreisl. 21 (1989), 366

495. *Uebi, R., W. Bleifeld, D. Mathey, P. Hanrath:* Der Effekt von Natrium-Nitroprussid auf die Hämodynamik des linken Ventrikels beim frischen Infarkt. Z. Kardiol. 1 (1974), 26

496. *Ulmer, W. T.:* Lungenkreislauf. Springer, Berlin 1968

497. *Ulmer, W. T.:* Hypertrophie des rechten Herzens aus der Sicht des Klinikers. Verh. dt. Ges. Kreislaufforsch. 38 (1972), 102

498. *Ulmer, W. T.:* Silikose und chronisches Cor pulmonale. In: Präkapilläre pulmonale Hypertonie. *Daum, S.* (Hrsg.). Dustri Verlag, München 1978

499. *Ulmer, W. T., E. Reif, W. Weiler:* Die obstruktiven Atemwegserkrankungen. In: Pathophysiologie des

Kreislaufs, der Ventilation und des Gasaustausches. *Ulmer, W. T.* (Hrsg.). Thieme, Stuttgart 1966

500. *Valori, C., M. Thomas, J. Shillingford:* Free noradrenaline and adrenaline excretion in relation to clinical syndromes. J. Cardiol. 20 (1967), 605

501. *van Ahen, H., J. Baum, P. Lawin:* Präoperative Bestimmung der Starling-Kurve bei kritisch Kranken. Dt. med. Wschr. 107 (1982), 7351

502. *Varnauskas, E., H. Bergman, P. Houk, H. Björntorp:* Haemodynamic effects of physical training in coronary patients. Lancet 2 (1966), 8

503. *Vincent, J. L.:* Right ventricular ejection fraction. Int. Care Med. 14 (1988), 447

504. *Vincent, J. L., M. Thirion, S. Brimioulle, P. Lejeune, R. J. Kann:* Thermodilution measurements of right ventricular ejection fraction with a modified pulmonary artery catheter. Int. Care Med. 12 (1986), 33

505. *Vogt, A.:* Behandlung der Herzinsuffizienz mit Vasodilatatoren. Nieders. Ärztebl. 21 (1988), 8

506. *Vogt, A., K. L. Neuhaus:* Diagnostische Möglichkeiten des Rechtsherzkatheters. Dt. med. Wschr. 113 (1988), 1520

507. *Voß, H., E. Gadermann, H. J. Hanch:* Die primär vaskuläre pulmonale Hypertonie. Internist 14 (1973), 463

508. *Wagenvoort, C. A.:* Interaction between heart and lung. Morphologic aspects. In: Interaction between heart and lung. *Daum, S.* (Hrsg.). Thieme, Stuttgart–New York 1989

509. *Wagenvoort, C. A., N. Wagenvoort:* Pathology of pulmonary hypertension. J. Wiley & Sons. New York 1977

510. *Waller, J. L., S. P. Johnson, J. A. Kaplan:* Usefulness of pulmonary catheter during aortocoronary bypass surgery. Anesth. Analg. 61 (1982), 221

511. *Waller, J. L., J. A. Kaplan, D. J. Baumann, J. M. Craver:* Clinical evaluation of a new fiberoptic catheter oximetry during cardiac surgery. Anesth. Analg. 61 (1982), 676

512. *Weidemann, H., H. Attor, J. Sauerbier, H. Biesterfeld:* Zur Berücksichtigung des ischämischen Faktors während der Rehabilitation der Herzinfarktpatienten. Herz/Kreisl. 9 (1979), 629

513. *Weidemann, H., W. Hutzelmann, H. Reindell, H. Roskamm, K. Schnellbacher, D. Supli:* Die Bedeutung des Einschwemmkatheterverfahrens für die Funktionsdiagnostik des Herzens. Therapiewoche 21 (1971), 3982

514. *Weidemann, H. P., M. A. Matthay:* Cardiovascular pulmonary monitoring in the intensive care unit (parts 1 and 2). Chest 85 (1984), 537, 656

515. *Weiner, B. H., J. S. Alpert, J. E. Dalen, J. S. Ockene:* Response of the right ventricle to exercise in patients with chronic heart disease. Am. Heart J. 105 (1983), 386

516. *Weiner, L., E. M. Dwyer, J. W. Cox:* Left ventricular hemodynamics in exercised induced angina pectoris. Circulation 38 (1968), 240

517. *Werner, G. W., G. Sold, S. Andreas, H. Kreuzer, V. Wiegand:* Aufgehobene Beziehung zwischen dopplerechokardiographischen Parametern der diastolischen Ventrikelfunktion und dem Pulmonalkapillardruck während akuter Ischämie. Z. Kardiol. 79 (1990), 468

518. *Wettengel, R., H. Fabel, W. Hartmann, G. Hempelmann:* Zentrale Hämodynamik und Gasaustausch unter Ergometerbelastung bei Kranken mit obstruktiver Bronchitis. Verh. dt. Ges. inn. Med. 77 (1971), 1087

519. *Weitzenblum, E.:* L'hémodynamique pulmonaire au cours de l'exercice musculaire chez les bronchiteux chroniques. Respiration 30 (1973), 64

520. *v. Wichert, P.:* Hämodynamik im kleinen Kreislauf unter maschineller Beatmung. In: Präkapilläre pulmonale Hypertonie, S. 13. *Daum, S.* (Hrsg.). Dustri Verlag, München 1978

521. *Wichmann, H. W.:* Hämodynamische Wirkungen verschiedener antihypertensiver Kombinationen. Dtsch. med. Wschr. 113 (1989), 1007

522. *Wichmann, H. W., P. Schuster, G. Trieb:* Hämodynamische Effekte von Isosorbid-5-Mononitrat bei koronarer Herzkrankheit. Dt. med. Wschr. 108 (1983), 1305

523. *Widimský, J.:* Pulmonale Hypertonie. Thieme, Stuttgart–New York 1981

524. *Widimský, J., R. Dejdar, K. Kubát, A. Valach:* Cor pulmonale bei Lungentuberkulose. G. Fischer, Jena 1963

525. *Widimský, J., J. Kasalický, I. Prerovský, R. Dejdar:* Central hemodynamics in recurrent embolism. Am. Heart J. 71 (1966), 206

526. *Widimský, J., V. Stanek, J. Hurych:* Die Lungenzirkulation während der Arbeit bei Patienten nach Pneumonektomie. Beitr. Klin. Tuberk. u. Lungenkrankheiten 141 (1969), 109

527. *Wieshammer, S., C. Delagardelle, P. Kress, V. Hombach:* Die Einschwemmkatheteruntersuchung bei Verdacht auf koronare Herzerkrankung. Herz/Kreisl. 21 (1989), 344

528. *Wilken, K., A. Riba:* Swan-Ganz monitoring: complication and impact on patient care. Circulation 60 (1979), 247

529. *Wilcken, P. E. L., K. M. MacKenzie, J. F. Goodwin:* Anticoagulant treatment of obliterative pulmonary hypertension. Lancet 2 (1960), 781

530. *Williams, D. O., E. A. Amsterdam, D. T. Mason:* Hemodynamic effects of nitroglycerine in acute myocardial infarction: decrease in ventricular preload and the response of cardiac output. Circulation 51 (1975), 431

531. *Williams, J. F., R. H. Behnke:* The effect of pulmonary emphysema upon cardiopulmonary hemodynamics at rest and during exercise. Ann. intern. Med. 60 (1964), 824

532. *Williams, J. F. jr., R. H. Childress, D. L. Boyd, L. M. Higgs, R. H. Behnke:* Left ventricular function in patients with chronic obstructive pulmonary disease. J. clin. Invest. 47 (1968), 1143

533. *Wink, K., U. Keller, V. Schlosser, G. Spillner, A. Ahmadi:* Klinische und hämodynamische Untersuchungen vor und nach Mitralklappenersatz. Herz 4 (1979), 303

534. *Winslow, A. J., H. S. Loeb, S. H. Rahimtoola:* Hemodynamic studies and results of therapie in fifty patients with bacteremic shock. Am. J. Med. 54 (1973), 42

535. *Wirtzfeld, G., V. Bibra, E. Alt, L. Goedel-Meinen, G. Schmidt:* Prä- und postoperative Hämodynamik bei Patienten mit verschiedenen Schrittmachersystemen. Z. Kardiol. 72 (1983), 7

536. *Wirtzfeld, G., G. Klein, W. Delius, C. Himmler, E. Volger, J. Davidson:* Dopamin und Dobutamin in der Behandlung der schweren Herzinsuffizienz. Dt. med. Wschr. 103 (1978), 1915

537. *Wittels, P., J. Meczock, O. Pachinger, N. Kliepera:* Verlaufsbeobachtung bei isoliertem Rechtsventrikelinfarkt. Z. Kardiol. Suppl. 5 (1985), 70

538. *Wolk, M. H., S. Scheidt, T. Killip:* Heart failure complicating acute myocardial infarct. Circulation 45 (1972), 1125

539. *Wood, P.:* An appreciation of mitral stenosis, II investigations and results. Br. Med. J. 1 (1954), 1113

540. *Wood, P.:* Disease of the heart and circulation. 2. ed. Eyre & Spottiswoode. London 1956

541. *Wood, P.:* The vasoconstrictive factor in pulmonary hypertension. Br. Heart J. 20 (1958), 557

542. *Wood, P., E. M. Bestermann, M. K. Towers, M. B. McJlroy:* The effect of acetylcholine on pulmonary vascular resistance and left atrial pressure in mitral stenosis. Br. Heart J. 19 (1957), 279

543. *World Health Organization:* Arterial hypertension. Technical report series No. 628 (1978)

544. *Wynands, J. E.:* The high risk cardiac patient undergoing general surgery. Can. J. Surg. 21 (1978), 475

545. *Zacca, N. M., M. S. Verani, R. A. Chahine, R. R. Miller:* Effect of Nifedipine on exercise-induced left ventricular dysfunction after myocardial hypoperfusion in stable angina. Am. J. Cardiol. 50 (1972), 689

546. *Zeh, E., R. Buchwalsky:* Der zentrale Venendruck beim frischen Herzinfarkt. Med. Welt 21 (1970), 106

547. *Zener, J. C., E. W. Hancock, N. E. Shumway, D. C. Harrison:* Regression of extreme pulmonary hypertension after mitral valve surgery. Am. J. Cardiol. 30 (1972), 820

548. *Zohman, L. R., J. S. Tobis:* The effect of exercise training on patients with angina pectoris. Archs. phys. Med. 48 (1967), 525

549. *Zwick, H., F. Kubicek:* Die Bedeutung der beeinflussenden Faktoren auf den Pumonalarteriendruck. Herz/Kreislauf 7 (1975), 443

550. *Zwick, H., F. Kubicek:* Präkapilläre pulmonale Hypertonie kardialer und thromboembolischer Genese. In: Präkapilläre pulmonale Hypertonie, S. 33. *Daum, S.* (Hrsg.). Dustri Verlag, München 1978

Sachregister